# ACCESSIBILITÉ
# ET OFFRE ACTIVE

# ACCESSIBILITÉ ET OFFRE ACTIVE

## SANTÉ ET SERVICES SOCIAUX EN CONTEXTE LINGUISTIQUE MINORITAIRE

Sous la direction de
Marie Drolet, de Pier Bouchard
et de Jacinthe Savard

Avec la collaboration de
Josée Benoît et de Solange van Kemenade

Les Presses de l'Université d'Ottawa
2017

uOttawa

Les Presses de l'Université d'Ottawa (PUO) sont fières d'être la plus ancienne maison d'édition universitaire francophone au Canada et le seul éditeur universitaire bilingue en Amérique du Nord. Depuis 1936, les PUO « enrichissent la vie intellectuelle et culturelle » en publiant, en français ou en anglais, des livres évalués par les pairs et primés, dans le domaine des arts et lettres et des sciences sociales.

Révision linguistique : Interscript
Correction d'épreuves : Nicole Jetté
Mise en page : Interscript & Édiscript enr.
Maquette de la couverture : Édiscript enr.
Photo de la couverture : Shutterstock

**Catalogage avant publication de Bibliothèque et Archives Canada**

Accessibilité et offre active : santé et services sociaux en contexte linguistique minoritaire / sous la direction de Marie Drolet, Pier Bouchard, Jacinthe Savard.

Publié en formats imprimé(s) et électronique(s).
ISBN 978-2-7603-2559-3 (couverture souple)
ISBN 978-2-7603-2560-9 (PDF)
ISBN 978-2-7603-2561-6 (EPUB)
ISBN 978-2-7603-2562-3 (Kindle)

1. Services de santé – Accessibilité--Canada francophone. 2. Services sociaux – Accessibilité – Canada francophone. 3. Minorités linguistiques – Services – Canada francophone. 4. Canadiens français – Services. I. Drolet, Marie, 1957-, directeur de publication II. Bouchard, Pier, 1956-, directeur de publication III. Savard, Jacinthe, 1961-, directeur de publication

RA450.4.F74A33 2017        362.84'114071        C2017-905503-8
                                                 C2017-905504-6

Dépôt légal :
Bibliothèque et Archives Canada
Bibliothèque et Archives nationales du Québec

© Marie Drolet, Pier Bouchard et Jacinthe Savard, 2017, en vertu de la licence internationale d'attribution 4.0 Creative Commons Attribution CC BY-NC-SA 4.0 : Attribution – Pas d'utilisation commerciale – Partage dans les mêmes conditions – International (https://creativecommons.org/licenses/by-nc-sa/4.0/)

Imprimé au Canada

Les PUO sont reconnaissantes de l'appui financier à leur programme d'édition qu'offrent le gouvernement du Canada, le Conseil des arts du Canada, le Conseil des arts de l'Ontario, la Fédération canadienne des sciences humaines par l'intermédiaire des Prix d'auteurs pour l'édition savante, et l'Université d'Ottawa.

# Table des matières

Table des figures et tableaux .................................................. ix
Liste des acronymes ............................................................. xiii

**Introduction : Vers une compréhension des acteurs, du système et des leviers d'action**
*Marie Drolet, Pier Bouchard, Jacinthe Savard et Solange van Kemenade* .......................... 1

**Problématique générale : Enjeux de l'accessibilité et de l'offre active de services sociaux et de santé au sein de la francophonie canadienne en situation minoritaire**
*Marie Drolet, Pier Bouchard, Jacinthe Savard et Marie-Josée Laforge* .............................. 13

**Partie I : L'engagement des acteurs : la mise à l'épreuve de l'analyse stratégique**

1 Offre active, acteurs et système de santé et de services sociaux : un cadre d'analyse
  *Sylvain Vézina et Sébastien Savard* .......................... 35

2 L'engagement des futurs professionnels en faveur de l'offre active et d'un système adapté linguistiquement et culturellement
  *Pier Bouchard, Sylvain Vézina, Manon Cormier, Marie-Josée Laforge* ........................ 49

**Partie II : Les leviers politiques et juridiques : le jeu des acteurs**

3 Services de santé en français au Canada : l'état du droit
  *Pierre Foucher* ................................................. 77

4 La coconstruction de l'offre active de services en français au sein du secteur de la justice en Ontario
  *Linda Cardinal, Martin Normand et Nathalie Plante* ............... 99

**Partie III : L'accessibilité et l'offre active de services en français**

5   La santé des personnes âgées francophones vivant
    en situation minoritaire au Canada : enjeux et besoins
    *Louise Bouchard et Martin Desmeules* ........................................ 123

6   L'expérience des francophones dans l'Est ontarien :
    importance des personnes pivots (usagers et
    intervenants) et influence des structures encadrant
    le système de santé et des services sociaux
    *Marie Drolet, Jacinthe Savard, Sébastien Savard, Josée
    Lagacé, Isabelle Arcand, Lucy-Ann Kubina et Josée Benoît* ........ 143

7   Offre de services de santé en français : entre obstacles
    et facteurs favorables en milieu hospitalier anglophone
    *Éric Forgues, Boniface Bahi et Jacques Michaud* ....................... 167

**Partie IV : Bilinguisme et offre active de services en français**

8   Enjeux et défis dans l'offre de services dans la langue
    de la minorité : l'expérience des professionnels bilingues
    dans le réseau de la santé et des services sociaux
    *Danielle de Moissac et Marie Drolet en collaboration avec
    Jacinthe Savard, Sébastien Savard, Florette Giasson,
    Josée Benoît, Isabelle Arcand, Josée Lagacé
    et Claire-Jehanne Dubouloz* ...................................................... 205

9   Le recrutement et la rétention d'intervenants en santé
    et services sociaux bilingues en situation francophone
    minoritaire à Winnipeg et à Ottawa
    *Sébastien Savard, Danielle de Moissac,
    Josée Benoît, Halimatou Ba, Faïçal Zellama,
    Florette Giasson et Marie Drolet* ............................................... 229

10  Offre active, bilinguisme et culture organisationnelle
    *Sylvain Vézina* ........................................................................... 255

**Partie V : Enjeux et stratégie de formation des futurs professionnels**

11  Enjeux de l'enseignement de l'offre active : proposition
    d'un cadre éducationnel pour les professeurs
    *Claire-Jehanne Dubouloz, Josée Benoît, Jacinthe Savard,
    Paulette Guitard et Kate Bigney* ................................................ 281

12     Les comportements favorables à l'offre active,
leur mesure et leurs déterminants
*Jacinthe Savard, Lynn Casimiro,
Pier Bouchard et Josée Benoît* ............................................................... 303

13     La nécessité des tests normalisés pour l'évaluation
orthophonique et audiologique des jeunes francophones
vivant en situation linguistique minoritaire : mythe
ou réalité ?
*Josée Lagacé et Pascal Lefebvre* ........................................................... 343

**Conclusion : Des connaissances nouvelles pour des services en français de qualité et sécuritaires à l'intention des communautés francophones en situation minoritaire**
*Pier Bouchard, Jacinthe Savard, Sébastien Savard,
Sylvain Vézina et Marie Drolet* ............................................................ 375

**À propos des auteurs** ................................................................................. 409

# Table des figures et tableaux

**Problématique générale**

Tableau 1 : Bilan des principaux temps forts pancanadiens ........ 25

**Chapitre 2**

Figure 1 : Préoccupations à l'égard du milieu de travail .............. 60

Figure 2 : Importance d'obtenir des services de santé en français ............ 61

Figure 3 : Importance d'offrir des services de santé en français ............... 62

Tableau 1 : Profil de compétences des professionnels de la santé et des services sociaux appelés à travailler en contexte minoritaire, selon les participants au dialogue « CONNAISSANCES » .................. 64

Tableau 2 : Profil de compétences des professionnels de la santé et des services sociaux appelés à travailler en contexte minoritaire, selon les participants au dialogue « SAVOIR-FAIRE ET SAVOIR-ÊTRE » ... 65

**Chapitre 5**

Tableau 1 : Profil sociodémographique de la population .......... 127

Tableau 2 : Santé perçue, limitations des activités et styles de vie .......... 128

Tableau 3 : Maladies chroniques ............... 130

Tableau 4 : Besoins, utilisation et difficulté d'accès aux services de santé .. 131

Tableau 5 : Modèle conceptuel des douze sous-dimensions de la littératie en santé ............... 135

**Chapitre 7**

Figure 1 : Les professionnelles de la santé et l'organisation. ............. 169

Figure 2 : Rapports sociaux, débats linguistiques et décisions politiques en matière de langue ............... 172

Figure 3 : Facteurs sociaux (à l'externe) ............... 178

Figure 4 : Facteurs organisationnels internes ............... 179

Tableau 1 : Répartition des répondants au sondage selon les régies de la santé ............... 180

Tableau 2 : Mesures prises par les gestionnaires des régies de la santé pour offrir des services en français aux patients francophones ...... 183

Tableau 3 : Proportion des patients francophones qui reçoivent un service dans leur langue selon les régies de la santé ............... 191

Tableau 4 : Langue utilisée lors de la première visite des patients ............192

Tableau 5 : Langue utilisée par le patient et langue utilisée
par le professionnel de la santé .................................................................193

Tableau 6 : Réponses des professionnels si le patient se dirige
à eux en français .........................................................................................193

## Chapitre 9

Figure 1 : Cadre conceptuel adapté pour le recrutement et la rétention
de professionnels bilingues en situation linguistique minoritaire,
inspiré de Dolea et Adams (2005) et de Landry *et al.* (2008)...................... 236

## Chapitre 10

Figure 1 : Répartition des répondants par groupe d'âge ...........................259

Figure 2 : Langue employée avec les collègues......................................... 260

Figure 3 : Langue dans laquelle je me sens confortable
pour servir mes patients............................................................................. 260

Figure 4 : Compétences linguistiques selon le réseau d'appartenance.... 261

## Chapitre 11

Tableau 1 : Caractéristiques démographiques des répondants
au questionnaire ........................................................................................ 283

Tableau 2 : Répartition des questions (type et nombre) selon
les sections du questionnaire..................................................................... 283

Figure 1 : Développement de compétences professionnelles
selon Boudreault (2002) ............................................................................. 287

Tableau 3 : Les trois savoirs relatifs à la formation sur l'offre active
(inspiré de Bouchard et Vézina, 2010, et du Consortium national
de formation en santé, 2012) ..................................................................... 291

Figure 2 : Les savoirs d'un éducateur compétent dans sa relation
d'enseignement .......................................................................................... 294

Tableau 4 : Professeurs participant au projet pilote .................................. 295

## Chapitre 12

Figure 1 : Comportements d'offre active..................................................... 306

Figure 2 : Composantes de l'engagement personnel ..................................311

Tableau 1 : Contenu du questionnaire des déterminants possibles
de l'OA relativement aux dimensions du modèle de Khan...................... 314

Tableau 2 : Caractéristiques linguistiques des échantillons .....................316

Tableau 3 : Caractéristiques sociodémographiques,
du milieu de travail ou d'externat ..............................................................317

Tableau 4 : Différences entre les caractéristiques du milieu
de travail et l'OA (variables dichotomiques)..................................319

Tableau 5 : Différences entre les caractéristiques du milieu
de travail et l'OA (variables catégorielles à trois niveaux) ............... 320

Tableau 6 : Relation entre les comportements individuels d'OA
et les diverses composantes du soutien organisationnel................... 320

Tableau 7 : Résultat du questionnaire de soutien organisationnel
perçu et du questionnaire des déterminants, ainsi que leur
association avec les comportements individuels d'OA...................... 321

Tableau 8 : Analyses de régression multiple de la relation entre,
d'une part, les comportements individuels d'OA et, d'autre part,
le soutien organisationnel perçu et les variables sociolinguistiques........ 322

Tableau 9 : Analyses de régressions univariées et multivariées................. 323

Tableau 10 : Composantes du nouveau questionnaire
de déterminants personnels de l'OA.................................................. 324

## Conclusion

Tableau 1 : L'analyse stratégique et le cadre général de la réflexion ........ 377

Figure 1 : Cadre d'analyse des leviers d'action pour l'accès
et l'intégration des services sociaux et de santé pour
les communautés francophones en situation minoritaire ........................ 386

Figure 2 : Les 6 stratégies en faveur de l'offre active................................ 393

# Liste des acronymes

| | |
|---|---|
| AFMO | Association française des municipalités de l'Ontario |
| AJEFO | Association des juristes d'expression française de l'Ontario |
| ALEQ | Alberta Language Environment Questionnaire |
| ANB | Ambulance Nouveau-Brunswick |
| AOcVF | Action ontarienne contre la violence faite aux femmes |
| AVC | Accident vasculaire cérébral |
| BACLO | Bureau d'appui aux communautés de langue officielle |
| CA | Conseil d'administration |
| CALACS | Centres d'aide et de lutte contre les agressions à caractère sexuel |
| CASC | Centre d'accès aux soins communautaires |
| CCCFSM | Comité consultatif des communautés francophones en situation minoritaire |
| CCM | Chronic Care Model |
| CFMNB | Centre de formation médicale du Nouveau-Brunswick |
| CFSM | Communautés francophones en situation minoritaire |
| CHSSN | Community Health and Social Services Network |
| CLOSM | Communautés de langues officielles en situation minoritaire |
| CNFS | Consortium national de formation en santé |
| CSF | Commissariat aux services en français |
| DEAAC | Direction de l'éducation des adultes et de l'action communautaire |
| DEP | Diplôme d'études postsecondaires |
| ECCM | Expanded Chronic Care Model |
| EMNO | École de médecine du Nord de l'Ontario |
| ESCC | Enquête sur la santé dans les collectivités canadiennes |
| FARFO | Fédération des aînés et retraités francophones de l'Ontario |

| | |
|---|---|
| FCFA | Fédération des communautés francophones et acadiennes |
| FESFO | Fédération de la jeunesse franco-ontarienne |
| GRC | Gendarmerie Royale du Canada |
| GReFoPS | Groupe de recherche sur la formation professionnelle en santé et en service social en contexte francophone minoritaire |
| GRIOSS | Groupe de recherche et d'innovation sur l'organisation des services de santé |
| HINT | Hearing In Noise Test |
| ICRML | Institut canadien de recherche sur les minorités linguistiques |
| ICS | Intelligibility in Context Scale |
| LEAP-Q | Language Experience and Proficiency Questionnaire |
| LLO | Loi sur les langues officielles du Canada |
| LLON | Loi sur les langues officielles du Nunavut |
| LLONB | Loi sur les langues officielles du Nouveau-Brunswick |
| LSF | Loi sur les services en français |
| NB | Nouveau-Brunswick |
| OA | Offre active |
| OAF | Office des affaires francophones |
| OHIP | Ontario Health Insurance Plan |
| OMS | Organisation mondiale de la Santé |
| OPP | Police provinciale de l'Ontario |
| OPS | Ontario Public Service |
| QCGN | Quebec Community Groups Network |
| RLISS | Réseaux locaux d'intégration des services de santé |
| SEF | Services en français |
| SSF | Société santé en français |
| SSI-ICM | Synthetic sentences identification and ipsilateral competitive message |
| TCS | Transfert canadien en santé |
| TMB | Test de mots dans le bruit |
| TNO | Territoires du Nord-Ouest |

INTRODUCTION

# Vers une compréhension des acteurs, du système et des leviers d'action

Marie Drolet, *Université d'Ottawa*, Pier Bouchard, *Université de Moncton*,
Jacinthe Savard, *Université d'Ottawa*
et Solange van Kemenade, *Université d'Ottawa*

Vous êtes-vous déjà imaginé devoir communiquer avec un médecin ou un autre professionnel de la santé et des services sociaux dans une langue que vous ne parlez pas ou que vous ne parlez qu'occasionnellement ? Ceci est pourtant la réalité de plusieurs francophones vivant dans les communautés francophones en situation linguistique minoritaire (CFSM). Il arrive, en effet, fréquemment dans ces communautés, que la population n'ait pas accès à des services sociaux et de santé comparables dans les deux langues officielles, et ce, même si plusieurs personnes, notamment les aînés et les jeunes enfants ne parlent pas l'anglais, langue de la majorité.

Ce premier livre multidisciplinaire sur les enjeux linguistiques en matière de santé et de services sociaux en contexte linguistique minoritaire vise à faire le point sur des grands thèmes de recherche menés dans ce champ. Cet ouvrage collectif est notamment ancré dans la notion d'offre active. Sous une perspective plus opérationnelle, « l'offre active peut être considérée comme une invitation, verbale ou écrite, à s'exprimer dans la langue officielle de son choix. L'offre de parler dans la langue officielle de son choix doit précéder la demande de services » (Bouchard, Beaulieu et Desmeules, 2012, p. 46). Précisons également que les analyses et les résultats de diverses études réalisées jusqu'à présent ont démontré que l'offre active de services sociaux et de santé en français pour les CFSM au Canada est une question de qualité, de sécurité (Drolet, Dubouloz et Benoît, 2014 ; Lapierre *et al.*, 2014), d'humanisation des soins et services, d'éthique professionnelle, de droits et d'équité (Bouchard, Beaulieu et Desmeules, 2012 ; Vézina et Dupuis-Blanchard, 2015), ainsi que de satisfaction de la part des usagères et usagers et de leurs proches aidants (Drolet *et al.*, 2014 ; Éthier et Belzile, 2012)

Ces recherches démontrent aussi qu'un effort doit être poursuivi pour bonifier la formation offerte dans les institutions postsecondaires afin de permettre aux futurs professionnelles et professionnels de la santé et des services sociaux de mieux saisir les enjeux de l'accessibilité et de l'offre active de services en français qui se posent en milieu de travail. Il est essentiel de former des chefs de file capables d'intervenir efficacement, voire de supporter une meilleure organisation des milieux de travail dans ce sens.

Le projet de cet ouvrage a germé de ces constats et s'est concrétisé grâce à la rencontre de deux équipes de recherche qui œuvrent depuis plusieurs années dans le domaine des services sociaux et de santé en français au sein de la francophonie canadienne en situation linguistique minoritaire. Ainsi, le Groupe de recherche et d'innovation sur l'organisation des services de santé (GRIOSS) de l'Université de Moncton, qui a eu l'initiative de ce livre, et le Groupe de recherche sur la formation professionnelle en santé et en service social en contexte francophone minoritaire (GReFoPS) de l'Université d'Ottawa ont travaillé en étroite collaboration pour le mener à terme. Afin de mettre en valeur la richesse de plusieurs perspectives d'analyse et la multiplicité des collaborations, ces deux équipes de recherche ont sollicité le concours d'autres chercheurs canadiens en santé, en travail social, en science politique, en droit, en administration publique et en éducation, tous reconnus pour leur expertise sur le sujet.

Ces chercheurs ont contribué également à mettre en valeur la diversité juridique et sociodémographique du contexte canadien en matière de langues officielles. Alors que certains mécanismes constitutionnels et juridiques facilitent l'accès aux services sociaux et de santé dans la langue officielle minoritaire (chapitre 3), le poids démographique des communautés de langue officielle en situation minoritaire peut, certes, être un levier pour la mise en place de politiques favorables à l'offre active de services dans la langue de la minorité (chapitres 3 et 4).

Les compétences fédérales et provinciales de même que les principes constitutionnels non écrits sont présentés par les auteurs de cet ouvrage de façon très éclairée et rendent compte de la complexité et de la diversité des situations et des enjeux liés à cette problématique.

Les auteurs nous apprennent, entre autres, que le Nouveau-Brunswick possède le régime juridique le plus développé en matière de soins de santé et de services sociaux en français, étant la seule province canadienne officiellement bilingue. L'Ontario suit avec un régime de services désignés en français dans des régions également désignées. Enfin, au Manitoba, une loi de 2016 crée un cadre juridique qui favorise les services en français dans cette province. Malgré une attention portée à l'ensemble de la complexité canadienne, il n'en demeure pas moins que ces trois provinces, avec la Nouvelle-Écosse, sont les plus souvent évoquées dans la littérature. En effet, les principaux groupes de recherche en la matière, l'enseignement universitaire en français hors Québec et la recherche subventionnée sont concentrés dans ces régions. En revanche, les études touchant les milieux présentant de faibles concentrations de francophones se multiplient.

Afin d'accroître la qualité de notre réflexion, nous avons choisi de l'inscrire dans la foulée du cadre théorique de l'analyse stratégique élaboré à l'origine par Crozier et Friedberg (1977) et présenté au premier chapitre de cet ouvrage. La sociologie des organisations nous fournit un cadre global d'analyse permettant de mieux saisir la relation entre l'acteur et le système. Ce cadre nous permettra de bien approfondir les enjeux et défis liés à l'accès et à l'offre active de services sociaux et de santé en français, ainsi que les stratégies et leviers d'action privilégiés par les acteurs concernés en contexte linguistique minoritaire.

La contribution de chacune et chacun des auteurs à la réflexion sur les enjeux de l'offre active contenus dans ce livre est, par conséquent, une source de renseignements sur les acteurs (leur rôle, leurs comportements, leurs actions, leurs stratégies, leurs interactions, etc.), le système (l'organisation des services, les mesures favorables, les contraintes, etc.) ou encore le rapport entre l'acteur et le système. Nous sommes d'avis qu'il s'agit là d'une contribution originale pour aborder les pratiques de l'offre active et en relever le défi. En effet, devant les enjeux que soulève l'offre active, nous sommes toutes et tous, tant les chercheurs que les agents du milieu, confrontés au défi de savoir si le problème, tout comme la stratégie d'action ou la solution, se pose avant tout en termes d'acteurs (par exemple : un nombre insuffisant de professionnels de la santé et des services sociaux sensibilisés et outillés pour pratiquer l'offre active, un manque d'outils comme des répertoires des professionnels francophones, francophiles ou bilingues et un réseautage insuffisant des professionnels répertoriés) ou plutôt en termes de système (absence de politiques, procédures et mesures favorables à l'offre active à l'intérieur des organisations), les deux étant interdépendants.

Spécifions toutefois qu'il ne s'agit pas dans cet ouvrage d'utiliser le modèle de l'analyse stratégique comme un cadre unique guidant l'analyse et la réflexion de chacun des chapitres de l'ouvrage. Dans le but de valoriser la richesse de la diversité des expertises, les collaborateurs de ce livre tenteront plutôt, chacun à leur façon, d'améliorer notre compréhension du rôle de l'acteur et du système dans l'actualisation des principes de l'offre active. Ils contribueront, tous à leur manière, à documenter la dynamique des acteurs, du système et de leurs relations, interpellés par la problématique de l'offre active de services en français, des services dans la langue officielle de la minorité.

Cet ouvrage est structuré de façon à présenter d'abord une problématique générale, soit : un portrait global des CFSM, l'importance de l'accès à des services dans la langue officielle choisie par l'usager, certaines des difficultés liées à l'accès à ces services, les principaux éléments qui justifient le fait d'offrir activement des services sociaux et de santé en français dans les CFSM, soit en contexte linguistique minoritaire. Ce chapitre de problématique générale jettera aussi les bases d'une définition plus complète de l'offre active, concept dont les diverses dimensions seront précisées dans la suite de l'ouvrage, de même que certains contours historiques des services sociaux et de santé en français en contexte minoritaire. Cette présentation générale facilitera la compréhension de chacune des réflexions et des chapitres qui constitueront la suite de l'ouvrage.

Dans les chapitres suivants, nos collègues poursuivront leur questionnement en abordant les enjeux, les défis et des pistes de solution liés à la promotion de l'offre active de services en français en milieu linguistique minoritaire, ainsi que les défis en matière de ressources humaines (recrutement et rétention) et les considérations au sujet de la formation. Les auteurs partagent, au fil de treize chapitres regroupés en cinq parties, les résultats de leurs recherches ainsi que leur compréhension des différentes dimensions qui entrent en jeu lorsqu'on analyse l'offre active de services sociaux et de santé en français aux populations se trouvant dans un contexte linguistique minoritaire.

Alors que certains discutent des repères théoriques, d'autres livrent les résultats de leurs recherches empiriques. Certains émettent des recommandations qui pourraient améliorer l'accès aux services mentionnés et l'offre de ces mêmes services dans la langue minoritaire. Les auteurs soulèvent aussi des enjeux qui ne paraissent pas insurmontables et auxquels aussi bien les organisations, les intervenants, les personnes, les communautés que les décideurs pourraient s'attaquer.

Nous présentons brièvement dans les lignes qui suivent un aperçu de chacun de ces chapitres.

## Partie 1 – L'engagement des acteurs : la mise à l'épreuve de l'analyse stratégique

Le **premier chapitre** de ce livre pose les bases d'un cadre théorique qui est proposé aux lecteurs désireux de mieux comprendre l'offre active de services sociaux et de santé en français. Sylvain Vézina et Sébastien Savard y expliquent comment la sociologie des organisations, plus spécifiquement l'analyse stratégique, permet de mieux comprendre les rapports de conflit et de collaboration entre les acteurs et le système. Les auteurs estiment qu'il s'agit d'une contribution majeure pour aborder l'offre active et cela aussi bien en recherche qu'en intervention. À cet effet, l'analyse stratégique permettrait de comprendre la façon de poser le problème de recherche et d'élaborer une stratégie d'action. Est-ce en termes d'acteurs ou de politiques et de procédures qu'il faudra trouver la réponse ? C'est dans la complexité de cette interaction proposée par le modèle théorique que l'on trouvera la réponse appropriée. En effet, des intérêts divergents et parfois contradictoires, de même que des rapports de pouvoir fondés, entre autres, sur des ressources et des atouts entrent en jeu dans cette interaction. Dans les chapitres suivants, d'autres chercheurs emprunteront la même perspective théorique pour approfondir la question de l'offre active ; certains permettront une meilleure compréhension du rôle de l'acteur, d'autres du système, autant que de leurs interactions. Tous contribueront à éclairer la problématique abordée.

En se basant sur des recherches solides sur l'offre de services en français, ainsi que sur les résultats d'un dialogue national, Pier Bouchard et ses collaborateurs examinent, au **chapitre 2**, la formation des professionnels de la santé et des services sociaux et les compétences que ces professionnels devraient développer pour mieux servir les communautés francophones en situation minoritaire. Il s'agit d'un axe de recherche et de réflexion commun à d'autres chapitres du livre et d'une importance significative. Les auteurs partagent de nouvelles connaissances sur les enjeux et les défis liés à l'offre de services en français concernant les futurs diplômés de la santé et des services sociaux, notamment dans le cadre du programme du Consortium national de formation en santé (CNFS). Parmi les éléments essentiels à inclure dans la formation de ces professionnels, les auteurs soulignent des connaissances relatives à la langue comme déterminant de la santé, aux conditions des communautés de langue officielle en situation minoritaire et aux caractéristiques du travail en contexte linguistique minoritaire. Des compétences associées au savoir-faire et au savoir-être francophone sont également considérées comme très importantes dans la formation à l'offre active.

## Partie 2 – Les leviers politiques et juridiques : le jeu des acteurs

Le **chapitre 3** se distingue du reste des chapitres, car l'auteur y aborde la question linguistique en lien avec l'accès aux services sociaux et de santé d'un point de vue juridique. Est-ce que l'État est juridiquement obligé de donner un accès universel et gratuit à des soins de santé ? La réponse, selon Pierre Foucher, auteur du chapitre, est non, l'accès au système de santé au Canada n'est pas un « droit fondamental », mais plutôt une décision politique. L'auteur étudie ensuite les dimensions propres aux droits linguistiques dans leur dimension juridique en examinant deux volets : celui du fédéralisme et de son effet sur les soins de santé en français, et celui des droits fondamentaux protégés par la *Charte canadienne des droits et libertés*. Ce chapitre permet aux lecteurs de bien saisir l'un des enjeux les plus importants. En effet, si l'approche canadienne est axée sur la collaboration et la coordination des efforts fédéraux-provinciaux-territoriaux, respectant de cette façon le partage des compétences, cette approche n'offre pas de garanties juridiques fermes relatives à un droit réel à recevoir des soins de santé dans la langue officielle de préférence. Dans cette perspective, Foucher signale que c'est plutôt dans la législation provinciale qu'il faut trouver des éléments de protection des droits en matière d'accès aux services de santé pour les minorités linguistiques.

Le **chapitre 4** présente une démarche réflexive sur l'offre active dans le secteur de la justice en Ontario avec des pistes qui pourraient être considérées comme prometteuses dans le secteur de la santé et des services sociaux. Linda Cardinal et ses collaborateurs dressent, selon une approche axée sur les instruments législatifs et politiques, l'évolution de l'offre de services en français (SEF) dans la province mentionnée. En s'appuyant sur une recherche documentaire qui remonte aux années 1980 et qui va jusqu'à l'élaboration du premier plan stratégique pour le développement de l'offre active de SEF, les auteurs rendent compte des aspects positifs de ces instruments, qui constituent l'aboutissement des processus de dialogue entre les acteurs communautaires et gouvernementaux. Toutefois, bien qu'il existe un processus de coconstruction de l'offre de SEF et que cette coconstruction repose sur le dialogue, les auteurs considèrent que ce dernier repose souvent sur la bonne volonté des acteurs et que cela demeure insuffisant pour assurer une continuité de l'offre de SEF. Les politiques, les directives, la planification et la reddition de comptes deviennent alors les instruments normatifs à privilégier pour favoriser une offre active de services en français. Une série d'entrevues est mise à contribution pour appuyer les constats auxquels arrivent les auteurs.

### Partie 3 – L'accessibilité et l'offre active de services en français

Au **chapitre 5**, Louise Bouchard et Martin Desmeules abordent la problématique de la population aînée francophone (de 65 ans et plus) vivant en situation linguistique minoritaire et présentent leur portrait sociosanitaire. Les auteurs font remarquer que cette population vieillit plus rapidement que l'ensemble de la population canadienne. De plus, les aînés francophones en situation minoritaire sont comparativement moins bien nantis et moins bien outillés financièrement et culturellement. Dans l'ensemble, ces personnes sont plus vulnérables sur le plan de leur santé. Ces constats s'appuient sur une analyse de données issues de l'Enquête sur la santé dans les collectivités canadiennes (ESCC) dans trois grandes régions canadiennes (les provinces de l'Atlantique, l'Ontario et les provinces de l'Ouest). Les auteurs concluent le chapitre en proposant quelques pistes d'action intéressantes qui pourraient être suivies, par exemple celles visant à renforcer la littératie des personnes âgées francophones en situation minoritaire et celles visant à bonifier l'offre active en prévention, en éducation et en prise en charge dans le réseau de la santé et des services sociaux.

Le **chapitre 6** décrit l'expérience de l'accès à des services sociaux et de santé en français pour des usagers francophones de l'Est ontarien.

En se basant sur une recherche qualitative et une analyse des acteurs et du système, Marie Drolet et ses collaborateurs mettent en évidence les paradoxes imposés par l'évolution d'un processus identitaire complexe chez les usagers du réseau de la santé et des services sociaux. En effet, ces derniers doivent naviguer dans ce système entre l'anglais et le français en même temps qu'ils doivent maintenir la qualité de leur langue d'origine. Du côté du personnel offrant les services, la crainte de la marginalisation et l'insécurité linguistique font partie des sentiments toujours présents qui empêcheraient ces professionnels d'offrir des services en français.

L'analyse met à profit des modèles comme le *Chronic care Model* et l'*Expanded Chronic care Model*, qui contribuent à mieux comprendre les conditions facilitantes d'une meilleure prise en charge des problèmes de santé chronique et en particulier le rôle que les usagers, leurs proches aidants et les intervenants peuvent jouer dans les soins et services. Des concepts comme « interaction productive », « proactivité » et « proches aidants mieux informés et outillés » présentés par les auteurs de ce chapitre contribuent à mieux comprendre les paradoxes avec lesquels les acteurs du système sont aux prises, système qui n'est pas toujours favorable à l'offre active de services sociaux et de santé dans la langue minoritaire.

Au **chapitre 7**, Éric Forgues et ses coauteurs rappellent le contexte juridique et politique ainsi que les acquis des francophones en situation minoritaire, notamment à partir du conflit entourant la fermeture de l'Hôpital Montfort en 1997. Il s'agit d'une pierre angulaire, signalent les auteurs, dans la lutte pour les droits des communautés francophones en situation minoritaire afin d'accéder aux services sociaux et de santé dans leur langue. Les inégalités de santé et la sécurité des services de santé sont au cœur des revendications qui ont abouti à une amélioration de ces services. Ce chapitre illustre la complexité des barrières qui empêchent l'accès aux services. Ces barrières ne seraient pas uniquement attribuables à l'absence ou à l'insuffisance des professionnels de la santé. En effet, dans le cadre d'une recherche empirique visant à définir les facteurs qui favorisent l'offre de services sociaux et de santé aux usagers francophones dans quatre provinces canadiennes, l'auteur s'attarde sur les facteurs relevant de l'environnement social, politique et juridique de même que sur l'organisation du travail. Des décisions politiques respectées et des acteurs vigilants prêts à mener les actions politiques et juridiques nécessaires semblent être les conditions de base qui garantissent l'accès aux services sociaux et de santé dans une langue officielle en contexte minoritaire.

### Partie 4 – Bilinguisme et offre active de services en français

Au **chapitre 8**, Danielle de Moissac et ses coauteurs explorent le point de vue de professionnels francophones et bilingues sur l'accès aux services sociaux et de santé en français par la population francophone vivant en situation linguistique minoritaire au Manitoba et dans l'Est ontarien. Il s'agit de deux recherches qualitatives combinées qui font bien ressortir les défis auxquels ces professionnels sont confrontés dans ces deux environnements. Certains de ces défis ne sont pas uniques au contexte manitobain ou ontarien comme d'autres chapitres le montrent. Ainsi, la pénurie de professionnels bilingues, francophones ou francophiles, la difficulté à repérer tant le client que le professionnel bilingue, un manque de réseaux pour soutenir les professionnels bilingues et souvent une absence d'appui organisationnel dans les établissements de santé bilingues sont au nombre des défis relevés. Les auteurs présentent des pistes de solution afin d'améliorer cet accès, en suggérant, entre autres, des stratégies organisationnelles.

Dans la même ligne thématique, le **chapitre 9** de Sébastien Savard et de ses collaborateurs étudie les facteurs qui contribuent au recrutement et à la rétention d'intervenants en santé et services sociaux bilingues, toujours dans un contexte linguistique minoritaire. La recherche qualitative sur laquelle s'appuie ce chapitre a été menée dans deux villes canadiennes : Winnipeg et Ottawa. Les résultats révèlent que le facteur de rétention le plus important pour ces intervenants est la qualité de l'environnement de travail. En effet, la qualité des liens que les intervenants établissent avec leurs collègues et avec les usagers constitue une des principales sources de satisfaction au travail. Ces liens favorisent la rétention des employés. Les auteurs concluent leur chapitre avec un certain nombre des recommandations qui pourraient mener à une meilleure utilisation des ressources notamment sur le plan de la formation des intervenants dans le domaine étudié.

Au **chapitre 10**, l'auteur aborde l'offre active sous l'angle de la culture organisationnelle et cherche à repérer, par une recherche empirique, les valeurs prédominantes en matière linguistique au sein d'établissements hospitaliers anglophones et francophones du

Nouveau-Brunswick. Ces valeurs sont à la base de la culture organisationnelle qui détermine l'importance de l'offre active de services en français. À partir d'une perspective ancrée dans la sociologie des organisations, Sylvain Vézina croit que les acteurs peuvent interpréter la notion de bilinguisme comme une menace à l'équilibre des forces au sein du système et susciter, par conséquent, une résistance de certains membres de la majorité linguistique. C'est pourquoi il suggère un discours axé sur la valorisation d'une culture d'offre active autour d'objectifs de sécurité et de qualité des soins et services dans les deux langues officielles.

## Partie 5 – Enjeux et stratégie de formation des futurs professionnels

Le **chapitre 11** se penche sur la question de la formation des formateurs, c'est-à-dire des enseignants universitaires qui offrent de la formation aux futurs diplômés des professions de la santé et des services sociaux. Les auteurs constatent que la plupart d'entre eux semblent ne pas avoir reçu de formation sur l'offre active ni sur les stratégies d'enseignement favorisant la formation des professionnels appelés à travailler auprès de communautés francophones minoritaires. C'est ce constat qui a poussé Claire-Jehanne Dubouloz et ses coauteures à examiner les perspectives éducationnelles de l'andragogie et à proposer un cadre conceptuel qui permettrait de concevoir une éventuelle formation à l'offre active. Trois types de savoirs : le savoir-faire, le savoir-être et le savoir-agir se démarquent dans ce cadre conceptuel. Les auteurs proposent enfin une réflexion sur les enjeux particuliers de l'enseignement de l'offre active, tel qu'ils se sont dégagés d'un projet pilote sur l'implantation d'une formation à l'offre active.

Le **chapitre 12** de Jacinthe Savard et de ses coauteures présente un programme de recherche dont l'objectif était de concevoir et de valider des outils de mesure des comportements d'offre active. Trois outils ont été mis au point : le premier vise à mesurer la perception des intervenants en ce qui a trait à leurs propres comportements d'offre active ; le deuxième mesure la perception des intervenants à l'égard des actions posées par leur organisation pour soutenir les comportements d'offre active (soutien organisationnel), le troisième outil porte sur les facteurs pressentis comme pouvant déterminer la prestation d'une offre active de services en français (par exemple, la vitalité ethnolinguistique d'une personne, son identité et acculturation, etc.).

Ces outils, construits solidement en se basant sur des modèles théoriques reconnus, comblent une lacune importante, car aucun outil de mesure n'existait avant le début de cette recherche. Au moyen de tableaux, les auteures synthétisent le contenu des outils de mesure (questionnaires) ainsi que les résultats obtenus au moyen de tests statistiques. Les résultats de la recherche révèlent, entre autres, que le soutien organisationnel perçu et certaines caractéristiques individuelles, notamment l'affirmation identitaire, une formation à l'offre active et la compétence en français sont associés positivement à l'offre active. En ce sens, la recherche apporte des connaissances concrètes qui permettront d'améliorer la formation à l'offre active des futurs professionnels de la santé et des services sociaux.

Enfin, au **chapitre 13**, Josée Lagacé et Pascal Lefebvre recensent les données des écrits scientifiques et présentent de nouvelles données de recherche démontrant l'écart entre les pratiques exemplaires et les pratiques actuelles quant à l'utilisation de tests normalisés auprès des enfants bilingues en audiologie et en orthophonie. Au Canada, la plupart des enfants francophones vivant en situation linguistique minoritaire sont bilingues. Pourtant, signalent les auteurs, les audiologistes et les orthophonistes qui effectuent des évaluations d'éventuels troubles de la communication ne disposent pas de tests normalisés pour cette population qui pourraient permettre de mieux cerner les difficultés rencontrées, mais aussi la complexité et la mise en valeur de l'apprentissage de deux langues en même temps. C'est pourquoi les auteurs formulent des recommandations afin de revoir les programmes universitaires et les programmes de formation continue. Des recommandations visant les employeurs tout comme les parents sont également émises.

En **conclusion** de ce livre, et à la lumière des propositions de l'analyse stratégique, nous cherchons à faire ressortir la contribution de chacun à la réflexion sur l'offre active. Nous présentons ensuite six stratégies pertinentes pour promouvoir l'offre active, lesquelles s'inscrivent dans un cadre d'analyse adapté permettant de concilier le plus grand nombre de perspectives possibles afin de mieux saisir l'objet dans sa complexité. Les pistes d'action pertinentes serviront de leviers à partir desquels il sera possible d'aller plus loin. Ce cadre sera à la fois fondé sur la théorie et des données empiriques et il sera dirigé vers l'action, de manière à bien saisir les contraintes du système, mais également les occasions à saisir par les divers acteurs concernés pour atteindre leurs objectifs spécifiques.

## Références

Bouchard, L., Beaulieu, M. et Desmeules, M. (2012). L'offre active de services de santé en français en Ontario : une mesure d'équité. *Reflets : revue d'intervention sociale et communautaire, 18* (2), 38-65. Repéré à http://doi.org/10.7202/1013173ar

Crozier, M. et Friedberg, E. (1977). *L'acteur et le système*. Paris : Seuil.

Drolet, M., Dubouloz, C-J. et Benoît, J. (2014). L'accès aux services sociaux et de santé en français et la formation des professionnelles et des professionnels en situation francophone minoritaire canadienne. *Reflets : revue d'intervention sociale et communautaire, 20* (2), 10-19. Repéré à http://dx.doi.org/10.7202/1027584ar

Drolet, M., Savard, J., Benoît, J., Arcand, I., Savard, S., Lagacé, J., ... Dubouloz, C-J. (2014). Health Services for Linguistic Minorities in a Bilingual Setting : Challenges for Bilingual Professionals. *Qualitative Health Research, 24*(3), 295-305. Repéré à https://doi.org/10.1177/1049732314523503

Éthier, S. et Belzile, L. (2012). *Améliorer l'accès des personnes âgées de Saint-Boniface et de Saint-Vital aux services de santé en français/ Improving St. Boniface and St. Vital Seniors' Access to French-language Health Services*. Conseil communauté en santé du Manitoba. Université de Saint-Boniface. http://ustboniface.ca/file/documents--recherche/RAPPORT-Objectif-3--pratiques-exemplaires--version-finale--BILINGUE.pdf

Lapierre, S., Coderre, C., Côté, I., Garceau, M-L. et Bourassa C. (2014). Quand le manque d'accès aux services en français revictimise les femmes victimes de violence conjugale et leurs enfants. *Reflets : revue d'intervention sociale et communautaire, 20* (2), 22-51. Repéré à http://dx.doi.org/10.7202/1027585ar

Vézina, S. et Dupuis-Blanchard, S. (2015). La recherche au profit d'un meilleur accès aux services de santé en français. *Linguistic Minorities and Society*, (6), 3-16. Repéré à http://dx.doi.org/10.7202/1033187ar

PROBLÉMATIQUE GÉNÉRALE

# Enjeux de l'accessibilité et de l'offre active de services sociaux et de santé au sein de la francophonie canadienne en situation minoritaire

Marie Drolet, *Université d'Ottawa*, Pier Bouchard, *Université de Moncton*, Jacinthe Savard, *Université d'Ottawa*, et Marie-Josée Laforge, *Université de Moncton*

Comme il a été indiqué en introduction, cette problématique générale vise tout d'abord à présenter un portrait global des communautés francophones en situation minoritaire (CFSM) au Canada. Nous présenterons aussi la problématique de l'accessibilité à des services sociaux et de santé en français en contexte linguistique minoritaire, l'importance de l'accès à des services dans la langue officielle de son choix et les principaux éléments qui justifient le fait d'offrir activement des services sociaux et de santé en français dans les CFSM. Nous établirons également les bases d'une définition de l'offre active et certains contours politiques et historiques qui façonnent les services sociaux et de santé en français en contexte francophone minoritaire. Cette problématique générale sera, par conséquent, une assise pour chacun des chapitres qui composeront cet ouvrage et en facilitera la compréhension.

## Portrait des communautés francophones en situation minoritaire

À l'extérieur du Québec, plus d'un million (1 007 580) de Canadiennes et Canadiens avaient en 2011 le français comme première langue officielle parlée, contre 997 125 en 2006 (Statistique Canada, 2012). Malgré cette augmentation de plus de 10 000 personnes, le poids relatif de ces francophones a diminué passant de 4,2 % à 4,0 % de la population canadienne. Dispersés sur un très grand territoire, trois quarts d'entre eux (77 %) résident au Nouveau-Brunswick (soit 245 400 personnes ou 33,2 % de la population de cette province) et en Ontario (soit 611 500 personnes ou 4,8 % de la population ontarienne, http://ofa.gov.on.ca/fr/franco.html). En revanche, l'Alberta a connu la plus grande progression (18 %) de personnes parlant le français à la maison : 32 400 en 2011 contre 23 515 en 2006 (Statistique Canada, 2012). En outre, les CFSM déploient des efforts importants de diversification (Belkhodja *et al.*, 2009). Par exemple, en Ontario, 10 % des francophones sont issus de minorités ethnoculturelles et raciales (http://ofa.gov.on.ca/fr/franco.html).

Quant au taux de bilinguisme, ce sont les francophones vivant en contexte linguistique minoritaire qui ont le plus élevé, 87 % de ces personnes parlant les deux langues officielles. Au Québec où le pourcentage global de bilinguisme est le plus haut au Canada soit 42,6 %, 61 % des anglophones et 38 % des francophones parlent couramment ces deux langues (Lepage et Corbeil, 2013). Le Nouveau-Brunswick, officiellement bilingue, a un taux de bilinguisme global de 33,2 %, mais il est de 72 % chez les francophones, correspondant aux deux tiers (67,4 %) des personnes bilingues de cette province (Pépin-Filion et Guignard-Noël, 2014). Somme toute, en tenant compte à la fois des francophones et des francophiles (personnes bilingues en ce qui trait aux deux langues officielles), 10,2 % de la population canadienne hors Québec (2 584 690) est capable de soutenir une conversation en français (Statistique Canada, 2012 ; http://www.fcfa.ca).

Par rapport aux déterminants sociaux de la santé, le portrait de la francophonie en situation minoritaire se complexifie et se transforme quelque peu. En ce qui concerne le travail, moins de francophones (68,5 %) que d'anglophones (71,5 %) ont un revenu d'emploi (Armstrong, Forgues, Lefebvre et Robineau, 2007). Au chapitre de la scolarité, légèrement plus de francophones de 20 à 64 ans n'ont pas de diplôme d'études secondaires (27 % contre 26 % d'anglophones). Par contre, plus de francophones (17 %) que d'anglophones (14 %) de 20 à 64 ans ont un diplôme universitaire ; cette tendance est encore plus présente chez les personnes de 20 à 34 ans titulaires d'un diplôme d'études postsecondaires (DEP). À l'inverse, l'écart de revenu entre les deux communautés linguistiques « tourne à l'avantage des anglophones dès le niveau du DEP et augmente dès que le niveau d'éducation s'élève. Cet écart est de plus de 24 000 $ au niveau universitaire » (Armstrong *et al.*, 2007, p. 12). De surcroît, Landry (2014) avance le vieillissement des CFSM en affirmant que dans certains milieux, « il y a davantage de francophones qui ont l'âge de la retraite qu'il y a de jeunes de 15 ans et moins » (p. 8). À ces déterminants de la santé, s'ajoute celui de la littératie en santé, c.-à-d. cette capacité de trouver, de comprendre et d'utiliser l'information concernant la santé ; les difficultés à ce sujet touchent spécialement les personnes immigrantes et les aînés issus des CFSM (Zanchetta et al., 2014).

Quand on explore certains enjeux de santé spécifiques, la réalité socioéconomique qui a particularisé la minorité francophone apparaît plus déterminante. À cet effet, l'étude d'Imbault et al. (2013) sur l'inactivité et celle de Gagnon-Arpin et al. (2013) sur le surpoids révèlent que les francophones en situation minoritaire sont en moins bonne santé : ils sont plus inactifs et font plus de surpoids que les anglophones majoritaires quand les déterminants socioéconomiques sont pris en compte. En effet, ces francophones sont généralement plus âgés, vivent davantage seuls et dans des milieux ruraux, ont une scolarité globalement plus faible et une moins bonne perception de leur santé, de même qu'ils participent moins au marché du travail. Pour les personnes âgées de 65 ans et plus, les constats qu'avait faits la Fédération des communautés francophones et acadienne (FCFA) dans le rapport que le Comité consultatif des communautés francophones en situation minoritaire a déposé en 2001 (CCCFSM, 2007) persistent : les déterminants de la santé désavantagent les francophones en raison de leur isolement, de leur scolarisation souvent inférieure, de leur revenu moindre et de leur moins grande participation passée au marché du travail.

## Accès à des services sociaux et de santé en français

La FCFA avançait en 2001 que de 50 % à 55 % des francophones vivant en contexte minoritaire n'avaient que peu ou pas accès à des services de santé dans leur langue. Malgré des avancées, l'accès à des services sociaux et de santé en français demeure toujours complexe, déficitaire et spécialement l'accès à un continuum de services, qui est très variable et inégalement réparti à travers les CFSM. À partir de l'Enquête sur la vitalité des minorités de langue officielle que Statistique Canada a menée en 2006, Gagnon-Arpin, Bouchard, Leis et Bélanger (2014) avancent qu'au Nouveau-Brunswick 11 % des répondantes et répondants disent avoir de la difficulté à obtenir des services en langue officielle minoritaire. Par contre, ce pourcentage est de 40 %

pour les participantes et participants en Ontario. Il s'élève à deux francophones sur trois (67 %) en Alberta, à presque trois francophones sur quatre (72 %) en Saskatchewan et à environ quatre francophones sur cinq (78 %) à Terre-Neuve-et-Labrador.

Pour 80 % des francophones en situation minoritaire rejoints, le manque de professionnels de la santé et des services sociaux parlant le français est la cause principale de ce manque d'accès (Gagnon-Arpin *et al.*, 2014). En guise d'encadrement, précisons qu'en Ontario 91,2 % des médecins pouvant parler français pratiquent dans la partie sud de la province (Gauthier, Timony et Wenghofer, 2012). Cette répartition laisse ainsi les francophones du Nord-Est mal servis ; ils représentent pourtant 20,8 % des Franco-Ontariens (http://ofa.gov.on.ca/fr/franco.html). Gagnon-Arpin *et al.* (2014) précisent que dans la région d'Ottawa et du Sud-Est de l'Ontario (dont Prescott-Russell), « une proportion assez élevée de [f]rancophones parlent le français avec leur médecin de famille attitré » (p. 214). Par contre, Drolet *et al.* (2014) constatent que même à Ottawa, ville généralement considérée comme bilingue, il est encore difficile d'avoir accès à des services sociaux et de santé dans la langue officielle minoritaire, spécialement sur un continuum de soins et de services, et de recruter des médecins spécialistes parlant français. Finalement, 75 % des francophones vivant en contexte linguistique minoritaire estiment important de recevoir des services sociaux et de santé dans leur langue (Gagnon-Arpin *et al.*, 2014).

On peut résumer, en ces termes, les particularités spécifiques des CFSM. Ces communautés sont souvent dispersées sur un vaste territoire, et ce même en milieu urbain. Dans certaines régions du Canada, les francophones sont très peu nombreux ; l'isolement représente un grand défi. S'il y a un accès à des services sociaux et de santé en français, il faut alors souvent parcourir de longues distances. S'il n'y a pas la masse critique pour assurer de tels services, l'accès à des services sociaux et de santé en français est pratiquement inexistant. À ces enjeux, s'ajoute le fait que les régions rurales et éloignées ont beaucoup de difficulté à attirer et à retenir des professionnels de la santé et des services sociaux, généralement formés en milieu urbain. Le caractère parfois très multiculturel de certaines autres régions, principalement urbaines, rend délicates les revendications en faveur du français. Dans des régions à forte concentration francophone, les personnes ne sont pas toujours conscientes des défis qu'affrontent les francophones ailleurs au Canada (http://www.offreactive.com).

## Importance des services sociaux et de santé dans la langue officielle de son choix

Malgré leur taux élevé de bilinguisme, la majorité des francophones en situation minoritaire préfèrent avoir des services en français (Gagnon-Arpin *et al.*, 2014). En effet, la langue d'usage joue un rôle primordial dans le rapport de confiance que le professionnel de la santé et des services sociaux établit avec la personne et/ou son proche aidant. Sous l'angle de la sécurité, la langue partagée par le professionnel et l'usager permet de mettre en place une communication verbale plus claire et efficiente qui donnera lieu, par conséquent, à une intervention ou à un traitement qui répondra mieux aux besoins exprimés par les personnes concernées et à la réalité explicitée (Snowden, Masland, Peng, Wei-Mein Lou et Wallace, 2011).

Ce constat prévaut aussi pour la personne bilingue, qui a généralement un plus grand confort et des compétences langagières supérieures dans l'une des deux langues (Boudreault et Dubois, 2008). Nous ne pouvons donc pas assumer qu'une personne bilingue pouvant converser dans une langue seconde peut s'exprimer au même niveau qu'une personne dont cette langue est la première langue. Par exemple, dans une étude de Manson (1988, citée par Ferguson et Candib, 2002), les personnes hispanophones aux États-Unis posent plus de questions en présence d'un médecin du même groupe linguistique. Par ailleurs, chez les personnes ayant appris plusieurs langues, divers facteurs peuvent influencer la langue dans laquelle la personne sera plus à même de s'exprimer sur différents sujets, dont l'ordre et le contexte dans lesquels les langues ont été apprises et la fréquence d'utilisation de chacune des langues dans divers contextes (Köpke et Schmid, 2011 ; Pavlenko, 2012). Les personnes parlant une langue minoritaire peuvent aussi passer régulièrement de la langue minoritaire à l'anglais. Par exemple, elles peuvent préférer la langue majoritaire pour situer un élément précis de leur environnement comme « caseworker » et « school nurse » (Santiago-Rivera *et al.*, 2009). Ces auteurs insistent sur l'adaptation de la langue minoritaire ou celle de la majorité à la façon de parler des personnes avec l'utilisation de termes usuels de leur quotidien (Santiago-Rivera *et al.*, 2009). Une personne pourrait donc recourir de façon prédominante à une langue pour exprimer des idées liées au travail et à une autre langue prédominante pour exprimer des émotions et partager une situation en utilisant la langue dans laquelle cette dernière s'est produite.

Soulignons finalement que les mots de la première langue apprise semblent chargés d'une valeur affective plus large, complexe et spontanée (Santiago-Rivera *et al.*, 2009). Cet enjeu apparaît encore plus marqué quand la personne est en détresse ou en souffrance, exprime des émotions ou analyse en profondeur et interprète des événements (Castano, Biever, Gonzalez et Anderson, 2007 ; Madoc-Jones, 2004). Cette analyse se révèle essentielle au développement de la relation d'aide, à la résolution de problèmes de santé et de difficultés sociales, ainsi qu'à l'appropriation d'une situation.

Au Canada, deux rapports de recherche ont établi les fondements de l'importance d'offrir des services de santé en français en contexte minoritaire, soit : *Barrières linguistiques dans l'accès aux soins de santé* (Sarah Bowen, 2001, pour Santé Canada) et *Pour un meilleur accès à des services de santé en français* (FCFA, 2001, pour le CCCFSM). De nombreuses études, qu'elles soient canadiennes, galloises, américaines ou d'ailleurs ont aussi mis en évidence les conséquences de ne pas recevoir des soins et des services dans la langue du choix de la personne. Une récente mise à jour de l'étude de Sarah Bowen (2015) réitère ces constats, tout en soulignant les lacunes qu'il reste à combler par la recherche dans ce domaine.

Sur le plan de l'accès, les personnes de langue minoritaire sont moins portées à consulter des professionnels de la santé qui assurent des examens ou des suivis en soins de santé primaires, et à recevoir des services préventifs. Elles ont une moins bonne compréhension des soins et services qu'elles reçoivent (Bonacruz-Kazzi et Cooper, 2003) et ont donc moins tendance à suivre les recommandations du professionnel de la santé, comparativement aux personnes de langue majoritaire (Jacobs, Chen, Karliner, Agger-Gutpa et Mutha, 2006 ; Qualité de services de santé Ontario, 2015). En raison notamment d'un tel contexte, les personnes de langue minoritaire risquent davantage d'être admises à l'hôpital (Drouin et Rivet, 2003) et elles ont tendance à y demeurer plus longtemps (Jacobs *et al.*, 2006).

En matière de sécurité et de qualité des soins, ces usagères et usagers peuvent davantage subir des erreurs de diagnostic et des répercussions de leurs traitements (Bowen, 2001 ; 2015 ; Drouin et Rivet, 2003 ; Ferguson et Candib, 2002 ; Irvine *et al.*, 2006 ; Flores *et al.*, 2003). Par exemple, ils peuvent avoir plus de réactions négatives aux médicaments, n'ayant pas parfaitement compris les instructions en raison entre autres de la complexité du langage médical et professionnel (Drouin et Rivet, 2003). Lorsqu'en raison de barrières linguistiques le dialogue devient difficile, il peut en résulter une baisse de confiance envers le professionnel de la santé et des services sociaux (Anderson *et al.*, 2003), une entrave à la confidentialité de la situation de l'usager surtout s'il y a un interprète et des difficultés d'obtention d'un consentement éclairé (Flores *et al.*, 2003), de même qu'une faible satisfaction à l'égard des soins et services reçus (Bowen, 2001 ; 2015 ; Irvine *et al.*, 2006 ; Mead et Roland, 2009 ; Meyers *et al.*, 2009).

En ce qui concerne les personnes aînées, la compétence dans une langue seconde se voit souvent détériorée en raison de conditions telles que la perte de l'ouïe ou des atteintes neurologiques (maladie d'Alzheimer, démences connexes, accident vasculaire cérébral, etc.) (Madoc-Jones, 2004). À cet effet, il semble que la première langue apprise se rapporte à la mémoire procédurale, car elle est apprise de façon implicite alors que la deuxième ou même troisième langue est apprise le plus souvent de façon explicite et relève alors plutôt de la mémoire déclarative (Paradis, 2000 ; Köpke et Schmid, 2011). Ces mémoires relèvent de structures cérébrales différentes. Ainsi, lors d'un dommage cérébral, l'atteinte de la première et de la deuxème langue peut être similaire ou distincte et la récupération peut suivre des voies diverses : parallèle, différentielle, sélective, etc. (Paradis, 2000 ; Köpke et Prod'homme, 2009).

En ce qui a trait aux services sociaux et aux soins en santé mentale au cours desquels la communication est un élément si primordial, les personnes de langue minoritaire sont moins portées à consulter, entre autres, en raison de leurs plus faibles compétences dans la langue majoritaire (Kirmayer *et al.*, 2007). La difficulté d'accéder à un omnipraticien pouvant référer à un spécialiste, les longues périodes d'attente, la difficulté d'accès à l'information pertinente en santé mentale, notamment en langue minoritaire, et les différences de perspective dans ce domaine limitent de surcroît et de façon marquée l'utilisation des services de santé mentale chez les personnes immigrantes, réfugiées et d'une minorité ethnoculturelle (Fenta *et al.*, 2006 ; Reitmanova et Gustafson, 2009 ; Lachance *et al.*, 2014). Par ailleurs, on rapporte que les personnes immigrantes ont une faible connaissance du système de santé et de services sociaux canadien en général (Zanchetta et Poureslami, 2006). Cet élément, qui agit en interaction avec des enjeux migratoires et d'insertion sociale, les fragilise et ajoute au risque que s'installent de nouvelles disparités sur le plan de la santé. Pour ces groupes qui forment une proportion grandissante de francophones en situation minoritaire et renouvellent les CFSM, l'accès à des services en français est essentiel.

En plus de tous ces enjeux, les francophones vivant en contexte linguistique minoritaire n'oseront pas nécessairement demander leurs services en français (Forgues et Landry, 2014), pour plusieurs raisons, soit : 1) en raison d'une insécurité linguistique (Deveau, Landry et Allard, 2009) ; 2) par peur de ne pas recevoir leurs services aussi rapidement (Drolet *et al.*, 2014) ; 3) par conviction qu'il est impossible d'en recevoir (Société santé en français, 2007) ; 4) en raison de l'intériorisation de l'identité minoritaire (Tajfel, 1978 ; Tajfel et Turner, 1986) qui peut amener deux conséquences, la difficulté à revendiquer des services dans sa langue et la croyance qu'un service en français sera potentiellement d'une qualité inférieure (Drolet *et al.*, 2015) ; 5) la facilité à accepter de parler en anglais plutôt que d'écouter un intervenant s'exprimer difficilement en français (Deveau *et al.*, 2009) ; 6) le manque de vocabulaire en français propre à la santé peut amener la personne à se demander si l'information verbale ou écrite en français sera plus difficile à comprendre qu'en anglais (Bouchard, Vézina et Savoie, 2010 ; Deveau *et al.*, 2009). En outre, certains francophones ont été scolarisés en anglais, malgré le fait qu'ils s'exprimaient davantage en français à la maison, certains par choix, d'autres en raison d'anciens règlements interdisant l'usage du français à l'école. Ainsi, ils ont plus de facilité à lire en anglais, même s'ils préfèrent parler en français.

## Une réponse : l'offre active de services sociaux et de santé en français

Puisqu'une personne vulnérable peut se sentir intimidée si elle doit revendiquer le respect de ses droits linguistiques en matière de santé et de services sociaux (Bouchard *et al.*, 2012 ; Bouchard, Gadoury, Chomienne, Gilbert et Dubois, 2009 ; Consortium pour la promotion des communautés en santé, 2011 ; Drolet *et al.*, 2015 ; Drouin et Rivet, 2003), le concept d'offre active devient un enjeu central de l'accessibilité à des services en français.

Comme il a été mentionné en introduction, « l'offre active peut être considérée comme une invitation, verbale ou écrite, à s'exprimer dans la langue officielle de son choix. L'offre de parler dans la langue officielle de son choix doit précéder la demande de services » (Bouchard, Beaulieu et Desmeules, 2012, p. 46). Cette importance accordée à l'offre active est appuyée par les observations d'intervenants sur le terrain qui « ont bien relevé le problème relié à l'offre de services basée sur la demande et considèrent que dans une situation minoritaire, c'est plutôt le fait d'offrir les services en français qui pourra stimuler la demande » (2012, p. 49).

Selon le Consortium national de formation en santé (CNFS) (2012), l'offre active part d'une approche globale et proactive de la planification et de la prestation de services de santé destinés à une communauté en milieu minoritaire :

> L'offre active de services de santé de qualité en français ne se borne pas à offrir des services dans la langue du patient ; elle comprend aussi une approche globale de la planification et de la prestation des services de santé destinés à une communauté en milieu minoritaire. Il s'agit d'une approche proactive qui tient compte de l'état de santé de la communauté et de son manque historique de services de santé en français. Cette approche fait appel à la mobilisation de la communauté ; elle tient compte de la diversité culturelle des patients ou bénéficiaires ; elle s'inscrit dans une perspective éthique ; elle met en place des mesures positives d'intervention, au besoin ; et elle vise à assurer la qualité des services et l'équité des bénéfices auxquels ont droit tous les citoyens francophones du Canada, peu importe leur situation minoritaire. (CNFS, 2012, p. 10)

Il est important de spécifier cependant que la définition de l'offre active peut varier d'une province ou d'un territoire à l'autre en fonction du cadre législatif adopté dans certaines provinces ou certains territoires, et de la mobilisation des acteurs (CNFS, 2012, p. 9).

En résumé, recevoir des services sociaux et de santé dans la langue minoritaire ou officielle de son choix va dans le sens d'assurer la sécurité de l'usager et de lui fournir des services de qualité qui vont lui donner la possibilité de prendre sa situation en main. Cette problématique d'accès et d'offre de soins et de services en français a des conséquences importantes sur la santé des francophones. Appartenir à une communauté de langue officielle minoritaire apparaît donc de plus en plus comme un déterminant de la santé (Bouchard et Desmeules, 2011), et ce, en prenant en compte ces difficultés d'accès et les déterminants sociaux de la santé qui désavantagent encore souvent les francophones en situation minoritaire.

## Contexte politique et historique des services en français

La présence francophone au Canada remonte à plus de 400 ans. Toutefois, lorsqu'on s'intéresse aux services sociaux et de santé, on s'aperçoit que ceux-ci se sont développés surtout à partir du XX$^e$ siècle, avec l'augmentation des connaissances dans le domaine et un accroissement de l'intervention sociale dans la gestion des collectivités. C'est aussi au XX$^e$ siècle que les principales lois linguistiques ont été adoptées, tant par le gouvernement fédéral que par les provinces ou territoires.

En 1969, le Parlement canadien adoptait la première *Loi sur les langues officielles* faisant du français et de l'anglais les deux langues officielles du Canada et garantissant l'accès aux services du gouvernement fédéral dans ces deux langues. Les modifications apportées à cette loi en 1988 (Partie VII) engagent, entre autres, le gouvernement fédéral et ses institutions à faire des démarches pour favoriser l'épanouissement des communautés de langue officielle en situation minoritaire (CLOSM) et appuyer leur développement. Par ailleurs, le Parlement a inséré en 1982 dans la *Charte canadienne des droits et libertés* une section qui protège en contexte minoritaire les droits des deux communautés linguistiques (Allaire, 2001). De plus, même si d'après la constitution canadienne les services sociaux et de santé sont de la responsabilité des provinces ou territoires, le Parlement canadien adoptait en 1984 la *Loi canadienne sur la santé* qui a pour « premier objectif de protéger, de favoriser et d'améliorer le bien-être physique et mental des habitants du Canada et de faciliter un accès satisfaisant aux services de santé, sans obstacles d'ordre financier ou autre » (Bowen, 2001, p. 18).

L'accès aux services sociaux et de santé en français a connu des progrès variables au sein de la francophonie en situation minoritaire. En Ontario, la *Loi de 1986 sur les services en français* garantit des services sociaux et de santé dans la langue de la minorité dans les établissements de santé et de services sociaux partiellement ou entièrement désignés de 25 régions désignées, où résident 80 % des Franco-Ontariens (http://ofa.gov.on.ca/fr/franco.html). Par contre, l'obtention de cette désignation par les établissements est volontaire et, jusqu'à récemment, il y avait peu d'incitatifs pour l'obtenir. La création des Réseaux locaux d'intégration des services de santé (RLISS) en 2005 et des Entités de planification des services en français en 2010, pour conseiller les RLISS sur les services dans cette langue, est venue un peu changer la donne. Au Manitoba, la *Politique des services en langue française* de 1989, qui s'applique entre autres aux secteurs de la santé et des services sociaux, assure des services dans la langue officielle minoritaire dans le cadre des offices régionaux de la santé et des établissements désignés bilingues (Secrétariat des affaires francophones, 1999). Au Nouveau-Brunswick, qui est la seule province ayant légalement un statut bilingue, le français et l'anglais ont été reconnus comme langues officielles en 1969 et l'égalité des deux communautés linguistiques a été confirmée en 1981 (Pépin-Filion et Guignard-Noël, 2014). La province prévoit que tous les services gouvernementaux, incluant les services sociaux et de santé, sont offerts dans les deux langues partout dans la province.

La crise que le projet de fermeture de l'Hôpital Montfort a suscitée à Ottawa en 1997 est certes devenue le coup d'envoi chez plusieurs acteurs francophones de réflexions et de revendications en matière de services sociaux et de santé en français (Vézina, 2007). Ce conflit a mis en évidence les inégalités d'accès à de tels services, en dépit du statut de langue officielle qu'a le français au Canada, des lois et politiques linguistiques de plusieurs provinces ainsi que de l'importance de la langue dans la qualité et la sécurité des services offerts à la minorité linguistique francophone (CCCFSM, 2001). Plusieurs actions ont découlé de cette prise de conscience.

Entre autres, en réponse au rapport que le CCCFSM a déposé en 2001, le gouvernement fédéral réitérait **en 2003 son engagement** envers les deux langues officielles par l'entremise du *Plan d'action pour les langues officielles (2003-2008)* et, ensuite, de la *Feuille de route pour la dualité linguistique canadienne (2008-2013)*. En 2013, le gouvernement du Canada présente sa nouvelle *Feuille de route pour les langues officielles du Canada (2013-2018)*. Cette dernière propose trois champs d'action prioritaires : l'éducation, l'immigration et les communautés. Le domaine de la santé se trouve intégré dans ces trois champs prioritaires.

Dans le champ de l'éducation, il est dit, « Santé Canada poursuivra sa collaboration avec les établissements d'enseignement postsecondaires en vue d'augmenter le nombre de professionnels de la santé bilingues partout au Canada et d'améliorer les compétences linguistiques des professionnels de la santé travaillant dans les milieux où les besoins sont les plus importants » (p. 8). Au chapitre de l'immigration, « Citoyenneté et Immigration Canada augmentera son soutien pour favoriser le recrutement et l'intégration d'immigrants de langue française au sein de communautés en situation minoritaire à l'extérieur du Québec. Cette démarche confirmera le rôle prépondérant de l'immigration dans l'épanouissement des communautés francophones en situation minoritaire afin d'atténuer le manque de main-d'œuvre et les répercussions économiques du vieillissement de la population » (p. 12)

Enfin, en ce qui concerne la vitalité des communautés, « Santé Canada poursuivra ses activités visant à renforcer la capacité de 35 réseaux de santé locaux et de deux organismes de coordination (Société Santé en français et le *Community Health and Social Services Network*) partout au pays. Cela permettra aux réseaux de santé de continuer à fonctionner en tant qu'organismes communautaires bien enracinés dans la collectivité. Ces réseaux comprennent les besoins des communautés, y répondent et visent à améliorer l'accès aux services de santé à l'échelle locale. En outre, Santé Canada réalisera des projets communautaires pour répondre aux besoins de santé immédiats des communautés en se concentrant sur l'intégration et le maintien en poste de professionnels de la santé bilingues » (p. 17). Le présent ouvrage aborde sous divers angles ces priorités et les différents aspects de la question.

C'est dans la foulée de ces engagements du gouvernement fédéral qu'ont été créés la Société Santé en français (SSF) et le CNFS. La SSF, fondée en 2002, regroupe maintenant 16 réseaux régionaux, provinciaux et territoriaux qui visent la coordination du réseautage, l'organisation de services et le soutien de la vitalité des CFSM dans leurs initiatives et actions au chapitre des services sociaux et de santé (http://santefrancais.ca/a-propos-de-nous/).

Le CNFS mis en place pour sa part en 1999, initialement sous l'appellation de Centre national de formation en santé, rassemble maintenant 11 institutions postsecondaires pouvant offrir de la formation en français dans les domaines de la santé et des services sociaux pour les francophones et francophiles de toute culture, ainsi qu'un secrétariat national. Le CNFS a comme mandat d'appuyer la formation professionnelle dans les sciences de la santé (médecine, sciences infirmières, réadaptation, nutrition) et les sciences sociales (service social, psychologie). Il soutient aussi la recherche sur la santé des francophones en situation minoritaire, les services sociaux et de santé qui leur sont offerts et leur gouvernance, ainsi que sur la formation en la matière dans le but ultime d'améliorer l'accès, la qualité et la sécurité des services. Depuis le 1er avril 2015, le CNFS fait partie de l'Association des collèges et universités de la francophonie canadienne.

C'est ainsi que le CNFS et la SSF interpellent les diverses instances gouvernementales fédérales, provinciales et territoriales pour les inviter à se pencher sur des solutions susceptibles de remédier aux problèmes d'accès aux services en français dans les CFSM. Le tableau 1 présente un bilan des principaux temps forts des développements pancanadiens en faveur des services en français dans ces communautés.

**Tableau 1. Bilan des principaux temps forts pancanadiens**

| ÉVÈNEMENTS | DATES |
|---|---|
| Une première *Loi sur les langues officielles* reconnaît l'égalité de statut du français et de l'anglais dans toutes les institutions fédérales | 1969 |
| Modification à la loi constitutionnelle et introduction de la *Charte des droits et libertés de la personne* | 1982 |
| *Loi canadienne sur la santé* | 1984 |
| Modification de la *Loi sur les langues officielles* par l'ajout, entre autres, de la Partie VII. | 1988 |
| Affaire Montfort | 1997-2001 |
| Création du Centre national de formation en santé, un projet pilote financé par Patrimoine canadien. | 1999-2003 |
| Rapport du Comité consultatif des communautés francophones en situation minoritaire (CCCFSM) sur les besoins des communautés soumis au Ministre A. Rock (*Pour un meilleur accès à des services de santé en français*). | Septembre 2001 |
| Création de la Société santé en français | Décembre 2002 |
| Plan d'action pour les langues officielles rendu public par le gouvernement fédéral en mars 2003 (2 millions $ par année pour la création et les activités des réseaux). | Mars 2003 |
| Création du Consortium national de formation en santé, lequel a succédé au Centre national de formation en santé | 2003 |
| Création de 17 réseaux provinciaux, territoriaux et régionaux | 2003-04 |
| Partie VII de la Loi désormais justiciable en vertu de la Partie X de la *Loi sur les langues officielles* (pour favoriser l'épanouissement des minorités de langue officielle) | 2005 |
| Second rapport du CCCFSM soumis au ministre fédéral de la Santé (*Pour un nouveau leadership en matière d'amélioration des services de santé en français*) | 2007 |
| La Société Santé en français publie son Plan directeur 2008-2013. | 2007 |
| Publication de l'évaluation sommative du CNFS faisant ressortir la problématique de l'outillage chez les futurs professionnels de la santé appelés à travailler en contexte minoritaire | Mars 2008 |

## Tableau 1. Bilan des principaux temps forts pancanadiens (*suite*)

| ÉVÈNEMENTS | DATES |
|---|---|
| Feuille de route pour la dualité linguistique canadienne 2008-2013 | Juin 2008 |
| Étude sur l'outillage des étudiants (sondage et entrevues) | 2008-09 |
| Dialogue national sur l'engagement des futurs professionnels de la santé | 2009-10 |
| Production de témoignages vidéo et cahier de réflexion par le CNFS | 2010-11 |
| Argumentaire CNFS-SSF (*La santé des francophones en situation minoritaire : un urgent besoin de plus d'information pour offrir de meilleurs services*) | Avril 2010 |
| Publication d'un cadre de référence pour la formation à l'offre active | 2012 |
| Nouvelle Feuille de route pour les langues officielles du Canada 2013-2018 | Mars 2013 |
| Énoncé d'engagement envers la formation à l'offre active des services de santé en français signé par les dirigeants des institutions membres du Consortium national de formation en santé (CNFS) | Juin 2013 |
| Lancement de la Boîte à outils pour l'offre active des services de santé en français | Novembre 2013 |
| Destination Santé 2018 (SSF) (développement de normes professionnelles canadiennes en matière de compétences linguistiques et culturelles) | Novembre 2013 |
| La formation à l'offre active des futurs professionnels fait partie des quatre principaux axes du Programme de formation et de recherche pour un meilleur accès aux services de santé en français du CNFS pour 2013-2018 | 2013 |
| Création de l'Association des collèges et universités de la francophonie canadienne, dont fait partie le CNFS (ACUFC) | 1er avril 2015 |

Cet aperçu du contexte historique et politique des services en français met en lumière les éléments qui ont mené au développement de la pratique de l'offre active au Canada pour améliorer l'accès, la qualité et la sécurité des services sociaux et de santé offerts au sein des CFSM. À cet effet, il est intéressant de constater que des pratiques d'offre active sont également envisagées auprès d'autres minorités linguistiques, par exemple pour les personnes de langue galloise au pays de Galles, au Royaume-Uni. Il est alors question d'élaborer des pratiques exemplaires en matière de planification et d'organisation de services sociaux et de santé, de même que de favoriser l'émergence d'un système de services sociaux et de santé linguistiquement approprié (Roberts et Burton, 2013).

C'est dans la suite de ces constats et réflexions que le présent ouvrage collectif analysera en profondeur divers enjeux de l'accessibilité et de l'offre active de services sociaux et de santé en français, les acteurs en présence, leurs stratégies et leviers d'action, le système et ses organisations, la relation entre ces acteurs et le système, de même que la formation en la matière.

## Références

Allaire, G. (2001). *La Francophonie canadienne : portraits,* Québec, CIDEF-AFI, et Sudbury, Prise de parole.

Anderson, L. M., Scrimshaw, S. C., Fullilove, M. T., Fielding, J. E. et Normand, J. (2003). Culturally Competent Healthcare Systems : A Systematic Review. *American Journal of Preventive Medicine, 24* (3, supplément), 68-79. Doi:10.1016/S0749-3797 (02) 00657-8

Armstrong, M., Forgues, É., Lefebvre, M. et Robineau, A. (2007). *Communautés francophones hors Québec : analyse de la situation et des ressources disponibles,* p. 95. Le Conference Board du Canada ; Institut canadien de recherche sur les minorités linguistiques. Repéré à http://rfsasosm.weebly.com/uploads/7/4/7/3/7473881/communauts_francophones_hors_qubec__analyse_de_la_situation_et_des_ressources_disponibles__.pdf

Belkhodja, C., Forgues, É., Gaboury, I., Guignard Noël, J., Bahi, B., Nkolo, C. et Tawil, N. (2009). *L'intégration des diplômés internationaux en santé francophones dans les communautés francophones en situation minoritaire,* p. 63-63. Moncton, Canada : Consortium national de formation en santé (CNFS) et Institut canadien de recherche sur les minorités linguistiques (ICRML).

Bonacruz Kazzi, G. et Cooper, C. (2003). Barriers to the use of interpreters in emergency room paediatric consultations. *Journal of Paediatrics and Child Health,* **39** : 259-263.

Bouchard, L., Beaulieu, M. et Desmeules, M. (2012). L'offre active de services de santé en français en Ontario : une mesure d'équité. *Reflets : revue d'intervention sociale et communautaire, 18* (2), 38-65. Repéré à http://doi.org/10.7202/1013173ar

Bouchard, L. et Desmeules, M. (2011). *Minorités de langue officielle du Canada. Égales devant la santé ?* Presses de l'Université du Québec.

Bouchard, L., Gaboury, I., Chomienne, M.-H., Gilbert, A. et Dubois, L. (2009). La santé en situation linguistique minoritaire/Health in language minority situation. *Healthcare Policy, 4* (4), 36-42. Repéré à http://doi.org/10.12927/hcpol.2009.20807

Bouchard, P. et Savoie, M. (2011). *Cahier de réflexion et d'accompagnement des vidéos du CNFS pour la formation à l'offre active : quand la santé c'est aussi la langue !.* Consortium national de la formation en santé. Repéré à http://cnfs.net/wp-content/uploads/2015/06/cahier-reflexion-vid–os-t–moignages-Projet-Formation-offre-active-des-services-de-sant--en-fran–ais.pdf

Bouchard, P., Vézina, S. et Savoie, M. (2010). *Rapport du Dialogue sur l'engagement des étudiants et des futurs professionnels pour de meilleurs services de santé en français dans un contexte minoritaire : formation et outillage, recrutement et rétention*, Ottawa, Canada : Consortium national de for-mation en santé (CNFS), p. 43-43. Repéré à http://www.weebly.com/uploads/7/4/7/3/7473881/rapport_projet_de_loutillage.nov2010.pdf

Bouchard, P. et Vézina, S. (2009). *L'outillage des étudiants et des nouveaux professionnels : un levier essentiel à l'amélioration des services de santé en français*. Ottawa, Ontario : Consortium national de formation en santé (CNFS), p. 66-66.

Boudreau, A. et Dubois, L. (2008). Représentations, sécurité/insécurité linguistique. Dans S. Roy et P. Dalley (dir.), *Francophonie, minorités et pédagogie*, Ottawa, Presses de l'Université d'Ottawa, 145-175.

Bowen, S. (2001). *Barrières linguistiques dans l'accès aux soins de santé*. Ottawa, Canada : Santé Canada. Repéré à http://www.offreactive.com/wp-content/uploads/2013/08/1-barrieres-linguistiques-sarah-bowen-email1.pdf

Bowen, S. (2015). *Impact des barrières linguistiques sur la sécurité des patients et la qualité des soins*. Rapport final préparé pour la Société Santé en français. Repéré à http://savoir-sante.ca/fr/item/154-impact-des-barrieres-linguistiques-sur-la-securite-des-patients-et-la-qualite-des-soins.

Castaño, M. T., Biever, J. L., González, C. G. et Anderson, K. B. (2007). Challenges of providing mental health services in Spanish. *Professional Psychology : Research and Practice, 38* (6), 667-673. Repéré à http://doi.org/10.1037/0735-7028.38.6.667

Consortium national de formation en santé (2014). La formation à l'offre active de services de santé et de services sociaux en français : la valeur ajoutée du Consortium national de formation en santé (CNFS). *Reflets : Revue d'intervention sociale et communautaire, 20* (2), 154-165. Repéré à http://doi.org/10.7202/1027589ar

Consortium national de formation en santé et Société Santé en français. (2010). *La santé des francophones en situation minoritaire : un urgent besoin de plus d'information pour offrir de meilleurs services*. Repéré à http://santefrancais.ca/wp-content/uploads/Offre-active-argumentaire-FR.pdf

Consortium pour la promotion des communautés en santé. (2011). *Collaborer avec les francophones en Ontario : de la compréhension du contexte à l'application des pratiques prometteuses*. Toronto, Canada : Nexus Santé. Repéré à http://www.weebly.com/uploads/7/4/7/3/7473881/collaborer_-_part_1d-final_revised. pdf

Deveau, K., Landry, R. et Allard, R. (2009). *Utilisation des services gouvernementaux de langue française : une étude auprès des Acadiens et francophones de la Nouvelle-Écosse sur les facteurs associés à l'utilisation des services gouvernementaux en français. Institut canadien de recherche sur les minorités linguistiques (ICRML), p. 1-95. Repéré à http://www.weebly.com/uploads/7/4/7/3/7473881/rapport_dev eau_utilisation_services _ gouv. pdf

Drolet, M., Arcand, I., Benoît, J., Savard, J., Savard, S. et Lagacé, J. (2015). Agir pour avoir accès à des services sociaux et de santé en français : des Francophones en situation minoritaire nous enseignent quoi faire ! *Revue canadienne de service social, 32* (1-2), 5-26.

Drolet, M., Savard, J., Benoît, J., Arcand, I., Savard S., Lagacé, J.... Dubouloz, C-J., (2014). Health Services for Linguistic Minorities in a Bilingual Setting : Challenges for Bilingual Professionals. *Qualitative Health Research, 24* (3), 295-305. Repéré à http://doi:10.1177/1049732314523503

Drolet, M., Dubouloz, C.-J. et Benoît, J. (2014). L'accès aux services sociaux et de santé en français et la formation des professionnelles et des professionnels en situation francophone minoritaire canadienne. *Reflets : revue d'intervention sociale et communautaire, 20* (2), 10-19. Repéré à http://doi.org/10.7202/1027584ar

Drouin, J. et Rivet, C. (2003). Training Medical Students to Communicate with a Linguistic Minority Group.*Academic Medicine, 78* (6), 599-604. Repéré à http://journals.lww.com/academicmedricine/Fulltext/2003/06000 / Training_Medical_Students_to_Communicate_with_a.9.aspx

Fédération des communautés francophones et acadienne du Canada (2001). *Pour un meilleur accès à des services de santé en français*. Ottawa, Canada : Fédération des communautés francophones et acadienne Repéré à http://www.fcfa.ca/user_files/users/40/Media/Pour % 20 un % 20meilleur % 20accès % 2 0à % 20des % 20services % 20de % 20santé % 20en % 20français. pdf

Fenta, H., Hyman, I. et Noh, S. (2006). Mental health service utilization by Ethiopian immigrants and refugees in Toronto. *The Journal of nervous and mental disease, 194* (12), 925-934.

Ferguson, W. J., et Candib, L. M. (2002). Culture, language, and the doctor-patient relationship. *Family Medicine, 34* (5), 353-361.

Flores, G., Laws, M. B., Mayo, S. J., Zuckerman, B., Abreu, M., Medina, L. et Hardt, E. J. (2003). Errors in Medical Interpretation and Their Potential Clinical Consequences in Pediatric Encounters. *Pediatrics, 111* (1), 6-14. Repéré à http://doi.org/10.1542/peds.111.1.6

Forgues, É. et Landry, R. (2014). *L'accès aux services de santé en français et leur utilisation en contexte francophone minoritaire*, p. 158-158. Moncton, Nouveau-Brunswick : Institut canadien de recherche sur les minorités linguistiques (ICRML). Repéré à http://www.weebly.com/uploads/7/4/7/3/7473881/231999500-l-acces-aux-services-de-sante-en-francais-et - leur-utilisation-en-contexte-francophone.pdf

Gagnon-Arpin, I., Bouchard, L., Leis, A. et Bélanger, M. (2014). Accès et utilisation des services de santé en langue minoritaire. Dans R. Landry (dir.), *La vie dans une langue officielle minoritaire au Canada*, Sainte-Foy, Canada : Presses de l'Université Laval.

Gagnon-Arpin, I., Makvandi, E., Imbeault, P., Batal, M. et Bouchard, L. (2013). Le surplus de poids chez les francophones et les anglophones. *Revue canadienne de santé publique, 104* (6, suppl. 1), S21-S25. Repéré à http://www.jstor.org/stable/canajpublheal.104.6.0s21

Gauthier, A. P., Timony, P. et Wenghofer, E. (2012). Examining the geographic distribution of French-speaking physicians in Ontario, *Canadian Family Physician*, 58, 717-724.

Imbeault, P., Makvandi, E., Batal, M., Gagnon-Arpin, I., Grenier, J., Chomienne M.-H. et Bouchard, L. (2013). Physical Inactivity Among Francophones and Anglophones in Canada. *Canadian Journal of Public Health/Revue Canadienne de Santé Publique, 104* (6, suppl. 1), S26-S30. Repéré à http://www.jstor.org/stable/canajpublheal.104.6.0s26

Irvine, F. E., Roberts, G. W., Jones, P., Spencer, L. H., Baker, C. R. et Williams, C. (2006). Communicative sensitivity in the bilingual healthcare setting : A qualitative study of language awareness. *Journal of Advanced Nursing*, 53 (4), 422-434. Repéré à http://doi.org/10.1111/j.1365-2648.2006.03733.x

Jacobs, E., Chen, A. H., Karliner, L. S., Agger-Gupta, N. et Mutha, S. (2006). The Need for More Research on Language Barriers in Health Care : A Proposed Research Agenda. *Milbank Quarterly*, 84, 111-133.

Kirmayer, L. J., Narasiah, L., Munoz, M., Rashid, M., Ryder, A. G., Guzder, J., *et al.* (2011). Common mental health problems in immigrants and refugees : General approach in primary care. *Canadian Medical Association Journal (CMAJ), 183* (12), E959-967.

Köpke, B. et Prod'homme, K. (2009). L'évaluation de l'aphasie chez le bilingue : une étude de cas. *Glossa*, 107, 39-50. Repéré à http://doi.org/http://glossa.fr/pdfs/107_2009120 4092949.pdf

Köpke, B. et Schmid, M. S. (2011). L'attrition de la première langue en tant que phénomène psycholinguistique. *Language, Interaction and Acquisi-tion*, 2 (2), 197-220. Repéré à http://doi.org/10.1075/lia.2.2.02kop

Lachance, L., Martin, M., Kaduri, P., Godoy-Paiz, P., Ginieniewicz, J., Tarasuk, V. et McKenzie. K. (2014). Food insecurity, diet quality, and mental health in culturally diverse adolescents. *Ethnicity and Inequalities in Health and Social Care*, 7 (1), 14-22. Repéré à http://doi.org/10.1108/EIHSC-02-2013-0002

Lepage, J.-F. et Corbeil, J.-P. (2013, Mai). L'évolution du bilinguisme français-anglais au Canada de 1961 à 2011. *Regards sur la société canadienne*. Ottawa, Canada : Statistique Canada, n° 75-006-X au catalogue.

Lortie, L. et Lalonde, A. J., avec la collaboration de Pier Bouchard à la recherche. (2012). *Cadre de référence pour la formation à l'offre active des services de santé en français*, CNFS. Repéré à http://cnfs.net/upfiles/

Cadre_de_reference_CNFS_pour_formation_offre_active_ services_de_sante_en_francais.pdf

Madoc-Jones, I. (2004). Linguistic sensitivity, indigenous peoples and the mental health system in Wales. *International Journal of Mental Health Nursing*, 13 : 216-224.

Mead, N. et Roland, M. (2009). Understanding why some ethnic minority patients evaluate medical care more negatively than white patients : A cross sectional analysis of a routine patient survey in English general practices. *BMJ*, 339, b3450-b3450. Repéré à http://doi.org/10.1136/bmj.b3450

Meyers, K., Tang, G. et Fernandez, A. (2009). Responding to the Language Challenge : Kaiser Permanente's Approach. *The Permanente Journal*, 13 (3), 77.

Paradis, M. (2000). Generalizable Outcomes of Bilingual Aphasia Research. *Folia Phoniatrica et Logopaedica*, 52 (1-3), 54-64. Repéré à http://doi.org/10.1159/000021513

Pavlenko, A. (2012). Affective processing in bilingual speakers : Disembodied cognition ? *International Journal of Psychology*, 47 (6), 405-428. doi : 10.1080/00207594.2012.743665

Pépin-Filion, D., avec la collaboration de Guignard Noël, J. (2014). *Évolution du bilinguisme au N.-B.* Rapport rédigé pour le Commissariat aux langues officielles du N.-B. Repéré à http://www.droitslinguistiques.ca/index.php?option=com_content & view = article & id = 372 % 3Aevolution-du-bilinguisme-au-n-b & catid=1%3Aactualites&Itemid=1&lang=fr

Reitmanova, S. et Gustafson, D. L. (2009). Mental Health Needs of Visible Minority Immigrants in a Small Urban Center : Recommendations for Policy Makers and Service Providers. *Journal of Immigrant and Minority Health*, 11 (1), 46-56. Repéré à http://doi.org/10.1007/s10903-008-9122-x

Roberts, G. W. et Burton, C. R. (2013). Implementing the Evidence for Language-appropriate Health Care Systems : The Welsh Context. Dans Leis, A. et Bouchard, L. (dir.), Association canadienne de santé publique (éd.), La santé des populations de langue officielle en situation minoritaire. *Revue canadienne de santé publique*, 104 (6) (suppl. 1), 88-90.

Santiago-Rivera, A. L., Altarriba, J., Poll, N., Gonzalez-Miller, N. et Cragun, C. (2009). Therapists'views on working with bilingual Spanish – English speaking clients : A qualitative investigation. *Professional Psychology Research and Practice*, 40 (5), 436-443. Repéré à http://doi.org/10.1037/a0015933

Savard, S., Arcand, I., Drolet, M., Benoît, J., Savard, J. et Lagacé, J. (2013). Les professionnels de la santé et des services sociaux intervenant auprès des francophones minoritaires : l'enjeu du capital social. *Francophonies d'Amérique*, 36, 113-133.

Snowden, L. R, Masland, M. C., Peng, C. J., Wei-Mein Lou, C. et Wallace, N.T. (2011). Limited English proficient Asian Americans : Threshold language policy and access to mental health treatment. *Social Science & Medicine, 72* (2), 230-237.

Société Santé en français. (2007). *Une offre active de services en santé pour une meilleure santé des francophones en situation minoritaire*, Ottawa, Canada : Société Santé en français (SSF). Repéré à http://www.weebly.com/uploads/7/4/7/3/7473881/ssf_plans_directeurs_sommaire_2007-11-26.pdf

Statistique Canada. (2012). *Caractéristiques linguistiques des Canadiens : langue, recensement de l a population d e 2011*, Ottawa, Canada : Statistique Canada. (n° 98-314-X2011001 au catalogue) Repéré à http://epe.lac-bac gc.ca/100/201/301/liste_hebdomadaire/2012/electronique/w12-43-U- F. html/collections/collection_2012/statcan/98-314-x/98-314-x2011001-fra.pdf

Statistique Canada, Division de la démographie. (2009). *Professionnels de la santé et minorités de langue officielle au Canada, 2001 et 2006*. (n° 91-550-X au catalogue)

Tajfel, H. (1978). *The social psychology of minorities.* Sacramento : Minority Rights Group. Repéré à http://books.google.ca/books?id=q7ULAQAAIAAJ

Tajfel, H. et Turner, J. C. (1986). The s ocial identity t heory of i ntergroup behavior. Dans W. G. Austin et S. Worchel (éd.), *Psychology of intergroup relations* (vol. 1, section 1), 7-24. Chicago, IL : Nelson-Hall.

Tremblay, S. (en collaboration avec Ghislaine Prata). (2012).*Étude sur les services de santé linguistiquement et culturellement adaptés : Portrait pancanadien.*

Vézina, S. (dir.). (2007). *Gouvernance, santé et minorités francophones : stratégies et nouvelles pratiques de gestion au Canada.* Moncton, Canada : Les Éditions de la Francophonie.

Zanchetta, M. S., Maheu, C., Fontaine, C., Salvador-Watts, L. et Wong, N. (2014). Susciter chez les professionnels une prise de conscience critique des enjeux liés à la littératie en santé pour des francophones en situation de minorité linguistique en Ontario. *Maladies chroniques et blessures au Canada, 34* (4), 257-269.

Zanchetta, M. S. et Poureslami, I. M. (2006). Littératie en m atière de s anté dans la réalité des immigrants, sur le plan de la culture et de la langue. *Canadian Journal of Public Health/Revue canadienne de santé publique, 97*, S28 – S33. Repéré à http://www.jstor.org/stable/41995834

PARTIE I

# L'ENGAGEMENT DES ACTEURS : LA MISE À L'ÉPREUVE DE L'ANALYSE STRATÉGIQUE

CHAPITRE 1

# Offre active, acteurs et système de santé et de services sociaux : un cadre d'analyse

Sylvain Vézina, *Université de Moncton* et
Sébastien Savard, *Université d'Ottawa*

**Résumé**

Ce chapitre présente un cadre théorique inspiré de l'analyse stratégique aussi nommée sociologie des organisations. Par cette approche, le chercheur tente de découvrir les objectifs et stratégies des acteurs en présence pour mieux saisir la dynamique du système d'action tout en prenant en compte les contraintes issues de la structure formelle. On y traite des concepts de système d'action, de pouvoir, de règle du jeu, de changement, de stratégie, d'acteur, d'enjeu, d'organisation et d'environnement, lesquels rendent compte de la complexité des défis entourant la pratique de l'offre active en santé et services sociaux. Une des contributions majeures de cette approche est qu'elle fournit un cadre d'analyse permettant de mieux saisir la relation entre l'acteur et le système, deux composantes essentielles tant à la compréhension de notre objet qu'à l'identification de stratégies d'action par les acteurs du milieu.

**Mots-clés :** offre active, services sociaux et de santé, système d'action, pouvoir, zone d'incertitude, analyse stratégique, sociologie des organisations, changement, stratégie, acteur, enjeu, organisation, environnement.

## Introduction

L'accès à des services sociaux et de santé sécuritaires et de qualité comparable pour les communautés de langues officielles en situation minoritaire (CLOSM) est l'objet d'un nombre croissant d'enquêtes et, conséquemment, d'analyses (Vézina, 2015). Chacune se déploie en fonction de partis pris théoriques souvent conscients et affichés, mais parfois difficilement identifiables. Suggérer un cadre d'analyse permettant de concilier le plus grand nombre de ces perspectives pour aborder les questions relatives à l'offre active est une lourde tâche. C'est pourtant ce que nous proposons dans le présent chapitre. Nous y soutiendrons que l'organisation est un construit où l'on observe, entre autres, des rapports de pouvoir et de dépendance, lesquels reposent sur des stratégies élaborées autour de zones d'incertitude et donnant naissance à l'établissement de règles, toujours en évolution, pour encadrer la collaboration entre les acteurs à l'intérieur comme à l'extérieur de l'organisation. Si nos choix sont, par définition, subjectifs, nous avons bon espoir de proposer ici une théorisation qui saura rallier bon nombre de chercheurs et permettra, surtout, d'aborder de multiples facettes de l'offre active.

Notre premier défi consiste donc à identifier un modèle théorique pouvant concilier une variété étendue de perspectives. Notre deuxième défi est d'établir le plus clairement possible son potentiel eu égard aux multiples dimensions de l'objet de nos recherches, l'offre active. Faire le choix d'un cadre théorique, c'est adopter une série d'outils généraux d'analyse découlant de l'observation, par d'autres avant nous, de la réalité et permettant d'expliquer les phénomènes à l'étude. Tout modèle théorique propose une utilisation particulière et cohérente de concepts qui deviennent des outils d'analyse pour faire ressortir la logique des phénomènes observés, les expliquer, voire les prévoir. Bref, nous suggérons, dans les pages qui suivent, des outils susceptibles de nous aider à comprendre l'offre active, son sens ainsi que les enjeux et défis qui y sont associés.

Concrètement, nous proposons de nous référer aux propositions issues de la sociologie des organisations[1]. Elles nous semblent en effet utiles à plusieurs égards. D'abord, on y trouve une série de concepts devant lesquels se reconnaîtront les chercheurs de diverses disciplines. On pense notamment ici aux concepts de système d'action, de pouvoir, de règle du jeu, de changement, de stratégie, d'acteur, d'enjeu, d'organisation ou encore d'environnement, ceux-ci pouvant permettre de rendre compte de la complexité des défis posés par la pratique de l'offre active. Nous y reviendrons plus en détail.

Ensuite, la sociologie des organisations nous fournit un cadre d'analyse permettant de mieux saisir la relation entre l'acteur (individu ou groupe) et le système (hôpital, services sociaux, société...). Il s'agit, de notre point de vue, d'une contribution majeure pour aborder l'offre active. En effet, devant les enjeux que soulève l'offre active, que ce soit en recherche ou dans l'offre de services directs à la population, nous sommes confrontés au défi de savoir si le problème, tout comme la stratégie d'action, se pose avant tout en termes d'acteurs, soit du besoin de personnes œuvrant dans le domaine de la santé et des services sociaux sensibilisés et outillés pour pratiquer l'offre active, ou plutôt de système, soit de politiques et de procédures actualisées dans des règles qui encadrent l'emploi des ressources au profit de la mise en pratique de cette même offre active. La sociologie des organisations aborde justement l'interaction entre les deux.

Enfin, ce modèle théorique est très concret et nous permet de dépasser le « pourquoi » pour nous pencher sur le « comment ». En effet, le point central qui intéresse avant tout les tenants de cette approche est de comprendre comment des êtres humains (qui poursuivent chacun des buts propres qui peuvent être divergents par rapport à ceux des autres et même, parfois, tout à fait opposés) parviennent à résoudre le problème de leur coopération dans une organisation et d'établir le prix de cette coopération. On cherche en quelque sorte à comprendre les mécanismes et les conditions de l'intégration de diverses rationalités[2] et d'intérêts divergents dans la poursuite des objectifs communs à la base de l'organisation et indispensables à sa survie. Pour illustrer simplement ce problème dans la perspective de notre objet, précisons d'entrée de jeu que le défi particulier de l'offre active se pose dans des organisations où des individus exerçant diverses professions doivent œuvrer en contexte minoritaire. Ainsi, nous pourrions dire que la sociologie des organisations s'interroge sur la manière dont ces acteurs, qu'ils soient anglophones ou francophones, unilingues comme bilingues, arrivent à concilier leurs intérêts parfois divergents lorsqu'il s'agit d'offrir des services sociaux et de santé de qualité et sécuritaires dans la langue officielle choisie par la personne qui demande un service. C'est le rapport entre conflit et collaboration que l'on cherche à mieux comprendre ici, l'un et l'autre étant inhérents à la dynamique de l'action organisée (Friedberg, 1993).

D'ailleurs, le domaine de la santé intéresse bon nombre de chercheurs en sociologie des organisations. Au cours de la seconde moitié des années 1980, et sous l'impulsion de Michel Crozier (1987), ils se sont penchés principalement sur l'organisation hospitalière (Bélanger, 1988 ; Binst, 1994 ; De Pouvourville, 1994 ; Gonnet, 1994 ; Moisdon, 1994), pour se diversifier depuis lors en abordant la santé, notamment sous l'angle des politiques publiques (Borraz, 2008 ; Bergeron, 2010), de la rationalisation (Benamouzig, 2005), de la prévention (Crespin et Lascoumes, 2000), de la pratique de la médecine (Castel et Merle, 2002 ; Castel, 2008) et, conséquemment, de la place de l'expertise (Henry, Gilbert, Jouzel et Marichalar, 2015). Dans le domaine des services sociaux, Savard, Turcotte et Beaudoin (2004) ont utilisé le cadre de l'analyse stratégique pour étudier les rapports de pouvoir entre les établissements publics et les organismes communautaires du secteur de l'enfance et de la famille qui collaborent dans la fourniture de services sociaux à cette population. Ce cadre peut donc également être utilisé pour étudier les dynamiques partenariales interorganisationnelles.

**L'organisation en tant que construit**

Pour les tenants de cette approche, l'organisation est contingente, en ce sens qu'il n'existerait pas une seule bonne façon d'organiser l'activité humaine, mais une infinité de variantes possibles qui dépendent de la situation objective des individus qui la composent et de leur volonté. Abordée selon une perspective subjectiviste (Burrell et Morgan, 1979), l'organisation est, en fait, considérée comme un construit issu des relations, conflictuelles et collaboratives, entre les individus et les groupes que les chercheurs nomment « acteurs ». Plus précisément, l'organisation est ici comprise selon le paradigme interactionniste (Boudon, 1977), soit comme un produit de la rencontre entre des acteurs qui cherchent à définir le cadre de leur collaboration autour d'objectifs communs. Partant du fait que les interactions entre les acteurs d'un système sont fonction d'intérêts et d'objectifs concurrents, voire contradictoires, cela donne lieu à l'apparition de relations de pouvoir où chacun utilise les ressources qu'il possède et les zones d'incertitude qu'il contrôle pour obliger les autres acteurs à faire des concessions lui permettant d'atteindre, en partie du moins, ses objectifs. Mais, en retour, ce même acteur, étant dépendant de ressources possédées par les autres, ne pourra pas imposer unilatéralement ses propres règles et devra négocier avec eux et faire certains compromis.

Médecins, gestionnaires, personnel infirmier, travailleuses sociales, francophones, anglophones, hommes et femmes, pour ne nommer que ceux-là, s'unissent dans une variété de configurations selon les enjeux et les ressources dont ils disposent pour influencer la dynamique du système afin qu'il réponde au mieux à leurs intérêts individuels et collectifs dans le traitement d'un enjeu donné. Dans la perspective de la sociologie des organisations, l'offre active des services sociaux et de santé dans les deux langues officielles représente un enjeu parmi d'autres. Le traitement qui lui sera réservé dépendra à la fois du jeu des acteurs et de la reconnaissance, par les parties prenantes, de son importance pour l'atteinte des objectifs du système. Partant de là, nous suggérons que l'offre active ne pourra se réaliser qu'au moyen d'une collaboration effective des acteurs, par la reconnaissance de leurs complémentarités et la clarification de la répartition des compétences. Toutefois, cette collaboration sera toujours traversée de conflits, sur le plan des valeurs, des intérêts ou des objectifs. Une part importante des conflits relève de la compétition entre les acteurs pour l'obtention et l'usage de ressources limitées, dans l'atteinte d'objectifs particuliers. Bref, la collaboration ne peut reposer sur un simple accord autour de valeurs communes, mais requiert des mécanismes d'apprentissage et de négociation, voire de marchandage (Castel et Carrère, 2007). Aussi, cette collaboration n'est possible que si l'on prend en compte les intérêts légitimes des acteurs concernés, qu'ils soient d'ordre professionnel, relatifs aux conditions de travail, d'ordre culturel ou autres.

### Pouvoir et dépendance au cœur de l'analyse

Le pouvoir, notion centrale de ce modèle, est vu sous l'angle d'une dynamique transactionnelle où domine la logique de l'échange, de la négociation, du donnant, donnant, et non pas sous celui de l'oppression. La conception du pouvoir véhiculée par cette approche se base aussi sur le principe que toute relation de pouvoir repose sur un rapport de dépendance plus ou moins réciproque entre les acteurs en interaction. Pour qu'il y ait des échanges ou des transactions entre les acteurs, il faut un rapport d'interdépendance entre eux. Par exemple, tel acteur possède telle ressource dont j'ai besoin. Je négocie avec lui pour qu'il me la cède ou pour que cette ressource ne vienne pas me nuire dans la poursuite de mes objectifs. Il négociera avec moi parce que je contrôle telle zone d'incertitude nécessaire à l'atteinte de ses propres objectifs.

La notion d'interdépendance est donc centrale pour comprendre le fonctionnement des systèmes d'action. Elle ne doit toutefois pas être associée à la notion d'équilibre. En effet, certains acteurs peuvent posséder plus de ressources et contrôler des zones d'incertitude plus importantes, ce qui leur donne un pouvoir de négociation plus considérable envers d'autres acteurs du système. Par contre, étant donné que, selon ce modèle, aucun acteur ne possède toutes les ressources, la vision du pouvoir qui est transmise ici est pluraliste, c'est-à-dire qu'elle pose *a priori* l'hypothèse d'une certaine diffusion du pouvoir entre les acteurs. Cette conception s'oppose à la vision totalitaire du pouvoir, qui postule des rapports dominants/dominés où le pouvoir est concentré entre les mains des groupes dominants, souvent majoritaires. Crozier et Friedberg (1977) affirment que cette vision du pouvoir fait abstraction d'un aspect fondamental : celui de l'échange.

Si l'acteur est contraint par les règles du jeu et les stratégies des autres acteurs, il n'est jamais totalement démuni : « Même dans les situations extrêmes, l'homme garde toujours une marge de liberté et il ne peut s'empêcher de l'utiliser pour battre le système » (Crozier et Friedberg, 1977 : 42). S'inspirant des travaux de Leavitt (1958), ces auteurs affirment que même le plus démuni des acteurs aura toujours la décision finale d'accepter ou de refuser ce que l'autre lui demande, de telle sorte que le « changeur » comme le « changé » éprouveront une tension dans la relation de pouvoir. L'idée se présente donc comme suit : il n'y a pas de pouvoir sans relation, pas de relation sans échange, pas d'échange sans négociation. Pour ces auteurs, donc, si les organisations s'établissent autour de la nécessaire coopération entre les individus, elles impliquent également l'exercice du pouvoir, car la coopération ne sera jamais totalement équilibrée. Bref, l'exercice du pouvoir dans nos organisations serait un phénomène tout aussi normal que la coopération.

### Système d'action concret

Ces relations, caractérisées par la négociation, la transaction et le compromis, prennent la forme de jeux qui régulent en quelque sorte les comportements, les décisions et les actions des personnes œuvrant au sein du système. Crozier et Friedberg (1977) proposent le concept de « système d'action concret » pour expliquer cette dynamique, soit :

> Un ensemble d'humains structuré qui coordonne les actions de ses participants par des mécanismes relativement stables et qui maintient sa structure, c'est-à-dire la stabilité de ses jeux et les rapports entre ceux-ci, par des mécanismes de régulation qui constituent d'autres jeux. (p. 286)

En vertu de ce concept, ils suggèrent que les comportements des acteurs ne peuvent être expliqués uniquement par la rationalité de l'organisation formelle, ses objectifs, ses fonctions et ses structures, comme s'il s'agissait d'un ensemble de données auxquelles les individus n'auraient d'autre choix que de s'adapter et qu'ils finiraient par intérioriser pour y conformer leur conduite. Ils postulent, au contraire, que l'on ne peut jamais restreindre totalement les marges de liberté des acteurs. La dimension formelle de l'organisation – sa structure et ses règles – est exploitée, interprétée et modifiée par les acteurs au fil des enjeux qui se présentent dans leurs rapports quotidiens. On retiendra entre autres de ce concept que les enjeux associés à l'offre active, tels que l'accès à des services et à des soins de qualité et sécuritaires, doivent être placés au cœur de la dynamique du système d'action de manière à ce que la dimension formelle de celui-ci renferme des règles du jeu en conséquence. Les acteurs issus de la minorité – linguistique dans notre cas – doivent exploiter leur marge de liberté pour influencer le système en ce sens.

## Stratégies et zones d'incertitude

La capacité des acteurs à influer sur la dynamique du système sera fonction de leur maîtrise de ressources pertinentes à leur disposition et de leur habileté à composer avec les contraintes organisationnelles, politiques, économiques ou normatives.

Dans la perspective relationnelle du pouvoir véhiculée par cette approche théorique, la zone d'incertitude se définit comme étant un élément non maîtrisé par tous, ou du moins par l'un des acteurs concernés. Plus un acteur possède de ressources pertinentes et plus il contrôle des zones d'incertitude dont dépendent les autres acteurs avec qui il est en relation de pouvoir, plus sa marge de liberté sera grande et plus sa capacité d'action sera importante. Toutefois, il arrive souvent que les objectifs poursuivis par un acteur se heurtent à une résistance provenant d'un autre acteur.

C'est alors que les objectifs deviendront des enjeux autour desquels se structureront soit des alliances (si les enjeux poursuivis sont convergents), soit des oppositions (si les enjeux sont divergents) entre les acteurs du système. C'est dans les oppositions qu'apparaîtront les relations de pouvoir.

La maîtrise de ressources pertinentes ne détermine pas uniquement la marge de liberté des acteurs ; elle détermine aussi, en partie, les stratégies envisageables par ces derniers pour atteindre leurs objectifs. En effet, plus un acteur possède de ressources pertinentes, c'est-à-dire desquelles dépend « l'adversaire » ou correspondant à une zone d'incertitude, plus il sera en mesure d'amener la relation de pouvoir sur un terrain qui lui sera favorable. L'importance des ressources possédées et des zones d'incertitude contrôlées influe également sur la capacité d'un acteur à créer des alliances avec d'autres acteurs, augmentant ainsi ses possibilités d'atteindre ses objectifs. Bref, cette approche nous invite à mettre en évidence la capacité des acteurs et les stratégies déployées pour favoriser la collaboration et la mise en œuvre de l'offre active ou, à l'inverse, leur faire obstacle.

## Règles et collaboration

Cependant, si un système d'action concret est, dans les faits, traversé par des luttes de pouvoir, les acteurs se préoccupent tout autant de l'atteinte des objectifs du système, car ils ont conscience qu'ils dépendent, individuellement et collectivement, de la survie de celui-ci. C'est pourquoi ils définissent et ajustent, au travers leurs rapports, les règles formelles et les structures du système. Cette dimension formelle de l'organisation représenterait une espèce de cristallisation de l'état des rapports entre les acteurs à un moment donné. Elle représente une forme de compromis destiné à structurer leurs rapports en définissant, en quelque sorte, les atouts que chacun peut utiliser et en limitant, du même coup, la marge de liberté de l'ensemble des participants de manière à leur permettre de collaborer pour atteindre les objectifs du système.

La structure et les règles organisationnelles ne serviraient qu'à régir les rapports de pouvoir entre les acteurs pour établir un minimum de cohésion. Construite autour des relations de pouvoir, l'organisation chercherait essentiellement à réduire la marge de manœuvre des acteurs qui la composent pour assurer la prévisibilité de leurs actions, le contrôle de leurs activités et forcer la coopération. On s'intéresse donc au processus de production des standards, des normes et des règles organisationnelles (Castel, 2002, 2009). On pourrait, dans le cas de l'offre active, se demander si l'existence de normes de pratiques et l'établissement de processus définissant le rôle de chaque individu dans l'intervention auprès des personnes concernées dans le respect des langues officielles seraient favorables à l'établissement d'une dynamique de coopération au profit de l'ensemble. La mise en place de ces normes et processus aurait-elle pour avantage de faciliter le contrôle des activités et les rapports entre acteurs à l'endroit de l'offre active, notamment en permettant de limiter les contacts interpersonnels, sources de conflits (Jacobsson, 2000)? Voilà, en guise d'exemple, le type d'interrogations que soulève la sociologie des organisations.

De surcroît, elle nous apprend, entre autres, que les structures, normes et processus ne régularisent pas tout. Il restera toujours des zones d'incertitude, des enjeux et des sources de pouvoir que les règles n'auront pas codifiés et à l'égard desquels s'engageront les luttes de pouvoir présentes et futures entre les acteurs. Par exemple, si l'éducation est l'objet de revendications de la part des francophones du Canada en situation minoritaire depuis plusieurs décennies, ce n'est que plus récemment, soit avec la crise entourant la fermeture de l'Hôpital Montfort à Ottawa en 1997, que l'accès à des services sociaux et de santé de qualité pour les communautés de langue officielle en situation minoritaire est reconnu comme un enjeu central autour duquel se mobilisent activement les communautés. Cet enjeu, ignoré pendant longtemps par ces communautés, influence depuis peu la dynamique de nos systèmes de santé et de services sociaux. De la même manière, et bien qu'il ait fallu la considérer depuis toujours, l'offre active ne se présente comme un enjeu en santé et en services sociaux que depuis quelques années. Les règles du jeu au sein de nos systèmes de santé et services sociaux restent, à cet égard, à définir.

## Rapport à l'environnement

Par ailleurs, comme l'organisation fonctionne rarement en dehors d'un système social plus large, mais existe, le plus souvent, pour répondre à des demandes de son milieu, elle doit rester en contact avec son environnement. Or, non seulement est-elle, de ce fait, dépendante de son environnement, mais ce dernier représentera toujours une zone d'incertitude qui menace son équilibre interne. Il y aura donc ici aussi une relation de pouvoir, notamment sur le plan de l'échange d'informations, en vertu duquel les acteurs qui forment l'organisation cherchent constamment à contrôler leur environnement, en même temps qu'ils en sont dépendants. L'organisation tentera donc, par différents services spécialisés, de structurer ses rapports à l'environnement de manière à les stabiliser. Inversement, il faut reconnaître que les acteurs de l'environnement sont eux aussi, dans une certaine mesure, dépendants de l'organisation et qu'ils chercheront à la contrôler.

Ici, Crozier et Friedberg (1977) proposent le concept de relais. Il s'agit essentiellement d'acteurs présents à l'intérieur comme à l'extérieur du système et qui permettent cet échange d'informations. On peut penser non seulement aux agents d'information travaillant au sein de l'organisation et aux médias, mais également aux acteurs du milieu (Consortium national de formation en santé [CNFS], Société Santé en français [SSF], Québec Community Groups Network [QCGN], Community Health and Social Services Network [CHSSN], associations communautaires, gouvernements fédéral et provinciaux, associations professionnelles, chercheurs, établissements de formation…) qui deviennent des acteurs du système d'action et qui en influencent la dynamique.

## Phénomène du changement

Tout cela nous conduit au problème du changement, considéré ici, à l'instar de l'organisation, comme un construit. Ainsi, la réalité est, du point de vue de la sociologie des organisations, une création collective continue, c'est-à-dire qu'elle serait toujours en devenir et résulterait des conflits, des négociations, des marchandages, soit des relations qu'entretiennent les individus. Le changement est donc considéré comme un processus de création collective par lequel les membres apprennent ensemble. Ils inventent et déterminent de nouvelles façons de jouer le jeu social de leurs coopération et de leurs conflits, occasionnant l'établissement de nouvelles structures organisationnelles. Pour les tenants de cette approche, enfin, le changement relève du fait que ce sont les individus qui changent dans leurs relations les uns envers les autres et dans l'organisation.

Au-delà des intérêts contradictoires, des stratégies et des alliances, on trouve des acteurs qui cherchent à innover et à élaborer de nouveaux outils et processus organisationnels pour faciliter le changement vers l'atteinte d'objectifs collectifs. Ces « champions organisationnels » (Bloch et Hénaut, 2014) occupent une place particulière et souvent difficile à tenir, car ils incarnent le changement et donc menacent l'ordre établi.

## En conclusion

La sociologie des organisations nous permet d'aborder l'offre active de services sociaux et de santé dans les langues officielles du Canada selon une variété étendue de perspectives, dont celles du changement, des conflits, de la prise de décision, de l'action publique, de la mobilisation des acteurs et de leur coopération (Bergeron et Castel, 2014). Elle nous invite à prêter une attention particulière aux relations entre les acteurs afin de voir comment elles influent sur le changement vers l'offre active et comment elles sont, en retour, modifiées par ce changement. On se demandera, par exemple dans quelle mesure chacune des stratégies employées peut, ou non, mener à l'instauration de pratiques favorables à l'offre active ; quelles stratégies de rupture ou d'incitation progressive permettraient le mieux de convaincre le plus grand nombre d'acteurs (Castel, 2002) ; quelles mesures venant de l'environnement politique par exemple pourraient agir en faveur de l'offre active.

La sociologie des organisations nous procure également des outils nous permettant de voir comment les enjeux professionnels (Borraz, 1998), notamment ceux reliés aux langues officielles dans les organisations de santé et de services sociaux, pèsent lourd sur les stratégies de changement.

Voilà donc exposé l'essentiel des propositions de la sociologie des organisations. Nous avons également illustré l'usage pouvant en être fait, en partie du moins, dans le cadre de l'analyse des enjeux et défis entourant la mise en œuvre de l'offre active de services dans les langues officielles en situation minoritaire. Reste à voir maintenant comment les analyses qui suivent permettront une meilleure compréhension des rôles respectifs de l'acteur et du système, ainsi que de leurs interactions, dans l'actualisation des principes de l'offre active.

## Notes

1. Parfois appelée l'analyse stratégique. L'essentiel de ses propositions est contenu dans un ouvrage fondateur (Crozier et Friedberg, 1977) et un autre subséquent qui revisite le modèle et répond à quelques critiques ou précise certaines ambiguïtés (Friedberg, 1993).
2. Sur le concept de rationalité, voir les travaux de Raymond Boudon (Boudon 1988, 1989, 1996).

## Références

Bélanger, P. R. (1988). Santé et services sociaux au Québec : un système en otage ou en crise ? De l'analyse stratégique aux modes de régulation, *Revue internationale d'action communautaire, 20* (60), 145-156.

Benamouzig, D. (2005). *La santé au miroir de l'économie*, Paris, France : PUF.

Bergeron, H. (2010). Les politiques de santé publique. Dans O. Borraz et V. Guiraudon (dir.), *Politiques publiques 2 : changer la société*, Paris, France : Presses de Sciences Po, p. 79-111.

Bergeron, H. et Castel, P. (2014). *Sociologie politique de la santé*, Paris, France : PUF.

Binst, M. (1994). Vertus et limites de l'analyse stratégique pour l'intervention à l'hôpital. Dans F. Pavé, *L'analyse stratégique autour de Michel Crozier. Sa genèse, ses applications et ses problèmes actuels*, Paris, France : Seuil, p. 369-372.

Bloch, M.-A. et Hénaut, L. (2014). *Coordination et parcours : la dynamique du monde sanitaire, social et médico-social*, Paris, France : Dunod.

Borraz, O. (1998). *Les politiques locales de lutte contre le sida*, Paris, France : L'Harmattan.

Borraz, O. (2008). *Les politiques du risque*, Paris, France : Presses de Sciences Po.

Boudon, R. (1977). *Effets pervers et ordre social*, Paris, France : PUF.

Boudon, R. (1988). Rationalité et théorie de l'action sociale. Dans E. Guibert-Sledziewski et J. L. Vieillard-Baron (dir.), *Penser le sujet aujourd'hui*, Paris, France : Méridiens Klincksieck, p. 139-263.

Boudon, R. (1989). Subjective Rationality and the Explanation of Social Behavior, *Rationality and Society, 1* (2), 173-196.

Boudon, R. (1996). « Au-delà de la rationalité limitée ? », Environnement et société, (17), 85-111.

Burrell, G. et Morgan, G. (1979). *Sociological paradigms and organisational analysis*, London, Royaume-Uni : Heinemann.

Castel, P. (2002). *Normaliser les pratiques, organiser les médecins : la qualité comme stratégie de changement*, thèse de doctorat, IEP, Paris, France.

Castel, P. (2009). What's behind a Guideline ? Authority, Competition and Collaboration in the French Oncology Sector, *Social Studies of Science, 39* (5), 743-764.

Castel, P. (2008). La gestion de l'incertitude médicale : approche collective et contrôle latéral en cancérologie, *Sciences sociales et santé, 26* (1), 9-32.

Castel, P. et Carrère, M.-O. (dir.). (2007). *Soins en réseau : Pratiques, acteurs et régulation en cancérologie*, Montrouge, France : Éditions John Libbey Eurotext.

Castel, P. et Merle, I. (2002). Quand les normes de pratique deviennent une ressource pour les médecins, *Sociologie du travail, 44* (2), 337-355.

Crespin, R. et Lascoumes, P. (2000). Régulation de la carrière d'un instrument de santé : les parcours de l'usage du test du VIH dans l'emploi en France et aux États-Unis, *Sociologie du travail, 42* (1), 133-157.

Crozier, M. (1987). L'analyse stratégique en milieu hospitalier : pertinence et méthodologie, *Gestion hospitalière*, (261), 787-791.

Crozier, M. et Friedberg, E. (1977). *L'acteur et le système*, Paris, France : Seuil.

De Pouvourville, G. (1994). La sociologie, l'ingénieur et l'hôpital. Dans F. Pavé, *L'analyse stratégique autour de Michel Crozier. Sa genèse, ses applications et ses problèmes actuels*, Paris, France : Seuil, p. 357-361.

Friedberg, E. (1993). *Le pouvoir et la règle : dynamiques de l'action organisée*, Paris, France : Seuil.

Gonnet, F. (1994). Application du raisonnement stratégique et systémique aux hôpitaux publics. Dans F. Pavé, *L'analyse stratégique autour de Michel Crozier. Sa genèse, ses applications et ses problèmes actuels*, Paris, France : Seuil, p. 337-344.

Henry, E., Gilbert, C., Jouzel, J.-N. et Marichalar, P. (dir.). (2015). *Dictionnaire critique de l'expertise : santé, travail, environnement*, Paris, France : Presses de Sciences Po.

Jacobsson, B. (2000). Standardization and expert knowledge. Dans Brunsson, N. et Jacobsson B., *A world of Standards*, Oxford : Oxford University Press, p. 40-49.

Leavitt, H. J. (1958). *Psychologie des fonctions de direction dans l'entreprise*, Paris, France : Éd. Hommes et Techniques.

Moisdon, J.-C. (1994). Hôpital, instrumentation de gestion et analyse stratégique. Dans F. Pavé, *L'analyse stratégique autour de Michel Crozier : sa genèse, ses applications et ses problèmes actuels*, Paris, France : Seuil, p. 350-356.

Savard, S., Turcotte, D. et Beaudoin, A. (2004). Le partenariat et les organisations sociosanitaires du secteur de l'enfance, de la famille et de la jeunesse : une analyse stratégique. *Nouvelles pratiques sociales, 16* (2) 160-177.

Vézina, S. (2015). Bilan de santé : une analyse descriptive de l'état de la recherche sur la santé et les communautés francophones en situation minoritaire. *Minorités linguistiques et société*, (6), 202-223.

CHAPITRE 2

# L'engagement des futurs professionnels en faveur de l'offre active et d'un système adapté linguistiquement et culturellement[1]

Pier Bouchard, Sylvain Vézina, Manon Cormier, Marie-Josée Laforge,
Groupe de recherche et d'innovation sur l'organisation
des services de santé (GRIOSS), *Université de Moncton*

> « *Leur compétence culturelle étant renforcée en raison des efforts de conscientisation du CNFS, ces diplômés sont appelés à devenir les artisans, pour ne pas dire les fers de lance, de l'amélioration des services de santé en français là où vivent les francophones, dans toutes les régions du pays.* »
>
> (LeBlanc, 2008, p. 42)

## Résumé

Dans ce chapitre, les auteurs proposent de revisiter, à la lumière des propositions de l'analyse stratégique, la démarche empruntée par le Consortium national de formation en santé (CNFS) en matière d'offre active de services sociaux et de santé en français. Le CNFS étant un consortium d'établissements de formation postsecondaire francophones offrant des programmes dans le domaine de la santé et des services sociaux, il sera question de suivre son parcours vers la conception et la transmission d'outils pour préparer les professionnels francophones à relever les défis relatifs à l'accès aux services en français en contexte minoritaire. Nous y verrons comment, en réponse à une recommandation contenue dans un rapport d'évaluation datant de 2008, le CNFS a entrepris une démarche pour faire en sorte que les diplômés issus des programmes qu'il soutient deviennent des ambassadeurs capables d'intervenir pour un meilleur accès à des services de qualité et sécuritaires à l'intention des communautés francophones en situation minoritaire.

Le lecteur y découvrira une stratégie axée sur l'acteur selon laquelle un professionnel sensibilisé et outillé serait en mesure d'influencer le système pour améliorer l'offre active de services en français. Il y fera également le constat d'une série de défis, d'enjeux et de pistes d'action qui se sont profilés tout au long de la démarche. Le processus étant dynamique, nous conclurons en présentant quelques mesures en cours d'élaboration ou d'implantation.

**Mots-clés :** langue et santé, enjeux et défis de l'offre active, qualité et sécurité des soins, acteur, stratégie, engagement et formation.

## Introduction

Le renforcement de la capacité des professionnels de la santé et des services sociaux francophones à agir au profit d'une offre active de services en français, même en milieu très majoritairement anglophone, représente un enjeu de taille, objet du présent chapitre. Nous y proposons de revisiter, à la lumière des propositions de l'analyse stratégique (Crozier et Friedberg, 1977 ; Friedberg, 1993), la démarche empruntée par le Consortium national de formation en santé (CNFS), avec l'appui du Groupe de recherche et d'innovation sur l'organisation des services de santé (GRIOSS)[2], pour composer avec cet enjeu. Nous comptons permettre au lecteur de mieux comprendre les fondements de la stratégie du CNFS en la matière. Rappelons que le Consortium regroupe des établissements de formation postsecondaire ainsi que des partenaires régionaux répartis sur l'ensemble du territoire canadien dans le but de renforcer l'offre de programmes d'études en français dans des disciplines relevant du domaine de la santé et des services sociaux. Sa mission est donc d'outiller les futurs professionnels de ces disciplines afin d'améliorer l'accès à des services sociaux et de santé de qualité et sécuritaires[3] au profit des communautés francophones en situation minoritaire. Il était donc tout indiqué pour le CNFS d'engager une réflexion sur les moyens requis pour préparer les professionnels à intervenir en faveur de l'offre active de services sociaux et de santé. Le Consortium a, pour ce faire, fait appel aux chercheurs du GRIOSS afin de documenter le sujet et d'animer un dialogue avec les principaux acteurs concernés, notamment des chercheurs, des formateurs, des gestionnaires, des professionnels et des étudiants.

Nous présenterons donc, dans les pages qui suivent, les résultats d'une recherche-action[4], lesquels guident, aujourd'hui encore, les interventions du CNFS en matière d'offre active. Nous verrons, dans la perspective des propositions théoriques de Crozier et Friedberg, comment le CNFS s'applique d'abord à outiller les acteurs, les professionnels de la santé et des services sociaux en particulier, afin qu'ils interviennent sur le système (structures, procédures, conventions...) en faveur d'un accès, pour les communautés francophones en situation minoritaire (CFSM), à des services de santé comparables à ceux offerts à la majorité. Cette orientation stratégique est d'ailleurs en parfaite concordance avec sa mission.

## Mise en contexte

Il convient de rappeler au départ l'événement déterminant que fut la remise en cause, en 1997, de l'existence de l'Hôpital Montfort, seul établissement hospitalier universitaire francophone de l'Ontario. Ce projet du gouvernement ontarien a, en effet, provoqué une mobilisation sans précédent de la francophonie canadienne autour d'enjeux liés à la santé (Lalonde, 2004). Cette crise a aussi donné lieu à un jugement de la Cour d'appel de l'Ontario qui a conclu que l'Hôpital Montfort est une institution essentielle à l'épanouissement de la communauté franco-ontarienne et contribue à la vitalité de cette communauté linguistique. Or, non seulement la mobilisation a-t-elle permis la survie, voire l'épanouissement de l'Hôpital Montfort, mais elle a favorisé la création de réseaux d'acteurs autour de la Société Santé en français (SSF), dans chaque province et territoire, et le regroupement d'établissements de formation postsecondaire francophones du Canada dans un Consortium national de formation en santé (CNFS).

Le mandat initial confié au CNFS était de contribuer à l'amélioration des services en français par la formation d'un nombre croissant de professionnels de la santé et des services sociaux francophones et le développement de la recherche sur les besoins en santé et de mieux-être des communautés francophones en situation minoritaire

(CNFS, s. d., paragr. 4). Or, dans un rapport d'évaluation du projet de formation et de recherche du CNFS produit en 2008, on propose d'ajuster ce mandat et de voir à mieux outiller les futurs professionnels de la santé et des services sociaux pour faire face aux réalités du travail en milieu minoritaire (LeBlanc, 2008).

L'auteur du rapport soulève le fait qu'un grand nombre de professionnels francophones sont appelés à œuvrer dans un milieu de travail où l'accès à des services en français est limité et au sein duquel le travail du personnel bilingue est parfois à ce point ardu qu'il risque de conduire à l'assimilation des professionnels francophones. Il y décrit des milieux où la culture organisationnelle n'est pas toujours favorable à l'offre de services en français : dossiers médicaux rédigés en anglais, isolement du professionnel francophone dans une équipe anglophone, etc. Pour lutter contre ces obstacles et l'effet d'entraînement d'un milieu de travail fortement anglophone sur le comportement linguistique des professionnels francophones, il convient, pour l'auteur du rapport, d'envisager, dans le cadre de leur parcours d'études, des mesures visant à assurer que les futurs professionnels seront fortement engagés et mieux outillés, cela afin d'intervenir avec confiance en faveur d'une offre de services de qualité dans la langue officielle choisie par l'usager.

LeBlanc note que les diplômés s'estiment peu outillés, voire démunis, quand vient le temps d'intervenir en contexte minoritaire. C'est pourquoi il y a lieu, selon lui, d'améliorer leur compréhension des enjeux et défis liés aux services en français en s'assurant qu'ils abordent, en cours de formation, certaines notions-clés comme le lien entre la langue et la qualité des services ou encore les pratiques d'offre active de services sociaux et de santé en français.

Autrement dit, ce rapport d'évaluation établissait que l'amélioration des services en français doit passer par la mobilisation des futurs professionnels de la santé et des services sociaux, appelés à en devenir les artisans. Guidé par un raisonnement selon lequel l'acteur doit intervenir pour influer sur le système, LeBlanc recommandera au CNFS d'accorder une attention particulière à la problématique de l'outillage des étudiants :

> Il est recommandé que le CNFS analyse la problématique de l'outillage des étudiants leur permettant de faire face au défi de l'offre active des services de santé en français dans les établissements de santé et qu'il développe une stratégie pédagogique

visant à transmettre la compréhension des enjeux et les aptitudes et les habiletés requises pour faire face à ce défi. (LeBlanc, 2008, p. 41)

L'arrivée d'une masse critique de professionnels mieux outillés dans divers établissements de santé et de services sociaux devrait, de son point de vue, se traduire par une amélioration sensible de l'offre de services en français. De plus, comme certains d'entre eux accéderont éventuellement à des postes de gestion, ils pourront contribuer à adapter le système pour qu'il réponde aux besoins linguistiques des usagers. Cette proposition s'inscrit parfaitement dans l'orientation préconisée en 2001 par le Comité consultatif des communautés francophones en situation minoritaire (CCCFSM). Ses membres estiment, en effet, qu'il est essentiel de se doter d'organismes gérés par et pour les francophones et assortis de ressources humaines et financières adéquates. Autrement dit, les progrès en matière de prestation de services passeront nécessairement, selon eux, par la gouvernance et l'implication des francophones dans la prise de décision :

> [...] plus les francophones sont présents dans la structure décisionnelle et la gouvernance des établissements de santé, plus la place du français est respectée et est reflétée dans la prestation des services, ce qui contribue au développement et à l'épanouissement des communautés francophones en situation minoritaire. (CCCFSM, 2001, p. 22).

C'est dans ce contexte que se sont inscrits, au départ, les travaux des chercheurs du GRIOSS appelés à analyser, au profit du CNFS, la problématique de l'outillage des étudiants. Le mandat confié au GRIOSS était de mieux documenter cette problématique et de recourir à une démarche de sensibilisation et de mobilisation des parties prenantes (chercheurs, professeurs, responsables de programmes, gestionnaires, praticiens et étudiants) autour des outils à intégrer à la formation des professionnels en matière d'offre active de services sociaux et de santé en français. Le Secrétariat national du CNFS a aussi convenu, avec le GRIOSS, d'organiser un dialogue avec les acteurs concernés afin d'arriver à définir les contenus à inclure dans la formation des professionnels et les outils à mettre au point pour la livraison de ces contenus tout en sensibilisant et en mobilisant les acteurs concernés à l'échelle pancanadienne.

## Considérations méthodologiques

Les chercheurs ont eu recours à trois méthodes de collecte de données. Ils ont d'abord réalisé près de 40 entrevues auprès d'experts et de personnes familières avec les questions relatives à la formation et à la qualité des services sociaux et de santé offerts en français en milieu minoritaire (professeurs, chercheurs, gestionnaires, professionnels de la santé et des services sociaux, coordonnateurs du CNFS), dans le but de dresser un état préliminaire de la situation. Leur répartition se présentait comme suit : 15 hommes et 24 femmes, dont 3 originaires de l'Alberta, 3 du Manitoba, 4 de la Nouvelle-Écosse, 10 du Nouveau-Brunswick et 19 de l'Ontario.

Inspirée de l'analyse stratégique, la grille d'entretien a été conçue de manière à faire ressortir, d'une part, les problèmes et les défis rencontrés par les communautés francophones en situation minoritaire relativement à la qualité des services et, d'autre part, ceux que doivent relever les professionnels qui désirent favoriser un accès égal à des services de qualité en français.

Parallèlement, les chercheurs ont mené une enquête par sondage auprès d'étudiants et de nouveaux professionnels de la santé et des services sociaux afin de documenter leur perception des défis à relever en matière de santé en milieu minoritaire et leur degré de mobilisation. Les répondants devaient être inscrits dans l'un des programmes de formation soutenus par le CNFS et devaient avoir acquis au moins 66 % des crédits de leur programme d'études ou être de nouveaux professionnels diplômés issus des programmes de formation soutenus par le CNFS et travaillant dans le secteur de la santé depuis moins de trois ans.[5]

Le sondage comportait 48 énoncés concernant les thèmes suivants : perception du lien entre la langue et les services de santé ; préoccupations par rapport au milieu de travail ; pistes d'action pour améliorer les services en français ; connaissances à inclure et compétences à développer dans les programmes de formation pour s'assurer que les professionnels pourront intervenir d'une façon efficace en contexte minoritaire.

Le sondage a été réalisé par voie électronique[6]. Des 898 participants potentiels, 143 répondants y ont donné suite, dont 127 (109 étudiants et 18 nouveaux professionnels) ont répondu à l'ensemble du questionnaire pour un taux de réponse de 16 %. Le profil des répondants se présentait comme suit : 86 % étaient des étudiantes et étudiants (70 % à l'université, 30 % au collège), 79 % parlaient français à la maison, 85 % étaient de sexe féminin et tous les groupes d'âge étaient représentés avec une majorité de répondants entre 19 et 26 ans.

Le sondage était destiné à des étudiants et à des professionnels de toutes les provinces et de tous les territoires, à l'exception du Québec. Ainsi, afin de connaître la provenance des répondants, une question portait sur la province de résidence. À cette question, plusieurs ont opté pour la province de résidence permanente. Dans le cas des étudiants, le lieu de résidence pouvait différer de celui où ils effectuaient leurs études, car ils se référaient à la résidence de leurs parents. Conséquemment, nous nous sommes retrouvés avec une proportion de 10 % de personnes qui se considéraient comme résidentes du Québec.

Compte tenu des petits nombres de répondants obtenus par province (sauf pour le Nouveau-Brunswick et l'Ontario), il devenait difficile d'effectuer des comparaisons selon les provinces. Les chercheurs ont alors convenu de regrouper, pour certaines questions, les résultats obtenus dans les provinces de l'Alberta, de la Colombie-Britannique, du Manitoba et de la Nouvelle-Écosse, car les communautés francophones y sont de taille plus modeste. Il ne faudrait cependant pas en déduire que la situation dans ces provinces est uniforme. De plus, spécifions que l'ensemble de ces quatre provinces ne représentant que 11 % de l'échantillon, il est de mise de demeurer prudent et d'éviter toute tentative de généralisation.

Le troisième outil de collecte de données consistait en un dialogue[7] national mené dans le cadre de rencontres régionales réunissant, au total, une centaine d'acteurs (étudiants, nouveaux professionnels, personnes familières avec le sujet, chercheurs, coordonnateurs, gestionnaires, responsables de formation, responsables d'organismes comme la SSF ou le CNFS, citoyens, etc.) répartis, à parts égales, dans trois régions du pays : Est (Moncton), Centre (Ottawa), Ouest (Winnipeg). Les objectifs visés étaient de définir des contenus en matière d'offre active à intégrer à la formation et le perfectionnement des professionnels et de déterminer des modes de livraison adaptés aux contenus ainsi définis.

À terme, le dialogue devait permettre d'établir des stratégies d'action concrètes permettant aux acteurs-clés du système de travailler avec les nouvelles générations de professionnels pour favoriser leur engagement dans l'exercice d'un leadership collaboratif au profit de services de santé et de mieux être en français de qualité et sécuritaires. Cet exercice était fondé sur un apprentissage mutuel et un engagement soutenu des acteurs à l'égard d'une stratégie d'action concertée afin d'influencer le système et d'améliorer les politiques, les programmes et les services destinés aux CFSM.

## Les enjeux liés à l'accès à des services de santé et de services sociaux en français : perspective et dynamique des acteurs

Les acteurs rencontrés dans le cadre des entrevues soulignent qu'une offre de services en français de qualité suppose un temps d'attente comparable à celui de la majorité et un accès direct aux services dans barla langue du patient, tant à l'oral qu'à l'écrit[8]. Lorsqu'ils ont été interrogés sur l'offre de services en français, les participants à l'étude ont répondu que l'emploi de la langue choisie par l'usager est une condition essentielle à une offre de services de qualité et sécuritaires. Plusieurs études ont démontré que l'usager qui rencontre des barrières linguistiques est exposé à un risque accru d'erreurs, de complications et d'événements indésirables (incompréhension du diagnostic ou du traitement ; retard ou manque de suivi dans les traitements ; augmentation du nombre d'hospitalisations et de tests diagnostiques inutiles ou mal ciblés...) (Bowen, 2000, 2001, 2015 ; CCCFSM, 2007 ; Munoz et Kapoor-Kohli, 2007).

De plus, ces entrevues ont permis de mettre en lumière plusieurs situations concrètes illustrant l'effet de la langue sur la qualité et la sécurité des soins. Par exemple, les personnes consultées parlent du risque d'erreur de diagnostic lorsqu'une personne francophone est considérée comme « confuse » par un médecin unilingue anglophone qui n'est pas en mesure de bien saisir les propos de sa patiente s'exprimant en français ou dans un anglais très approximatif. Les mêmes personnes relèvent également des lacunes reliées au traitement. Elles partagent plusieurs exemples illustrant le fait qu'une personne n'ayant pas bien compris les directives du professionnel de la santé quant au traitement prescrit aura des conséquences de santé pouvant compromettre son rétablissement, voire même mettre sa vie en danger.

Ainsi, au-delà de la question du droit des usagers, il ressort clairement des propos tenus par les professionnels et les chercheurs rencontrés que l'accès à des services de santé dans la langue choisie par l'usager soulève la question fondamentale de sa sécurité. Les barrières linguistiques et culturelles auraient un effet significatif sur la qualité de la communication entre le professionnel et l'usager, et ainsi sur l'efficacité des soins et des services : « [...] *When cultural and linguistic barriers in the clinical encounter negatively affect communication and trust, this leads to patient dissatisfaction, poor adherence [...] and poorer health outcomes.* » (Betancourt, Green, Carrillo et Ananeh-Firempong, 2003, p. 297). En outre, il serait essentiel de prendre les mesures nécessaires pour offrir des services dans la langue officielle choisie par l'usager afin d'assurer un accès adéquat à des services de qualité et à une prestation sécuritaire des soins. La sécurité des usagers est, de fait, étroitement liée à la qualité des services (Smith, Mossialos et Papanicolas, 2008). Comme l'indique Bowen (2001), « [...] la connaissance d'une langue officielle est en soi un déterminant de la santé, en interaction éventuelle avec l'ethnicité et le statut socio-économique. Il s'agit d'une variable qui doit définitivement être incorporée aux études futures. » (p. 11)

Les données recueillies révèlent aussi l'existence d'un cercle vicieux, au sens où l'accès limité à des services en français se traduit généralement par des délais importants dans l'obtention de ceux-ci. Conscients de l'existence de ces délais supplémentaires, les usagers en viendraient à opter pour des services en anglais. Les propos d'un participant à l'étude illustrent clairement les fondements rationnels d'un tel comportement : « Est-ce qu'on va attendre un soin en français si ça prend plus de temps ? Le plus souvent, on préfère que ça aille le plus vite possible surtout lorsqu'il y a des conséquences sur notre état de santé. »

Plusieurs des personnes rencontrées ont relevé, par divers exemples, la situation de l'usager qui n'ose demander le service en français par crainte d'être considéré comme un fauteur de troubles et que cela nuise éventuellement au traitement de son dossier. En effet, il est important de rappeler que, dans bien des cas, notamment lors d'un séjour en milieu hospitalier, l'usager se sent vulnérable, stressé et dépendant des professionnels. Parfois intimidé par le statut de ceux-ci, il n'osera pas toujours les questionner et encore moins exiger qu'on lui fournisse des explications dans sa langue.

Cela étant dit, nous avons observé, chez les gestionnaires, des positions variables, voire opposées, sur cette question de la demande de services en français. Certains résistent au changement et contestent la nécessité de planifier des services en français sous prétexte que la demande est trop faible. D'autres, plus enclins à redéfinir les règles du jeu, sont d'avis qu'une prise de conscience du cercle vicieux devrait les conduire à intervenir pour corriger la situation. Il apparaît important, pour ces derniers, de miser d'abord sur une amélioration de l'offre afin de stimuler la demande de services et, par la même occasion, d'en arriver à mieux répondre aux besoins des communautés francophones en situation minoritaire.

Les échanges ont également permis de mettre en évidence les réalités variables des communautés francophones d'une province à l'autre, voire d'une région à l'autre au sein d'une même province. Dans certaines régions à forte concentration francophone, les gens arrivent à vivre quotidiennement en français. Dans d'autres régions, la population francophone est dispersée et, de ce fait, ne dispose pas toujours d'une masse critique suffisante pour garantir l'accès à des services de santé et de mieux-être en français de qualité. La communauté francophone du Nouveau-Brunswick est généralement perçue comme privilégiée du fait qu'elle représente le tiers de la population de cette province et qu'elle dispose de protections légales.

**La situation du point de vue du professionnel bilingue.** Tout au long de la recherche, les professionnels bilingues ont mentionné que, de manière quotidienne, l'employeur et les collègues unilingues ont tendance à faire appel à leurs compétences linguistiques pour mieux répondre aux besoins des usagers francophones. Cela se traduirait par l'ajout de nouvelles responsabilités qui ne sont pas toujours liées à leur profession : « Comme les autres professionnels ne peuvent communiquer avec les patients francophones, je suis appelée à tenir plusieurs rôles à la fois : interprète, infirmière et travailleuse sociale. » On assisterait donc à un alourdissement significatif de la tâche de ces interprètes improvisés. Or, non seulement s'agit-il d'une surcharge de travail, mais cela engage parfois la responsabilité du professionnel dans un domaine qu'il ne maîtrise pas nécessairement.

Comme les tâches supplémentaires que nous venons de décrire ne sont généralement pas valorisées par l'employeur, certains professionnels francophones disent éviter de s'afficher trop ouvertement comme « bilingues ». Ces derniers seront donc peu enclins à pratiquer l'offre active de services en français. Quelques professionnels ont mentionné, lors du dialogue, qu'ils avaient longtemps hésité à « sortir du placard », de crainte de voir leur charge de travail s'alourdir davantage.

Les commentaires recueillis des professionnels révèlent par ailleurs une ambiguïté dans le comportement des employeurs envers leurs employés francophones ou bilingues. En effet, bien qu'ils les recrutent en raison de leurs compétences linguistiques, les gestionnaires auraient tendance à restreindre leur possibilité de s'exprimer en français. En plus d'exiger d'eux qu'ils tiennent les dossiers des patients uniquement en anglais, les outils de travail, notamment pour les examens, sont souvent disponibles uniquement en anglais et on leur demande de s'exprimer en anglais avec leurs collègues, même lorsqu'il s'agit d'une conversation entre deux francophones.

> Ma patronne est anglophone et elle ne veut pas que je parle en français aux patients francophones, parce qu'elle ne comprend pas le français. Alors, j'ai deux options : ou bien je m'assimile aux anglophones, ou bien je quitte pour un autre établissement francophone. Dans les deux cas, je n'aide pas les patients francophones qui fréquentent mon établissement. (Une infirmière)

C'est comme si certains employeurs souhaitaient afficher le caractère bilingue de l'établissement, sans que cela compromette la prédominance de l'anglais. Il peut être difficile pour un professionnel bilingue, dans de telles conditions, de maintenir ses compétences linguistiques en français, mais aussi son niveau d'engagement envers la cause francophone.

De la même manière, spécifions que les syndicats peuvent représenter un frein à l'avancement de l'offre active de services en français. Par exemple, il nous a été rapporté qu'un syndicat avait porté plainte en raison d'un nombre trop élevé d'embauches de personnel bilingue. Selon ce syndicat, l'ajout d'un nombre important de professionnels de langue française risquait de mettre en danger la sécurité des patients. L'enjeu ici semblait être de limiter le nombre de postes bilingues, lesquels sont, par définition, inaccessibles au personnel anglophone unilingue issu de la majorité.

> Imaginez le jeune professionnel de la santé francophone qui est confronté à cette réalité. C'est difficile pour lui de s'affirmer et de travailler en français. On lui dit dès le départ : « On t'a embauché parce que tu es bilingue, mais tu dois parler en anglais à tes collègues, patients, etc. ». Lorsque ton syndicat tient ce genre de propos, on peut imaginer ce que ça fait sur la volonté du professionnel de la santé de valoriser le français. (Un gestionnaire)

**La perspective des professionnels à l'aube de leur carrière.** Lorsqu'on interroge des professionnels francophones en début de carrière sur différents enjeux en milieu de travail, leurs réponses nous éclairent sur le défi que représente leur engagement en faveur des services dans la langue de la minorité. Par exemple, ils ont été invités, dans le cadre du sondage, à indiquer leur niveau de préoccupation quant aux cinq enjeux suivants : la charge de travail ; les possibilités d'avancement ; la difficulté à travailler en français ; les relations avec les bénéficiaires ; l'ambiance de travail.

**Figure 1. Préoccupations à l'égard du milieu de travail**

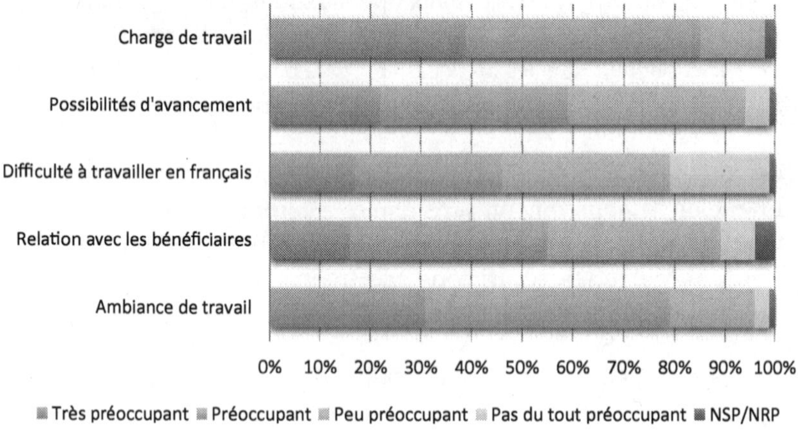

■ Très préoccupant ■ Préoccupant ■ Peu préoccupant ■ Pas du tout préoccupant ■ NSP/NRP

Il ressort de la compilation des résultats que la charge de travail occupe le premier rang de leurs préoccupations, 85,5 % des répondants se disant préoccupés ou très préoccupés par cet enjeu. Ce fait est certes inquiétant si l'on considère le lien que nous avons établi plus tôt entre la charge de travail et l'engagement envers l'offre active de services en français, surtout si celle-ci n'est pas valorisée en milieu de travail.

Ensuite, nous relevons au deuxième rang de leurs préoccupations l'ambiance de travail, que 79 % des répondants jugent préoccupante ou très préoccupante. Une fois de plus, ce résultat est de nature à repousser les professionnels quant à un engagement envers l'offre active. En effet, nous soulignions plus tôt la tendance en milieu de travail majoritairement anglophone à décourager les échanges dans la langue de la minorité, que ce soit de la part des gestionnaires ou encore des syndicats. Dès lors, il ne faut pas que la pression des pairs ou des autorités hiérarchiques soit très forte pour qu'un nouveau professionnel, soucieux de maintenir une ambiance favorable au travail, décide de s'assimiler à la majorité et, du coup, de négliger son rôle en matière d'offre active.

Fait intéressant, nous trouvons en dernière place des préoccupations sur la difficulté à travailler en français, alors que plus de 52 % des répondants se disent « peu ou aucunement préoccupés » par cet enjeu. Il ne fait, dès lors, aucun doute que le projet de l'outillage des étudiants et des nouveaux professionnels visant à les sensibiliser aux enjeux liés à l'offre active de services en français de qualité revêt une importance capitale.

Si ce portrait de la situation peut mener à un certain pessimisme, la recherche révèle d'autres pistes plutôt prometteuses. Par exemple, le dialogue national a permis de faire clairement ressortir le fait que les jeunes qui se dirigent vers une profession de la santé ou des services sociaux le font parce qu'ils souhaitent changer les choses et donner un sens à leur travail. Plusieurs jeunes professionnels affirment rechercher des occasions d'engagement et aimeraient, à titre de francophones, contribuer au développement de leur communauté.

Précisons également que bon nombre d'entre eux se prononcent en faveur du bilinguisme et trouvent important que l'usager puisse avoir accès à un service dans la langue officielle de son choix pour bien se faire comprendre. Ainsi, plus de 79 % des répondants affirment qu'il est très important ou important pour eux d'obtenir des services de santé en langue française.

En ce qui a trait à la langue de travail, plus de 73 % indiquent qu'ils aimeraient privilégier le français. On notera toutefois un écart selon le lieu de résidence. Les répondants du Nouveau-Brunswick

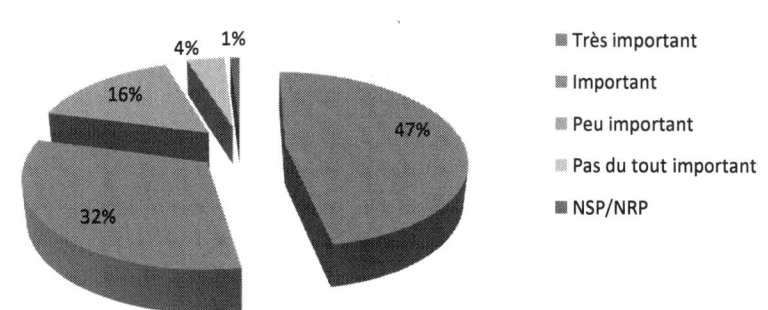

**Figure 2. Importance d'obtenir des services de santé en français**

- Très important : 47%
- Important : 32%
- Peu important : 16%
- Pas du tout important : 4%
- NSP/NRP : 1%

demeurent, après ceux du Québec, les plus nombreux à privilégier le français comme langue de travail (84 %), tandis que les résidents de l'Ontario sont les plus nombreux à affirmer n'avoir aucune préférence (32 %) et que ceux des quatre autres provinces sont plus nombreux à donner une préférence à l'anglais (22 %).

Malgré ces chiffres, le résultat est très positif lorsqu'on demande aux répondants quelle importance ils accordent au fait de pouvoir offrir des services de santé en français dans un contexte minoritaire. Plus de 95 % d'entre eux répondent que c'est important ou très important.

**Figure 3. Importance d'offrir des services de santé en français**

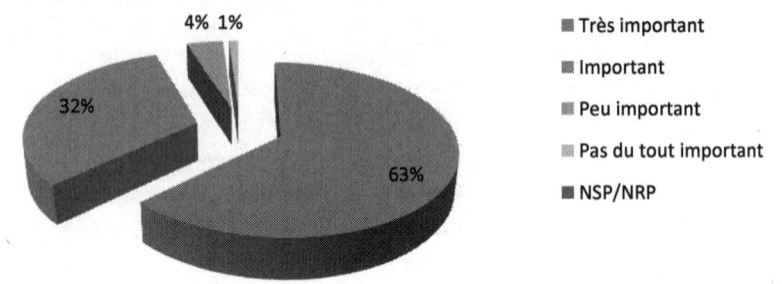

- Très important
- Important
- Peu important
- Pas du tout important
- NSP/NRP

(63 %, 32 %, 4 %, 1 %)

Qui plus est, les professionnels en début de carrière souhaitent que leur organisation se prononce en faveur de la diversité et que l'usager soit au centre des préoccupations des professionnels. D'ailleurs, au-delà du bilinguisme, ces personnes estiment que les professionnels devraient faire preuve d'ouverture non seulement à l'égard des usagers issus des communautés de langue officielle en situation minoritaire, mais également à l'égard de ceux provenant d'autres communautés linguistiques. Ils spécifient que cette question d'équité revêt une grande importance pour eux.

## Le projet de formation à l'offre active, le profil de compétences et les moyens d'action

Selon le modèle de l'analyse stratégique, l'information et l'expertise occupent une place importante parmi les sources de pouvoir reconnues (Crozier et Friedberg, 1977 : 71). Or, force est de constater l'absence quasi totale de contenus dans la formation des futurs professionnels visant à les préparer à agir en faveur de services linguistiquement et culturellement adaptés. Pourtant, les futurs professionnels rencontrés dans le cadre de l'enquête souhaitent que la problématique des services de santé et de mieux-être en français soit examinée de plus près, que le matériel pédagogique soit conçu de manière à les sensibiliser davantage aux enjeux et aux défis des communautés francophones en contexte minoritaire et que, dans leur formation, une plus grande place soit réservée à la dimension culturelle.

D'ailleurs, un consensus s'est rapidement dégagé entre les participants au dialogue sur la nécessité d'élaborer des contenus permettant une meilleure compréhension du lien entre la langue et la qualité des soins afin de favoriser l'engagement des professionnels envers l'offre active de services en français. Ainsi, l'amélioration de l'accès à des services en français reposerait sur l'accès, pour les formateurs, à des outils de formation sur l'offre active. Les futurs professionnels appelés à œuvrer dans des établissements de santé devraient, par exemple, être invités à discuter de situations professionnelles afin de bien saisir l'effet de la communication en français sur la qualité et la sécurité des soins de langue officielle. Enfin, les futurs professionnels aimeraient obtenir plus d'occasions de stage en milieu francophone et acquérir ainsi une expérience pertinente tout en renforçant les liens avec les gens de la communauté francophone.

### Vers un profil de compétences

Dans le cadre de l'exercice dialogique national qui avait pour but, rappelons-le, de définir des stratégies d'action concrètes, les participants ont convenu d'élaborer un profil de compétences à l'intention des professionnels de la santé, appelés à intervenir en contexte minoritaire. Plus précisément, les futurs professionnels devraient avoir des connaissances sur les thèmes suivants : 1. la langue comme déterminant de la santé ; 2. les conditions des communautés de langue officielle en situation minoritaire ; 3. les caractéristiques du travail en contexte minoritaire. Ainsi, les professionnels seraient plus enclins à adopter des comportements en faveur d'une offre active de services en français et seraient mieux préparés à relever les défis rencontrés dans leurs pratiques.

Toujours selon les participants au dialogue, les contenus à intégrer à la formation des futurs professionnels devraient également favoriser la construction de sens quant à la fierté d'être francophone et à l'engagement envers la francophonie et le bilinguisme, en particulier. D'ailleurs, il est intéressant de rappeler les propos d'un participant selon lesquels l'expérience dialogique qu'il venait de

**Tableau 1. Profil de compétences des professionnels de la santé et des services sociaux appelés à travailler en contexte minoritaire, selon les participants au dialogue « CONNAISSANCES »**

| Moncton | Ottawa | Winnipeg |
|---|---|---|
| • Langue comme déterminant de la santé | • Langue comme déterminant de la santé | • Langue comme déterminant de la santé |
| • Caractéristiques du travail en contexte minoritaire | • Réalités et conditions des minorités | • Caractéristiques et profil de compétences du travail en contexte minoritaire |
| • Conditions des communautés en situation minoritaire | • Pratiques exemplaires d'offre active | • Informations démographiques |
| • Développement identitaire | • Droits de la minorité | • Conditions des communautés en situation minoritaire |
|  |  | • Développement identitaire |
|  |  | • Pratiques exemplaires |
|  |  | • Actualisation des droits |

vivre, à savoir le partage d'expériences entre les différents acteurs, lui avait permis de prendre un « bain de fierté francophone ». Dans le même sens, plusieurs participants au dialogue ont verbalisé un besoin d'affirmation, lequel est bien évoqué dans les propos de l'un d'eux : « On est souvent en face du phénomène du francophone dans le placard. On sait qu'ils sont là, mais on ne les rejoint pas ! » Bref, les participants estiment qu'il faut promouvoir le développement de la fierté des francophones pour les encourager à « sortir du placard ». Ce sentiment de fierté devrait, selon eux, favoriser l'exercice d'un leadership par les professionnels de la santé et des services sociaux en faveur d'un accès à des services de qualité et sécuritaires : « Le leadership, c'est d'être le porte-parole de la famille et du patient. Il faut accepter de répondre à des questions qui n'ont pas rapport à la profession et d'accomplir de multiples tâches. Nous sommes la bouée de sauvetage des patients [francophones]. » (Une infirmière)

Il a, à ce titre, été discuté de recourir à la pédagogie de la conscientisation (Landry et Roussel, 2003), laquelle est susceptible de favoriser la mobilisation ainsi que le développement identitaire des futurs professionnels de la santé.

> Une pédagogie de la conscientisation et de l'engagement qui développe la pensée critique et l'analyse réflexive, de sorte que les jeunes deviennent conscients de leur situation minoritaire

et des relations de pouvoir dans la société et soient capables d'imaginer des moyens d'une prise en charge de leur destinée. (...) Cette pédagogie de la conscientisation et de l'engagement cultive la prise de conscience des sources d'iniquité et d'injustice et vise le développement d'une conscience sociale critique et la prise en charge d'une transformation des conditions historiques, sociales, politiques et économiques. (p. 128-129)

**Tableau 2. Profil de compétences des professionnels de la santé et des services sociaux appelés à travailler en contexte minoritaire, selon les participants au dialogue « SAVOIR-FAIRE ET SAVOIR-ÊTRE »**

| Moncton | Ottawa | Winnipeg |
|---|---|---|
| • Fierté d'être francophone<br>• Leadership<br>• Connaissance et affirmation de soi<br>• Compétences linguistiques<br>• Habiletés sociales et relations interpersonnelles | • Développement de la fierté – savoir-être (développer la construction de sens : logique /idéologique)<br>• Leadership<br>• Réseautage<br>• Compétences linguistiques et culturelles<br>• Habiletés sociales<br>• Importance du français | • Engagement envers la francophonie/le bilinguisme<br>• Ouverture à la pluralité<br>• Leadership<br>• Réseautage<br>• Connaissance de soi et affirmation<br>• Compétences linguistiques et culturelles<br>• Habiletés sociales et relations interpersonnelles<br>• Autonomie<br>• Compétences liées au travail en contexte minoritaire<br>• Importance d'aller au-delà d'un profil de compétences (stratégie globale pour les francophones) |

**Le défi d'intégration de ces contenus.** Les participants au dialogue ont également ciblé des modes de livraison à privilégier pour le transfert des connaissances et l'acquisition des compétences. Deux critères ont été employés dans un exercice de priorisation : le potentiel et la faisabilité du mode de livraison. Ainsi, cinq modes de livraison ont été retenus : étude de cas, stage, conférence et séminaire, activité de réseautage et emploi des technologies (sites Web, médias sociaux, etc.). Spécifions que l'étude de cas a été reconnue par les participants des trois régions comme un mode de livraison efficace, ces derniers estimant qu'elle était dynamique et bien adaptée au type de contenus à livrer pour outiller les futurs professionnels. De plus, les études de cas devraient, selon eux, permettre aux professionnels en formation de bien saisir l'importance de mettre l'usager au centre de leur pratique et de se sensibiliser à l'effet de la langue sur la qualité des services et la sécurité des usagers.

Une des pistes importantes qui est ressortie du dialogue est le projet de concevoir une « boîte à outils » afin de mettre à la disposition des personnes intéressées des témoignages de patients, des exercices et des documents adaptés selon le public visé (universités et collèges, milieu de travail, etc.). Il s'agit, dans l'esprit de l'analyse stratégique, de faire entrer, avec cette boîte à outils, les différents acteurs dans la salle de classe dans le but de sensibiliser les futurs professionnels aux différentes perspectives : usagers, professionnels, gestionnaires, chercheurs, leaders des organismes francophones, etc. Le contenu de la boîte à outils serait donc orienté vers l'action et permettrait le passage de la théorie à la pratique, notamment par l'étude de diverses pistes d'action. Son contenu devrait mener à la réflexion et à l'analyse en invitant les apprenants à s'approprier les problématiques et à approfondir les diverses thématiques liées au sujet.

En réponse à cette recommandation, l'équipe du GRIOSS a été mandatée pour concrétiser une telle boîte à outils en rassemblant les connaissances disponibles sur le sujet dans la littérature et en bonifiant des contenus par la conception d'outils pédagogiques divers. Ainsi, en novembre 2013, le site offreactive.com a été mis en ligne à la disposition des formateurs, mais aussi du grand public.

Spécifions que, depuis son lancement, la boîte à outils suscite l'intérêt grandissant l'ensemble des acteurs, qui tirent avantage d'un libre accès à des contenus de qualité et prêts à utiliser. En plus des capsules vidéo basées sur des cas vécus, la boîte à outils comporte des fiches de lecture sur les thématiques-clés retenues par les participants au dialogue national, telles que le rôle de la langue en santé, les enjeux et défis de l'offre active, les caractéristiques du travail en milieu minoritaire, etc. En outre, les utilisateurs de la boîte à outils peuvent recourir à des études de cas servant à alimenter des échanges et approfondir le sujet à partir d'exemples réels ou fictifs. La boîte à outils comprend également une grille d'observation en milieu de stage, un outil de conscientisation permettant de mieux préparer les futurs professionnels aux réalités vécues sur le terrain et d'envisager des pistes de solution en vue d'améliorer l'accès aux services de santé en français. Enfin, la boîte à outils offre un guide à l'intention des formateurs, lequel propose des pistes pour l'exploitation des contenus.

Le souhait des concepteurs de la boîte à outils est qu'elle permette de sensibiliser un nombre croissant de formateurs et qu'elle facilite l'intégration de contenus en matière d'offre active dans les programmes. Ainsi, les futurs professionnels pourraient acquérir de nouveaux savoirs et développer de nouvelles compétences destinées à être mises à profit une fois qu'ils seront sur le marché du travail, et ce, pour le plus grand bénéfice des CFSM. Du coup, cela devient une valeur ajoutée pour ces programmes d'études.

À ce titre, il est intéressant de constater que la boîte à outils est désormais reconnue par le Commissaire aux langues officielles comme une pratique exemplaire dont les institutions fédérales pourraient s'inspirer pour gagner du terrain en ce domaine[9]. Plus précisément, le Commissaire encourage les institutions à prendre certaines mesures en tenant compte davantage des aspects humains du service, et ce, tant du point de vue de l'employé que de celui du citoyen.

## Conclusion

Le recours à une recherche-action inspirée des propositions de l'analyse stratégique a misé sur les acteurs : enquête pour mieux saisir la perspective et la dynamique des acteurs ; dialogue entre les acteurs ; conception de documents vidéo pour présenter des témoignages d'usagers ; collecte de la perspective d'acteurs concernés.

Au titre des retombées de ces initiatives sur l'engagement et l'outillage des futurs professionnels de la santé, il est important de souligner la publication par le CNFS, en janvier 2012, d'un *Cadre de référence pour la formation à l'offre active des services de santé en français*. On y présente le profil de compétences issu du dialogue et un cheminement d'apprentissage ayant comme point de départ la conscientisation des futurs professionnels et, comme point d'arrivée, l'exercice d'un leadership éthique et mobilisateur (Lortie, Lalonde et Bouchard, 2012)[10].

De plus, mentionnons que de nouvelles initiatives prises au cours des dernières années s'inscrivent dans une stratégie de mobilisation des acteurs en vue d'influencer le système de santé au profit d'une offre active de services dans les langues officielles. En voici quelques exemples :

- Mobilisation de professeurs qui exercent un leadership en matière de formation à l'offre active.
- Intégration de contenus en matière d'offre active dans les programmes de formation en santé (universités et collèges).
- Formation de formateurs pour les institutions membres du CNFS.
- Élaboration d'un programme d'attestation nationale de formation à l'offre active.
- Conception d'outils de mesure des comportements d'offre active.

Au-delà de l'énumération des démarches entreprises par le CNFS depuis 2008 en matière d'offre active, nous avons été en mesure de mettre en relief, dans ce chapitre, l'orientation stratégique adoptée par ses membres. En misant sur l'information et l'expertise, le CNFS compte faire en sorte que les professionnels parviennent à agir sur le système et à améliorer l'offre active de services en français. Il est nécessaire de mener de nouvelles recherches permettant de mesurer l'effet d'une telle stratégie sur la qualité des services sociaux et de santé offerts aux communautés de langue officielle en situation minoritaire. Il faudra toutefois attendre que les mesures d'actualisation de cette stratégie en des actions concrètes se multiplient et se précisent, car de nombreux défis de mise en œuvre se posent.

À titre d'exemple, en plus des efforts déployés pour fournir au système de santé et de services sociaux des professionnels francophones outillés pour assurer l'offre active, il faut que l'organisation des services soit adaptée de manière à optimiser l'emploi de ces ressources. On peut d'ailleurs se demander s'il est réaliste d'entrevoir une transformation du système sans recourir à la complicité d'acteurs issus de la majorité. Comme les établissements de santé et de services sociaux sont, dans la grande majorité des cas, dirigés par des acteurs issus de la majorité, leur sensibilisation aux réalités de la minorité représente un élément incontournable à prendre en considération dans toute stratégie. Il devient donc nécessaire d'établir de nouvelles alliances afin de soutenir les efforts en faveur d'un système de santé linguistiquement et culturellement adapté. À ce titre, ne faut-il pas se préoccuper tout autant de sensibiliser et d'outiller les acteurs issus de la majorité de sorte qu'ils s'engagent dans la transformation du système afin que les règles du jeu garantissent la sécurité des usagers issus des communautés de langue officielle en situation minoritaire ?

En dépit des avancées concrètes en matière d'accès à des services sociaux et de santé en français de qualité, le chemin à parcourir pour arriver à destination demeure parsemé d'embûches. Les acteurs de la minorité doivent donc poursuivre leurs efforts pour améliorer leur compréhension des enjeux, notamment en repérant collectivement les zones d'incertitude pertinentes à contrôler et en définissant les stratégies à privilégier. Voilà des occasions de recherche et d'action prometteuses qui auraient avantage à voir le jour.

## Notes

1. Les auteurs tiennent à souligner la contribution financière de Santé Canada dans le cadre des activités de recherche sur l'engagement des futurs professionnels menées en étroite collaboration avec le Secrétariat national du Consortium national de formation en santé (CNFS).
2. Signalons que cette collaboration a donné lieu au dépôt, au secrétariat national du CNFS, de deux rapports de recherche (Bouchard et Vézina, 2009 ; Bouchard, Vézina et Savoie, 2010) dont les principaux constats seront repris ici.
3. Spécifions que la qualité est assurée lorsque les services de santé à la disposition des individus et des populations tiennent compte des connaissances professionnelles actuelles augmentant les probabilités d'obtenir les résultats de santé attendus. La sécurité, quant à elle, repose sur la réduction des risques de préjudices évitables à un minimum acceptable. La notion de « minimum acceptable » fait référence à des notions collectives de l'état actuel des connaissances, des ressources disponibles et du contexte dans lequel les soins ont été donnés comparativement aux risques de ne pas traiter ou de donner un autre traitement. (Institut canadien pour la sécurité des patients, s. d., p. 65)
4. La recherche-action est une méthode qui vise à découvrir les perspectives des acteurs dans les différentes sphères de la vie publique, ces diverses réalités étant porteuses de sens et d'action. Ainsi, la recherche-action met à contribution les savoirs des divers acteurs et leur permet de mieux s'adapter aux enjeux et aux défis complexes. À ce sujet, nous renvoyons le lecteur aux travaux suivants : Chevalier, J. M., Buckles, D. J. et Bourassa, M. (2013). *Guide de la recherche-action, la planification et l'évaluation participatives*. SAS² Dialogue, Ottawa, Canada.
5. Spécifions que le questionnaire ainsi que les procédures de collecte, d'analyse et de conservation des données ont été approuvés par le Comité d'éthique de la recherche avec les êtres humains de la Faculté des études supérieures et de la recherche de l'Université de Moncton

ainsi que par les comités déontologiques des institutions universitaires concernées : Université Sainte-Anne, Collège universitaire de Saint-Boniface, Université Laurentienne et Université d'Ottawa.
6. Pour des raisons de confidentialité, les bases de données comprenant l'adresse électronique des étudiants et des nouveaux professionnels ont été préparées par les coordonnatrices et coordonnateurs du CNFS et, dans certains cas, en collaboration avec le service du registraire de l'institution. Cette procédure a eu pour effet de limiter le contrôle de l'équipe de chercheurs sur l'efficacité des envois et a rendu parfois impossible l'envoi d'un rappel aux personnes qui n'avaient pas répondu.
7. L'approche dialogique cherche à mettre à contribution le savoir des divers acteurs (experts, citoyens, professionnels) pour dégager des priorités et fonder les décisions sur la raison. La « démocratie dialogique » vise à faire émerger un peu de logique au cours du dialogue et tente de réduire la part de « subjectif » dans les décisions. À ce sujet voir : Callon, M., Lascoumes, P. et Barthe, Y. (2001), *Agir dans un monde incertain : essai sur la démocratie technique*, Paris, Seuil ; Lombard, E. (7 février 2009), Démocratie dialogique : la logique du dialogue, *Observatoire des débats publics*, repéré à http://www.debatpublic.net/2009/02/07/democratie-dialogique-la-logique-du-dialogue/ ; Yankelovich, D. (2001), *The Magic of Dialogue : Transforming Conflict into Cooperation*, New York, Touchstone Edition ; Stoyko, P., Henning, G. K. et McCaughey, D. (2006), *La créativité à l'œuvre : guide du leadership – À nous la réussite ! Table ronde de recherche-action de l'EFPC sur la créativité*. École de la fonction publique du Canada.
8. L'offre active renvoie à la notion de service de qualité égale à celui de la majorité, ce qui signifie par exemple un temps d'attente raisonnable et similaire à celui de la majorité, l'utilisation de formulaires bilingues, la présence de services qui correspond à l'emplacement des communautés de langue officielle en situation minoritaire (CLOSM), la promotion de l'organisme dans les médias locaux, etc. Tel qu'il est spécifié dans un document préparé à l'intention de Service Canada, les usagers ne recherchent que le service normalement obtenu par la majorité linguistique. Ils désirent un service accessible, dans leur langue, sans délai et adapté à leur réalité. (Bouchard, Vézina *et al.*, 2009, p. 62)
9. Commissariat aux langues officielles (2016), *Rapport annuel 2015-2016*, Ottawa : Travaux publics et Services gouvernementaux Canada.
10. Le leadership éthique et mobilisateur est associé au savoir-agir et au savoir-vivre ensemble. Ainsi, le nouveau professionnel est appelé à exercer un leadership basé sur la justice, la sollicitude et la critique. Il devient un agent catalyseur de changement et d'innovation dans son milieu. Ce leader est mobilisateur dans le sens où il cherche à rallier les membres de son organisation à une vision commune et ainsi, contribue à l'émergence d'une culture de l'offre active. (Lortie, Lalonde et Bouchard, 2012, p. 12)

## Références

Betancourt, J. R., Green, A. R., Carrillo, J. E., Ananeh-Firempong, O. (2003). Defining Cultural Competence : A Practical Framework for Addressing Racial/Ethnic Disparities in Health and Health Care. *Public Health Reports*, 118(4), 293-302.

Boelen, C. (2000). Vers l'unité de la santé, *Défis et opportunités des partenariats pour le développement de la santé*. Document de travail, Organisation mondiale de la Santé, Genève, Suisse.

Bouchard, P., Vézina, S. et Savoie, M. (2010). *Rapport du Dialogue sur l'engagement des étudiants et des futurs professionnels pour de meilleurs services de santé en français dans un contexte minoritaire*. Consortium national de formation en santé. Repéré à http://www.reseaudumieuxetre.ca/wp-content/uploads/2014/11/Rapport_du_Dialogue_2010.pdf

Bouchard, P. et Vézina, S. (en collaboration avec Paulin, C. et Provencher, M.). (2009). *L'outillage des étudiants et des nouveaux professionnels : un levier essentiel pour l'amélioration des services de santé en français*. Repéré à http://www.offreactive.com/wp-content/uploads/2013/03/4outillage-des-etudiants-et-nouveaux-prof-levier-essentiel-web.pdf

Bowen, S. (2000). Accès aux services de santé pour les populations insuffisamment servies au Canada. Dans « *Certaines circonstances* » *Équité et sensibilisation du système de soins de santé quant aux besoins des populations minoritaires et marginalisées* [recueil de documents et de rapports p. 1-66]. Ottawa, Canada : Santé Canada.

Bowen, S. (2001). *Barrières linguistiques dans l'accès aux soins de santé*. Ottawa, Canada : Santé Canada. Repéré à http://www.offreactive.com/wp-content/uploads/2013/08/1-barrieres-linguistiques-sarah-bowen-email1.pdf

Bowen, S. (2015). *Impact des barrières linguistiques sur la sécurité des patients et la qualité des soins*. Rapport final préparé pour la Société Santé en français.

Callon, M., Lascoumes, P. et Barthe, Y. (2001). *Agir dans un monde incertain : essai sur la démocratie technique*. Paris, France : Seuil.

Chevalier, J. M., Buckles, D. J. et Bourassa, M. (2013). *Guide de la recherche-action, la planification et l'évaluation participatives*. SAS² Dialogue, Ottawa, Canada.

Comité consultatif des communautés francophones en situation minoritaire. (2001). *Rapport au ministre fédéral de la santé*.

Comité consultatif des communautés francophones en situation minoritaire. (2007). *Pour un nouveau leadership en matière d'amélioration des services de santé en français*. Rapport au ministre fédéral de la Santé. Repéré à http://www.hc-sc.gc.ca/ahc-asc/alt_formats/hpb-dgps/pdf/olcdb-baclo/cccfsm/2007-cccfsm/2007-cccfsm-fra.pdf

Commissariat aux langues officielles. (2016). *Rapport annuel 2015-2016*. Ottawa, Canada : Travaux publics et des Services gouvernementaux Canada.

Consortium national de formation en santé. (s. d.). *Mission, valeurs et mandat*. Repéré à http://cnfs.net/a-propos/mission-valeurs-mandat/

Crozier, M. et Friedberg, E. (1977). *L'acteur et le système*. Paris, France : Seuil.

Fédération des communautés francophones et acadiennes du Canada. (2001). *Pour un meilleur accès à des services de santé en français*. Repéré à http://www.fcfa.ca/user_files/users/40/Media/Pour%20un%20meilleur%20accC3A8s20C3A020des20services20de20sant%C3%A9%20en%20fran-C3A7ais.pdf

Friedberg E. (1993). *Le pouvoir et la règle : dynamiques de l'action organisée*, Paris, France : Seuil.

Glouberman, S. et Mintzberg, H. (2002). Gérer les soins de santé et le traitement de la maladie. *Revue Gestion*, 27(3), 12-22.

Groupe de recherche et d'innovation sur l'organisation des services de santé. (2015). *Rapport du Forum de discussion intitulé Qualité, sécurité et langues officielles dans l'univers de la santé*. Département d'administration publique de l'Université de Moncton, Société Santé et Mieux-être en français du Nouveau-Brunswick, Consortium national de formation en santé – Secrétariat national et volet Université de Moncton.

Institut canadien pour la sécurité des patients. (s. d.). *Gouvernance efficace pour assurer la qualité et la sécurité des patients : glossaire*. Repéré à http://www.patientsafetyinstitute.ca/fr/toolsresources/GovernancePatientSafety/Documents/PDF%20of%20Contents/Glossaire.pdf#search=glossaire

Lalonde, G. (2004). Services en français : question de langue, d'équité et de santé, l'expérience de l'hôpital Montfort. *Le Bloc Notes*, 7(7). Repéré à http://www.leblocnotes.ca/node/229

Landry, R. et Roussel, S. (2003). *Éducation et droits collectifs : au-delà de l'article 23 de la Charte*. Moncton, Canada : Les Éditions de la Francophonie.

LeBlanc, P. (2008). *Rapport de l'évaluation sommative du projet de formation et de recherche du Consortium national de formation en santé*. Conseillers en gestion PRAXIS.

Lombard, E. (7 février 2009). *Démocratie dialogique : la logique du dialogue. Observatoire des débats publics*. Repéré à http://www.debatpublic.net/2009/02/07/democratie-dialogique-la-logique-du-dialogue/

Lortie, L. et Lalonde, A. J., avec la collaboration de Bouchard, P. à la recherche. (2012). *Cadre de référence pour la formation à l'offre active des services de santé en français*. CNFS. Repéré à http://cnfs.net/upfiles/Cadre_de_reference_CNFS_pour_formation_offre_active_services_de sante_en_francais.pdf

Munoz, M. et Kapoor-Kohli, A. (2007). Les barrières de langue : comment les surmonter en clinique ? *Le Médecin du Québec*, 42 (2), 45-52.

Smith, P. C., Mossialos, E. et Papanicolas, I. (2008). *Mesure des performances pour l'amélioration des systèmes de santé : expériences, défis et perspectives*. Conférence ministérielle européenne de l'OMS sur les systèmes de santé : « Systèmes de santé, santé et prospérité », Tallinn, Estonie, 25-27 juin 2008.

Stoyko, P., Henning, G. K. et McCaughey, D. (2006). *La créativité à l'œuvre : guide du leadership – À nous la réussite ! Table ronde de recherche-action de l'EFPC sur la créativité*. École de la fonction publique du Canada.

Yankelovich, D. (2001). *The Magic of Dialogue : Transforming Conflict into Cooperation*. New York, NY : Touchstone Edition.

# PARTIE II

# LES LEVIERS POLITIQUES ET JURIDIQUES : LE JEU DES ACTEURS

CHAPITRE 3

# Services de santé en français au Canada : l'état du droit

Pierre Foucher, *Université d'Ottawa*

## Résumé

L'analyse du cadre juridique de l'offre active de soins de santé en français au Canada abordera ses dimensions constitutionnelles et législatives. La première partie explore la dimension constitutionnelle de la question, dans son aspect fédéraliste autant que par rapport à la *Charte canadienne des droits et libertés*. Par la suite, il est fait mention des lois linguistiques applicables au gouvernement fédéral, dans les provinces et dans les territoires. L'étude démontre l'asymétrie de la situation juridique et les difficultés qu'elle engendre.

**Mots-clés :** cadre juridique, droit, soins de santé, *Charte canadienne des droits et libertés*, Constitution canadienne.

## Introduction : droit, langue et soins de santé

Dans une étude de l'offre active de soins de santé dans sa langue officielle, l'analyse juridique permet d'établir le cadre à l'intérieur duquel se déploient les soins de santé eux-mêmes. En effet, le droit peut créer des obligations à l'égard de l'État, mais il peut aussi conférer des pouvoirs aux intervenants et établir les limites de l'exercice de ceux-ci. Une obligation juridique d'offre active de services de santé dans sa langue officielle est généralement liée au droit de recevoir des services dans celle-ci, consacré par la loi. Le présent texte examine justement le cadre juridique dans lequel les institutions peuvent déployer une offre active de services de santé dans la langue de la minorité.

Contrairement au droit international, le droit canadien ne reconnaît explicitement nulle part un « droit à la santé »[1]. L'État n'est donc pas juridiquement obligé de donner un accès universel et gratuit à des soins de santé. C'est pour lui un choix politique, exprimé dans sa forme juridique par des lois qui créent ou reconnaissent des institutions de santé, leur délèguent des pouvoirs, prévoient les modalités de leur financement, encadrent leurs actions et établissent leurs limites. Ce sont elles, aussi, qui créent des droits linguistiques. La loi peut donc imposer des exigences linguistiques de service dans la langue de la minorité et ajouter une obligation d'en faire une offre active, de manière à ce que les personnes en situation plus vulnérable qui ont besoin de soins ne doivent pas, en plus, se livrer à des batailles linguistiques.

Ce texte présente le cadre constitutionnel général, puis l'exposé des lois qui créent, ou pas, des obligations en la matière. Parce que la situation linguistique, juridique et constitutionnelle du Québec est très différente de celle des autres provinces, nous avons volontairement décidé de ne pas en traiter ici.

## Le cadre constitutionnel de l'offre active de soins de santé dans la langue de la minorité

Deux dimensions de la Constitution canadienne structurent le droit relatif aux soins de santé dans la langue officielle de la minorité : le fédéralisme et les droits linguistiques fondamentaux.

### *Fédéralisme et santé*

Le Canada est un état fédéral. Or, la santé est un sujet qui peut être régi en même temps par des lois fédérales et provinciales[2]. La compétence fédérale est secondaire, les provinces ont la responsabilité première de la réglementation des soins de santé. De plus, la langue, elle aussi, est de compétence partagée[3]. Chaque palier de gouvernement peut donc adopter des lois linguistiques différentes. Cette dimension du fédéralisme sera abordée dans la deuxième partie. Il convient d'abord d'examiner l'étendue des pouvoirs fédéraux en la matière.

### *Financement fédéral*

L'intervention la plus évidente du gouvernement central en matière de soins de santé s'observe dans les fonds que ce dernier dépense soit au titre de la péréquation, soit en vertu du transfert canadien en santé. La péréquation, dont le principe est protégé par l'article 36 de la *Loi constitutionnelle de 1982*[4], repose sur une redistribution de la richesse engendrée par les revenus tirés des impôts fédéraux. L'argent ainsi versé aux provinces n'est assorti d'aucune condition ; elles peuvent en faire ce que bon leur semble, incluant le financement des soins de santé.

Le gouvernement canadien utilise aussi abondamment ce qu'il est convenu d'appeler son « pouvoir de dépenser » pour faciliter l'accès aux soins de santé en français. Il s'agit d'un pouvoir discrétionnaire du gouvernement du Canada qui n'est pas explicitement reconnu dans la Constitution, mais dont la validité a été confirmée par la Cour suprême du Canada[5]. Il permet au gouvernement central de dépenser de l'argent dans des secteurs que la Constitution canadienne confie au pouvoir législatif des provinces. Le pouvoir fédéral de dépenser en santé se manifeste par deux interventions majeures : le transfert canadien en santé et les programmes de langue officielle.

La *Loi canadienne sur la santé* assortit les paiements fédéraux à cinq conditions : la gestion publique, l'intégralité, l'universalité, la transférabilité et l'accessibilité[6]. Chacune des conditions doit obligatoirement se rapporter à une question financière, sinon elle courrait le risque d'être considérée par la Cour comme une réglementation du secteur, ce que ne permet pas la Constitution, plutôt que comme une condition liée à l'octroi des fonds, ce que permet la Constitution. La Commission sur l'avenir des soins de santé au Canada, dans son rapport final, recommandait aux intervenants de coopérer pour définir les besoins en soins de santé dans l'autre langue officielle et y répondre, mais refusait de proposer de faire de l'accès aux soins dans sa langue officielle un sixième principe de la loi fédérale[7].

Le second volet de l'intervention financière fédérale se manifeste dans les programmes spéciaux de financement des langues officielles, qui découlent indirectement de l'article 41 de la *Loi sur les langues officielles* du Canada[8]. Cette approche, axée sur la collaboration et la coordination des efforts fédéraux-provinciaux-communautaires, respecte certes le partage des compétences, mais n'offre pas de garanties juridiques fermes relatives à un droit réel à des soins de santé dans sa langue.

Il n'y a que peu de moyens juridiques de rendre les provinces responsables des fonds versés au titre des services de santé en français et peu de recours pour que les tribunaux puissent obliger les provinces à respecter leurs ententes, encore moins à en signer. Il n'est même pas certain que les ententes fédérales-provinciales soient considérées comme de vrais contrats puisque ce sont plutôt des ententes politiques[9]. Bref, sous réserve d'un droit inscrit dans la *Charte canadienne*, la Constitution ne semble pas offrir beaucoup de solutions juridiques contraignantes au problème d'une possible obligation fédérale d'offrir l'accès à des soins de santé en français au Canada.

### *Compétences fédérales directes*

Outre le pouvoir de dépenser, certaines compétences fédérales ont des répercussions sur la santé en ce qu'elles permettent de réglementer la santé et la sécurité en général[10]. D'autres compétences fédérales peuvent accessoirement inclure une dimension d'accès à des soins de santé par le fait qu'elles s'adressent à des clientèles particulières qui relèvent de la responsabilité fédérale : les soins de santé aux militaires, aux anciens combattants, aux détenus des pénitenciers fédéraux, aux Autochtones dans les réserves et hors de celles-ci, dans les hôpitaux de marine, aux jeunes contrevenants incarcérés... Dans ces cas, le gouvernement fédéral peut lui-même mettre sur pied des institutions et des centres offrant des services médicaux à ces « clientèles fédérales » ou conclure des ententes avec les provinces à cet effet.

Les droits linguistiques de la *Charte canadienne* peuvent aussi jouer un rôle en matière de services de santé.

### Droits linguistiques fondamentaux et langue de prestation des services de santé

À la suite de l'arrêt *Lalonde* de la Cour d'appel de l'Ontario, on pourrait croire que le droit constitutionnel canadien reconnaît maintenant un droit à des institutions de santé linguistiquement homogènes[11]. Or rien n'est moins certain. L'arrêt *Lalonde* porte sur une décision gouvernementale de fermer une institution, mais non sur une obligation de la créer. Ensuite, *Lalonde* se fonde sur la loi linguistique ontarienne, complétée par des principes d'interprétation, et non sur un droit constitutionnel général à des institutions de santé linguistiquement homogènes. Enfin, la Cour a pris soin de mentionner qu'il n'existe pas, dans le texte de la *Charte canadienne*, de droit à des soins de santé dans sa langue officielle en Ontario et que cette omission est voulue. Toutefois, certains droits linguistiques garantis par la *Charte canadienne* peuvent s'appliquer indirectement.

**Les droits linguistiques dans la *Charte canadienne*.** Le paragraphe 16(1) de la *Charte canadienne* proclame que le français et l'anglais sont les langues officielles du Canada et qu'elles ont des droits et privilèges égaux quant à leur usage dans les institutions du Parlement et du gouvernement du Canada. Le paragraphe 20(1) de la *Charte canadienne* donne au public le droit de recevoir des services et communications des institutions fédérales en français ou en anglais, pour les institutions centrales et ailleurs lorsqu'existe une demande importante ou selon la vocation du bureau. Les institutions fédérales qui dispensent elles-mêmes des services de santé doivent respecter ces droits linguistiques. Le français et l'anglais sont aussi les langues officielles au Nouveau-Brunswick, selon le paragraphe 16(2), et le public peut recevoir des services en français ou en anglais des institutions du gouvernement partout dans la province, en vertu du paragraphe 20(2). De plus, l'article 16.1 proclame l'égalité des communautés linguistiques francophone et anglophone et leur droit à des institutions distinctes, notamment en matière éducative ou culturelle ; cela pourrait inclure les institutions de prestation de soins de santé vu leur dimension culturelle. Aucune autre province n'a jusqu'ici reconnu un droit constitutionnel à des services gouvernementaux en français ou en anglais.

Le paragraphe 16(3) de la *Charte canadienne* autorise les lois, fédérales ou provinciales, qui favorisent la progression vers l'égalité du français et de l'anglais. Cette disposition protège les lois qui comprendraient, par exemple, des distinctions en fonction de la langue (comme exiger des aptitudes linguistiques pour des postes publics dans des hôpitaux ou garantir un droit à des soins de santé seulement en français ou en anglais, ce qui est discriminatoire pour les autres langues). Le paragraphe 16(3) est permissif, mais il n'impose aucune obligation, ni de créer des institutions ni de justifier leur abolition[12]. Qui plus est, la *Charte canadienne* n'a pas aboli le fédéralisme canadien : les droits linguistiques constitutionnels suivent le partage des compétences[13]. Cela crée une asymétrie de droits, et l'asymétrie est une caractéristique du fédéralisme moderne.

**Les principes constitutionnels non écrits.** Les principes constitutionnels non écrits représentent les fondements mêmes de la Constitution, leur « prémisse inexprimée », la forme de l'architecture constitutionnelle ; ils ne sont pas inventés par les tribunaux, ils sont plutôt déduits du texte, sécrétés par lui. Ils peuvent mener à des obligations juridiques précises contre l'État, mais non de nouveaux droits[14]. La protection des minorités, notamment des minorités linguistiques, fait partie des principes non écrits[15]. Elle peut servir à interpréter des garanties linguistiques explicitement écrites dans les lois, voire à protéger dans certains cas des institutions de santé linguistiquement homogènes qui sont désignées en vertu d'une loi, mais selon nous, elle ne peut pas servir à forcer la création de nouvelles institutions.

Voilà donc le cadre constitutionnel au sein duquel le Parlement fédéral et les provinces et territoires adoptent des lois relatives aux soins de santé et à leur langue. La *Charte canadienne* crée des obligations linguistiques au fédéral et au Nouveau-Brunswick; pour le reste, le fédéralisme permet l'adoption de lois linguistiques fédérales ou provinciales en tant qu'accessoires d'une compétence principale. C'est ainsi qu'en général, comme nous le verrons, les lois relatives à la langue des soins de santé relèvent des provinces, qui peuvent ou non créer des droits.

## Le cadre législatif de l'offre active de services de santé dans la langue de la minorité

Puisque la langue est l'accessoire d'une compétence principale, et puisque la santé comporte des aspects à la fois fédéraux et provinciaux, il existe des lois fédérales et des lois provinciales qui régissent cette question. Certains paliers de gouvernement, on le verra, sont plus actifs que d'autres.

### La *Loi sur les langues officielles* du Canada et les soins de santé

La *Loi sur les langues officielles du Canada* (*LLO*) comporte deux volets pertinents: l'obligation des institutions fédérales d'offrir des services en français et en anglais et l'obligation du gouvernement fédéral de prendre des mesures positives pour favoriser l'épanouissement des minorités linguistiques officielles[16].

### Les services offerts par les institutions fédérales

La partie IV de la *LLO* concrétise les obligations constitutionnelles fédérales en matière linguistique. L'article 22 de la *LLO* reprend quasi intégralement le libellé de l'article 20 de la *Charte canadienne*.

Il s'applique aux bureaux des institutions fédérales, ce qui peut comprendre des institutions fédérales qui dispensent des soins de santé (des hôpitaux militaires, par exemple). Il donne des droits au « public », ce qui comprend les usagers de soins de santé. Enfin, il vise trois situations : les bureaux centraux, les bureaux où existe une demande importante et les bureaux dont la vocation justifie le bilinguisme des services[17].

L'article 32 de la *LLO* délègue au gouvernement la responsabilité de définir la demande importante ou la vocation du bureau en se fondant sur certains critères. Le règlement, en vigueur depuis 1992[18], propose une méthode essentiellement statistique pour évaluer la demande en fonction d'un pourcentage ou du nombre absolu de locuteurs dont la langue maternelle est la langue officielle dans une subdivision de recensement relevant dudit bureau[19].

Le paragraphe 24(1) de la *LLO* porte spécifiquement sur les soins de santé. Une institution fédérale doit veiller à ce que soient offerts des services dans les deux langues dans les cas, spécifiés au règlement, qui touchent la santé et la sécurité. L'article 8 du règlement contient des dispositions détaillées à ce sujet. Le paragraphe a) impose le bilinguisme aux soins reçus dans une clinique située dans un aéroport, une gare ferroviaire ou une gare fluviale. Pour les soins dispensés par une institution fédérale en dehors de ces lieux, la règle générale relative à la demande importante s'applique. L'article 9 du règlement, quant à lui, étend l'obligation linguistique aux services offerts dans les parcs nationaux du Canada, à certaines conditions ; comme la nature des services n'y est pas précisée, la prestation de soins de santé d'urgence pourrait s'appliquer.

Lorsqu'existe l'obligation juridique d'offrir des services en français ou en anglais, l'institution fédérale doit, selon l'article 28 de la *LLO*, rendre cette offre « active », ce qui consiste à faire savoir, par des affiches, des formules d'accueil ou toute autre mesure, que les services sont disponibles dans la langue officielle de la minorité et à veiller à ce qu'ils soient accessibles dans le même délai et aux mêmes conditions de qualité que ceux offerts dans la langue officielle de la majorité[20].

Dans un souci d'éviter que le gouvernement fédéral puisse se soustraire indirectement à ses obligations en déléguant le travail à d'autres, l'article 25 de la *LLO* étend toutes les obligations linguistiques fédérales à toute entité qui agit « pour le compte » de ses institutions. Par conséquent, si l'institution fédérale qui doit fournir des services de santé à une clientèle particulière (militaires en service, anciens combattants admissibles, Premières Nations, Métis, Inuits, détenus dans les pénitenciers fédéraux ou autres) choisit plutôt de conclure des ententes de service avec des institutions provinciales, l'article 25 entre en jeu, et ces institutions sont présumées avoir les mêmes obligations linguistiques que l'institution fédérale elle-même. Si le régime linguistique provincial est plus favorable, ce dernier s'applique[21]. Et si une délégation de pouvoirs à une province conduit à une perte de droits linguistiques pour les citoyens, l'institution fédérale contreviendrait à la *LLO* et pourrait devoir corriger le tir[22].

### Les mesures positives

Il a été fait mention de la validité constitutionnelle du pouvoir fédéral de dépenser. L'article 41 de la *LLO*, contraignant et justiciable depuis 2005, concrétise juridiquement ce pouvoir. Il précise que le gouvernement fédéral doit prendre des « mesures positives » pour favoriser le développement des minorités linguistiques officielles et la progression vers l'égalité du français et de l'anglais au Canada, dans le respect des pouvoirs et des compétences provinciales. Le ministre du Patrimoine peut conclure des ententes avec les provinces pour « encourager et aider les gouvernements provinciaux à favoriser le développement des minorités francophones et anglophones, et notamment à leur offrir des services provinciaux et municipaux en français et en anglais », ce qui inclut les services de santé ; de telles ententes peuvent aussi « encourager les entreprises, les organisations patronales et syndicales, les organismes bénévoles et autres à fournir leurs services en français et en anglais et à favoriser la reconnaissance et l'usage de ces deux langues, [de même qu'à] collaborer avec eux à ces fins[23] ». Ensemble, ces dispositions fournissent la base juridique du volet santé du Plan d'action sur les langues officielles.

Parmi ces « mesures positives » se trouve probablement l'inclusion de clauses linguistiques dans des ententes de financement signées par le gouvernement canadien, enjoignant les institutions provinciales ou les entités privées à prendre des moyens pour rendre leurs services disponibles dans la langue officielle de la minorité. La source juridique de l'obligation provient alors de l'entente avec le gouvernement fédéral. Il faut distinguer ce cas de celui des ententes par lesquelles les provinces deviennent des mandataires du fédéral et agissent « pour son compte » en offrant des services de santé à des

« clientèles fédérales », auquel cas la *LLO* s'applique directement aux institutions fédérales concernées.

## Les lois et politiques linguistiques des provinces et territoires et les soins de santé

Les provinces ont la responsabilité de la réglementation des professions de la santé, de la création, du maintien et de la gestion des hôpitaux, cliniques et autres lieux où sont dispensés des soins et de la réglementation des organismes privés du domaine de la santé[24]. Ce sont donc les provinces qui sont responsables au premier chef de l'organisation et des modalités de la prestation des soins de santé. Puisque la langue représente un accessoire d'une compétence principale, quiconque dispose de la compétence constitutionnelle en santé peut aussi réglementer la langue de l'offre de soins de santé. Notre recension se limite à l'encadrement juridique de la langue des soins. Nous laissons de côté la réglementation des professions du domaine de la santé ou le droit du travail et la langue.

### *Le Nouveau-Brunswick*

Le Nouveau-Brunswick possède le régime juridique le plus développé du Canada en matière de soins de santé en français.

Les articles 33 et 34 de la *Loi sur les langues officielles* du Nouveau-Brunswick[25] (*LLONB*) précisent les droits des membres du public à l'égard des soins de santé. L'article 33 précise qu'un établissement de santé doit se conformer à l'obligation générale, prescrite aux articles 27 et 28, d'offrir des services et de communiquer avec le public dans la langue officielle de son choix. Cela signifie que chaque personne a droit à des soins de santé en français ou en anglais dans tous les hôpitaux, les centres de santé et tout autre établissement de santé relevant d'une régie régionale de santé de la province. De plus, en raison de la démographie particulière de cette province, qui compte des régions à forte majorité francophone, des régions à forte majorité anglophone et des régions bilingues, le paragraphe 33(2) établit que le ministre de la Santé tient compte, dans les plans provinciaux de santé, de l'obligation qui découle des articles 27 et 28, et il tient aussi compte de la « langue de fonctionnement habituelle » des établissements de santé. L'article 28.1 impose aux institutions qui sont assujetties à une obligation de service au public dans sa langue officielle de pratiquer une offre active par un affichage public et une communication au public dans les deux langues. L'article 34 indique que, sous réserve du droit des membres du public de recevoir des soins dans leur langue, l'article 33 n'a pas pour effet d'empêcher un hôpital ou une autre institution qui se trouve sous la responsabilité d'une régie de santé d'utiliser sa « langue de fonctionnement habituelle ». Cette concession à la coutume et aux pratiques linguistiques maintient donc le caractère francophone ou anglophone de certains hôpitaux ou centres médicaux, qui doivent quand même servir le public dans les deux langues. C'est une reconnaissance indirecte des institutions de santé linguistiquement homogènes.

L'autre pièce législative importante dans le régime linguistique de cette province relativement aux soins de santé est la *Loi concernant les régies régionales*[26]. À la suite d'une réforme importante, le Nouveau-Brunswick a mis en place deux régies régionales de santé. Le réseau Horizon couvre le sud, l'ouest et le centre de la province, des régions à forte majorité anglophone, ainsi que certains établissements du sud-est qui sont à majorité anglophone ; le réseau Vitalité couvre le nord-ouest, le nord et le nord-est de la province, à forte majorité francophone, et les établissements du sud-est qui sont à majorité francophone. Ainsi, une forme de dualité dans la gestion des soins de santé est préservée par le législateur. L'article 19(1) reconnaît que la régie Horizon fonctionne en anglais et que la régie Vitalité le fait en français ; le paragraphe 20(8) indique que les conseils des régies fonctionnent dans la langue de celles-ci. L'alinéa 19(2)a) précise que malgré cela, les régies respectent « la langue habituelle de fonctionnement des établissements » qui en relèvent. Et l'alinéa 19(2)b) quant à lui précise que les régies « assurent, par l'entremise du réseau des établissements, installations et programmes de santé qui relève d'elles, la prestation aux membres du public des services de santé dans la langue officielle de leur choix ». Le paragraphe 19(3), de facture unique à notre connaissance, impose aux deux régies de santé d'« améliorer la prestation des soins de santé en français ». Le paragraphe 20(1) précise la composition des conseils des régies (qui sont en partie élus), et l'article 20(1.1) prescrit au ministre de tenir compte de « la priorité accordée aux communautés de langue officielle » dans l'établissement des critères de sélection. L'article 40 impose aux régies de fournir des services de traduction simultanée pour toute réunion publique qu'elles tiennent. Le règlement prévoit que les procès-verbaux des réunions sont mis à la disposition du public dans les deux langues officielles, mais par exception, les comptes rendus de celles qui ne sont pas ouvertes au public ne sont pas publiés[27].

Les services dits « partagés » (approvisionnement, ingénierie clinique, technologies de l'information, buanderie) sont assurés par une société d'État nommée « Services Nouveau-Brunswick »[28]. Cette agence fournit aux régies de santé et aux hôpitaux des services financiers, de technologie de l'information et d'approvisionnement. Elle est assujettie à la *Loi sur les langues officielles*.

Les services ambulanciers représentent aussi une source d'irritation. La *Loi sur les services d'ambulance*[29] confie au ministre de la Santé la responsabilité de délivrer des permis et de conclure des ententes pour la prestation de services ambulanciers. Ambulance Nouveau-Brunswick est une entité privée qui offre, à contrat avec le Ministère, des services de santé de première ligne ; Ambulance Nouveau-Brunswick admet qu'elle est liée par les obligations de la *LLONB*[30].

On peut donc constater que, sur le plan juridique, l'offre active de soins de santé en français au Nouveau-Brunswick est assurée, dans sa forme juridique, par une sorte de dualité dans les établissements de santé et les institutions qui les gèrent, sous réserve du droit du public de recevoir des soins dans la langue de son choix partout et en tout temps. Il subsiste néanmoins des zones grises : le statut réel des foyers de soins par exemple, qui sont des établissements privés réglementés par l'État provincial, demeure incertain.

### *L'Ontario*

L'Ontario est l'autre gouvernement provincial qui dispose d'un régime linguistique favorable en matière de soins de santé, même si des progrès restent à accomplir. Dans la *Loi sur les services en français* (*LLONB*)[31], l'Ontario a opté pour un régime de services gouvernementaux en français dans des régions désignées, de même que de la possibilité pour des entités qui ne font pas partie du gouvernement d'obtenir une désignation lorsqu'elles offrent des services en français dans une région désignée. L'article 5 de la Loi pose le principe selon lequel tout membre du public a le droit de recevoir en français les services d'un « organisme gouvernemental » au sens de l'article 1 ; ce dernier, sous la rubrique « organisme gouvernemental », étend la notion à « une personne morale à but non lucratif ou [à] une organisation semblable, qui fournit un service au public, reçoit des subventions qui sont prélevées en tout ou en partie sur les deniers publics, et est désignée par les règlements en tant qu'organisme offrant des services publics ». Enfin, le paragraphe 8(a) permet au lieutenant-gouverneur en conseil de désigner par règlement des organismes offrant des services publics. Ce mécanisme s'applique aux hôpitaux, aux cliniques, aux foyers de soins aux personnes âgées, aux sociétés d'aide à l'enfance et à toute autre organisation qui respecte les critères et en fait la demande. Effectivement, le règlement 398/93 tel qu'il a été modifié comprend une liste d'organismes désignés en vertu de ces dispositions, qui doivent donc respecter les obligations de l'article 5. La liste d'organismes désignés englobe plusieurs hôpitaux, cliniques de santé communautaire, centres pour les aînés exécutant des programmes pour le compte du ministère de la Santé, centres d'aide à l'enfance et d'autres centres qui exercent des mandats pour le compte du ministère de la Santé. Le mécanisme de désignation permet donc d'offrir à la population francophone des soins de santé dans sa langue par un vaste éventail d'organismes quasi publics, privés ou communautaires dont plusieurs sont exploités « par et pour » les Franco-Ontariens. Le droit aux services de santé en français n'est donc pas automatique comme au Nouveau-Brunswick, mais dépend de la désignation. Celle-ci relève du pouvoir discrétionnaire du lieutenant-gouverneur en conseil ; toutefois, l'Office des affaires francophones, qui recommande au gouvernement les désignations, utilise les critères suivants :

- offrir des services en français de qualité de façon permanente ;
- prouver que les employés possèdent les compétences exigées en français pour offrir ces services ;
- garantir l'accès aux services ;
- respecter le principe de l'offre active ;
- la représentation des francophones au conseil d'administration et dans les comités doit refléter la proportion de la population francophone au sein de la population servie ;
- présenter tous les trois ans une résolution du conseil d'administration qui atteste que l'organisme continue de respecter les critères[32].

Du côté de la gestion, outre le ministère de la Santé qui relève directement de la définition d'organisme public, les soins de santé sont planifiés, organisés et financés par des Réseaux locaux d'intégration des services de santé (RLISS), qui doivent aussi améliorer l'accès aux soins. La *Loi de 2006 sur l'intégration du système de santé local*[33] pourvoit à leur création et à leur structure de fonctionnement. La loi prévoit que les RLISS doivent respecter les exigences de la LSF quand ils servent des collectivités francophones. Elle prévoit aussi la mise sur pied d'un conseil consultatif des services de santé en français[34], qui a été créé par le règlement 162/07[35] et comprend des organismes œuvrant ou ayant un intérêt dans la prestation de soins de santé en français dans la province. Ce conseil offre des avis sur les questions relatives à la prestation de services « qui concernent les collectivités francophones » et sur les priorités à intégrer à l'échelle provinciale. De plus, l'article 16(1) prévoit que les RLISS « engagent de façon soutenue la collectivité » alors que le paragraphe 16(4) prescrit que, ce faisant, ils engagent « l'entité de planification des services de santé en français » de leur région. Le commissaire aux services en français l'avait recommandé dans un rapport spécial en mai 2009[36]. Le règlement 515/09 a effectivement créé des « entités de planification des services de santé en français » pour chaque RLISS[37]. Il est à noter que les entités ont pour mandat de conseiller le RLISS concernant, notamment, « l'identification et la désignation de fournisseurs de service[s] de santé en vue de la prestation de services de santé en français dans la zone[38] ».

Enfin, le règlement 284/2011 étend les obligations de l'article 5 à toute entité qui fournit au public un service « pour le compte » d'un organisme gouvernemental au sens de la loi en vertu d'une entente entre eux.

Ainsi, la loi prévoit des mécanismes de consultation formels des communautés francophones quant à l'offre active de soins de santé en français dans la province[39], mais ce sont les établissements de santé désignés qui veillent à la prestation directe des soins et ceux-ci doivent donc être désignés pour qu'un vrai droit soit applicable.

### *Le Manitoba*

L'article 23 de la *Loi de 1870 sur le Manitoba*[40] crée l'obligation pour la province de légiférer en français et en anglais et le droit d'employer l'une ou l'autre langue devant la législature et les tribunaux provinciaux. Une politique linguistique a été adoptée ; elle s'applique aux « organismes désignés qui dispensent des services de santé et des services sociaux ainsi que les [o]ffices régionaux de la santé qui sont désignés ». Le règlement 131/2013[41] adopté sous l'égide de la *Loi sur les offices régionaux de la santé*[42] énumère les institutions et organismes qui sont désignés à cet égard. Le terme « francophone » y est défini comme « qualifiant les établissements et les programmes dans le cadre desquels le personnel offre les services soit en français et en anglais, soit en français seulement et travaille principalement dans cette dernière langue ». L'article 4 précise que les services relevant des établissements désignés « doivent être fournis en conformité avec la Politique sur les services en langue française du gouvernement ». Par ailleurs, un règlement impose à tous les offices régionaux de santé de fournir au ministre un « projet de plan de services en français[43] ». Ce plan énumère notamment les établissements et programmes francophones et bilingues relevant des offices régionaux[44]. Ceux-ci doivent consulter la communauté et les fournisseurs de services avant d'élaborer le plan[45]. Le plan est approuvé par le ministre, et les offices doivent lui présenter un rapport concernant l'atteinte des objectifs[46]. Il y a donc une reconnaissance juridique de la prestation de services en français ; pour les institutions désignées, les services doivent être offerts activement et pour les autres offices et bureaux, un plan doit indiquer ce que l'organisme entend faire. De plus, la *Loi sur les centres de services bilingues*[47] prévoit la création de tels centres dans chacune des six régions désignées en vertu de la politique ; ces centres peuvent offrir toute une gamme de services provinciaux, notamment des services de santé. Enfin, la *Loi sur l'appui à l'épanouissement de la francophonie manitobaine*[48] crée un cadre juridique plus permanent pour les services en français dans la province. Elle instaure également un Secrétariat aux affaires francophones et un conseil consultatif permanent et impose l'adoption de plans de services en français par les institutions du gouvernement, incluant les entités désignées pour offrir des soins de santé en français[49]. Elle impose en outre l'offre active de services en français quand ceux-ci sont requis[50]. Bref, la situation juridique du Manitoba évolue et la politique sur les services en français reçoit, en matière de soins de santé, une reconnaissance légale.

### *L'Île-du-Prince-Édouard, la Nouvelle-Écosse*

L'Île-du-Prince-Édouard et la Nouvelle-Écosse fonctionnent selon le même modèle juridique, inspiré de l'Ontario : une *Loi sur les services en français*[51]. Cette loi et les règlements qui l'accompagnent permettent de désigner des régions où l'on pourra obtenir certains services désignés en français. À l'Île, cette désignation crée une obligation juridique d'offrir les services en question[52]. Les services de santé n'ont pas encore été désignés ; toutefois, le ministère de la Santé offre déjà certains services en français, conformément à l'article 2 de la Loi, qui le permet. Toutes les institutions gouvernementales doivent répondre en français à la correspondance reçue et tenir au moins une consultation publique en français, ou bilingue s'il n'y en a qu'une. De plus, toutes les institutions gouvernementales sont dotées d'un poste de coordonnateur des services en français[53]. Chaque institution doit soumettre un plan de développement des services en français, ainsi qu'un rapport annuel sur l'atteinte des objectifs. Le règlement a désigné le Department of Health and Wellness ainsi que Health PEI, la régie des soins de santé de la province, comme les institutions gouvernementales assujetties à la loi et devant donc se doter de plans de développement des services en français. La Loi institue un comité consultatif qui informe l'institution de ses priorités ; la santé en fait partie.

La structure juridique est semblable en Nouvelle-Écosse. Des institutions sont désignées en vertu de la loi et du règlement, dont le ministère Health and Wellness ainsi que les neuf anciennes régies régionales de santé. Celles-ci ont été fusionnées en une seule entité, qui a la responsabilité de la prestation des soins de santé dans la province. Or, la Loi qui crée la nouvelle régie provinciale de santé ne la désigne pas au sens de la *Loi sur les services en français*, et le règlement adopté en vertu de la *LSF*, qui désignait les neuf régies de santé, n'a pas encore été modifié pour refléter le changement[54]. Les institutions désignées soumettent des plans de développement des services en français, et le ministre responsable dépose un rapport annuel à cet effet. Des coordonnateurs des services en français sont nommés dans chaque ministère et office du gouvernement. Il faut noter que ces lois ne donnent pas un droit de recevoir des services en français de la part des institutions désignées ; plutôt, elles obligent les institutions à développer des plans de mise en œuvre et à faire rapport de l'atteinte de leurs objectifs.

### *Terre-Neuve-et-Labrador, Colombie-Britannique, Saskatchewan, Alberta*
À Terre-Neuve-et-Labrador, une nouvelle politique des services en français a été adoptée en 2106[55]. Très sommaire, elle instaure le bureau des affaires francophones, qui coordonne les services en français au sein du gouvernement. Elle prévoit des services de formation et de traduction pour les ministères et institutions provinciales. Des services d'interprète sont disponibles à St-John's et à Labrador

City ; pour le reste, le Réseau Santé en français offre de la documentation.

En Colombie-Britannique, le RésoSanté dénombre les professionnels de la santé pouvant offrir des services en français, par auto-inscription. On compte aussi certaines institutions offrant des services en français, dont le centre communautaire La Boussole et le foyer Maillard pour aînés, à Vancouver. Ces mesures découlent de l'aide fédérale, qui provient de son pouvoir de dépenser. Il n'y a ni loi ni politique sur les services en français dans cette province.

La Politique sur les services en français de la Saskatchewan est modeste[56]. Elle vise les ministères « et autres agences ». Elle précise que les communications seront en français lorsque c'est indiqué. Quant aux services, elle mentionne que la désignation de postes bilingues sera considérée comme un mécanisme de prestation de services en français et que l'inclusion d'une composante fransaskoise sera prise en compte pour les nouveaux programmes et services. Il n'y a rien de particulier en matière de santé. La Direction des affaires francophones exploite un centre de services qui agit comme guichet unique et privilégie les communications par Internet et par téléphone pour les services en français. Certaines documentations ont été publiées en français sur des questions de santé, mais il n'y a pas d'organismes formellement désignés. Le formulaire de demande de carte d'assurance-maladie est disponible en français. Toute prestation ou offre active de soins en français en Saskatchewan découle donc d'arrangements administratifs et de partenariats entre Réseau Santé en français (RSFS) et les régies de la santé.

Il en va de même en Alberta. Au moment de rédiger ce chapitre, une politique sur les services en français est en voie d'élaboration. Un centre de santé francophone, le centre de santé communautaire Saint-Thomas, est situé dans la Cité francophone d'Edmonton, à proximité du campus Saint-Jean. Il compte des médecins de famille, des infirmières, des diététiciennes, des travailleurs sociaux, des psychiatres et des spécialistes de l'exercice.

### *Les trois territoires du Nord*

Les trois territoires nordiques ne sont pas formellement des provinces, mais le gouvernement fédéral les traite comme telles à plusieurs égards, dont celui de la prestation de services de santé.

Le Yukon a adopté une *Loi sur les langues* en 1986[57]. Bien qu'elle ne déclare pas de langues officielles au Yukon et se contente de reconnaître, au paragraphe 1(1), que le français et l'anglais sont les langues officielles « du Canada », cette loi entend régir les exigences linguistiques des institutions de la législature et du gouvernement. Le paragraphe 6(1) reproduit pour le Yukon le paragraphe 20(1) de la *Charte canadienne* : le public a droit à l'emploi du français et de l'anglais pour communiquer avec le siège des institutions de l'Assemblée législative et du gouvernement du Yukon de même qu'ailleurs lorsque l'emploi de ces langues fait l'objet d'une demande importante ou se justifie par la vocation du bureau. Le paragraphe 6(2) précise que des règlements peuvent fixer « les conditions dans lesquelles le français ou l'anglais fait l'objet d'une demande importante ou se justifie par ladite vocation ». Le décret 2003-79 a établi la liste des « bureaux réglementaires » aux termes de la loi ; aucune institution de santé n'y figure. Par ailleurs la *Loi sur les hôpitaux*[58] crée une « Régie des hôpitaux du Yukon », chargée de la gestion autonome des trois hôpitaux du territoire. L'article 10 de cette loi précise que la *Loi sur les langues* s'y applique. La Régie a la responsabilité de fournir des soins médicaux et hospitaliers en vertu de l'article 2. Par conséquent, en théorie, les Franco-Yukonnais ont le droit de recevoir des services dans leur langue dans les établissements de santé de Whitehorse gérés par la Régie (jusqu'ici, l'hôpital de Whitehorse). Ailleurs, il faudrait que l'institution soit désignée par règlement, ce qui n'a pas encore été le cas.

Aux Territoires du Nord-Ouest (TNO), la *Loi sur les langues officielles*[59] prescrit neuf langues autochtones à titre de langues officielles, en plus du français et de l'anglais ; seules les mesures relatives au français et à l'anglais sont analysées ici. Le paragraphe 11(1) de la loi reproduit, comme au Yukon, le paragraphe 20(1) de la *Charte canadienne* : le siège des organismes du gouvernement, ainsi que tout autre bureau connaissant une demande importante ou dont la vocation le justifie, se voit conférer l'obligation d'offrir des services en français. Un règlement prescrit quatre régions en vertu de la demande importante de services en français : Yellowknife, Hay River, Forth Smith et Inuvik[60]. Les administrations des services de santé et des services sociaux de Fort Smith, Hay River et Yellowknife figurent parmi les institutions désignées dans le règlement. Huit administrations de santé, créées par le ministre, offrent des soins à la population dans des établissements relevant de ces dernières en vertu de l'article 10 de la *Loi sur l'assurance-hospitalisation et l'administration des services de santé et des services sociaux*. Par conséquent, les établissements de santé situés dans les quatre régions désignées en vertu de la demande importante sont assujettis aux obligations découlant de l'article 11 de la *Loi sur les langues officielles* des TNO. L'affaire *Fédération franco-ténoise*[61] a mis en lumière les difficultés de mise en œuvre de la *Loi sur les langues officielles* des TNO à l'époque, et la santé faisait partie des secteurs visés par l'ordonnance de la juge Moreau en première instance, confirmée dans cet aspect par la Cour d'appel puisque les services de santé font partie des services « confidentiels » pour lesquels un service direct, en personne et immédiat est requis.

Enfin, le Nunavut dispose maintenant aussi d'une *Loi sur les langues officielles*[62] qui confère des obligations au gouvernement du Nunavut ainsi qu'aux organismes publics du territoire. Le ministère de la Santé est assujetti à la *Loi sur les langues officielles*. Un organisme public au sens de la loi est une institution qui répond aux trois critères suivants : elle est créée par une loi du territoire, elle est placée sous l'autorité d'un ministre du conseil exécutif du territoire et elle est désignée aux termes de la *Loi sur la gestion des finances publiques*. Puisque cette dernière ne désigne pas d'institutions de santé, l'une des trois conditions est manquante et les hôpitaux et cliniques ne sont pas des organismes publics au sens de la loi. Néanmoins, le gouvernement, par l'entremise du ministère de la Santé, peut conclure des accords avec des hôpitaux pour la prestation de services de santé assurés, agréer des établissements de santé et autoriser la création d'établissements de santé. Par ce moyen, les centres de santé et hôpitaux peuvent être assujettis à la *Loi sur les langues officielles* du Nunavut.

## Conclusion

Le gouvernement canadien n'est constitutionnellement responsable des soins de santé que pour les « clientèles fédérales », et les institutions fédérales doivent offrir des services au public dans la langue officielle de son choix en vertu de la *Charte canadienne*. Elles délèguent souvent cette responsabilité à des institutions provinciales et celles-ci doivent alors offrir des services dans la langue de la minorité aux mêmes conditions que les institutions fédérales elles-mêmes. Par ailleurs, le gouvernement canadien utilise son pouvoir de dépenser pour financer les soins de santé dans la langue de la minorité.

Ce sont les provinces et territoires qui ont principalement la responsabilité de la prestation de soins de santé et de leur dimension linguistique. Il semble exister trois modèles à géométrie variable. D'une part, le Nouveau-Brunswick offre un droit général à des soins de santé dans sa langue partout, dans des institutions linguistiquement homogènes. Ensuite, certaines provinces ont adopté des lois permettant de désigner des régions, des services et des institutions. Enfin, les provinces les moins avancées se contentent d'une politique administrative qui crée un bureau des affaires francophones offrant surtout des conseils, de l'information et des services de traduction.

Une offre active de soins de santé dans la langue de la minorité nécessite un encadrement législatif global. Outre les régies de la santé, les hôpitaux et les cliniques, il faut considérer les professionnels de la santé, leur formation, la désignation linguistique des postes et leur dotation. Ainsi, on peut penser à une stratégie de progression législative qui part de mécanismes de désignation (qui facilitent l'établissement des points de service), en passant par un droit du travail dans les institutions de santé qui intègre la dimension linguistique, jusqu'à un plein droit à des soins de santé dans sa langue, consacré dans une loi et, ultimement, dans la Constitution du Canada. En attendant, les communautés de langue officielle minoritaire tirent le meilleur parti possible de la structure constitutionnelle existante.

## Notes

1. En vertu de l'article 12 du *Pacte international relatif aux droits économiques, sociaux et culturels*, AG XXI,/2200, 16 décembre 1966, en vigueur le 3 janvier 1976, « chacun a droit d'atteindre le meilleur état de santé possible ».
2. *Renvoi relatif à la procréation assistée*, [2010] 3 RCS 457.
3. *Jones c. Procureur général du Nouveau-Brunswick*, [1975] 2 RCS 182.
4. L'article 36 garantit le principe de prestation de services publics de niveau semblable à des niveaux de taxation comparables.
5. *Renvoi relatif au régime d'assistance publique*, [1991] 2 RCS 525.
6. *Loi canadienne sur la santé*, LRC 1985, ch. C-6, art. 7.
7. Commission sur l'avenir des soins de santé au Canada, « Guidé par nos valeurs : l'avenir des soins de santé au Canada », Saskatoon, La Commission, novembre 2002. Repéré à http://publications.gc.ca/collections/Collection/CP32-85-2002F.pdf [le 26 février 2015], 171-172, recommandation 28.
8. *Loi sur les langues officielles du Canada*, LRC 1985, ch. O-1, art. 41(1) et (2).
9. Voir Foucher, P., Les droits linguistiques dans le secteur privé. Dans Michel Bastarache et Michel Doucet (dir.), *Les droits linguistiques au Canada*, 3e édition, Montréal, Éditions Yvon Blais, p. 840-842.

10. Une recherche rapide révèle plus de 300 dispositions législatives ou réglementaires fédérales diverses qui imposent des obligations ou offrent des choix linguistiques dans ces matières.
11. *Lalonde c. Commission de restructuration*, (2001), 56 RJO (3ᵉ) 577 (CA). La cour accepte que la complétude institutionnelle est un principe de livraison de services dans la langue de la minorité. Elle annule la décision de fermer l'hôpital Montfort d'Ottawa, le seul hôpital de langue française de l'Ontario, parce que la décision contrevient aux lois linguistiques provinciales.
12. *Lalonde, supra* note 16, par. 90-95.
13. *Conseil scolaire francophone de Colombie-Britannique c. Colombie-Britannique*, [2013], 2 RCS 774 ; *Caron c. Alberta*, [2015] 3 RCS 511.
14. *Renvoi relatif à la sécession du Québec* [1998], 2 RCS 217, par. 54
15. *Id.* par. 79-82
16. *Loi sur les langues officielles du Canada*, LRC 1985 ch. O-1, par. 41(1) et (2)
17. Voir Jennifer Klink, Perri Ravon, Justin Dubois et Jean-Pierre Hachey, *Le droit à la prestation des services publics dans les deux langues officielles*. Dans Bastarache et Doucet, *supra* note 9, p. 451-471.
18. *Règlement sur les langues officielles : communications avec le public et prestation des services*, DORS 92-48.
19. Au moment de la rédaction, les critères d'établissement d'une demande importante sont contestés devant la Cour fédérale.
20. L'article 26 de la *LLO* porte sur la réglementation fédérale en matière de santé et sécurité. Cette disposition ne semble pas viser la prestation des soins comme tels. Une courte recherche dans la base de données informatisée des règlements fédéraux, avec le vocable « français anglais », a produit 334 titres. Repéré à http://laws-lois.justice.gc.ca/Recherche/Avancee.aspx [consulté le 14 avril 2015].
21. *Société des Acadiens et Acadiennes du Nouveau-Brunswick et Paulin c. Canada (G.R.C.)*, [2008], 1 RCS 383.
22. *Canada (Commissaire aux langues officielles) c. Canada (Ministère de la Justice)*, [2001], CFPI 239 (*Affaire des contraventions*).
23. *Loi sur les langues officielles du Canada*, al. 43(1)(d) et (f).
24. *R. c. Morgentaler*, [1993], 3 RCS 463 ; *Renvoi relatif à la procréation assistée, supra* note 2.
25. *Loi sur les langues officielles*, LRNB, ch. O-0.5.
26. *Loi sur les régies régionales de santé*, LRNB 2011, ch. 217.
27. *Règlement sur le conseil – Loi sur les régies régionales de la santé*, R. 2012-7, art. 5.
28. *Loi sur Services Nouveau-Brunswick*, L.N.-B., ch. 15.
29. *Loi sur les services d'ambulance*, L.N.-B. 1990, ch. 7.3.

30. Commissaire aux langues officielles du Nouveau-Brunswick, Rapport d'enquête sur Ambulance Nouveau-Brunswick, 2013-1992, mars 2014.
31. *Loi sur les services en français de l'Ontario*, LRO 1990, ch. F.32. La loi sera révisée en 2017 ; il se peut que toute la province devienne une région désignée.
32. Office des affaires francophones de l'Ontario, critères de désignation. Repéré à http://www.ofa.gov.on.ca/fr/loi-organismes.html [consulté le 17 avril 2015].
33. *Loi de 2006 sur l'intégration du système de santé local*, L.O. 2006, ch. 4.
34. *Id.* al. 14(2)(2).
35. Règlement de l'Ontario, 162/07 : Conseil consultatif des services de santé en français.
36. Commissaire aux services en français de l'Ontario, *Rapport spécial sur la planification des services de santé en français en Ontario*, 7 mai 2009.
37. Règlement de l'Ontario, 515/09.
38. *Id.*, al. 3(1)d).
39. En mars 2015, le Regroupement des entités de planification et l'Alliance des réseaux ontariens de santé en français ont publié un « Énoncé de position commune sur l'offre active des services de santé en français en Ontario ». Repéré à http://rssfe.on.ca/upload-ck/Enonce_OffreActive_10mars15_FR.pdf [consulté le 17 avril 2015].
40. *Loi modifiant et prorogeant la loi 32-33 Victoria, chapitre 3, et concernant l'organisation du gouvernement du Manitoba*, 1870, 33 Vict., ch. 3 (Canada).
41. *Règlement sur la désignation des établissements et des programmes francophones et bilingues*, Règlement du Manitoba 131/2013.
42. Codification permanente des lois du Manitoba, chap. R34.
43. *Règlement sur les services en français*, Règlement du Manitoba 46-98 modifié par le Règlement 2013/138, art 2.
44. *Id.*, art. 2(2)a.1).
45. Art. 2(3).
46. Art. 6.
47. Codification permanente des lois du Manitoba, chap. B37.
48. *Loi sur l'appui à l'épanouissement de la francophonie manitobaine*, 1re sess., 41e lég., adoptée le 30 juin 2016.
49. *Id.*, par. 11(3).
50. *Id.*, par. 3(3).
51. *Loi sur les services en français* de l'Île-du-Prince-Édouard, SPEI 2013, ch. 32 ; *Règlement d'application*, EC845/13 ; *Loi sur les services en français de Nouvelle-Écosse*, SNS 2004, ch. 26 ; *Règlement d'application*, NS Reg 233/2006.
52. *Loi sur les services en français* de l'Île-du-Prince-Édouard, art. 3.*Id.*, art. 9.

53. *Health Authorities Act,* S.N.-S. 2014, c. 32.
54. *Politique sur les services en français de Terre-Neuve-et-Labrador.* Repéré à http://www.exec.gov.nl.ca/frenchservices/french/politique_sur_les_services_en_francais.PDF [consulté le 18 janvier 2017].
55. *Politique de services en langue française du gouvernement de Saskatchewan.* Repéré à https://www.saskatchewan.ca/bonjour/levels-of-government/executive-council-and-office/francophone-affairs [consulté le 18 janvier 2017].
56. *Loi sur les langues,* LRY 2002, ch. 133.
57. *Loi sur les hôpitaux,* LRY 2002, ch. 111.
58. *Loi sur les langues officielles,* L.R.T.N.-O., 1988, ch. 56.
59. *Règlement R-082-2006, tel qu'il est modifié par R-079-2013.*
60. *Fédération franco-ténoise c. Territoires du Nord-Ouest,* 2006, NWTSC 20 (Cour supérieure), 2008, NWTCA 5 (Cour d'appel), demande d'autorisation d'appel à la Cour suprême du Canada refusée : [2008], C.S.C.R. n° 432.
61. *Loi sur les langues officielles du Nunavut,* L. Nun. 2008, ch. 10.

CHAPITRE 4

# La coconstruction de l'offre active de services en français au sein du secteur de la justice en Ontario

Linda Cardinal, Martin Normand et Nathalie Plante, *Université d'Ottawa*

## Résumé

En 2006, le secteur de la justice en Ontario s'est doté d'un premier plan stratégique pour le développement de l'offre active de services en français (SEF). Le présent chapitre porte sur la représentation de l'offre active qui guide ce plan stratégique. Il présente les données d'une recherche documentaire et de 12 entretiens réalisés en 2012 avec des acteurs communautaires et gouvernementaux participant à la gestion du plan. Le chapitre montre que le principe de l'offre active de SEF dans le secteur de la justice n'est pas un principe neutre. Cette offre active fait l'objet d'une coconstruction par les acteurs communautaires et gouvernementaux, c'est-à-dire qu'elle est soumise à un dialogue constant sur ses enjeux, compris à la fois comme des enjeux de gestion, de justice et de développement. Enfin, le chapitre tente de tirer des leçons de la situation de l'offre active de SEF au sein du secteur de la justice qui peuvent être pertinentes pour d'autres domaines de politiques publiques, dont ceux de la santé et des services sociaux.

**Mots-clés :** offre active, secteur de la justice, services en français, plan stratégique, Ontario, coconstruction.

## Introduction

En 2003, en Ontario, la question de l'offre active de SEF fait l'objet d'une attention particulière dans le secteur de la justice. Entre autres, le gouvernement ontarien se dote d'un plan stratégique pour l'offre active de SEF. Il adopte aussi un modèle de gouvernance qui intègre les principaux porte-parole de la communauté francophone à la planification, à la mise en œuvre et aux suivis de son nouveau plan. L'objectif de ce chapitre est d'étudier la représentation de l'offre active qui guide ce nouveau plan stratégique dans le domaine de la justice en Ontario. En nous appuyant sur des données provenant d'une recherche documentaire et de 12 entretiens réalisés avec des acteurs communautaires et gouvernementaux qui participent à la gestion du plan, le chapitre montrera que le principe d'offre active n'est pas neutre, c'est-à-dire qu'il ne peut pas être réduit à une technique de gestion dénuée de toute signification ou symbolique[1]. En effet, nous soutiendrons que celui-ci ne peut pas être mesuré uniquement en calculant le nombre de services offerts par le gouvernement à sa population francophone. L'offre active fait d'abord et avant tout l'objet d'une coconstruction par les acteurs communautaires et gouvernementaux, c'est-à-dire qu'elle est le résultat d'un dialogue ou débat constant entre les différents intervenants. Le chapitre montrera comment ce dialogue s'élabore et permet la coconstruction de l'offre active de SEF dans le secteur de la justice. Il permettra aussi de tirer des leçons de cette façon de conceptualiser l'offre active et de voir comment celles-ci pourraient être utiles à d'autres domaines de politiques publiques comme la santé et les services sociaux. Le chapitre soulignera également les tensions qui persistent entre le gouvernement et le milieu communautaire du secteur de la justice en ce qui a trait à l'offre active de SEF.

 L'approche utilisée dans ce texte est celle des instruments d'action publique, mise de l'avant par Lascoumes et Le Galès (2004 ; 2007). Par instruments, les auteurs entendent les choix et les moyens par lesquels les gouvernements gouvernent leurs populations. En simplifiant, l'approche des instruments sert à étudier les choix que font les gouvernements pour organiser le vivre-ensemble, incluant ceux qu'ils font dans le domaine de la langue. Tous les États doivent se poser la question de la langue qui sera privilégiée en leur sein et dans laquelle ils vont interagir avec leurs citoyens. Même lorsqu'un gouvernement décide de ne pas se doter de politiques linguistiques comme aux États-Unis ou en Australie, il doit intervenir dans une langue donnée. Pour leur part, les États qui adoptent des politiques linguistiques peuvent soit favoriser, soit défavoriser certains groupes ou minorités, comme ils peuvent aussi conférer un statut de langue officielle à une ou plusieurs langues parlées sur leur territoire.

En appliquant l'approche des instruments au domaine de la langue, nous étudions de façon plus particulière les outils dont se dotent les États, institutions et organisations en vue de mettre en œuvre ces politiques ou directives à l'égard des langues. À titre d'exemple, les recensements constituent un outil important fournissant des données sur la composition linguistique d'un pays. Au Canada, le recensement comprend plusieurs questions sur la langue. Ces questions visent à documenter la langue maternelle des Canadiens, leur première langue officielle parlée, leur langue parlée à la maison, leur compréhension du français et de l'anglais, leur capacité à soutenir une conversation dans l'autre langue officielle. Le gouvernement canadien utilise ces données en vue d'organiser la prestation de ses services dans les deux langues officielles du pays.

Le critère du nombre est un autre moyen utilisé par les gouvernements pour gérer les services au public dans le domaine de la langue. Toujours au Canada, même si les minorités francophones ont le droit constitutionnel à une éducation dans leur langue, ce droit n'est exercé que « là où le nombre le justifie ». Un tel principe s'applique tant au palier fédéral que dans les provinces. Pour leur part, les provinces ont aussi développé des outils spécifiques afin de gouverner les langues en leur sein. Ces outils peuvent servir à assurer la prestation de SEF, mais pas uniquement – ils peuvent aussi être mobilisés pour aménager les langues autochtones, qui font l'objet d'une intervention dans plusieurs provinces, comme les langues non officielles, dont le gaélique, qui reçoit une attention particulière dans les provinces comme la Nouvelle-Écosse ou le Nouveau-Brunswick (Cardinal et Léger, à paraître).

En Ontario, depuis l'adoption de la *Loi sur les services en français*, en 1986, le gouvernement utilise une approche reposant sur le principe des régions désignées afin de faire sa prestation de SEF. En vertu de cette approche, ce ne sont que les personnes vivant dans ces régions qui ont le droit à des SEF dans les différents secteurs de l'action gouvernementale. En revanche, le gouvernement ontarien a opté pour le principe d'offre active afin de guider la prestation de SEF dans ses régions désignées, notamment, dans le secteur de la justice.

Lascoumes et Le Galès (2004) s'accordent pour dire que les choix ou les moyens choisis par les États pour gouverner les populations ne sont pas neutres. En effet, l'approche des instruments ne sert pas uniquement à décrire des situations. Elle renvoie aux représentations de la vie publique qui sont guidées par le débat politique ainsi que par les rapports de force entre les acteurs. Ces représentations prennent racine dans le bagage historique des États sur les plans institutionnel et administratif (Cardinal et Sonntag, 2016). À titre d'exemple, le gouvernement ontarien a une longue histoire de discrimination à l'égard de sa population francophone, en particulier dans le domaine de l'éducation. Historiquement, cette discrimination a été justifiée par la peur des Ontariens anglophones de se faire envahir par les Canadiens français quittant le Québec pour venir s'installer dans la province (Cardinal et Normand, 2011). Dans les années 1960, lorsque le gouvernement ontarien s'ouvre à sa population francophone, il le fait de façon graduelle, selon une approche des petits pas, expliquant qu'il était raisonnable et pratique d'offrir des services en français lorsque le nombre le justifiait. Cette représentation de la francophonie ontarienne continue de guider l'élaboration des outils dans le domaine des SEF, comme en témoigne le principe des régions désignées. L'outil d'offre active a été conçu à l'intérieur de ces paramètres, car il ne sera appliqué que dans ces régions.

Dans un premier temps, nous proposerons un survol du débat sur les SEF au sein du secteur de la justice en Ontario. Dans un deuxième temps, nous montrerons comment le principe d'offre active de SEF s'est graduellement imposé dans le secteur de la justice. Dans un troisième temps, nous préciserons les leçons-clés que nous tirons de notre étude du secteur de la justice et qui peuvent être pertinentes pour d'autres secteurs comme ceux de la santé et des services sociaux.

## L'état des SEF dans le secteur de la justice en Ontario[2]

Depuis les années 1980, la question des SEF au sein du secteur de la justice a fait des avancées importantes en Ontario. Avant cette époque, la responsabilité des SEF dans ce secteur reposait sur divers comités consultatifs et le travail d'un coordonnateur au sein du ministère du Procureur général (Cardinal, Lang, Plante, Sauvé et Terrien, 2005 ; Cardinal et Normand, 2011). Or, en 1984, le gouvernement ontarien fait faire un bond au secteur et promulgue la *Loi sur les tribunaux judiciaires*, confirmant que le français et l'anglais sont dorénavant les deux langues officielles devant les tribunaux de la province. En 1986, il adopte la *Loi sur les services en français* mentionnée ci-dessus. Entre autres, ces nouvelles législations donnent lieu à la formalisation du statut de coordonnateur des SEF et à leur généralisation à différents ministères, dont ceux associés au secteur de la justice, comme le ministère du Procureur général.

En 1995, l'arrivée au pouvoir du Parti conservateur dirigé par Mike Harris donne lieu à des débats importants sur l'avenir des services publics en Ontario. Dans son programme, ce parti indique son intention d'encourager la privatisation des services gouvernementaux. Il fusionne les bureaux des coordonnateurs des SEF de deux ministères, soit le ministère du Procureur général[3] et le ministère de la Sécurité communautaire et des Services correctionnels[4]. Les deux ministères comprennent dorénavant de nombreuses divisions – dont 11 qui feront partie du plan stratégique de 2006. De plus, en 2002, le secteur de la justice se voit confier le Secrétariat ontarien des services aux victimes – qui passe, en 2005, de 1 à plus de 50 postes désignés bilingues – et le Secrétariat des services aux Autochtones. En 2003 s'ajoutent à cette liste Aide juridique Ontario puis, en 2004, la Commission des droits de la personne (Cardinal, Lang, Plante, Sauvé et Terrien, 2005, p. 52).

Ces transformations élargissent le mandat du coordonnateur des SEF associé au secteur de la justice. Bien que son bureau soit logé au sein du ministère du Procureur général, il devra s'occuper de voir à l'offre de SEF dans l'ensemble du nouveau secteur qui vient d'être constitué par le gouvernement conservateur et de concevoir de nouveaux moyens de jouer son rôle en vue de s'acquitter de sa tâche. Au même moment, le gouvernement libéral à Ottawa annonce la publication prochaine d'un plan d'action pour les langues officielles. Il fait aussi paraître l'étude *État des lieux sur la situation de l'accès à la justice dans les deux langues officielles* montrant le chemin parcouru dans le domaine des SEF en justice dans l'ensemble du Canada. Ces différentes initiatives sont importantes, car elles contribueront au renouvellement de l'appui aux langues officielles dans le domaine de la justice au Canada et en Ontario. Ainsi, en 2003, lorsque le Parti libéral de l'Ontario revient au pouvoir, le contexte est favorable à une nouvelle avancée dans le secteur de la justice, comme le souligne, à l'époque, le coordonnateur des SEF. Non seulement il souhaite que l'offre de SEF corresponde mieux aux attentes des francophones de la province, mais il aimerait voir la question de la participation des acteurs communautaires à la planification et à la prestation des services être intégrée aux initiatives à venir afin de mettre fin à presque dix années de relations tendues entre le milieu francophone et l'ancien gouvernement. Le coordonateur des SEF prend donc l'initiative d'inviter l'Association des juristes d'expression française de l'Ontario (AJEFO), l'Association française des municipalités de l'Ontario (AFMO), l'Action ontarienne contre la violence faite aux femmes (AOcVF), la Fédération de la jeunesse franco-ontarienne (FESFO) et la Fédération des aînés et des retraités francophones de l'Ontario (FARFO) à entamer une réflexion en collaboration avec son bureau dans le but d'effectuer une planification stratégique et opérationnelle de l'offre active de SEF pour toutes les divisions du secteur de la justice. Sans trop attendre, ces groupes formeront une coalition qui sera reconnue rapidement par le gouvernement ontarien comme la principale porte-parole de la communauté francophone dans le domaine de la justice.

En 2005, le coordonnateur des SEF confère à la Chaire de recherche sur la francophonie et les politiques publiques de l'Université d'Ottawa le mandat de lui préparer un état des lieux exhaustif des SEF dans le secteur de la justice en Ontario, accompagné d'un portrait statistique de la communauté francophone de la province, d'une série de recommandations et d'une ébauche de plan stratégique (Cardinal, Lang, Plante, Sauvé et Terrien, 2005). Les résultats de l'étude seront validés lors d'une rencontre en 2006 qui rassemblera les membres de la coalition et des fonctionnaires. La rencontre servira aussi à confirmer les besoins de la communauté, à formuler les principes qui guideront le développement des SEF et à proposer les premiers jalons de la planification stratégique dans le secteur de la justice (Cardinal, Lang et Sauvé, 2006). Parmi ces principes directeurs, mentionnons l'offre active – nous y reviendrons.

À la fin de 2006, le gouvernement ontarien publie son plan stratégique pour le secteur de la justice. Ce dernier a pour but de sensibiliser la population francophone à son droit à des SEF, d'améliorer et d'accroître l'accès à ces services, de répondre aux besoins de différents groupes cibles, de sensibiliser les gestionnaires aux SEF, d'élaborer de nouveaux programmes et de mettre en place une structure de gouvernance intégrant la participation communautaire et la concertation interministérielle. Le plan est aussi caractérisé par une gouvernance reposant sur la consultation continue entre les représentants gouvernementaux et les principaux intervenants communautaires du secteur de la justice (Ontario, Bureau de la coordonnatrice des services en français du secteur de la justice, 2006). Grâce à leur intégration au sein du comité directeur, les membres de la coalition participeront de façon étroite au suivi du plan stratégique afin de garantir la prise en compte des besoins des francophones dans le processus de planification des SEF. Enfin, ces suivis auront lieu lors de rencontres annuelles organisées par le Bureau du coordonnateur des services en français rassemblant les membres de la coalition et les fonctionnaires responsables des diverses divisions du secteur de la justice.

Publié en 2006, le plan a été reconduit à deux reprises, et ce, jusqu'en 2016 – au moment de la rédaction de ce chapitre nous ne pouvions dire si le plan allait être renouvelé. À l'époque, le plan apparaît comme la structure idéale pour favoriser le renouvellement des façons de penser, gérer la prestation des SEF et l'inscrire dans la durée. Parmi ces nouvelles façons de faire, le dialogue entre les acteurs communautaires et les acteurs gouvernementaux sur la question de l'offre active de SEF jouera un rôle fondamental en vue de l'amélioration des pratiques de planification des SEF dans le secteur de la justice.

## La coconstruction de la notion d'offre active de SEF

La notion d'offre active en justice a une histoire qui s'inscrit à la fois dans le contexte plus large de la mise en application de la *Loi sur les langues officielles* de 1969 sur le plan canadien et dans celui du développement des SEF en Ontario. Selon François Charbonneau (2011, p. 43), au Canada, le législateur a souhaité que les citoyens puissent avoir accès aux services publics dans la langue officielle de leur choix parce qu'avant son entrée en vigueur, il y avait une absence de choix. Sans une telle mesure législative, les francophones pouvaient être contraints de recevoir des services en anglais parce que les SEF n'étaient tout simplement pas disponibles dans leur région. Par contre, comme le souligne Charbonneau, les choix linguistiques sont aussi souvent conditionnés par des facteurs externes qui vont bien au-delà de la simple volonté d'exprimer une préférence linguistique. Parmi ces facteurs, mentionnons l'histoire des relations entre francophones et anglophones, soit les rapports de pouvoir entre les deux groupes ou encore les politiques assimilatrices des gouvernements provinciaux. Ces facteurs conditionnent les francophones à ne pas se manifester et à ne parler français en public que lorsqu'ils se sentent autorisés à le faire – une situation que Cardinal, Plante et Sauvé (2010) ont également constatée dans leurs travaux concernant le secteur de la justice en Ontario. Pour sa part, Charbonneau explique cette situation en faisant référence au concept d'insécurité linguistique pour signifier que le comportement langagier des francophones est lié au phénomène de la minorisation linguistique (Charbonneau, 2011, p. 47). Par surcroît, Lafrenière, Grenier et Corbeil (2006, cité dans Charbonneau, 2011, p. 47) considèrent que plus les francophones sont éparpillés sur un territoire donné, plus ils ont tendance à parler la langue de la majorité. Selon ces auteurs (2006, cité dans Charbonneau, 2011, p. 48), plus les francophones sont minorisés, moins ils jugent important que les services gouvernementaux soient offerts dans leur langue. Selon Charbonneau (2011, p. 50), en contexte minoritaire, « le réflexe de demander des SEF n'existe pratiquement pas, à moins que les conditions en ce sens soient favorisées ». Les francophones évitent d'en faire la demande, pensant que cela apparaîtrait « comme un caprice, c'est-à-dire comme la revendication d'un privilège injustifié » (Charbonneau, 2011, p. 53). Dans ces conditions, il n'est pas surprenant que certains francophones puissent percevoir leur maîtrise de l'anglais comme une forme de prestige, alors que l'unilinguisme français est associé à de l'ignorance (Tardif et Dallaire, 2010). Deveau, Landry et Allard (2009) vont dans le même sens en soulignant que « [l]e fait de demander d'être servi en français constitue un comportement d'engagement identitaire francophone relativement difficile pour une personne ayant vécu une socialisation qui lui a appris que l'anglais est la principale langue des activités publiques, sinon la seule » (p. 88). Ainsi, les francophones sont conditionnés à choisir le service en anglais même lorsqu'ils se trouvent dans des situations où ils pourraient demander leurs services en français. Or, selon Charbonneau (2011), « de toute évidence, se limiter à offrir le service en français uniquement sur demande du citoyen n'est tout simplement pas suffisant pour s'assurer que les francophones auront recours aux services en français » (p. 57).

Au tournant des années 2000, ce type de constat a conduit plusieurs intervenants à mettre la notion d'offre active de l'avant. À l'époque, le dialogue entre les acteurs sur la coconstruction de l'offre active en est à ses balbutiements. Le gouvernement canadien définit les normes en matière d'offre active par l'entremise du Secrétariat du Conseil du Trésor du Canada, qui considère que celle-ci doit reposer sur certaines modalités comme « [i]ndiquer clairement visuellement et oralement que les membres du public peuvent communiquer en français ou en anglais et obtenir des services d'un bureau désigné dans l'une ou l'autre de ces langues » (Canada, Secrétariat du Conseil du Trésor, en ligne). Pour sa part, en 2010, le Commissariat aux services en français de l'Ontario cherche à innover en proposant une approche plus subjective. Il considère que par l'offre active les membres de la minorité francophone « obtiennent une reconnaissance instantanée qu'ils sont membres à part entière d'une communauté forte et respectée, une communauté qui prend la place qui lui revient dans la société ontarienne » (2010, p. 11). Et d'ajouter « [l]'institution réconforte les citoyens dans leur individualité, mais aussi en tant que membres d'une communauté francophone vibrante, dynamique et qui a de l'avenir » (2010, p. 11). Dans leur étude sur les services en français en Nouvelle-Écosse, Deveau, Landry et Allard (2009) rejoignent les propos du commissaire ontarien. Pour eux, plus les francophones de la Nouvelle-Écosse reçoivent leurs services en français, plus ils ont l'impression de contribuer à la vitalité de leur communauté. L'Office des affaires francophones (OAF) fait aussi ce lien avec la vitalité, en précisant qu'une action concertée sur l'offre active contribuera à accroître le bien-être ainsi que la vitalité politique, sociale, économique et culturelle de la communauté francophone de la province, ce qui est en soi l'objectif global de la *Loi sur les services en français* (Ontario, Office des affaires francophones, 2008, p. 4). Ainsi, depuis cette époque, l'Ontario a établi un lien étroit entre le comportement des francophones, la vitalité de leur milieu et l'offre de SEF. Dès lors, l'offre active devient un instrument pour nourrir une représentation favorable de la langue française et des minorités francophones. Comme le dit le Commissariat aux services en français de l'Ontario, l'offre active « permet d'atteindre ceux et celles qui hésitent encore quotidiennement à utiliser les services en français, ceux qui marchent encore sur la ligne parfois plus mince qu'on ne le croit entre la continuation et l'assimilation » (2010, p. 12). Le concept d'offre active incite les institutions gouvernementales à miser sur la visibilité, l'accessibilité et la disponibilité de services en français qui répondent aux besoins de la population desservie. Ainsi comprise, l'offre active constitue un outil qui devrait permettre d'agir à la fois sur les fronts de l'équité, de la justice, de la vitalité et de la représentation de soi.

De plus, à la différence du gouvernement fédéral, l'Ontario ne privilégie pas le concept de libre choix – l'objectif est d'offrir des SEF et non d'inviter les Ontariens à une offre de services dans la langue officielle de leur choix, le français n'étant pas une langue officielle au sein de la province. Le gouvernement provincial adhère à l'idée d'un bilinguisme de fait, c'est-à-dire un bilinguisme qui accepte l'obligation de faire une offre de SEF en raison du nombre, dans des régions désignées bilingues. Toutefois, au tournant des années 2000, le dénouement de la cause de l'hôpital Montfort devant les tribunaux et la reconnaissance par ces derniers de l'importance pour la communauté francophone de gérer ses propres institutions ont contribué à la révision de la notion d'offre active[5]. En 2006, dans un document produit par le Conseil des ministres, le secrétaire à l'époque, Tony Dean, affirmait que la fonction publique ontarienne ne remplissait pas ses obligations à l'égard de la *Loi sur les services en français* (Ontario, Fonction publique de l'Ontario, *OPS Framework for Action : A Modern Ontario Public Service*, 2006, dans Ontario, Office of Francophone Affairs, 2008, et dans Ontario, Bureau de la coordonnatrice des services en français du secteur de la justice, 2006). En 2008, l'OAF fait, pour sa part, paraître un guide pratique sur l'offre de SEF dans lequel il est précisé que l'offre active doit être orientée sur les résultats, être intégrée au modèle de prestation des services d'un ministère, être le résultat d'un dialogue avec la population servie et être un reflet des besoins de la population. De plus, l'OAF reconnaît qu'il ne revient pas au public de demander ses SEF. L'offre active doit être faite par la fonction publique (Ontario, Office of Francophone Affairs, 2008).

Toutefois, à l'époque, le commissaire aux services en français considère que cette définition ne va pas assez loin et qu'elle n'a pas suffisamment d'effet sur la fonction publique. Au-delà d'un guide, il veut que le gouvernement se dote d'une véritable directive sur l'offre active. Selon le commissaire aux services en français :

> [i]l va de soi qu'elle (la directive) devrait prévoir des consultations de la communauté francophone ciblée, une planification dès la conception de nouveaux programmes et services, et une évaluation de la performance des résultats. Une telle directive devrait être renforcée à l'aide d'une stratégie de promotion des services en français régulièrement mise à jour, en même temps que tout changement ou modernisation de l'offre des services gouvernementaux (Ontario, Commissariat aux services en français, 2010, p. 14).

Le commissaire aux services en français fournit aussi sa propre définition de l'offre active, qu'il présente comme une indication claire aux citoyens que, peu importe où ils se trouvent, ils peuvent recevoir des services en français puisque le nom de l'établissement ainsi que toutes les affiches, pancartes, dépliants, documents, etc., sont soit bilingues, soit offerts en anglais et en français. De plus, le personnel au comptoir ou au téléphone doit offrir activement, dès la première interaction, un service dans ces deux langues. Pour le commissaire, il s'agit de créer un environnement qui suscite la demande et anticipe les besoins spécifiques des francophones et de leur communauté (Ontario, Commissariat aux services en français, 2010, p. 11).

En 2011, le gouvernement ontarien tente de répondre à cette recommandation en ajoutant une définition de l'offre active à un règlement adopté en 2011 sur la prestation de SEF par des tiers. Le règlement précise que :

> [t]out tiers qui fournit un service en français au public pour son compte [prend] des mesures appropriées pour informer ce dernier, notamment par entrée en communication avec lui ou encore par signalisation, avis ou documentation sur les services, que le service est offert en français, au choix (Ontario, Règlement de l'Ontario 284/11, par. 2 (2), en ligne).

Pour l'OAF, cela implique que « les services en français sont évidents, facilement disponibles et accessibles, et publicisés afin que la population franco-ontarienne soit informée des services disponibles en français et qu'elle puisse accéder à ces services » (Ontario, Office des affaires francophones, en ligne). En 2013, le commissaire aux services en français revient à la charge, car il considère que la mesure adoptée par le gouvernement ontarien ne suffit pas. Il réitère donc sa recommandation. En 2014, il critique aussi la réponse du gouvernement à sa recommandation. Selon le commissaire aux services en français, ce qui a été mis en place par le gouvernement ontarien dépend trop de la bonne volonté de chaque institution. Il affirme que « la situation actuelle ne crée pas un environnement propice pour atteindre ceux et celles qui hésitent encore quotidiennement à utiliser les services en français et à contribuer à conjurer le danger permanent de l'assimilation » (Ontario, Commissariat aux services en français, 2014, p. 8).

Ces débats sont importants pour comprendre le principe d'offre active de SEF au sein du secteur de la justice depuis 2003. S'ils portent surtout sur la question des modalités de l'offre, le commissaire aux services en français tente aussi de situer l'action du gouvernement dans un cadre plus large qui fait apparaître les motivations de ce dernier quant à ses responsabilités. Ce dernier montre que l'accent mis sur la bonne volonté n'est pas considéré comme suffisamment contraignant pour permettre une véritable offre active de SEF.

Les enjeux soulevés par le commissaire aux services en français se retrouvent aussi dans le dialogue entre les différents acteurs travaillant à l'offre active de SEF au sein du secteur de la justice. En 2006, lors des consultations en vue de la préparation du plan, les acteurs énumèrent un nombre de modalités précisant que cette offre active doit « stimuler la demande par le moyen de la communication verbale et d'éléments matériels dans les endroits désignés afin de favoriser l'utilisation des SEF. L'offre active comprend aussi l'intégration des SEF dès le départ dans l'élaboration des politiques » (Ontario, Bureau de la coordonnatrice des services en français, 2006, p. 7). Les différents acteurs communautaires et gouvernementaux invitent donc à une action qui ne reposera pas sur la bonne volonté, mais sur la responsabilisation. Pour les acteurs communautaires, la question des modèles de services garantissant une offre de SEF est au cœur de leur représentation de l'offre active. En effet, lors de la consultation en vue de la publication du plan, ils font inscrire le principe selon lequel le service qui est offert par et pour les francophones est une dimension intégrante de l'offre active de SEF (Cardinal, Lang et Sauvé, 2006, p. 35) par rapport à des services intégrés ou à des services offerts par des groupes anglophones ou bilingues. Mentionnons le réseau des centres d'aide et de lutte contre les agressions à caractère sexuel (CALACS) géré par AOcVF comme un exemple de service par et pour les francophones dans le secteur de la justice (Sirois et Garceau, 2007). AOcVF fait partie des acteurs intégrés à la gestion du plan stratégique. Son point de vue fait donc partie du débat en vue de la coconstruction de l'offre active.

Une fois le plan publié, ces principes continueront à faire l'objet d'un dialogue entre les acteurs communautaires et les acteurs gouvernementaux. Réunis annuellement au sein du comité directeur du plan, les acteurs vont également s'affronter sur d'autres enjeux, soit la question de la reddition de comptes. En effet, dans le cadre des rencontres du comité directeur, les fonctionnaires doivent expliquer pourquoi ils ne prennent pas toujours en compte les SEF dans l'organisation des services au public. Ils sont aussi invités à dire comment ils veilleront à ce que ceux-ci soient offerts dans un avenir certain. Ainsi, les acteurs communautaires considèrent que les fonctionnaires sont redevables à la communauté. Comme l'explique un répondant interviewé dans le cadre des travaux de Cardinal, Levert, Manton et Ouellet (2013, p. 27),

> S'ils n'avaient pas fait ce qu'ils avaient dit qu'ils feraient, ils *shakaient*. Je veux dire, ils étaient vraiment inquiets. La

communauté avait appris à être polie, mais tout en restant ferme, et je pense qu'ils ont réussi à avoir un bon contact, et je pense que c'est un contact qui est l'autre chose innovatrice, je pense que ça a amené des changements plus vites et plus de services en français (Entretien, Université d'Ottawa).

Grâce au rôle des acteurs communautaires, le principe de reddition de comptes s'ajoute donc aux modalités de l'offre active. Comme le suggère un autre répondant :

Même maintenant les deux collèges : le Collège de la police de l'Ontario puis on a aussi le Collège des pompiers de l'Ontario, qui vont faire partie du plan stratégique, ils vont devoir rendre des comptes aux intervenants. Donc les intervenants valident, ne valident pas, poussent pour certaines priorités, etc. (Entretien, fonctionnaire 5, cité dans *ibid.*, p. 27)

Toutefois, ce principe de reddition ne peut pas être tenu pour acquis. À titre d'exemple, les données d'un sondage réalisé par Cardinal, Plante et Sauvé (2010) auprès de 1 000 employés et employées travaillant au sein du ministère du Procureur général de l'Ontario et du ministère de la Sécurité publique et des Services communautaires de l'Ontario ont montré que même s'ils comprenaient qu'ils étaient censés faire de l'offre active de SEF, les répondantes et répondants n'offraient pas ces services de façon active. Ces personnes attendaient que les francophones demandent leurs services avant de les leur offrir. Le sondage a aussi révélé que les répondantes et répondants, notamment ceux de première ligne, ne savaient pas si leur bureau possédait des plans d'offre active de SEF, car ceux-ci n'étaient pas diffusés. Les données ont montré que le comportement des gestionnaires de services peut déterminer si les SEF seront offerts de façon active ou non. Les personnes ayant répondu au sondage ont toutefois souhaité que plus d'outils soient mis à leur disposition afin de les aider à développer leurs compétences et de leur permettre d'offrir de façon active les services en français.

Dans le cadre de ces travaux, des groupes de discussion comprenant des utilisateurs des services ont aussi été organisés afin de voir s'ils savaient qu'ils ont droit à des SEF. Ils étaient au courant de leur droit à un SEF. Toutefois, ils ont avoué avoir souvent peur de les demander, car ils ne voulaient pas déranger. Ils ont expliqué que leur premier contact avec les employés de première ligne est crucial. Souvent, ils ne demandaient pas le SEF qui aurait dû leur être offert de façon active parce qu'ils ne se sentaient pas vraiment dans un environnement favorable au français. Le comportement non verbal des employés pouvait laisser entendre le contraire.

Ces données sur l'offre active de SEF montrent bien comment cette dernière repose sur des représentations puisant dans des principes de gestion comme la reddition de comptes, mais qui vont bien au-delà d'une technique de gestion neutre. La reddition de comptes renvoie à des enjeux de légitimité. Cardinal et Sauvé (2010) expriment ainsi le rôle-clé de la reddition de comptes dans la coconstruction de l'offre active de SEF :

> Ce n'est pas que le travail soit toujours à refaire, mais il faut que les responsables de la prestation des services comprennent bien la situation et les besoins des francophones. Des mesures doivent aussi être mises en place afin de garantir l'offre active de SEF. En outre, il importe d'intégrer les SEF aux structures de services et d'en faire une composante de base des curriculums. Pour leur part, les francophones doivent continuellement être bien informés de leur droit à un SEF. Ces services ont été mis en place parce qu'il est important que les francophones puissent être servis dans leur langue (2010, p. 8).

Étant donné que la responsabilité de faire de l'offre active de SEF doit revenir au gouvernement, ce dernier ne peut uniquement s'en tenir à la demande. Il doit susciter cette demande en raison de ses obligations envers le milieu francophone et ainsi limiter les effets négatifs de la gestion par le nombre ainsi que ceux de la discrimination qui en résultent. Grâce au dialogue entre les acteurs communautaires et les acteurs gouvernementaux ainsi qu'aux interventions du commissaire, l'offre active de SEF dans le secteur de la justice fait l'objet d'une coconstruction qui est loin d'être technique. Cette coconstruction fonde l'offre active sur des principes de gestion, des aspirations communautaires et un certain idéal de justice dans le domaine de la langue.

## Leçons et diffusion de l'expérience du secteur de la justice vers d'autres secteurs

Dans une étude sur les services de santé en français en Ontario, Bouchard, Beaulieu et Desmeules (2012) proposent de baliser l'offre active de la façon suivante :

> Au premier abord, l'offre active peut être considérée comme une invitation, verbale ou écrite, à s'exprimer dans la langue officielle de son choix. L'offre de parler dans la langue officielle de son choix doit précéder la demande de services. Pour qu'il y ait offre active, il faut que l'offre soit visible, audible, accessible (par la parole) et évidente [...] et que l'accueil et les services aux francophones soient automatiques, comme un réflexe, et sans délai (2012, p. 46).

Les auteurs mettent de l'avant trois aspects de l'offre active : i) la visibilité ; ii) l'accessibilité ; et iii) la disponibilité des services. Ils précisent toutefois que les trois aspects éludent celui de la prestation des services.

> Il apparaît donc opportun d'insister sur les aspects de [prestation] effective et de qualité des services de santé en milieu linguistiquement minoritaire. L'offre active inclut aussi la capacité de livrer la marchandise en français [...]. En fait, non seulement faut-il offrir activement les services en français, mais il faut s'assurer que leur accessibilité et leur prestation soient de qualité équivalente à ceux offerts en anglais (2012, p. 47).

Bouchard, Beaulieu et Desmeules (2012) soulignent aussi l'importance d'une offre de « qualité équivalente ». La qualité équivalente peut ainsi être considérée comme une condition importante de l'égalité réelle. Comprise comme un principe de justice, l'offre active peut contribuer à contrer les inégalités entre francophones et anglophones au pays. Comme le suggèrent ces mêmes auteurs, c'est « une mesure de redressement des inégalités en proposant un moyen concret de rapprocher les services [...] des besoins de la population ». Elle « représente une mesure d'équité propre à assurer le respect de la loi : pour qu'à l'égalité de statut corresponde une égalité de traitement » (2012, 44).

Les travaux recensés dans le domaine de la santé portent beaucoup sur l'opérationnalisation de l'offre active et moins sur les enjeux de la coconstruction de l'offre active. Les définitions proposées visent à préciser et à systématiser les modalités de l'offre active. Toutefois, la leçon à tirer de l'expérience du secteur de la justice qui pourrait être diffusée vers d'autres secteurs, nommément la santé et les services sociaux, est que l'offre active de SEF fait l'objet de représentations. L'offre active renvoie à des représentations différentes selon les contextes. Les acteurs communautaires peuvent mettre l'accent sur les modalités de l'offre, le type de services, alors que les acteurs gouvernementaux doivent faire une offre active au sein de services intégrés. Ces différents contextes influent sur la représentation de l'offre active. Ils témoignent de la diversité des enjeux liés à l'offre active que les acteurs doivent prendre en compte et des rapports de pouvoir entre eux. Pour cette raison, la coconstruction de l'offre active est toujours un processus incomplet. Les travaux sur l'offre active de SEF dans le secteur de la justice montrent qu'il existe des enjeux importants sur le plan de la reddition de comptes qui contribuent à la minorisation des francophones.

Par contre, l'expérience du secteur de la justice montre aussi que les nombreuses victoires des francophones devant les tribunaux, que l'on pense à la cause Montfort, ont contribué à créer un contexte favorable à la prise au sérieux de leurs enjeux par le gouvernement ontarien. De plus, l'arrivée au pouvoir, en 2003, d'un gouvernement libéral plus favorable aux préoccupations de la communauté francophone a contribué à rouvrir le dialogue entre cette dernière et les différents acteurs gouvernementaux. Enfin, la présence d'acteurs intermédiaires fortement engagés envers le développement des SEF, comme le Bureau du coordonnateur des SEF au sein du secteur de la justice, complète le tableau des facteurs qui président au dialogue sur l'offre active. Pour sa part, le coordonnateur des SEF considère que les fonctionnaires doivent être mieux branchés sur la communauté.

> Moi, je disais toujours aux gestionnaires-cadres c'est que ça prenait le réseau [la coalition] pour mettre un visage, disons à la communauté francophone, parce que tu sais ce que je veux dire, c'est comme nous autres, les gestionnaires-cadres, on est toujours assis là dans nos tours d'ivoire, mais on ne touche

jamais la communauté (Entretien, fonctionnaire 1, cité dans Cardinal, Levert, Manton et Ouellet, 2013, p. 20).

Pour ce dernier, le fait que les acteurs gouvernementaux s'appuient et s'influencent mutuellement est important. La relation de confiance et de respect qu'ils tisseront entre eux devra guider les suivis du plan. Ainsi s'élabore le dialogue permettant la coconstruction de l'offre active de SEF. Il faut toutefois convaincre beaucoup de monde avant de permettre aux différents acteurs communautaires et gouvernementaux de se retrouver à la même table afin de travailler ensemble à l'offre active de SEF. Enfin, s'il y a une dimension politique indéniable à la coconstruction, une fois entamée, il faut aussi nourrir ce dialogue grâce aux réunions entre les acteurs. Ces réunions, comme nous l'avons vu, constituent des moments de reddition de comptes. Elles servent à coproduire une capacité de délibération importante et une réflexivité favorable à l'amélioration des pratiques dans le domaine de l'offre active de SEF. Ces dimensions de la coconstruction de l'offre active de SEF sont importantes non seulement pour le secteur de la justice, mais pour l'ensemble des secteurs visés par l'exigence de faire de l'offre active de SEF. La question de la participation des acteurs à la délibération sur l'offre active est incontournable. C'est elle qui rend possible la coconstruction de l'offre active de SEF. Par contre, ce dialogue est loin d'exclure les prises de bec et les jeux de coudes. Comme l'explique un répondant, il y a des moments où il faut aussi « jouer du coude autour de cette table » :

> [...] des fois [nous avons] joué plus dur. Pas entre les groupes autant que des fois avec les bailleurs de fonds. Puis c'est un dosage. Je me suis rendu compte que si tu ne leur pètes pas une crise de nerfs à moment donné, ou à peu près, il n'y a pas grand-chose qui bouge. Puis, en même temps, il faut faire attention à ta relation avec tes alliés à l'interne. [...]. En tant que francophone, on n'a pas nécessairement la même capacité d'attirer des médias à une conférence de presse, puis utiliser ça comme moyen de pression. [...] Moi, je ne peux pas faire ça. Ça fait que comment est-ce que moi, j'arrive à mes fins avec le gouvernement ? Alors c'est un dosage entre la crise de nerfs, puis créer des liens, puis continuer à marteler mon message de façon continue avec les décideurs puis de faire de certains d'eux autres des alliés (Entretien, AOcVF, cité dans *ibid.*, p. 27).

Les acteurs communautaires ne peuvent donc jamais tenir pour acquis qu'ils seront pris au sérieux. De plus, le roulement de personnel au sein du gouvernement peut nuire à l'offre active de SEF : « Quand les cadres changent dans le cadre des directions, le travail accompli peut parfois être vite détruit. C'est la situation qui s'est produite au sein du Secrétariat des services aux victimes. Après plusieurs années de collaboration, le changement de cadre a donné lieu à un recul important » (Entretien, AOcVF, cité dans *ibid.*).

À l'instar du commissaire aux services en français, force est de reconnaître que le dialogue entre les acteurs communautaires et les acteurs gouvernementaux repose peut-être trop sur la bonne volonté et que cela n'est pas suffisant. Les « bonnes discussions » entre fonctionnaires et groupes communautaires peuvent comprendre certaines limites. Les résultats du sondage mentionnés ci-dessus en témoignent également. Si l'offre active de SEF est guidée par des principes de responsabilisation et d'obligation, il lui manque une approche plus structurante qui pourrait inclure des politiques plus claires, des directives plus explicites et des outils de travail permettant de protéger les moyens disponibles pour permettre aux acteurs gouvernementaux de faire de l'offre active de SEF. Ces quelques éléments d'analyse nous paraissent importants, car ils font apparaître des enjeux cruciaux qui persistent au sein du dialogue sur l'offre active de SEF.

## Conclusion

L'ambition de ce chapitre était de présenter le dialogue sur l'offre active de SEF dans le secteur de la justice. Nous avons été en mesure de montrer que, plus qu'une technique de gestion, l'offre active est un principe qui véhicule une certaine compréhension des SEF par les acteurs communautaires et gouvernementaux. Grâce à l'approche des instruments, nous pouvons voir que l'offre active de SEF est un objet à penser. Les questions liées à son opérationnalisation constituent des enjeux politiques et non uniquement des questions d'ordre technique. L'offre active a en effet une dimension indéniablement politique. Le débat sur sa signification renvoie à des représentations et au dialogue entre les différents acteurs en vue de sa coconstruction.

L'expérience vécue par les différents acteurs dans le contexte du suivi du plan stratégique pour le développement de l'offre active de

SEF dans le domaine de la justice comprend aussi des leçons pertinentes pour d'autres secteurs comme la santé et les services sociaux. Dans un premier temps, l'offre active de SEF doit prendre appui sur un processus qui rassemble les différents acteurs et leur donne la possibilité de participer à la coconstruction de cette offre. Dans un deuxième temps, l'offre active ne peut pas reposer uniquement sur la bonne volonté, elle doit aussi être fondée sur des politiques, des directives, une planification, des outils et une reddition de comptes. Il y a donc là matière à poursuivre un débat à la fois normatif et pragmatique pour trouver des moyens de favoriser une offre active qui ne dépende pas uniquement de la volonté des acteurs en présence.

## Notes

1. Ces données ont été recueillies en 2012 par Cardinal et ses collaborateurs. Elles ont déjà fait l'objet d'un rapport de recherche dans le cadre des activités de l'Alliance de recherche *Les savoirs de la gouvernance communautaire* (Cardinal, Levert, Manton et Ouellet, 2013). Le chapitre reprend ces données déjà parues dans le rapport en plus de faire porter son analyse sur la question de la représentation de l'offre active.
2. Les sections de ce chapitre puisent librement dans Cardinal, Levert, Manton et Ouellet, 2013, avec leur permission. Cette première section reprend les pages 3 à 5.
3. En 2006, la fusion du portefeuille des SEF au sein du secteur de la justice donne lieu à la participation de cinq divisions du ministère du Procureur général dans le plan stratégique, soit la Division des services aux tribunaux, y compris l'Unité du soutien à l'application de la *Loi sur les infractions provinciales*, la Division du droit criminel, le Secrétariat ontarien des services aux victimes, le Bureau du tuteur et curateur public, et le Bureau de l'avocate des enfants.
4. Les divisions du ministère qui participeront plus tard au plan stratégique sont : la Police provinciale de l'Ontario, la Gestion des situations d'urgence Ontario, les Services correctionnels communautaires pour adultes, les Services en établissements pour adultes et la Division de la sécurité publique.
5. En 1999, la Commission de restructuration des services de santé mise sur pied par le gouvernement ontarien recommande la fermeture de l'Hôpital Montfort à Ottawa, un hôpital servant la communauté francophone d'Ottawa et de l'Est ontarien. L'annonce de cette fermeture donne lieu au mouvement SOS Montfort, qui décide de recourir aux tribunaux pour empêcher la fermeture de l'hôpital.

## Références

Bouchard, L., Beaulieu, M. et Desmeules, M. (2012). L'offre active de services de santé en français en Ontario : une mesure d'équité. *Reflets : Revue d'intervention sociale et communautaire, 18*(2), p. 38-65.

Canada. Secrétariat du Conseil du Trésor du Canada. Politique sur les langues officielles. Repéré à https://www.tbs-sct.gc.ca/pol/doc-fra.aspx?id=26160&section=text.

Cardinal, L. et Normand, M. (2011). Des accents distincts : les régimes linguistiques ontarien et québécois. Dans J.-F. Savard, A. Brassard et L. Côté (dir.), *Québec-Ontario : un destin partagé ?* Québec : Presses de l'Université du Québec, p. 131-157.

Cardinal, L. et Léger, R. (à paraître). « The Politics of Multilingualism in Canada ». Dans François Grin et Peter Kraus (éd.), *The Politics of Multilingualism : Linguistic Governance, Globalisation and Europeanisation*. Amsterdam : John Benjamins.

Cardinal, L. et Sauvé, A. (2010). *De la théorie à la pratique : les mécanismes d'offre de services en français dans le domaine de la justice en Ontario*. Volume 1. Ottawa : Chaire de recherche sur la francophonie et les politiques publiques.

Cardinal, L., Lang, S. et Sauvé, A. (2006). *Les services en français dans le domaine de la justice en Ontario : rapport de la consultation des intervenantes et intervenants francophones*, Toronto, 1, 2 et 3 mars 2006. Ottawa : Chaire de recherche sur la francophonie et les politiques publiques.

Cardinal, L., Plante, N., et Sauvé, A. (2010). *De la théorie à la pratique : les mécanismes d'offre de services en français dans le domaine de la justice en Ontario*. vol. 2 : *Les perceptions des fonctionnaires et des usagères et usagers*. Ottawa : Chaire de recherche sur la francophonie et les politiques publiques.

Cardinal, L., Levert, M.-È., Manton, D. et Ouellet, S. (2013). *La Coalition des intervenantes et intervenants francophones en justice : une innovation dans le domaine des services en français*. Ottawa : Alliance de recherche Les savoirs de la gouvernance communautaire.

Cardinal, L., Lang, S., Plante, N., Sauvé, A. et Terrien, C. (2005). *Un état des lieux : les services en français dans le domaine de la justice en Ontario*. Ottawa : Chaire de recherche sur la francophonie et les politiques publiques.

Charbonneau, F. (2011). Dans la langue officielle de son choix : la loi canadienne sur les langues officielles et la notion de « choix » en matière de services publics. *Lien social et Politiques, 66*, 39-63.

Corbeil, J.-P., Grenier, C. et Lafrenière, S. (2006). *Les minorités prennent la parole : résultats de l'Enquête sur la vitalité des minorités de langue officielle*. Ottawa : ministère de l'Industrie.

Deveau, K., Landry, R. et Allard, R. (2009). *Utilisation des services gouvernementaux de langue française : une étude auprès des Acadiens et francophones de la Nouvelle-Écosse sur les facteurs associés à l'utilisation des services gouvernementaux en français*. Moncton : Institut canadien de recherche sur les minorités linguistiques.

Lascoumes, P. et Le Galès, P. (2004). *Gouverner par les instruments*. Paris : Presses de science po.

Lascoumes, P. et Le Galès, P. (2007). *La sociologie de l'action publique*. Paris : Armand Colin.

Ontario. *Règlement 284/11 pris en vertu de la Loi sur les services en français – Prestation de services en français pour le compte d'organismes gouvernementaux*. Repéré à http://www.e-laws.gov.on.ca/html/source/regs/french/2011/elaws_src_regs_r11284_f.htm.

Ontario. Bureau de la coordonnatrice des services en français du secteur de la justice (2006). *Plan stratégique pour le développement des services en français dans le domaine de la justice en Ontario*. Toronto : ministère du Procureur général.

Ontario. Commissariat aux services en français (2010). *Rapport annuel 2009-2010 : l'accès aux solutions*. Toronto : Imprimeur de la Reine pour l'Ontario.

Ontario. Commissariat aux services en français (2012). *Rapport annuel 2011-2012 : droits devant*. Toronto : Imprimeur de la Reine pour l'Ontario.

Ontario. Commissariat aux services en français (2014). *Rapport annuel 2013-2014 : une institution francophone s'enracine*. Toronto : Imprimeur de la Reine pour l'Ontario.

Ontario. Office des affaires francophones. Règlement 284/11 et l'offre de services en français. Repéré à http://www.ofa.gov.on.ca/fr/loi-reglement 284-11.html.

Ontario. Office of Francophone Affairs (2008). *Practical Guide for the Active Offer of French-language Services in the Ontario Government*.

Recherche PGF (2002). *État des lieux sur la situation de l'accès à la justice dans les deux langues officielles*. Ottawa : ministère de la Justice. Repéré à http://www.justice.gc.ca/fra/pr-rp/sjc-csj/franc/enviro/index.html.

Sirois, G. et Garceau, M.-L. (2007). Le développement des services en français en matière de violence faite aux femmes : des pratiques à notre image. *Reflets : revue d'intervention sociale et communautaire, 13*(1), 98-111.

Tardif, C. et Dallaire, C. (2010). La satisfaction des patients francophones de l'est de l'Ontario traités en réadaptation à domicile. *Francophonies d'Amérique, 30*, 61-88.

PARTIE III

# L'ACCESSIBILITÉ ET L'OFFRE ACTIVE DE SERVICES EN FRANÇAIS

CHAPITRE 5

# La santé des personnes âgées francophones vivant en situation minoritaire au Canada : enjeux et besoins[1]

Louise Bouchard, *Université d'Ottawa*
Martin Desmeules, *Université d'Ottawa*

**Résumé**

L'objectif de ce chapitre est de présenter le profil sociodémographique et sanitaire de la population aînée francophone (65 ans et plus) vivant en situation linguistique minoritaire afin d'en ressortir les enjeux et les besoins qui la caractérisent. Nous aborderons dans un premier temps le fait minoritaire et son effet potentiel sur le vieillissement de la population et la position sociale des personnes âgées, leur santé et leur accès aux services. Une seconde section établira, à partir des données de l'Enquête sur la santé dans les collectivités canadiennes (ESCC, cycles combinés, 2003-2012), le portrait sociosanitaire des aînés en fonction de trois grandes régions canadiennes (les provinces de l'Atlantique, l'Ontario et les provinces de l'Ouest). Enfin, nous discuterons ici de deux enjeux qui nous apparaissent fondamentaux au regard de cette population minoritaire, soit celui de la littératie en santé, c'est-à-dire la capacité de communiquer et de naviguer adéquatement dans le système de santé, et celui de l'offre active de services, une mesure d'équité et de qualité des soins.

**Mots-clés :** aînés francophones, minorités linguistiques, portrait sociosanitaire, Canada, Enquête sur la santé dans les collectivités canadiennes (ESCC).

## La situation linguistique minoritaire comme déterminant de la santé

Dans les dernières décennies, de nombreuses études ont démontré l'importance de la langue et plus largement de la situation linguistique minoritaire comme déterminant de la santé. Rappelons brièvement, en paraphrasant la documentation en ligne de l'Organisation mondiale de la Santé (OMS), que les déterminants sociaux de la santé sont les circonstances dans lesquelles on naît, vit et vieillit, et les systèmes mis en place pour favoriser un meilleur état de santé. Plus spécifiquement en ce qui concerne les incidences de la langue sur la santé, les travaux de recherche sur les barrières linguistiques et culturelles en santé, notamment chez les communautés de langue officielle en situation minoritaire au pays (Bouchard et Desmeules, 2011 ; Bélanger, 2003 ; Bowen, 2001), ont démontré l'intérêt des chercheurs en sciences sociales pour ces enjeux et, surtout, ont révélé que les barrières linguistiques ont des incidences avérées sur l'accès et l'utilisation des services (Flores, 2006 ; Yeo, 2004 ; Sarver et Baker, 2000 ; Hu et Covell, 1998 ; Solis *et al.*, 1990) et plus largement sur le niveau de santé des populations (Leis et Bouchard, 2013 ; Bouchard *et al.*, 2009) de même que sur la qualité des soins et services (Ava *et al.*, 2004 ; Woloshin *et al.*, 1997). De manière générale, on reconnaît que « les barrières linguistiques contribuent aux risques d'erreur de diagnostic (et/ou de retard de diagnostic) et diminuent la probabilité de fidélité au traitement » (Beaulieu, 2010 ; CNFS, 2010 ; Tremblay, 2012).

De telles entraves sont d'autant plus présentes lorsqu'il est question d'une population vieillissante qui fait face à des problèmes de santé allant en s'accroissant. C'est le cas des communautés de langue officielle en situation minoritaire au Canada. Ces dernières, même si elles sont différenciées sociodémographiquement d'une province à l'autre ou à l'intérieur même des provinces, font toutes l'objet d'un vieillissement encore plus marqué que celui de la majorité linguistique. Les recherches (Bouchard *et al.*, 2011, 2012, 2013, 2015 ; Forgues *et al.*, 2011) ont ainsi révélé que les communautés francophones en situation minoritaire sont non seulement plus vieillissantes, mais également moins bien nanties et culturellement minorisées, donc plus vulnérables lorsqu'il est question de leur santé. Les effets d'une mauvaise communication en santé, conjugués à ceux d'une minorisation – voire d'une assimilation – culturelle toujours bien réelle, nous amènent à nous questionner sur les pistes de solution. D'abord, nous retenons ici la nécessité d'actions visant à combler les lacunes de littératie des personnes âgées francophones, de même que de démarches visant à bonifier l'offre active de services de prévention, d'éducation et de prise en charge en santé auprès des personnes âgées francophones vivant en situation minoritaire.

## Notes méthodologiques

Les données descriptives qui seront présentées dans ce texte proviennent de l'ESCC, une enquête transversale conduite par Statistique Canada qui vise à recueillir des renseignements sur l'état de santé, l'utilisation des services de santé et les déterminants de la santé de la population canadienne. La population de l'ESCC comprend les personnes de 12 ans et plus vivant en foyer privé dans les provinces et les territoires, à l'exclusion des résidents des réserves autochtones, de certaines régions éloignées et des bases militaires. Afin de combler les lacunes associées à la faiblesse des effectifs de la minorité francophone présente dans l'ESCC, plusieurs cycles ont été combinés, une méthode validée par Statistique Canada qui permet d'accroître la précision des estimés (Makvandi et al., 2013). Malgré la combinaison des cycles, le nombre d'aînés francophones demeure trop faible pour présenter les résultats à l'échelle des provinces. Ainsi, pour donner un aperçu de la variation régionale, les résultats sont présentés pour l'ensemble des provinces de l'Atlantique, l'Ontario et le bloc des provinces de l'Ouest ainsi que pour l'ensemble de la population aînée canadienne. Pour définir la population francophone, nous avons créé un algorithme permettant de filtrer les individus à partir de quatre variables de langue présentes dans l'ESCC : la langue de conversation, la langue maternelle, la langue d'entrevue et la langue de contact préférée lors de l'enquête. Cette méthode a permis de distinguer le plus clairement possible les groupes à partir de la langue parlée et préférée, et de retenir uniquement les personnes qui déclarent parler le français, soit les francophones de souche ou les personnes nouvellement immigrées (Bouchard et al. 2009).

## Le portrait sociodémographique des aînés francophones

Tout près d'un million de Canadiens déclarent le français comme langue maternelle et vivent à l'extérieur du Québec (Statistique Canada, 2011). C'est le cas de 493 300 francophones en Ontario

(5,2 % de la population de la province), de 233 530 francophones au Nouveau-Brunswick (34,7 %), de 68 545 francophones en Alberta (3,1 %), de 57 280 francophones en Colombie-Britannique (2 %), de 42 090 francophones au Manitoba (6,3 %), de 31 110 francophones en Nouvelle-Écosse (5,2 %), de 16 280 francophones en Saskatchewan (3,7 %) et de 5 195 francophones à l'Île-du-Prince-Édouard (6,3 %). Terre-Neuve-et-Labrador (0,7 %), le Yukon (4,2 %), les Territoires du Nord-Ouest (2,7 %) et le Nunavut (1,4 %) comprennent globalement 5 450 francophones (Statistique Canada, 2011).

Comme ailleurs en Occident, la population francophone vivant en situation minoritaire au Canada connaît un vieillissement marqué. Il s'agit là d'un phénomène allant en s'accélérant, d'autant plus marqué au sein de ces communautés. En 2006, l'indice de vieillissement de la population était plus accentué chez les francophones, et ce, dans toutes les provinces du Canada (Forgues, 2011). En 2011, cinq millions de personnes étaient âgées de 65 ans et plus au pays, représentant 14,1 % de la population totale (Statistique Canada, 2012) ; pour la population francophone en situation minoritaire, cette proportion s'élevait à 18 % à l'échelle nationale (ESCC, cycles combinés, 2003-2012).

En plus d'un vieillissement accéléré, les personnes âgées francophones en situation minoritaire connaissent également une précarisation économique plus marquée que celle des personnes âgées de la majorité anglophone. Dans de récentes analyses, nous avons pu constater par exemple que les francophones âgés de 65 ans et plus sont plus susceptibles que les anglophones d'appartenir au quintile de revenu inférieur. De fait, la langue et l'appartenance à la minorité francophone constitueraient des déterminants de la pauvreté (Bouchard et al., 2013 ; Bouchard et al., 2015). Les populations francophones sont, par ailleurs, moins scolarisées et davantage établies dans des régions où l'économie est moins stable et où, par conséquent, le développement et l'accès aux ressources sociales sont plus difficiles (Bouchard et Leis, 2008 ; Bouchard et Desmeules, 2013).

La situation des aînés diffère donc selon la région ou la province d'appartenance. Ainsi, les données de l'ESCC montrent que la proportion d'aînés francophones est de 17 % en Atlantique, de 18 % en Ontario et de 20 % dans les provinces à l'Ouest. La vieillesse est également signe de féminisation, les femmes âgées étant proportionnellement plus nombreuses que les hommes âgés. La population francophone âgée est surreprésentée parmi les individus ayant une faible éducation : 44 % de la population âgée des provinces de l'Atlantique, 31 % de la population âgée de l'Ontario et 29 % de la population âgée des provinces de l'Ouest n'ont pas de diplôme d'études secondaires contre 23 % de l'ensemble de la population. Elle est aussi plus nombreuse à se situer dans le quintile de revenu inférieur (34 % en Atlantique, 28 % en Ontario et 31 % dans l'Ouest *versus* 28 % de l'ensemble du Canada). La ruralité est le cadre de vie de 53 % des aînés francophones de l'Atlantique, de 20 % en Ontario et de 23 % dans l'Ouest. Près d'une personne aînée sur trois vit seule, et cette proportion est considérablement plus élevée dans l'Ouest (36 %). Finalement, on note que la population aînée francophone ne compte qu'une faible proportion d'immigrants (2 % en Atlantique, 11 % en Ontario et 9 % dans l'Ouest contre 33 % de l'ensemble de la population).

Tableau 1. Profil sociodémographique de la population

|  | 65 ans et plus Canada (%) | Francophones de 65 ans et plus |  |  |
|---|---|---|---|---|
|  |  | Atlantique (%) | Ontario (%) | Ouest (%) |
| 65 ans et plus | 15 | 17 | 18 | 20 |
| Femmes | 55 | 56 | 58 | 55 |
| Hommes | 45 | 44 | 42 | 45 |
| Sans diplôme d'études secondaires | 23 | 44 | 31 | 29 |
| Faible revenu (1er quintile) | 28 | 34 | 28 | 31 |
| Vit seul | 28 | 26 | 29 | 36 |
| Milieu rural | 20 | 53 | 20 | 23 |
| Statut d'immigrant | 32 | 2 | 11 | 9 |

*Source des données* : ESCC : 2.1 (2003), 3.1 (2005), 4.1 (2007), 2008, 2009, 2010, 2011, 2012.
Canada excluant le Québec et les territoires. Données pondérées basées sur un échantillon de 7 640 francophones et de 157 312 Canadiens âgés de 65 ans et plus.

## Le portrait sanitaire des aînés francophones

L'indice de santé perçue est souvent utilisé par les chercheurs pour sa capacité à décrire des aspects sociaux de l'état de santé d'une

**Tableau 2. Santé perçue, limitations des activités et styles de vie**

|  | 65 ans et plus Canada (%) | Francophones de 65 ans et plus |||
|---|---|---|---|---|
|  |  | Atlantique (%) | Ontario (%) | Ouest (%) |
| Mauvaise santé perçue | 25 | 31 | 24 | 27 |
| Mauvaise santé mentale perçue | 6 | 8 | 6 | 5 |
| Besoin d'aide pour effectuer ses tâches | 27 | 29 | 27 | 27 |
| Limitations des activités | 37 | 32 | 34 | 36 |
| En surpoids ou obèse | 57 | 57 | 60 | 54 |
| Inactif | 57 | 60 | 56 | 52 |
| Consomme moins de 5 fruits et légumes | 55 | 53 | 56 | 51 |
| Fumeurs réguliers et occasionnels | 10 | 8 | 12 | 11 |
| Buveurs quotidiens | 22 | 10 | 22 | 21 |

*Source des données* : ESCC : 2.1 (2003), 3.1 (2005), 4.1 (2007), 2008, 2009, 2010, 2011, 2012.
Canada excluant le Québec et les territoires. Données pondérées basées sur un échantillon de 7 640 Francophones et de 157 312 Canadiens âgés de 65 ans et plus.

population, permettant, par exemple, d'apprécier des dimensions telles que l'isolement social, le sentiment d'infériorité, l'estime de soi, la communication et, dans le cas qui nous occupe, les manifestations d'une minorisation culturelle et linguistique. La perception de la santé (Baillis *et al.*, 2003), combinée avec d'autres indicateurs tels que le besoin d'aide pour effectuer ses tâches quotidiennes et la déclaration des limitations des activités attribuables à une condition chronique, constitue un indicateur utile permettant de refléter assez justement l'état objectif de santé et les besoins de services et de soins d'une population. Plus du quart de la population francophone âgée perçoit que sa santé est mauvaise ou très mauvaise (31 % en Atlantique, 24 % en Ontario, 27 % dans l'Ouest), une proportion semblable déclare avoir besoin d'aide pour accomplir différentes tâches (29 % en Atlantique, 27 % en Ontario et dans l'Ouest) alors qu'une personne sur trois dit être limitée dans ses activités quotidiennes en raison d'une condition chronique (32 % en Atlantique, 34 % en Ontario, 36 % dans l'Ouest). Le surpoids et la sédentarité, facteurs déterminants de maladies chroniques, touchent plus d'une personne sur deux : 57 % de la population francophone des provinces de l'Atlantique, 60 % de celle de l'Ontario et 54 % de celles de l'Ouest déclarent être en surpoids et obèses, tandis que 60 % de la population francophone des provinces de l'Atlantique, 56 % de celle de l'Ontario et 52 % de celles de l'Ouest seraient inactifs. Sur le plan alimentaire, plus d'une personne sur deux ne consommerait pas la portion quotidienne recommandée de cinq fruits et légumes (53 % en Atlantique, 56 % en Ontario, 51 % dans l'Ouest). Enfin, environ 10 % des aînés francophones sont des fumeurs quotidiens ou occasionnels (8 % dans les provinces de l'Atlantique, 12 % en Ontario, 11 % dans l'Ouest) et près d'un aîné sur quatre déclare être buveur quotidien (10 % dans les provinces de l'Atlantique, 22 % en Ontario, 21 % dans l'Ouest). En ce qui a trait à la santé mentale, 6 % déclarent une mauvaise santé mentale (8 % dans les provinces de l'Atlantique, 6 % en Ontario, 5 % dans l'Ouest).

### Les maladies chroniques chez les aînés francophones

En termes de maladies chroniques déclarées, l'asthme afflige presque une personne sur deux chez les aînés francophones (41 % dans les provinces de l'Atlantique, 50 % en Ontario, 44 % dans l'Ouest), suivie de l'hypertension artérielle (49 % dans les provinces de l'Atlantique, 47 % en Ontario, 43 % dans l'Ouest). Les maux de dos touchent plus d'une personne sur quatre (23 % dans les provinces de l'Atlantique, 29 % en Ontario, 27 % dans l'Ouest). Le diabète est déclaré par 16 % des aînés francophones des provinces de l'Atlantique, 19 % en Ontario et 16 % dans l'Ouest, tandis que les maladies cardiaques sont déclarées dans une proportion similaire (17 % dans les provinces de l'Atlantique, 21 % en Ontario, 18 % dans l'Ouest). Une personne aînée sur vingt déclare avoir un cancer (7 % dans les provinces de l'Atlantique, 8 % en Ontario et dans l'Ouest), un ulcère d'estomac (7 % dans les provinces de l'Atlantique, 5 % en Ontario, 4 % dans l'Ouest), un accident vasculaire cérébral (AVC) (4 % dans les provinces de l'Atlantique, 5 % en Ontario et dans l'Ouest), un trouble de l'humeur (6 % dans les provinces de l'Atlantique et dans l'Ouest, 5 % en Ontario) et de l'anxiété (6 % dans les provinces de l'Atlantique et en Ontario, 4 % dans l'Ouest).

**Tableau 3. Maladies chroniques**

|  | 65 ans et plus Canada (%) | Francophones de 65 ans et plus |||
|---|---|---|---|---|
|  |  | Atlantique (%) | Ontario (%) | Ouest (%) |
| Asthme | 45 | 41 | 50 | 44 |
| Hypertension artérielle | 48 | 49 | 47 | 43 |
| Maux de dos (autres que fibromyalgie et arthrite) | 28 | 23 | 29 | 27 |
| Diabète | 17 | 16 | 19 | 16 |
| Maladie cardiaque | 18 | 17 | 21 | 18 |
| Cancer | 7 | 7 | 8 | 8 |
| Ulcère d'estomac | 4 | 7 | 5 | 4 |
| Accident vasculaire cérébral (AVC) | 5 | 4 | 5 | 5 |
| Troubles de l'humeur | 6 | 6 | 5 | 6 |
| Anxiété | 4 | 6 | 6 | 4 |

*Source des données* : ESCC : 2.1 (2003), 3.1 (2005), 4.1 (2007), 2008, 2009, 2010, 2011, 2012. Canada excluant le Québec et les territoires. Données pondérées basées sur un échantillon de 7 640 francophones et de 157 312 Canadiens âgés de 65 ans et plus.

## Besoins, utilisation et difficulté d'accès aux services de santé

La très grande majorité des aînés francophones a un médecin de famille (97 % dans les provinces de l'Atlantique, 94 % en Ontario et dans l'Ouest), mais mis à part le Nouveau-Brunswick, province officiellement bilingue, la majorité déclare ne pas parler le français avec lui (69 % des aînés francophones des provinces de l'Atlantique, 32 % en Ontario, 6 % dans l'Ouest parlent le français avec leur médecin de famille). Les besoins de soins les plus criants sont les soins de routine déclarés par presque les trois quarts d'entre eux (74 % dans les provinces de l'Atlantique, 67 % en Ontario, 66 % dans l'Ouest). Plus du tiers des aînés francophones disent avoir besoin de soins spécialisés (33 % dans les provinces de l'Atlantique et dans l'Ouest, 35 % en Ontario) et d'information sanitaire (32 % dans les provinces de l'Atlantique, 27 % en Ontario, 33 % dans l'Ouest). Une personne sur cinq exprime avoir besoin de soins immédiats (22 % dans les provinces de l'Atlantique et dans l'Ouest, 17 % en Ontario) et une sur dix signale le besoin d'une chirurgie non urgente (13 % dans les provinces de l'Atlantique et dans l'Ouest, 10 % en Ontario). En cas de besoin de services exprimé, 10 à 20 % des aînés ont de la difficulté à les obtenir, selon les soins. Si les besoins de soins de routine sont les plus criants, quelque 9 % de la population âgée (8 % dans les provinces de l'Atlantique, 7 % en Ontario, 6 % dans l'Ouest) trouve difficile de les obtenir. Ce sont les soins spécialisés qui apparaissent les plus difficiles à obtenir (15 % dans les provinces de l'Atlantique, 16 % en Ontario et 19 % dans l'Ouest), suivis d'une chirurgie non urgente (10 % dans les provinces de l'Atlantique, 15 % en Ontario, 12 % dans l'Ouest) et des soins immédiats (16 % dans les provinces de l'Atlantique, 14 % en Ontario, 9 % dans l'Ouest).

La proportion d'aînés francophones ayant déclaré recevoir des soins à domicile durant la dernière année est de 14 % (20 % dans les provinces de l'Atlantique, 14 % en Ontario, 13 % dans l'Ouest) et 35 % auraient été hospitalisés (47 % dans les provinces de l'Atlantique, 29 % en Ontario et dans l'Ouest).

**Tableau 4. Besoins, utilisation et difficulté d'accès aux services de santé**

|  | 65 ans et plus Canada (%) | Francophones de 65 ans et plus | | |
|---|---|---|---|---|
|  |  | Atlantique (%) | Ontario (%) | Ouest (%) |
| A un médecin de famille | 96 | 97 | 94 | 94 |
| Parle habituellement le français avec le médecin | 2 | 69 | 33 | 6 |
| Besoin de soins de routine | 64 | 74 | 67 | 66 |
| Besoin de soins spécialisés | 39 | 33 | 35 | 33 |
| Besoin d'information sanitaire | 39 | 32 | 27 | 33 |
| Besoin de soins immédiats | 21 | 22 | 17 | 22 |
| Besoin de chirurgie non urgente | 11 | 13 | 10 | 13 |
| Difficulté à obtenir des soins de routine | 9 | 8 | 7 | 6 |

Tableau 4. Besoins, utilisation et difficulté d'accès aux services de santé (*suite*)

|  | 65 ans et plus Canada (%) | Francophones de 65 ans et plus |||
|---|---|---|---|---|
|  |  | Atlantique (%) | Ontario (%) | Ouest (%) |
| Difficulté à obtenir des soins spécialisés | 18 | 15 | 16 | 19 |
| Difficulté à obtenir de l'information | 12 | 10 | 10 | 13 |
| Difficulté à obtenir des soins immédiats | 16 | 16 | 14 | 9 |
| Difficulté à obtenir une chirurgie non urgente | 16 | 10 | 15 | 12 |
| Soins à domicile | 14 | 20 | 14 | 13 |
| Hospitalisation | 35 | 47 | 29 | 29 |

Source des données : ESCC : 2.1, 3.1, 4.1, 2009 et 2011. Canada excluant le Québec et les territoires. Données pondérées basées sur un échantillon de 3 630 francophones et de 36 380 Canadiens âgés de 65 ans et plus.

En résumé, le portrait décrit ci-dessus montre la situation des aînés francophones, marqués par le vieillissement (18 %), dont une grande proportion n'a pas de diplôme d'études secondaires (34 %), se situe dans le quintile de revenu inférieur (30 %), vit seule (30 %) et en milieu rural (30 %). Ces déterminants sociaux influent de façon importante sur l'état de santé et l'utilisation des services sociaux et de santé. Une proportion significative se perçoit en mauvaise santé (27 %), a besoin d'aide pour accomplir ses tâches quotidiennes (28 %), déclare être limitée dans ses activités en raison d'une condition chronique (34 %), est en surpoids ou obèse (58 %) et est sédentaire (56 %). Ce sont là des facteurs contribuant au fardeau des maladies chroniques. Si la majorité de ces aînés a un médecin de famille (95 %), 38 % seulement déclarent parler français avec lui, considérant l'énorme variation liée au statut des langues officielles dans les provinces. Une proportion importante de personnes âgées (69 %) dit avoir besoin de soins de routine et, pour la majorité d'entre elles, ces soins ne semblent pas difficiles à obtenir. Globalement, entre 10 et 20 % de la population aînée considèrent difficile d'obtenir différents soins. Enfin, une personne aînée sur trois (34 %) a été hospitalisée au cours de la dernière année précédant l'enquête. À ce portrait s'ajoutent des variations régionales. Les aînés francophones des provinces de l'Atlantique sont les plus vulnérables d'un point de vue socioéconomique ; ils sont plus nombreux à déclarer une mauvaise santé, à avoir besoin de soins de routine et de soins à domicile. Par contre, c'est dans cette région que la plus grande proportion d'aînés francophones peut communiquer en français avec le médecin de famille, le Nouveau-Brunswick étant une province officiellement bilingue.

## L'enjeu de la littératie en santé : incidence pour les aînés francophones

Le niveau de littératie, qui sommairement réfère à la capacité du patient à comprendre ses traitements, est désormais reconnu comme un déterminant central de la santé :

> *Importantly, we now understand that poor health literacy adversely affects people's health. Literacy has been shown to be one of the strongest predictors of health status along with age, income, employment status, education level and race or ethnic group.* (Jakab dans Kickbusch et al., 2013, p. iv)

Les personnes les plus susceptibles de présenter un niveau lacunaire de littératie sont au premier chef les moins scolarisées. Comme nous l'avons déjà mentionné, plus du tiers des francophones de 65 ans et plus n'ont pas terminé leurs études secondaires. Dans des recherches empiriques antérieures, nous avons pu constater l'importance de l'enjeu de la littératie en santé pour des personnes âgées vivant en situation minoritaire dans différentes régions ontariennes (Bouchard et al., 2012a). Les difficultés d'accès – à des services sociaux et de santé linguistiquement et culturellement adaptés – tout particulièrement en région rurale ou dans des milieux fortement minoritaires ont bien été relevées. Ces problèmes s'intriquent au niveau lacunaire de littératie des aînés francophones et entraînent des difficultés accrues de communication avec les professionnels de la santé, aggravant de fait les effets néfastes des barrières linguistiques sur la santé.

> Les lacunes quant à l'éducation des personnes âgées francophones atteintes d'une ou plusieurs maladie(s) chronique(s) affectent

leur compréhension et leur communication avec les professionnels de la santé, compromettant possiblement la qualité des soins reçus et de là, leur état de santé. Bien que le langage spécialisé de la médecine peut insécuriser le ou la malade, ce problème est exacerbé si la communication est, de plus, rendue difficile par la non-concordance linguistique entre le professionnel et la personne âgée (Bouchard *et al.*, 2010, p. 19).

En situation linguistique minoritaire, le faible niveau de littératie des personnes âgées a de fortes incidences lorsqu'il est question de santé. Mitic et Rootman (2012), dans leur analyse pour l'Agence de la santé publique du Canada, ont souligné que les problèmes de littératie sont d'autant plus avérés dans une langue seconde. Rappelons ici que la littératie réfère à la connaissance générale du domaine de la santé, à sa compréhension et, de là, à la capacité des individus d'obtenir les services de santé nécessaires et d'appliquer correctement des indications médicales.

Le modèle conceptuel qu'a produit le Bureau régional européen de l'Organisation mondiale de la Santé (OMS) décline les sous-dimensions de la littératie en santé, lesquelles touchent l'accessibilité et la capacité d'obtenir de l'information, de la comprendre, de l'évaluer et de l'appliquer à soi concernant les soins et les services, la prévention de la maladie et la promotion de la santé (Kickbusch *et al.*, 2013 ; Sørenson *et al.*, 2013).

On reconnaît par ailleurs que les effets d'une littératie lacunaire en santé, ou tout simplement d'une incompréhension partielle, sont à la fois directs et indirects :

> Si les répercussions directes sont plus évidentes [par exemple l'incapacité de lire ou de comprendre une ordonnance médicale] . . ., les conséquences indirectes ne sont pas moins importantes. Il est alors question . . . de stress, de vulnérabilité, de mauvaises habitudes de vie et de périodes d'hospitalisation plus longues et plus fréquentes. (Racine 2008, p. 20)

Finalement, relevons que le développement des capacités de littératie en santé touche tous les intervenants du système et, bien sûr, les usagers eux-mêmes. On reconnaît ainsi que :

- **Les citoyens** doivent être habilités à prendre des décisions éclairées sur leur santé et à se prononcer sur des décisions prises par d'autres.

Tableau 5. **Modèle conceptuel des douze sous-dimensions de la littératie en santé**

| Littératie en santé | Accessibilité/capacité d'obtenir de l'information relative à la santé | Compréhension de l'information relative à la santé | Capacité d'évaluer / de juger l'information relative à la santé | Capacité d'appliquer / d'utiliser l'information relative à la santé |
|---|---|---|---|---|
| Soins et services de santé | 1) Habileté à accéder à l'information ayant des implications cliniques | 2) Habileté à comprendre l'information médicale et sa signification | 3) Habileté à interpréter et évaluer l'information médicale | 4) Habileté à prendre des décisions informées sur les enjeux médicaux |
| Prévention de la maladie | 5) Habileté à accéder à l'information sur les facteurs de risque | 6) Habileté à comprendre l'information sur les facteurs de risque et leur signification | 7) Habileté à interpréter et à évaluer l'information sur les facteurs de risque | 8) Habileté à juger de la validité de l'information sur les facteurs de risque |
| Promotion de la santé | 9) Habileté à mettre à jour l'information sur les enjeux de santé | 10) Habileté à comprendre l'information sur les enjeux de santé et sa signification | 11) Habileté à interpréter et à évaluer l'information sur les enjeux de santé | 12) Habileté à juger de la validité de l'information sur les enjeux de santé |

Source des données : K. SØRENSEN et al. (2012), « Health literacy and public health: A systematic review and integration of definitions and models », *BMC Public Health*, 12 : 80. (notre traduction de l'anglais).

- **Les patients** doivent être encouragés à s'engager et à participer activement aux décisions concernant leur santé.
- **Les professionnels de la santé** doivent configurer leurs communications pour rejoindre les besoins des patients et se responsabiliser quant au développement des capacités des patients à prendre activement part à leur traitement.
- **Les responsables politiques** doivent intégrer le paradigme de la littératie en santé dans le développement des politiques, dans leur agenda de recherche de même que dans leurs objectifs de santé publique. (Mitic et Rootman, 2012 ; Kickbusch et al., 2005)

souvent été socialisés dans une langue seconde, l'anglais, ils sont moins scolarisés et aussi moins bien outillés pour comprendre le langage spécialisé de la médecine. À ce titre, nous croyons pertinent de rappeler certaines des recommandations énoncées dans nos travaux précédents (Bouchard *et al.*, 2012), à savoir : l'offre active de services en français, la formation et le financement de « facilitateurs », la création, l'évaluation et l'adaptation d'outils de communication, des services de proximité, la formation d'intervenants sensibles aux droits linguistiques et finalement la production d'un lexique en ligne ou papier des termes médicaux.

## L'enjeu de l'offre active de services sociaux et de santé en français : une mesure d'équité

Des recherches menées en 2011-2012 sur le concept d'offre active de services en français auprès d'intervenants de la santé en Ontario nous ont permis d'établir certaines pistes d'action visant à combler le différentiel de santé des francophones vivant en situation minoritaire. D'emblée, nous avons cru bon de circonscrire une définition opérante de cette approche :

> L'offre active peut être considérée comme une invitation, verbale ou écrite, à s'exprimer dans la langue officielle de son choix. L'offre de parler dans sa langue doit précéder la demande de services. Pour qu'il y ait offre active, il faut que l'offre soit visible, audible, accessible (par la parole) et évidente et que l'accueil et les services aux francophones soient automatiques, comme un réflexe, et sans délai. (Bouchard *et al.* 2012, p. 46)

Cette définition comporte plusieurs dimensions qui reflètent certains traits du vécu minoritaire, d'autant plus lorsqu'il est question d'une population vieillissante. Force est de constater d'abord qu'une offre active de services en français incite les francophones à choisir des services de santé dans leur langue (Bouchard *et al.*, 2012a ; Forgues et Landry, 2014 ; Deveau *et al.*, 2014) et qu'une approche centrée sur la demande de services en français a tout lieu d'être moins effective. En situation de vulnérabilité, et en raison de la minorisation culturelle dont elles ont été l'objet, les personnes âgées francophones sont moins portées à exiger des services dans leur langue maternelle, même si ces derniers existent, mais ne sont pas offerts explicitement.

« [...] Pour oser s'affirmer ou revendiquer en contexte minoritaire, il faut croire non seulement qu'il y a injustice, mais aussi avoir confiance que la situation peut changer. » (Forgues et Landry, 2014, p. 98).

La nécessité d'agir activement non seulement sur la demande, mais bien sur l'offre de services en français a été reconnue par le Comité consultatif des communautés francophones en situation minoritaire (CCCFSM), le Bureau d'appui aux communautés de langue officielle (BACLO) ainsi que le Commissariat aux services en français (CSF) de l'Ontario, entre autres.

De notre côté, nos recherches nous ont menés à formuler cinq recommandations (Bouchard *et al.*, 2012b) relatives à la nécessité de promouvoir une offre active de services en français, à savoir la nécessité d'une définition opérationnelle de l'offre active, d'un plan de communication sur l'offre active, d'une imputabilité du système à l'égard des services en français (SEF), d'un engagement des fournisseurs à l'égard des SEF et finalement du développement d'outils et de pratiques d'offre active partagés et diffusés.

La nécessité d'une offre active, c'est-à-dire visible, audible et compréhensible, a aussi été relevée par le Bureau régional européen de l'OMS. De fait, ce dernier souligne :

> *Providing signage in minority languages not only helps ethnic minority patients find their way around hospitals but also creates a sense of belonging and inclusiveness. Although plain language is important in conveying messages, other means of communication such as images, photographs, graphic illustrations, audio and videos should be considered in producing materials.* (Kickbusch *et al.*, 2013, p. 19)

Une telle approche, quoique de manière différente d'une région à l'autre du pays, a selon nous tout intérêt à être développée dans le but d'améliorer l'effectivité des services et, en fin de compte, la santé des minorités de langue officielle au pays.

## Conclusion

Dans ce court chapitre, nous avons rappelé la situation particulière des personnes âgées francophones vivant en contexte linguistique minoritaire quant à leur état de santé et à leur accès aux services. Ce rappel avait pour but de bien marquer que ces populations, lorsqu'on observe les principaux déterminants sociaux de la santé, apparaissent désavantagées quant à l'accès à des ressources dans leur langue, quoique cet accès soit officiellement reconnu sur le plan national. De là l'intérêt pour nous de souligner l'importance de deux enjeux : celui de la littératie en santé et celui de l'offre active de services en donnant une information linguistiquement et culturellement adaptée. Il nous apparaît important de considérer ces enjeux, bien qu'ils soient éminemment différenciés d'une région à l'autre du pays, voire à l'intérieur des différentes provinces canadiennes. Il en va de l'avenir des services de santé, justes et équitables, dans les langues en situation minoritaire au Canada.

## Notes

1. Notre programme de recherche a été soutenu par le ministère de la Santé et des Soins de longue durée de l'Ontario et son Initiative de réseaux de recherche appliquée en santé, le Réseau de recherche appliquée sur la santé des francophones de l'Ontario (RRASFO, 2009-2014). Les analyses ont été réalisées au Centre de données de Carleton, Ottawa, Outaouais (CDR-COO), membre du Réseau canadien des centres de données de recherche (RCCDR). Nous tenons à remercier Ewa Sucha, responsable du traitement des données de l'ESCC.

## Références

Ava, J.-B. *et al.* (2004). The effect of English language proficiency on length of stay and in-hospital mortality. *Journal of General Internal Medicine*, 19, 221-228.

Baillis, D. S., Segall, A. et Chipperfield J. G. (2003). 'Two Views of Self-Rated General Health Status'. *Social Science & Medicine*, 56, 203-217.

Beaulieu, M. (2010). *Formation linguistique, adaptation culturelle et services de santé en français*. Ottawa, Société Santé en français et CNFS.

Bélanger, M. (2003). *L'accès aux soins de santé pour les communautés minoritaires de langue officielle : fondements juridiques, initiatives actuelles et perspectives d'avenir*. Comité permanent des langues officielles de la Chambre des communes, Canada.

Bouchard, L. et Desmeules, M. (2011). *Minorités de langue officielle du Canada : égales devant la santé ?* Montréal, Presses de l'Université du Québec.

Bouchard, L., Batal, M., Imbeault, P., Sedigh, G., Silva, E. E. et Sucha, E. (2015). Précarité des populations francophones âgées vivant en situation linguistique minoritaire. *Minorités linguistiques et société / Linguistic Minorities and Society*, 6, 66-81.

Bouchard, L., Chomienne, M.-H., Benoit, M., Boudreau, F. et Lemonde, M. (2010). *Rapport de recherche du CNFS. Impact de la situation linguistique minoritaire sur les soins de santé pour des personnes âgées francophones de l'Ontario souffrant de maladies chroniques : une étude qualitative exploratoire*, Ontario.

Bouchard, L., Chomienne, M-H., Benoit, M., Boudreau, F., Lemonde, M. et Dufour, S. (2012a). Les Franco-Ontariens âgés souffrant de maladies chroniques se perçoivent-ils bien desservis ? Une étude exploratoire de l'impact de la situation linguistique minoritaire. *Le Médecin de famille canadien*, 58, décembre, 1 325.

Bouchard, L. et Desmeules, M. (2013). Les minorités linguistiques du Canada et la santé. *Healthcare Policy / Politiques de santé*, 9, numéro spécial, 38-47.

Bouchard, L. et Leis, A. (2008). La santé en français, dans J.-Y. Thériault et al. (dir.), *L'espace francophone en milieu minoritaire au Canada : nouveaux enjeux, nouvelles mobilisations*. Montréal, Fides.

Bouchard, L., Desmeules, M. et Beaulieu, M. (2012b). L'offre active de services de santé en français en Ontario : une mesure d'équité, *Reflets : revue d'intervention sociale et communautaire, 18* (2), 36-65.

Bouchard, L., Gaboury, I., Chomienne, M.-H., Gilbert, A. et Dubois, L. (2009). La santé en situation linguistique minoritaire. *Healthcare policy / Politiques de santé, 4* (4), 36-42.

Bowen, S. (2001). *Language barriers in access to health care / Barrières linguistiques dans l'accès aux soins de santé*. Health Canada Minister of Public Works and Government Services, Canada.

Deveau, K., Landry, R. et Allard, R. (2009). *Utilisation des services gouvernementaux de langue française. Une étude auprès des Acadiens et francophones de la Nouvelle-Écosse sur les facteurs associés à l'utilisation des services gouvernementaux en français*. Moncton, Institut canadien de recherche sur les minorités linguistiques.

Flores, G. (2006). Language barriers to health care in the United States. *New England Journal of Medicine, 355* (3), 229-231.

Forgues, É. et Landry, R. (2014). *L'accès aux services de santé en français et leur utilisation en contexte francophone minoritaire*. Moncton, Institut canadien de recherche sur les minorités linguistiques.

Forgues, É., Doucet, M. et Noel, J. G. (2011). L'accès des aînés francophones aux foyers de soins en milieu minoritaire, un enjeu linguistique en santé et mieux-être. *La Revue canadienne du vieillissement, 30* (4), 603-616.

Hu, D. J. et Covell, M. (1998). Health care usage by Hispanic outpatients as a function of primary language. *Western Journal of Medicine*, 144, 490-493.

Kickbusch, I., Pelikan, I. J., Apfel, F. et Tsouros, A. D. (dir.) (2013). *Health literacy : The solid facts*. Organisation mondiale de la Santé, Bureau régional européen, Copenhague.

Kickbusch, I., Wait, S. et Maag, D. (2005). *Navigating Health : The Role of Health Literacy*. Repéré à http://www.ilonakickbusch.com/kickbusch-wAssets/docs/NavigatingHealth.pdf. Consulté le 15 mars 2015.

Leis, A. et Bouchard, L. (2013). Éditorial : La santé des populations de langue officielle en situation minoritaire. *Revue canadienne de santé publique, 104* (6), supplément 1 : S3-24.

Makvandi, E., Sedigh, G., Bouchard, L. et Bergeron, P.-J. (2013). Methodological issues in analyzing small populations using CCHS cycles based on the official language minority studies. *Canadian Journal of Public Health, 104* (6), S55-S59.

Mitic, W. et Rootman, I. (dir.) (2012). *An Inter-sectoral Approach for Improving Health Literacy for Canadians*. Victoria, Public Health Agency of Canada.

Petch, E., Ronson, B. et Rootman, I. (2004). *Rapport de recherche. La littératie et la santé au Canada : ce que nous avons appris et ce qui pourrait aider dans l'avenir*. Ottawa, IRSC, Repéré à http://www.cpha.ca/uploads/portals/h-l/literacy_f.pdf. Consulté le 16 avril 2015.

Racine, A. (dir.) (2008). *Étude exploratoire sur l'analphabétisme en lien avec la santé et le vieillissement de la population*. Québec, ministère de l'Éducation, du Loisir et du Sport, Direction de l'éducation des adultes et de l'action communautaire (DEAAC).

Sarver, J. et Baker, D. W. (2000). Effect of language barriers on follow-up appointments after an emergency department visit. *Journal of Internal Medicine, 15* (4) : 256-264.

Solis, J., Marks, G. et Shelton, D. (1990). Acculturation, access to care, and use of preventive services by Hispanics : findings from HHANES 1982-84. *American Journal of Public Health, 80*, supplément : 11-19.

Sørensen, K., Van den Broucke, S., Fullam, J., Doyle, G., Pelikan, J., Slonska, Z., Brand, H., et Consortium Health Literacy Project European (HLS-EU). (2012). 'Health literacy and public health : A systematic review and integration of definitions and models', *BMC Public Health, 12*, 80. Repéré à http://doi.org/10.1186/1471-2458-12-80. Consulté le 17 avril 2015.

Statistique Canada (2012). *La population canadienne en 2011 : âge et sexe. Document analytique* Repéré à http://www12.statcan.gc.ca/census-recensement/2011/as-sa/98-311-x/98-33-x2011001-fra.pdf. Consulté le 9 juin 2014.

Statistique Canada (2011). *Population selon la langue maternelle et les groupes d'âge (65 ans et plus), répartition en pourcentage (2011), pour le Canada, les provinces et les territoires*. Repéré à http://www12.statcan.gc.ca/census-recensement/2011/. Consulté le 18 juin 2014.

Tremblay, S. (2012). *Étude sur les services de santé linguistiquement et culturellement adaptés : portrait pancanadien*. Ottawa, Société Santé en français.

Woloshin, S., Schwartz,L. M., Katz, S. J., et Welch, H. G. (1997). Is language a barrier to the use of preventive services ? *Journal of General Internal Medicine*, 12 (8) : 472-477.

Yeo, S. (2004). Language barriers and access to care. *Annual Review of Nursing Research*, 22 (1) : 59-75.

CHAPITRE 6

# L'expérience des francophones dans l'Est ontarien : importance des personnes pivots (usagers et intervenants) et influence des structures encadrant le système de santé et des services sociaux[1]

Marie Drolet, Jacinthe Savard, Sébastien Savard, Josée Lagacé, Isabelle Arcand, Lucy-Ann Kubina et Josée Benoît, *Université d'Ottawa*

**Résumé**

Le présent chapitre décrit l'expérience d'accès à des services sociaux et de santé en français de francophones de l'Est ontarien. Les expériences et les perspectives de 40 parents, aînés et proches aidants ont été recueillies à l'aide d'entrevues semi-structurées. Une analyse qualitative des verbatim ainsi qu'une analyse visuelle des trajectoires d'un sous-groupe de neuf participants ont permis de faire ressortir les facilitateurs et les défis d'accès aux services en français rencontrés par ces usagers, à partir de leur perspective ou de celle de leur proche aidant. Plus spécifiquement, ce chapitre met l'accent sur les éléments facilitateurs dans le but d'en tirer des leçons pour améliorer les services sociaux et de santé en langue officielle en situation minoritaire.

**Mots-clés :** accès aux services en français, francophones Ontario, recherche qualitative.

## Introduction

Ce chapitre décrit l'expérience de l'accès à des services sociaux et de santé en français pour des usagers francophones de l'Est ontarien. Pour relier cette analyse à la sociologie des organisations présentée au chapitre 1, le présent chapitre débute par une mise en contexte de la situation des services en français en Ontario, suivie d'une analyse des acteurs et des systèmes d'action qui délimitent l'espace social dans lequel ces services sont offerts, puis d'un recours à des référents théoriques de la notion d'identité minoritaire. Cette mise en contexte permettra de mieux saisir les enjeux des trajectoires de services rapportés par les participants de cette étude dans la seconde partie du chapitre.

## Le contexte des services en français en Ontario

En Ontario, selon le recensement de 2011 (Statistique Canada, 2015), la minorité francophone constitue 4,3 % de la population. Dans ce calcul, Statistique Canada inclut 500 275 personnes qui ont le français comme première langue officielle parlée et la moitié des 84 225 personnes ayant appris simultanément le français et l'anglais.

La *Loi sur les services en français* de 1986 (Commissariat aux services en français de l'Ontario, 2009) garantit au public le droit de recevoir des services en français de la part des ministères et organismes du gouvernement de l'Ontario situés dans 26 régions désignées. Toutefois, les organismes paragouvernementaux, financés en partie par les fonds publics, tels que les hôpitaux, les sociétés d'aide à l'enfance et les centres de soins de longue durée pour personnes âgées ne sont pas automatiquement assujettis à la *Loi sur les services en français* ; ils peuvent volontairement demander une désignation. Cette désignation peut être complète ou partielle (c.-à-d. qu'elle concerne seulement certains services ou programmes de l'organisme). Par ailleurs, dans certaines circonstances, des établissements peuvent être fortement incités à demander cette désignation par le Réseau local d'intégration des services de santé (RLISS) et l'Entité de planification des services de santé en français de leur région. Les entités de planification des services de santé en français ont pour mandat de conseiller les RLISS quant à l'organisation des services en français dans leur région (ministère de la Santé et des Soins de longue durée de l'Ontario, 2012), tandis que les RLISS ont le mandat d'améliorer la coordination et la concertation au sein du système de santé ontarien[2]. Pour ce faire, ils ont le pouvoir de distribuer la majorité des ressources sur leur territoire à l'exception des médecins qui sont régis par l'assurance-santé *Ontario Health Insurance Plan* (OHIP).

Les services de santé dont il est alors question incluent aussi certains organismes du domaine social, comme les services de soutien communautaire. Par exemple, le RLISS de Champlain (Est ontarien) a la responsabilité de planifier, de coordonner et de financer les services dans les secteurs suivants :

- les hôpitaux ;
- les centres d'accès aux soins communautaires (soins à domicile) ;
- les agences de services de toxicomanie et de santé mentale ;
- les services de soutien communautaire (p. ex. les popotes roulantes) ;
- les centres de santé communautaire ;
- les centres ou maisons de soins de longue durée (RLISS de Champlain, n. d.).

## Les acteurs du système

Selon Champagne, Contandriopoulos, Picot-Touché, Béland et Nguyen (2005), le système des services sociaux et de santé peut être conçu comme un système organisé d'actions, situé dans un contexte géographique et temporel concret.

> Sa structure est constituée par l'interaction d'une structure physique particulière (bâtiments, architecture, plateaux techniques, ressources financières publiques et privées), d'une structure organisationnelle définie par les lois provinciales et fédérales, les règlements en vigueur, les règles de fonctionnement adoptées au cours du temps (gouverne) et d'une structure symbolique spécifique (représentation de la santé, de la vie, de la maladie, valeurs et normes collectives). Elle délimite un espace social structuré dans lequel quatre grands groupes d'acteurs (professionnels, gestionnaires, monde marchand et monde politique) interagissent pour réaliser un ou des projets collectifs concourant à l'atteinte des finalités du système de services de

santé. La finalité première de ce système est de réduire la durée et l'intensité des maladies en permettant à toute personne souffrante d'avoir accès librement et de façon équitable à des services de santé et des services sociaux de qualité. (p. 18)

Ce cadre d'analyse s'avère intéressant pour comprendre les diverses structures qui influenceront l'organisation des services et leur accès, sachant que cette organisation aura un impact sur l'expérience des usagers naviguant dans le système des services sociaux et de santé, dont les usagers de langue officielle en situation minoritaire. Il manque toutefois des acteurs importants dans ce cadre d'analyse : la personne qui utilise ces services et ses proches aidants.

**Vers un système amélioré : l'interaction entre deux acteurs, l'intervenant et l'usager**

Pour améliorer le système de santé et, à l'intérieur du système, les pratiques de soins de santé et de services sociaux, le ministère de la Santé et des Soins de longue durée de l'Ontario (2007) vise une meilleure prise en charge des problèmes de santé chroniques, ce qui exige de penser autrement le mode de distribution des soins et services. Ce remaniement a été conçu à partir de deux modèles fondés sur des données probantes dans le domaine des maladies chroniques : le *Chronic Care Model* (CCM) élaboré par Wagner et ses collègues en 1996 et utilisé internationalement, et sa variante mise au point dans l'Ouest canadien par Barr et ses collègues en 2003, connue sous le nom d'*Expanded Chronic Care Model* (ECCM) (McCurdy, MacKay, Badley, Veinot et Cott, 2008).

La base de ce réalignement, présenté dans le *Chronic Care Model*, est d'instaurer une relation dynamique entre le fournisseur de soins et services (médecin/équipe de services sociaux et de santé) et la personne qui les reçoit (et ses proches aidants) dans le but d'améliorer la qualité de ces services, d'adopter une approche plus centrée sur la réponse aux besoins que l'usager ou son proche aidant formulent et d'obtenir de meilleurs résultats (Bodenheimer, Wagner et Grumbach, 2002). L'interaction productive entre ces deux partenaires (intervenant et usager) doit changer le paradigme des soins de santé urgents ou de courte durée (intervenant expert et usager passif) et se transformer en une collaboration entre la personne, ses proches aidants et les intervenants des services sociaux et de santé (Bodenheimer *et al.*,

2002). L'intervenant devient proactif, ouvert au réseautage et à une approche à multiples volets. La personne et ses proches aidants, mieux informés et outillés dans la gestion de la condition de santé chronique, sont aussi appelés à être proactifs, à entreprendre des changements de comportements et de conditions de vie (Wagner et al., 2001) ; de là s'amorce une nouvelle régulation des acteurs.

L'*Expanded Chronic Care Model* veut non seulement cette interaction entre l'usager informé et outillé et l'équipe de services préparée et proactive, mais mise aussi sur l'utilisation de ressources communautaires, la création de milieux de vie favorables, le renforcement de l'action communautaire et l'élaboration de politiques publiques favorables à la santé et au mieux-être (Barr et al., 2003). Le cadre ontarien qui s'en inspire vise une amélioration de la santé de la population et surtout des populations mal desservies – incluant les communautés francophones en situation minoritaire – en valorisant les interactions et les relations productives entre les membres de la communauté, les intervenants, les organismes de services sociaux et de santé, les individus et les organismes communautaires (ministère de la Santé et des Soins de longue durée de l'Ontario, 2007).

## Identité sociale et groupes minoritaires

Les personnes en situation linguistique minoritaire (usagers et intervenants) peuvent-elles devenir proactives au sein de trajectoires de services sociaux et de santé et ainsi agir en faveur d'un meilleur accès à des services de qualité et sécuritaires dans la langue officielle en situation minoritaire ? Les référents théoriques de l'identité sociale et des groupes minoritaires nous permettront de mieux saisir comment le fait de devenir proactif tout en vivant en contexte minoritaire est en soi un phénomène complexe. L'identité sociale d'une personne se construit à travers des contacts intergroupes pendant lesquels elle se définit vis-à-vis d'elle-même et l'autre la définit par rapport aux caractéristiques liées à son groupe d'origine (Hogg et Abrams, 2003). Les personnes d'un même groupe se comparent aux autres groupes significatifs et se qualifient alors de façon favorable par rapport à leur milieu d'appartenance (Tajfel et Turner, 1986). Les membres d'un groupe social donné ayant des acquis sont nettement motivés à agir pour ne pas les perdre.

En ce qui concerne les communautés en situation minoritaire, le groupe dominant d'une société donnée les considérera comme étant de moindre importance (Tajfel, 1978). Pour protéger son identité positive, cette communauté minoritaire aura tendance à se percevoir comme homogène et consensuelle. Ses membres auront tendance à être plus passifs, à s'effacer, à se conformer aux normes entre autres de leur propre groupe, à se replier sur leur communauté, oubliant certaines différences individuelles pour pouvoir survivre (Hogg et Abrams, 2003). Lorsque malgré tout, l'identité sociale ne permet pas ou plus d'avoir une image de soi positive, les personnes quittent leur groupe d'origine minoritaire pour rejoindre le groupe majoritaire qui est valorisé et offre des opportunités supplémentaires (Tajfel et Turner, 1986). Elles iront parfois jusqu'à s'assimiler pour s'assurer un processus d'intégration sociale permettant d'atteindre plus aisément des objectifs de réalisation personnelle. Entre les groupes linguistiques majoritaire et minoritaire, le nombre, le statut social, ainsi que le pouvoir économique et politique exercé sont inégaux ; le groupe majoritaire devient attrayant, ayant plus de ressources et facilitant l'insertion sociale aux dépens du groupe minoritaire.

Vivant en contexte nord-américain anglodominant, les francophones en situation minoritaire affrontent deux défis : 1) la nécessité de naviguer quotidiennement entre le français et l'anglais ; 2) le défi de maintenir la qualité de leur langue d'origine. On retrouve chez des personnes enracinées en contexte minoritaire un français teinté de l'anglais, c'est-à-dire une variété de langue non standard, qui sert à la communication en contexte familier (Gérin-Lajoie et Labrie, 1999) et dont la nature a pour effet de les marginaliser et d'éveiller chez eux un sentiment d'insécurité linguistique. Or, cette insécurité linguistique entraîne chez la personne : 1) des réactions négatives envers la façon de parler apprise dans son milieu ; 2) une alternance régulière entre les langues minoritaire et majoritaire ; 3) des efforts importants d'autocorrection au niveau de l'accent ou du vocabulaire (Desabrais, 2010). Cette confrontation régulière avec ses limites langagières éveille une profonde conscience de sa minorisation et des formes linguistiques à acquérir pour progresser dans la hiérarchie sociale (c.-à-d. les langues majoritaire et minoritaire standards).

## Objectifs de l'étude

Par conséquent, et dans la foulée de la question soulevée précédemment, l'objectif était de savoir comment des acteurs en situation linguistique minoritaire (usagers et intervenants) peuvent devenir proactifs au sein de trajectoires de services sociaux et de santé, agir en faveur d'un meilleur accès à des services, et ainsi contrecarrer ces référents théoriques plutôt négatifs envers les groupes minoritaires. Si l'étude rapportée ici cherchait à comprendre les facilitateurs et les défis d'accès aux services sociaux et de santé en français rencontrés par des usagers francophones, nous approfondirons plus spécifiquement, dans ce chapitre, la façon dont des personnes pivots (personnes – proches aidants ou intervenants) ont pu contourner des défis d'accès rencontrés et l'influence des structures qui entourent la prestation de ces services sur l'accès à des services en français. L'accent sera mis sur les éléments facilitateurs dans le but d'en tirer des leçons pour améliorer les services sociaux et de santé en français en Ontario, et plus globalement les services en langue officielle en situation minoritaire dans divers contextes, par une meilleure compréhension des acteurs en présence dans leurs forces et leur dynamisme.

## Méthodologie

### *Participants*

De l'été 2012 au printemps 2014, nous avons rencontré 40 aidants de la grande région d'Ottawa : 24 parents d'enfants ou d'adolescents d'âge scolaire (6 à 18 ans) présentant des difficultés de communication et d'intégration sociale, ainsi que 16 dyades aidants-aînés ou proches aidants d'aînés (65 ans et plus) présentant des difficultés de communication consécutives à une atteinte neurologique. Les parents ont été recrutés avec l'aide de personnes-ressources d'un centre de services sociaux communautaire, d'une clinique communautaire et d'un conseil scolaire francophone. Les aînés et les proches aidants ont été rejoints par l'entremise d'une clinique communautaire, d'un centre de jour et d'un centre de services communautaires. Le recrutement d'aînés et de leurs proches aidants s'est avéré plus complexe. Nous avons constaté que ces derniers sont débordés par les tâches quotidiennes auprès de leurs proches, ce qui explique le moins grand nombre de proches aidants. Le terme proche aidant sera considéré dans la suite de ce chapitre dans son sens le plus large, englobant la réalité des parents et de personnes qui font partie de l'entourage d'un aîné et lui fournissent soins et services. Il est connu que les parents sont souvent les premiers à revendiquer des services pour leurs enfants. Ce dernier rôle en est un parmi toutes les multiples tâches que les proches aidants de personnes âgées accomplissent pour elles.

De plus, un sous-groupe composé de neuf aidants ou dyades aidants-aînés a été rencontré pour une seconde entrevue, afin de mieux comprendre les aspects structurels de leurs trajectoires d'utilisation des services sociaux et de santé.

### *Collecte de données*
Les données ont été recueillies par des entrevues semi-dirigées qui étaient coordonnées par une associée de recherche détenant un doctorat en éducation et réalisées par quatre assistantes de recherche, soit trois étudiantes au cycle supérieur en service social, une ergothérapeute ayant plus de 20 ans d'expérience et titulaire d'une maîtrise en ergothérapie et une titulaire d'un doctorat en éducation. Les entrevues étaient d'une durée d'environ 60 à 90 minutes chacune et avaient lieu soit à domicile ou dans un bureau de l'université, selon ce qui convenait le mieux à l'usager ou à son proche aidant.

Une grille d'entrevue préparée par l'équipe de recherche portait sur les éléments suivants : une mise en contexte de l'environnement familial et communautaire, les motifs qui ont incité le parent, l'aîné ou le proche aidant à vouloir obtenir des services sociaux ou de santé pour l'enfant ou l'aîné, leur utilisation de différents services et leur trajectoire de services, les interventions qu'ils ont reçues, les réussites et les difficultés rencontrées, ainsi que leur expérience des services reçus du point de vue de la langue des services. Cette grille a pu assurer une structure aux entrevues en proposant des thèmes de discussion tout en étant assez flexible pour permettre aux personnes interviewées de s'exprimer aisément.

Pour le sous-groupe ayant participé à une seconde entrevue, lors de celle-ci, un diagramme représentant leur trajectoire d'utilisation des services telle que l'avait comprise l'équipe de recherche leur a été présenté. Ce diagramme a été discuté pour valider son exactitude et fournir une occasion d'ajouter des précisions ou de nouveaux renseignements. Des questions additionnelles sur l'importance pour les participants de recevoir des services en français et les raisons des ruptures de services constatées dans leur trajectoire ont été ajoutées.

### *Analyse des données*
Les entrevues étaient enregistrées sur bande audio, puis retranscrites de façon intégrale. Les transcriptions étaient ensuite importées dans le logiciel d'analyse NVivo 10 (QSR International, 2012). Trois assistantes de recherche ont codifié les données des entrevues selon une

procédure préétablie : 1) une première lecture de 20 % des transcriptions dans le but de repérer les rubriques (annotation générale) et les thèmes émergents (annotation qui précise ce qui y est abordé) (Paillé et Mucchielli, 2008) ; 2) l'obtention d'un consensus interjuges sur les rubriques et les thèmes parmi les membres de l'équipe de recherche qui regroupe six professions différentes relevant des services sociaux et de santé ; 3) la préparation d'une liste de codes (forme abrégée des rubriques et des thèmes) ; 4) la validation interjuges de la liste de codes avec le groupe de recherche ; enfin, 5) la codification du reste des données selon la liste de codes identifiés, tout en laissant place à l'émergence de nouveaux codes. C'est ainsi que les données ont été analysées de manière déductive et inductive, en scrutant chaque entrevue, puis en réalisant des comparaisons intergroupes (Huberman et Miles, 2002). Les analyses ont démontré que la saturation des données a été atteinte.

En complément, les chercheurs ont procédé à une analyse visuelle des trajectoires d'un sous-groupe composé de neuf aidants ou dyades aidants-aînés participant aux deux entrevues. Les services demandés et reçus y ont été placés en ordre chronologique, en y indiquant la langue dans laquelle ils avaient été reçus. Le type d'établissement duquel chaque service a été reçu a été noté, ainsi que son statut en vertu de la *Loi sur les services de santé en français* (établissement désigné, partiellement désigné ou non désigné). Les modes d'accès au service (référence d'un professionnel, démarche personnelle de l'aîné ou de son aidant, etc.) ont été indiqués, de même que les raisons pour lesquelles un service n'avait pas été reçu ou pas reçu en français.

Dans le présent chapitre, nous présentons l'analyse des verbatim des participants qui marquent des incidents critiques, soit des événements inattendus et soudains qui ont exigé la mise en place de capacités d'adaptation (DeBoer, 2011 ; Sharoff, 2008) qui se sont avérées efficaces dans leur quête de services en français. Nous mettrons également en valeur les éléments structurels associés aux points de rupture et de continuité dans l'accès aux services en français mis en lumière par l'analyse visuelle des trajectoires.

## Résultats : Agir en faveur d'une trajectoire de services en français

L'expérience de personnes vivant en milieu linguistique minoritaire (parents, aînés et proches aidants d'aînés) dans le contexte de leur trajectoire de services sociaux et de santé est ponctuée d'obstacles, mais aussi de réussites. Les résultats font valoir, à partir d'incidents critiques et de trajectoires de services, les conditions de succès de l'accès à des services de qualité et sécuritaires en français. Globalement, il appert que ces conditions sont en force lorsque des proches aidants ayant de nombreux atouts rencontrent des professionnels engagés à fournir des services et des soins de santé de qualité qui, de surcroît, comprennent l'importance de la langue pour la qualité de ces services. Ce constat va dans le sens de l'*Extended Chronic Care Model* et de son adaptation ontarienne avancés ci-dessus. Si l'analyse des trajectoires permet de reconnaître certains éléments structurels influant sur l'accès aux services en français, l'analyse des incidents critiques démontre que lorsque des obstacles surviennent, les trajectoires de services se développent grâce à des points tournants relevant de l'action de personnes pivots, lesquelles incluent les proches aidants eux-mêmes, ainsi que des professionnels de la santé et des services sociaux.

## L'analyse des incidents critiques : des points tournants

Les entrevues soulèvent que les points tournants dans les trajectoires de services sociaux et de santé font référence à des déclencheurs qui incitent à faire appel à ces services, ainsi qu'à des occasions de liaisons entre des services mettant à profit un réseautage porteur entre des professionnels, des organismes et des services.

### *Déclencheurs*

Les déclencheurs dans les trajectoires de services sociaux et de santé prennent diverses formes et peuvent être différents chez les enfants et chez les aînés utilisateurs de ces services. Bien que l'entourage de ces usagers puisse soupçonner un fonctionnement moins qu'optimal, les participants à cette recherche identifient normalement un événement ou incident critique qui amorce une recherche de services. Les parents des enfants mentionnent qu'un déclencheur initial se fait souvent sentir lorsqu'un enseignant ou un membre du personnel en garderie remarque et fait part d'une anomalie ou une difficulté souvent comportementale au parent proche aidant, qui lui permet de prendre conscience d'un besoin chez son enfant et d'enclencher une recherche de services. Les entrevues indiquent que dans les trajectoires des aînés, le déclencheur initial est souvent un incident particulier qui occasionne un état de crise et qui permet de réaliser une diminution de capacités et un besoin de services.

Les répondants révèlent de nombreux exemples où ils ont reçu des informations percutantes de la part d'un professionnel, ce qui a eu l'effet déclencheur d'une prise de conscience d'un besoin ou de la sévérité d'une problématique, tel que l'illustre ce passage :

> J'ai dit [au médecin gériatre] « On s'en va une semaine à Boston. » Pis il me regarde « Il n'en est pas question . . . c'est trop dangereux, tu vas la changer de son environnement pis quand tu reviens, elle peut en reperdre. » J'savais pas ça moi . . . Il avait raison là-dessus. (B012-E1)

Ce genre de déclencheur influence la suite et la direction de la trajectoire empruntée par les personnes rencontrées, en ce sens que cette prise de conscience conditionne les actions subséquentes entreprises par le proche aidant.

### Liaisons et réseautage

Outre des événements d'activation d'une quête de services, des déclencheurs dans les cheminements de services prennent souvent la forme de liaisons entre services et organismes. Ces éléments de liaison reposent sur diverses conditions qui favorisent le réseautage entre des personnes de la communauté linguistique en situation minoritaire. De tels éléments sont parfois associés aux proches aidants, parfois aux professionnels de la santé et des services sociaux, et parfois aux organismes de services.

### Proches aidants et aînés

La capacité de liaison assurant une suite vers des soins et services, notamment en français, est en partie tributaire de certaines qualités des proches aidants, notamment une ouverture d'esprit qui les incite à explorer toutes les avenues de services proposées de la part des groupes de soutien, des divers organismes communautaires et d'autres fournisseurs de services. Ces avenues peuvent s'avérer utiles en ce qu'elles offrent en soi un service répondant au besoin identifié, ou encore en ce qu'elles proposent d'autres débouchés. Les proches aidants qui empruntent des trajectoires efficaces, spécialement en français, sont également proactifs en ce sens qu'ils prennent en charge la situation en profitant de toute occasion pour poser des questions aux professionnels qu'ils rencontrent et en créant des liens serrés avec des professionnels qui leur apparaissent proactifs, comme l'explique cette répondante. « La gestionnaire de cas qui était supposée d'avoir le dossier elle me rappelait pas. Quand ça grouille pas ou quand j'ai pas [de retour] d'appel, je rappelle ma personne-contact, pis ça grouille. » (B003-E2)

### *Intervenants des services sociaux et de santé*
Évidemment, la capacité de réseautage des intervenants des services sociaux et de santé occasionne également d'importants points tournants dans les trajectoires de services efficaces. Les usagers rencontrés mentionnent les habiletés de communication chez des intervenants-clés. Ils jugent que ces intervenants, qui entretiennent une communication soutenue et efficace avec eux, ainsi qu'avec leurs collègues et d'autres organismes, leur ont permis d'accéder à un meilleur soutien dans leur cheminement. Les répondants ont illustré cette façon de faire par plusieurs exemples dans lesquels un professionnel qui connaissait à fond le système de services sociaux et de santé, spécialement celui des services en français, a été capable de donner de bons conseils sur des directions à explorer alors qu'ils avaient l'impression d'arriver à une impasse. Dans le jeu d'essais et erreurs des trajectoires de services sociaux et de santé, ces conseils avisés qui mènent à des débouchés sont inestimables, tel que le manifeste cette proche aidante : « Moi, j'aurais jamais trouvé ça ! » (B007-E1)

### *Ententes interorganismes*
Enfin, le réseautage entre les organismes offrant des services sociaux et de santé permet d'offrir rapidement des services en français. « Quand j'ai dit que j'étais francophone [...], elle m'a dit « Écoutez, je vais tout de suite donner votre nom à un francophone qui est sur place. » Pis il m'a appelée cinq minutes après. » (B001-E1). Les participants soulignent la fertilité des liens de collaboration entre des organismes qui offrent des services en français ; ils donnent plusieurs exemples où les services sont facilités par un système de liaison entre eux, comme en témoigne cet exemple où une intervenante d'un établissement désigné dirige l'usager vers d'autres établissements désignés ou partiellement désignés pour offrir des services en français.

C'est eux autres [travailleuse sociale de l'Hôpital X désigné] qui nous ont informés du Centre Y désigné . . ., là ils nous ont dit « Allez faire des inscriptions. » . . . C'est eux autres qui font le lien avec le service à domicile Z partiellement désigné. (B011-E2)

### Éléments structurels des trajectoires

Lorsque nous faisons une analyse approfondie des éléments structurels qui marquent les trajectoires de services, force est de constater que lorsqu'un enfant qui fréquente une école francophone a besoin de services, les intervenants de cette école le dirigent habituellement vers des services en français. Le manque de ressources a parfois entraîné des points de rupture dans ces trajectoires : autant des aidants que des intervenants se sont alors mobilisés pour contourner ces difficultés. Cependant, l'organisation scolaire se faisant sur une base linguistique en Ontario, les intervenants sociaux, de santé ou éducatifs des conseils scolaires francophones sont habituellement au fait des ressources francophones ou bilingues existantes tant dans le système public que privé.

L'organisation des services aux aînés n'étant pas conçue sur une base linguistique, on observe moins de constance dans l'aiguillage des personnes francophones vers des services dans leur langue. Ce constat a conduit notre équipe à analyser plus en détail les trajectoires de services de neuf aînés. Celles-ci révèlent certains éléments structurels importants dans l'accès aux services sociaux et de santé en français.

En ce qui concerne la structure symbolique, nous pouvons remarquer que certains usagers de services accordent plus d'importance que d'autres au fait d'obtenir ces services dans leur langue. Cette demande claire facilite généralement une certaine continuité dans l'accès aux services en français, sans toutefois la garantir. L'accès aux services en français est aussi modulé par la disponibilité de ces services, comme nous le verrons plus loin.

Quant à la structure organisationnelle des services sociaux et de santé, nous pouvons constater certains effets du cadre législatif de l'offre de services en français en Ontario. Dans les neuf trajectoires analysées en détail, les services reçus d'établissements désignés ont toujours été disponibles en français. Par contre, dans les établissements partiellement désignés, les participants ont presque toujours vécu certaines ruptures dans l'offre de services en français, soit que ces services étaient disponibles en français à certaines heures ou journées et pas à d'autres, soit que certains services étaient offerts en français et pas d'autres.

Le choix de s'adresser à un établissement désigné pour obtenir ses services ne relève pas toujours de la volonté de la personne ou de l'intervenant qui le conseille. Certains services ne sont pas disponibles dans les établissements désignés. Par exemple, lors de son accident vasculaire cérébral (AVC), (B008) s'est rendue à l'hôpital communautaire désigné en vertu de la *Loi sur les services en français*. Puisque les traitements requis pour un AVC hémorragique n'y étaient pas disponibles, elle a été transférée à un hôpital universitaire partiellement désigné dans lequel les services de neurologie ne semblaient pas faire partie des services offerts en français, ce qui a teinté l'expérience de cette personne : « J'ai pas aimé ça, j'ai pas aimé ça, cet hôpital-là (hôpital avec services en neurologie). C'était tout en anglais. » (B008-1)

Par ailleurs, le système public des services sociaux et de santé semble manquer de ressources pour répondre aux multiples besoins de la population, et ce, peu importe la langue des services. Dans ce contexte, plusieurs personnes n'ont pas reçu l'ensemble des services jugés nécessaires selon leur état de santé, mais plutôt le maximum disponible selon des règles dictées par les contraintes budgétaires. C'est ainsi que les personnes les plus proactives pour demander et justifier leur besoin de services ont semblé mieux réussir à obtenir les services dont elles avaient besoin. Le manque encore plus spécifique de ressources pouvant offrir des services en français est vécu par un manque de continuité dans les services offerts en français à certains moments donnés (p. ex. les fins de semaine ou pendant les vacances), par un accès plus rare à des spécialistes parlant la langue française ou par une obligation de s'adresser à un professionnel ne parlant pas sa langue si l'on souhaite une seconde opinion.

Lorsque la limite des services publics est atteinte, plusieurs personnes se tournent vers des services privés ou des organismes communautaires pour combler leurs besoins. Ces services ne sont pas assujettis à la *Loi sur les services en français*. La recherche de fournisseurs de services en français s'est souvent révélée difficile, et certaines personnes ont alors accepté des services dans la langue de la majorité (p. ex. aide privée la nuit [B001], physiothérapeute en privé [B008] ; services de répit en hébergement [B011]). Par ailleurs, on note que les groupes de soutien communautaires sont aussi des lieux de réseautage ; même lorsque leurs activités se déroulent dans la langue de la majorité, les participants de la communauté linguistique en situation minoritaire peuvent y trouver une occasion d'échanger entre eux sur les services disponibles dans leur langue.

En résumé, certains éléments structurels semblent faciliter l'accès à des services en français, soit l'importance accordée à la langue des services par le participant ou les intervenants qu'il rencontre, la fréquentation d'un établissement entièrement désigné en vertu de la *Loi sur les services en français* et le réseautage entre personnes du groupe minoritaire qui favorise la connaissance des ressources existantes en français.

## Personnes pivots

### *Des acteurs proactifs*

Dans ces trajectoires de services relatées, certaines personnes se sont révélées efficaces dans leur quête de services en français. Ces personnes dites pivots représentent des facilitateurs-clés au sein des trajectoires. Elles incluent les proches aidants et aînés eux-mêmes, ainsi que les professionnels de la santé et des services sociaux, qui entreprennent des démarches pour faciliter l'accès à ces services en français. Les expériences partagées démontrent de nombreuses caractéristiques et actions qui définissent la personne pivot.

### *Proches aidants*

Les entrevues révèlent que certaines qualités des proches aidants sont cruciales dans l'obtention de services sociaux et de santé en français. Dans plusieurs trajectoires, on observe une ténacité chez les proches aidants qui prennent en charge la situation et insistent pour obtenir les services dont a besoin l'enfant ou l'aîné qu'ils soutiennent. Les participants relatent plusieurs histoires où ils ont fait des recherches sur Internet et de nombreux suivis téléphoniques, où ils ont pris contact avec diverses personnes, où ils ont posé de nombreuses questions pour comprendre comment tirer le meilleur profit du système de services. D'autres qualités apparaissent comme un atout dans les trajectoires de services, mais ne représentent pas la norme chez les proches aidants. À titre d'exemple, quelques proches aidants bénéficient d'une expérience de gestion ou d'une connaissance de l'intérieur du système de services sociaux et de santé qui leur permet de naviguer avec plus d'aise et d'obtenir les services dont a besoin l'enfant ou l'aîné qu'ils accompagnent.

> On a la chance que ma sœur soit dans le métier [gestionnaire de cas], parce que si ça n'avait pas été le cas, on aurait été obligés de commencer par le médecin de famille. Pis je sais pas si le médecin de famille connaît toutes les ressources. . . . Je sais pas ce que j'aurais fait toute seule. (B009-E2)

**Intervenants des services sociaux et de santé**

Les résultats révèlent que les compétences des professionnels de la santé et des services sociaux sont déterminantes dans les trajectoires des personnes qui utilisent ces services. Les répondants relatent des histoires probantes qui laissent transparaître l'engagement explicite de certains membres du personnel rencontrés lors de leur cheminement pour obtenir des services. Ces personnes marquantes se rendent disponibles pour écouter les besoins des personnes, militent pour elles, maintiennent un contact soutenu avec leur famille ou réseau de soutien, effectuent un suivi étroit et s'assurent que les usagers obtiennent l'information et les services dont ils ont besoin. En outre, ces personnes-clés encouragent les personnes qu'elles servent à connaître le système, à tirer avantage des services qui existent et à insister pour augmenter leurs chances d'y accéder.

> L'orthophoniste et le directeur m'ont encouragée à appliquer pour demander l'orthophoniste du conseil scolaire. Sinon [enfant-usager] restait sur une liste d'attente à l'infini. L'école, ils m'ont vraiment bien encouragée pis supportée . . . il y avait un besoin pis ce directeur-là le voyait. (A014-E2)

Les données soulignent la capacité proactive des intervenants qui ont marqué les trajectoires de services relatées. Cette caractéristique se traduit par une approche proactive centrée sur la personne concernée, une capacité à adapter ses stratégies pour cibler ses besoins et une position à l'affût des besoins émergents. Plusieurs répondants soulèvent également la capacité des personnes-clés à faire preuve d'humanisme, c'est-à-dire qu'elles démontrent de l'empathie, de l'ouverture et du respect. Elles s'adaptent aux besoins et au niveau de connaissances et de langage de l'usager et du proche aidant pour que leur intervention leur soit accessible.

Elle [intervenante] expliquait le test. Elle me parlait pas comme si j'étais *dumb*, elle était pas condescendante... « Ah wow ! Oui, OK, là je comprends qu'est-ce que vous faites ! » *Intervieweuse : Est-ce que vous vous sentiez plus engagée comme ça ?* Ah oui, ah oui, oui. Pis là [enfant] aussi il comprenait. Il avait moins peur. Il aimait tellement ça aller là. Il n'avait pas peur. (A012-E1)

## Portée des agir

Lors de cette analyse des données d'entrevue, nous avons remarqué avec beaucoup d'intérêt que la rencontre d'intervenants engagés, proactifs, humains et encourageants a eu un effet grandement positif sur l'expérience des usagers et des proches aidants. L'importance accordée à ces intervenants-champions est liée au soulagement qu'ils ont procuré aux répondants éprouvant de nombreuses difficultés dans leur recherche de services sociaux et de santé, spécialement en français. Ceux-ci expriment qu'ils n'auraient pas pu atteindre une telle conclusion positive sans le soutien de professionnels pivots. Qui plus est, on note plusieurs passages qui attestent de la confiance que les usagers et proches aidants accordent aux professionnels qui représentent des personnes pivots dans leur trajectoire. « J'avais pas de rappel. J'ai retourné à [intervenante-clé], elle a dit « Inquiète-toi pas, je m'en occupe, les affaires vont grouiller. » [...] Ah, mon Dieu, ça, je savais tout de suite que « Fiou, elle va me rappeler. » » (B003-E2). Les entrevues illustrent également le bienfait affectif que ces personnes-clés apportent aux usagers et proches aidants interviewés. Plusieurs ont exprimé une vive reconnaissance envers ces personnes qui ont eu une grande influence dans leur trajectoire de services. Cette reconnaissance est, d'une part, liée à une liaison ayant engendré de nouvelles avenues de services recherchés en français et, d'autre part, attribuée au fait de pouvoir compter sur des intervenants fiables et dévoués.

En somme, les expériences des participants à cette étude révèlent que les trajectoires de services sociaux et de santé en français sont complexes et toutes en zigzag. Elles sont grandement influencées par des points tournants qui prennent la forme de déclencheurs et de liaisons qui peuvent être enclenchées par les proches aidants ou les intervenants, qui peuvent être parfois soutenues par un réseautage établi entre organismes et programmes qui offrent des services en français. Les expériences recueillies illustrent également la place capitale qu'occupent les personnes pivots dans les trajectoires de services efficaces qui sont influencées de façon positive par des proches aidants tenaces et proactifs et des intervenants engagés et humains. Ces caractéristiques individuelles sont clairement dans le sens opposé des référents théoriques de la notion d'identité minoritaire avec lesquels on peut s'attendre à ce que les proches aidants, parfois les intervenants, aient tendance à être passifs, à aller dans le sens de la majorité, à ne pas insister pour recevoir des services en langue minoritaire. Une interaction proactive et collaborative entre ces personnes et ces intervenants semble vraiment avoir changé les choses.

## Discussion : vers une amélioration des services sociaux et de santé en langue officielle en situation minoritaire

Le présent chapitre se base sur les expériences et les perspectives de 40 parents, aînés et proches aidants vivant en contexte linguistique minoritaire dont l'enfant ou l'aîné, à l'égard duquel ils ont une responsabilité d'aidant, utilise des services sociaux et de santé en français. Il vise à relever, à partir d'une analyse des trajectoires de services ainsi que des incidents critiques, les conditions de succès de l'offre active de services en français dans le but de fournir aux personnes en situation linguistique minoritaire des services de qualité et sécuritaires dans leur langue.

Les résultats ont nettement démontré les bienfaits, mais aussi les limites de la désignation d'établissements offrant des services en français, selon la *Loi des services en français* de l'Ontario (1986). En effet, il semble que dans les établissements entièrement désignés, il se pratique une offre active de services en français, alors que dans les établissements partiellement désignés, cette offre active n'est pas systématique. Si la liste des établissements partiellement désignés est publique, elle n'indique pas quels services ou programmes de ces établissements sont désignés et lesquels ne le sont pas. Ainsi, nous ne pouvons pas savoir si le manque d'accès à des services en français dans ces établissements était dû à la non-désignation du programme en question ou à une mauvaise mise en œuvre de cette désignation. Il est possible que la désignation partielle ne soit pas suffisante pour créer une culture organisationnelle stimulant l'offre active, tant dans les programmes désignés que par les intervenants bilingues des autres programmes. Dans ce contexte, l'offre active de services en français devient tributaire de la bonne volonté des intervenants en place. Dans une situation de vulnérabilité et devant ce manque d'information, la clientèle ne saura pas si elle doit ou non s'attendre à recevoir des services dans sa langue. Elle sera alors moins portée à demander des services en français et, si elle le demande, mais ne les reçoit pas, elle acceptera la réponse sans la contester, et ce, dans la foulée même des référents théoriques de l'identité sociale et des groupes minoritaires (Hogg et Abrams, 2003 ; Tajfel, 1978 ; Tajfel et Turner, 1986).

Relativement à l'*Extended Chronic Care Model* et à son adaptation ontarienne, plusieurs conditions de succès sont en force lorsque des proches aidants ayant des atouts personnels rencontrent des professionnels de la santé et des services sociaux engagés à fournir des services sociaux et de santé de qualité, reconnaissant l'importance pour l'usager d'obtenir des services dans sa langue. Nous avons présenté comment les trajectoires de services des répondants ont changé de cours grâce aux personnes pivots, lesquelles incluent les proches aidants eux-mêmes ainsi que des professionnels de la santé et des services sociaux francophones, bilingues et francophiles.

Les répondants illustrent de nombreux points tournants qui mettent en valeur l'intervention des personnes pivots en mesure d'offrir des renseignements percutants ayant l'effet de déclencher une prise de conscience et une recherche de services. De plus, un réseautage entre personnes de la même langue mettant à profit des éléments de liaison entre proches aidants ou aînés ainsi qu'entre professionnels et organismes publics ou communautaires (Savard *et al.*, 2013) prend souvent la forme de déclencheur de services ou de sources d'information concernant des services en français. Les entrevues soulèvent en outre le rôle crucial que jouent les personnes pivots dans les cheminements d'accès aux services. Certaines qualités des proches aidants se dégagent de l'analyse, notamment, leur ténacité de même qu'une expérience en gestion et une connaissance du système de santé et de services sociaux (Drolet *et al.*, 2015). Enfin, les expériences relatées soulignent de façon importante les compétences éprouvées des intervenants, particulièrement leur engagement et leur prédisposition proactive leur permettant de soutenir les usagers et leur famille dans leurs trajectoires de services dispensés le plus possible dans leur langue.

L'analyse présentée ici met en valeur des parents et proches aidants proactifs prenant en charge leur trajectoire de services en contexte linguistique minoritaire dans l'objectif bien précis de faire valoir les conditions de succès dans les trajectoires de services sociaux et de santé des personnes de langue officielle en situation minoritaire. Les référents théoriques de l'identité sociale et des groupes minoritaires (Hogg et Abrams, 2003 ; Tajfel, 1978 ; Tajfel et Turner, 1986) suggèrent que les personnes de langue minoritaire peuvent avoir tendance à être passives, à aller dans le sens de la majorité et à ne pas insister pour recevoir des services dans leur langue. Or, certaines personnes de langue officielle en situation minoritaire participant à cette étude ont persévéré pour avoir accès à des services dans leur langue, souvent soutenues dans cette démarche par des intervenants proactifs. Nuançons que les comportements proactifs décrits ne représentent pas des comportements typiques de l'ensemble des parents, aînés et proches aidants rencontrés, de même que des personnes vivant en situation linguistique minoritaire vis-à-vis de la demande de services dans leur langue (Drolet *et al.*, 2015 ; Forgues et Landry, 2014). Plutôt, les stratégies et les attitudes mis au jour révèlent des conditions à valoriser pour soutenir les succès des trajectoires de services, un aspect en faveur de l'amélioration des services en langue officielle en situation minoritaire.

## Conclusion

Cette étude démontre que l'accès aux services sociaux et de santé en langue officielle en situation minoritaire est favorisé à la fois par la présence de structures facilitant l'organisation de ces services et par la persévérance d'utilisateurs et d'intervenants engagés et proactifs. Le Cadre ontarien de l'amélioration des soins de santé précise l'importance de quatre sous-dimensions à promouvoir : un leadership solide, un alignement des ressources et des incitatifs, un engagement constant à l'amélioration de la qualité et une responsabilité quant aux résultats (ministère de la Santé et des Soins de longue durée de l'Ontario, 2007). Le leadership d'acteurs sociaux et de la communauté est utile pour stimuler la demande de services dans sa langue, dans les communautés de langue officielle en situation minoritaire. Le leadership au chapitre de l'organisation des services se révèle crucial pour stimuler l'offre active de services en langue officielle en situation minoritaire et une culture organisationnelle dans ce sens, afin d'assurer que des services dans cette langue soient disponibles dans l'ensemble du continuum de soins et de services dont une personne peut avoir besoin.

Le leadership sur le plan politique et les efforts juridiques en matière de droits linguistiques apparaissent indéniables. Il faut continuer d'approfondir la compréhension des bienfaits et des limites de la désignation d'établissements (entière ou partielle). Ces futures analyses permettront de soutenir encore davantage les intervenants et les gestionnaires, ainsi que l'essor organisationnel nécessaire pour favoriser l'offre active de services aux usagers des communautés francophones en situation minoritaire, notamment dans une province comme l'Ontario.

En somme, notre étude montre que si les structures politiques et juridiques facilitent l'accès aux services en langue officielle en situation minoritaire, la sensibilisation et l'autonomisation des usagers et de leurs aidants, de même que la sensibilisation et la responsabilisation des intervenants, permettent souvent de contourner les lacunes des mécanismes formels d'accès à des services dans la langue de la minorité.

## Notes

1. La présente étude a été possible grâce au soutien financier du CNFS - Secrétariat national qui est financé par Santé Canada dans le cadre de la *Feuille de route pour les langues officielles du Canada 2013-2018*.
2. Ce chapitre touche à la fois aux services sociaux et de santé, donc aux pratiques de soins de santé et de services sociaux. Cependant, nous utiliserons le terme système de santé quand nous discuterons spécifiquement d'éléments relevant du ministère de la Santé et des Soins de longue durée.

## Références

Barr, V. J., Robinson, S., Marin-Link, B., Underhill, L., Dotts, A., Ravensdale, D. et Salivaras, S. (2003). The expanded chronic care model : An integration of concepts and strategies from population health promotion and the chronic care model. *Healthcare Quarterly, 7* (1), 73-82. doi : 10.12927/hcq.2003.16763

Bodenheimer, T., Wagner, E. H. et Grumbach, K. (2002). Improving primary care for patients with chronic illness : The chronic care model, part 2. *Jama, 288* (15), 1909-1914. doi :10.1001/jama.288.15.1909

Boudreau, A. et Dubois, L. (2008). Représentations, sécurité/insécurité linguistique et éducation en milieu minoritaire. Dans Dalley, P. et Roy, S. (dir.), *Francophonie, minorités et pédagogie* (p. 145-176). Ottawa, ON : Les Presses de l'Université d'Ottawa.

Boudreau, F. (1999). Langue minoritaire et services de santé mentale en l'an 2000 : droits et besoins des Francophones de Toronto. *Reflets : revue d'intervention sociale et communautaire, 5* (2), 123-154. doi : 10.7202/026273ar

Champagne, F., Contandriopoulos, A., Picot-Touché, J., Béland, F. et Nguyen, H. (2005). *Un cadre d'évaluation globale de la performance des systèmes de services de santé : le modèle EGIPSS*. Montréal : Groupe de recherche interdisciplinaire en santé de l'Université de Montréal.

Commissariat aux services en français. (2009). *Rapport 2008-2009 : Une voix, des changements*. Toronto : Imprimeur pour la reine de l'Ontario.

DeBoer, G. E. (2011). The globalization of science education. *Journal of Research in Science Teaching, 48* (6), 567-591. doi :10.1002/tea.20421

Desabrais, T. (2010). L'influence de l'insécurité linguistique sur le parcours doctoral d'une jeune femme acadienne : une expérience teintée de la double minorisation. *Reflets : revue d'intervention sociale et communautaire, 16* (2), 57-89. doi :10.7202/1000314ar

Drolet, M., Arcand, I., Benoît, J., Savard, J., Savard, S., Lagacé, J., Lauzon, S. et Dubouloz C.-J. (2015). Agir pour avoir accès à des services sociaux et de santé en français : Des Francophones en situation minoritaire nous enseignent quoi faire ! *Revue canadienne de service social, 32* (1 et 2), 5-26.

Forgues, É. et Landry, R. (2014). *L'accès aux services de santé en français et leur utilisation en contexte francophone minoritaire*. Moncton, Nouveau-Brunswick : Institut canadien de recherche sur les minorités linguistiques (ICRML).

Gérin-Lajoie, D. et Labrie, N. (1999). Les résultats aux tests de lecture et d'écriture en 1993-1994 : une interprétation sociolinguistique. Dans Labrie, N. et Forlot, G. (dir.), *L'enjeu de la langue en Ontario français* (p. 79-108). Sudbury, ON : Prise de Parole.

Hogg, M. A. et Abrams, D. (2003). Intergroup behaviour and social identity. Dans Cooper, M. A. et Cooper, J. (dir.), *The SAGE Handbook of Social Psychology* (p. 407-431). London : Sage Publications Ltd.

Huberman, A. M. et Miles, M. B. (2002). *The Qualitative Researcher's Companion : Classic and Contemporary Readings*. Thousand Oaks, CA : SAGE Publications.

Krippendorff, K. (2012). *Content Analysis : An Introduction to its Methodology*. Thousand Oaks, CA : Sage Publications.

McCurdy, B., MacKay, C., Badley, E., Veinot, P. et Cott, C. (2008). *A Proposed Evaluation Framework for Chronic Disease Prevention and Management*

*Initiatives in Ontario*. Toronto, Ontario : Arthritis Community Research & Evaluation (ACREU).

Ministère de la Santé et des Soins de longue durée de l'Ontario (2012). *Entités de planification des services de santé en français*. Repéré à http://www.health.gov.on.ca/french/publicf/ programf/flhsf/health_planning_entitiesf.html.

Ministère de la Santé et des Soins de longue durée de l'Ontario (2007). Preventing and Managing Chronic Disease : Ontario's framework. Repéré à http://www.health.gov.on.ca/fr/pro/ programs/cdpm/pdf/framework_full.pdf. Consulté le 07 août 2014.

NVivo qualitative data analysis software ; QSR International Pty Ltd. Version 10, 2012

Paillé, P. et Mucchielli, A. (2008). *L'analyse qualitative en sciences humaines et sociales*. Paris : Éditions Armand Colin.

RLISS de Champlain (n. d.) *À propos de nous*. Repéré à http://www.champlainlhin.on.ca/ AboutUs/Intro.aspx. Consulté le 15 juillet 2015.

Savoie-Zajc, L. (2009). L'entrevue semi-dirigée. Dans Gauthier, B. (dir.), *Recherche sociale : De la problématique à la collecte de données* (5e édition, p. 337-360). Presses de l'Université du Québec : Québec, QC.

Savard, S., Arcand, I., Drolet, M., Benoît, J., Savard, J. et Lagacé, J. (2013). Les professionnels de la santé et des services sociaux intervenant auprès des francophones minoritaires : l'enjeu du capital social. *Francophonies d'Amérique*, (36), 113-133. doi :10.7202/1029379ar

Sharoff, L. (2008). Exploring nurses' perceived benefits of utilizing holistic modalities for self and clients. *Holistic Nursing Practice, 22* (1), 15-24. Doi : 10.1097/01.hnp.0000306324.49332.a4

Société Santé en français. (2012). *Destination santé 2018 : qualité, sécurité et mieux-être en français*. Ottawa : Société Santé en français.

Statistique Canada (2015). *Recensement du Canada de 2011 : Tableaux thématiques*. Repéré à http://www12.statcan.gc.ca/census-recensement/2011/dp-pd/tbt-tt/Rp-fra.cfm?TABID=2&LANG=F&APATH=3&DETAIL=0&DIM=0&FL=A&FREE=0&GC=0&GK=0&GRP=1&PID=103067&PRID=0&PTYPE=101955&S=0&SHOWALL=0&SUB=0&Temporal=2011&THEME=90&VID=0&VNAMEE=&VNAMEF=

Tajfel, H. (1978). *The Social Psychology of Minorities*. Sacramento : Minority Rights Group.

Tajfel, H. et Turner, J. C. (1986). The social identity theory of intergroup behavior. Dans Austin, W. G. et Worchel, S. (dir.), *Psychology of Intergroup Relations* (p. 7-24). Chicago, IL : Nelson-Hall.

Wagner, E. H., Austin, B. T., Davis, C., Hindmarsh, M., Schaefer, J. et Bonomi, A. (2001). Improving chronic illness care : Translating evidence into action. *Health Affairs, 20*(6), 64-78. doi :10.1377/hlthaff.20.6.64

Wagner, E. H., Austin, B. T. et Korff, M. V. (1996). Organizing care for patients with chronic illness. *The Milbank Quarterly, 74* (4), 511-544. doi :10.2307/3350391

CHAPITRE 7

# Offre de services de santé en français : entre obstacles et facteurs favorables en milieu hospitalier anglophone[1]

Éric Forgues, *Institut canadien de recherche sur les minorités linguistiques*, Boniface Bahi, *University of Alberta* et Jacques Michaud, *chercheur indépendant*

## Résumé

Notre chapitre vise à mettre en relief les facteurs sociaux et organisationnels qui favorisent l'offre de services de santé en français par des professionnels travaillant dans des établissements de santé majoritairement anglophones. Il présente une perspective sociologique qui invite les intervenants à tenir compte de la complexité de l'environnement socio-organisationnel dans lequel pratiquent les professionnels de la santé. Ainsi, leurs compétences linguistiques ne suffisent pas à assurer pareille offre. L'engagement de la haute direction et de ses gestionnaires, la gestion des services et des ressources humaines, les relations de travail, la disponibilité de la main-d'œuvre bilingue, le contexte juridique et politique sont, entre autres facteurs, des éléments à considérer afin de comprendre dans tous ses aspects la prestation de services de santé en français. Plus largement, ils renvoient nécessairement aux rapports sociaux qu'entretiennent les anglophones et les francophones.

**Mots-clés :** services de santé, environnement socio-organisationnel, droits linguistiques, professionnels de la santé.

## Introduction

L'accès aux services de santé en français fait l'objet d'une attention soutenue de la part des acteurs francophones, surtout depuis la crise qu'a provoquée le projet de fermeture de l'Hôpital Montfort en 1997 (Vézina, 2007). Ce conflit a fourni l'occasion aux francophones et aux décideurs politiques et publics de prendre clairement conscience des inégalités enracinées dans les services de santé sous l'angle linguistique de leur prestation. Aussi a-t-il donné l'occasion de constater l'importance de la langue dans la qualité et la sécurité des services de santé (Comité consultatif des communautés francophones en situation minoritaire, 2001).

C'est dans la foulée de cette crise qu'ont été créés la Société Santé en français (SSF) et ses réseaux dans les provinces ainsi que le Consortium national de formation en santé (CNFS) afin de favoriser la disponibilité de services en français et un meilleur accès à ces derniers en misant sur le réseautage et les partenariats, le développement de services en français, la promotion des services existants, la formation de professionnels francophones de la santé et la recherche sur les enjeux de la santé en français (Bouchard et Leis, 2008). L'absence de professionnels de la santé capables de s'exprimer en français est souvent perçue comme le principal obstacle à l'offre de services de santé en français (Gagnon-Arpin, Bouchard, Leis et Bélanger, 2014). Cette barrière est plus ou moins importante selon les provinces canadiennes. Un lien semble ainsi s'établir entre la présence de professionnels de la santé capables de s'exprimer en français et l'offre de services de santé. Or, la réalité est bien plus complexe. La présence de professionnels de la santé capables de s'exprimer en français ne garantit aucunement que les services soient offerts dans cette langue. L'environnement social, politique, juridique tout comme l'organisation du travail et des services conditionnent largement la langue parlée dans leurs pratiques. La langue employée dans l'offre de services de santé dépend, entre autres, de facteurs incluant l'engagement de la direction à l'égard de l'offre de services en français, les perceptions des professionnels de la santé, voire, plus généralement, le contexte juridique, politique ou social.

C'est pourquoi il nous apparaît nécessaire d'adopter un cadre conceptuel sociologique susceptible d'inscrire l'action des professionnels de la santé dans son contexte organisationnel et son environnement social. Nous nous sommes posé deux questions :

Quels facteurs favorisent, dans des milieux hospitaliers majoritairement anglophones, une offre de services de santé en français pour des usagers francophones ? Quels sont les obstacles à surmonter et les conditions à établir pour permettre aux professionnels de la santé d'offrir des services en français ? Le présent chapitre expose les principaux résultats de notre enquête[2]. Pour répondre à ces questions, nous avons procédé à des études de cas réalisées dans des établissements de santé majoritairement anglophones dans quatre provinces : le Nouveau-Brunswick, la Nouvelle-Écosse, l'Ontario et le Manitoba.

## Problématique et perspectives théoriques

Notre étude porte sur les facteurs sociaux, institutionnels et organisationnels qui influent sur l'offre de services en français en milieu hospitalier majoritairement anglophone comportant une proportion d'usagers francophones. Nous inspirant des travaux de Bélanger et Lévesque (1991), nous adoptons une perspective théorique qui inscrit l'activité des professionnels de la santé au sein de l'organisation dans laquelle ils évoluent, elle-même évoluant dans un contexte institutionnel (politique, juridique et réglementaire) venant cristalliser, plus largement, les rapports sociaux entre divers groupes.

Figure 1. Les professionnelles de la santé et l'organisation.

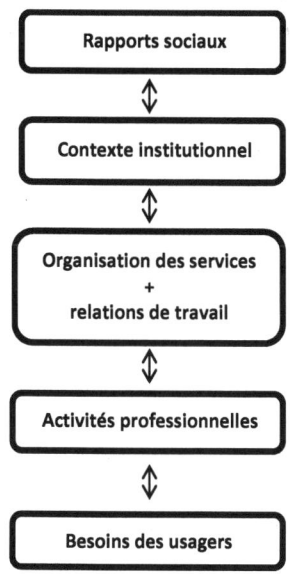

Rapports sociaux
⇕
Contexte institutionnel
⇕
Organisation des services
+
relations de travail
⇕
Activités professionnelles
⇕
Besoins des usagers

Dans le cas qui nous concerne, c'est la dimension linguistique des pratiques de santé, de l'organisation du travail et des services, du contexte institutionnel et des rapports sociaux qui retient notre attention. Les rapports sociaux qu'entretiennent les anglophones et les francophones peuvent se traduire, juridiquement parlant, par des lois et des politiques publiques qui tiennent compte des exigences des francophones à l'égard de la langue de service. Ces rapports ne sont pas identiques dans toutes les provinces canadiennes. Le poids démographique des francophones, l'importance de leurs institutions, l'héritage historique et l'engagement linguistique des francophones dans les provinces modèlent les rapports sociaux linguistiques. Comme l'exprime Michel Doucet : « Ainsi, puisqu'ils s'insèrent dans des contextes différents, façonnés par la combinaison de facteurs historiques, sociaux et politiques distincts, les droits linguistiques ne peuvent qu'être asymétriques, dans leur conception comme dans leur application » (Doucet, 2014[3]).

Ce phénomène se traduit par l'existence ou l'inexistence de lois et de politiques qui obligent ou qui incitent les services publics, dont les services de santé, à assurer la prestation des services dans les deux langues officielles.

Dans un établissement de santé, en plus des rapports sociaux entre anglophones et francophones, il existe au moins deux autres types de rapports qui pèsent tout autant sur l'organisation des services de santé : le rapport de travail, qui lie les employés à leur employeur, et le rapport de consommation, qui lie l'usager aux prestataires des services. S'inspirant de la théorie de la régulation (Aglietta, 1976 ; Boyer, 1986 ; Boyer et Saillard, 2002), Bélanger et Lévesque (1991) ont proposé le concept de rapport de consommation pour mieux comprendre la régulation des rapports sociaux entre les prestataires et les usagers des services. Selon eux, ce rapport peut se transformer suivant les revendications des consommateurs, lesquels sont susceptibles d'agir en tant qu'acteurs sociaux (Bélanger et Lévesque, 1991, p. 25). Dans cette perspective, les demandes sociales émanant des usagers peuvent, certes, exercer une influence sur l'organisation des services.

Il est permis de penser que les mobilisations et les revendications périodiques des francophones depuis la fin des années 1960 manifestent une volonté claire de reconnaissance de leurs droits et, ce faisant, entendent transformer les rapports sociaux afin de contrer la domination des francophones par les anglophones et d'établir des rapports sociaux égalitaires (Martel et Pâquet, 2010 ; Behiels, 2005).

Les revendications de services en français et la mobilisation des acteurs francophones autour de cet enjeu témoignent d'une volonté de transformer les effets des rapports sociaux inégalitaires entre ces deux groupes. Cette transformation nécessite notamment l'intervention de l'État fédéral et des gouvernements provinciaux qui, en établissant l'égalité du statut des anglophones et des francophones et en reconnaissant des droits linguistiques, corrigera l'inégalité vécue par les francophones. L'intervention étatique permet non seulement de protéger des droits individuels, mais de favoriser l'épanouissement culturel de la minorité francophone. « L'État, en acceptant d'octroyer des droits au groupe minoritaire, reconnaît qu'il a l'obligation positive d'agir afin de maintenir la langue et la culture de la minorité, qui se trouvent en règle générale en situation de vulnérabilité par rapport à la langue de la majorité » (Doucet, 2014).

À l'échelle nationale, l'égalité de statut entre les francophones et les anglophones est progressivement affirmée par la *Loi sur les langues officielles* adoptée en 1969, puis modifiée en 1988, de même que par la *Loi constitutionnelle de 1982*. Ces interventions législatives traduisent un certain consensus politique ou à tout le moins un compromis : « sur le plan politique, la reconnaissance du principe d'égalité des langues officielles et d'égalité des communautés de langue officielle est l'expression d'un choix fondamental découlant d'un contrat social » (Doucet, 2014).

Le schéma ci-dessous illustre le lien qui existe entre les rapports sociaux, la lutte visant leur transformation, les débats linguistiques dans l'espace public, les décisions politiques en matière de langue, ainsi que l'élaboration et l'application des règles de droit, des règlements pertinents et des politiques publiques.

**Figure 2. Rapports sociaux, débats linguistiques et décisions politiques en matière de langue**

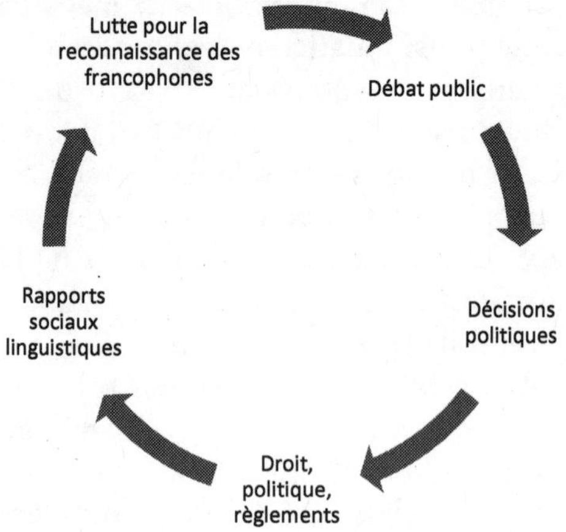

- Lutte pour la reconnaissance des francophones
- Débat public
- Décisions politiques
- Droit, politique, règlements
- Rapports sociaux linguistiques

Les droits linguistiques enchâssés dans la *Loi constitutionnelle de 1982* sont censés favoriser l'égalité du français et de l'anglais dans leur usage dans les institutions du Canada :

> 16. (1) Le français et l'anglais sont les langues officielles du Canada ; ils ont un statut et des droits et privilèges égaux quant à leur usage dans les institutions du Parlement et du gouvernement du Canada.

Concernant le Nouveau-Brunswick, cette même loi promeut des rapports sociaux égalitaires entre les communautés anglophones et francophones :

> 16.1 (1) La communauté linguistique française et la communauté linguistique anglaise du Nouveau-Brunswick ont un statut et des droits et privilèges égaux, notamment le droit à des institutions d'enseignement distinctes et aux institutions culturelles distinctes nécessaires à leur protection et à leur promotion[4].

Sur le plan individuel, la *Loi sur les langues officielles* du Nouveau-Brunswick affirme l'égalité du français et de l'anglais quant à leur usage dans les institutions publiques provinciales[5]. Autrement dit, le statut minoritaire des francophones ne devrait pas influencer la langue de service dans ces institutions.

Sur le plan collectif, les communautés linguistiques ont droit à leurs institutions culturelles pour assurer leur épanouissement. Même si la loi et la jurisprudence ne précisent pas si les établissements de santé sont inclus dans ce type d'institutions, c'est dans cette perspective que s'inscrivent les demandes, voire les revendications des francophones pour conserver la gouvernance des établissements de santé francophones. Il s'agit non seulement de répondre à des exigences concernant la qualité des services, mais également à des exigences relatives au maintien de la langue et de la culture françaises.

En plus de prendre appui sur des fondements juridiques qui rendent légitime la revendication des services en français, ce type de mobilisation peut engendrer de nouveaux droits ou de nouvelles politiques linguistiques. C'est ce qui s'est produit dans le cas des francophones en milieu minoritaire, notamment dans l'affaire de l'Hôpital Montfort, laquelle a servi de tremplin à la francophonie au tournant des années 2000, dans sa lutte pour obtenir un meilleur accès à des services de santé en français (Vézina, 2007 ; Comité consultatif des communautés francophones en situation minoritaire, 2001).

Le droit peut, dans certains contextes, médiatiser les rapports sociaux entre les anglophones et les francophones. Il sert de contrepouvoir en faveur de la minorité en lui permettant de faire entendre et reconnaître ses besoins. En dehors de sa sphère d'application, les minorités sont davantage assujetties au jeu des rapports de force avec les anglophones. Cependant, même dans cette sphère, nous le verrons, le droit ne parvient pas parfaitement à contrer ces rapports de force entre les anglophones et les francophones.

## Le contexte juridique et réglementaire de la langue de service dans les provinces à l'étude

Au Nouveau-Brunswick, sous le régime de la *Loi sur les langues officielles* et de la *Loi sur les régies régionales de la santé*, les hôpitaux sont tenus d'offrir activement des services de santé dans la langue officielle que choisit le patient[6]. Quant à l'Ontario, la *Loi sur les services en français*, édictée en 1986, « garantit au public le droit de recevoir des services en français de la part des ministères et organismes du gouvernement de l'Ontario situés dans des régions désignées ». Elle permet de désigner certains établissements de santé pour l'offre des services en français et prévoit la tenue de consultations auprès de la communauté francophone touchant l'organisation des services de santé en français[7]. De plus, les établissements désignés en vertu de cette loi doivent, du fait de cette désignation, offrir des services en français à la population francophone. En Nouvelle-Écosse, la *Loi concernant la prestation par la fonction publique de services en français* vise à « pourvoir à la prestation, par les ministères, offices, organismes gouvernementaux, sociétés d'État et institutions publiques désignés, de services en français destinés à la collectivité acadienne et francophone[8] ». Le *Règlement sur les services en français* (2006), lequel met en œuvre la Loi, précise les obligations des ministères et des services désignés, dont l'obligation des régies de définir des plans de services en français qui s'appuient notamment sur des consultations auprès de la communauté acadienne.

Au Manitoba, le législateur a édicté en 1989, puis révisé en 1999 la *Politique sur les services en langue française*, dans laquelle le gouvernement s'engage à offrir des « services dans les deux langues officielles dans les régions désignées où la population d'expression française est concentrée[9] ». En 2016, le gouvernement a adopté la *Loi sur l'appui à l'épanouissement de la francophonie manitobaine* qui affirme que « [l]e concept de l'offre active constitue la pierre angulaire qui sous-tend l'offre des services en français[10] ». Dans le secteur de la santé, la *Loi sur les offices régionaux de la santé*, édictée en 1997, reconnaît au lieutenant-gouverneur en conseil le pouvoir de déterminer, par règlement, « les obligations des offices régionaux de la santé à l'égard de la prestation de services de santé en français et, notamment, [d']établir la liste des offices régionaux de la santé assujettis aux obligations en cause (…)[11] ». Le *Règlement sur les services en français* découlant de la *Loi sur les offices régionaux de la santé* prévoit que les hôpitaux désignés de la province doivent élaborer des plans de services de santé en français (Santé Sud, n. d.) en consultant, entre autres, les collectivités francophones de leur région. Selon ce règlement provincial, sept offices régionaux de la santé doivent offrir des services en français.

S'agissant des modalités de l'offre de services dans les deux langues officielles, notons que, pour le Nouveau-Brunswick, les deux régies de la santé doivent faire une offre active de services de santé dans les deux langues officielles. Voici comment est précisée l'offre active de services :

> … prendre les mesures qui s'imposent pour indiquer aux membres du public qu'ils peuvent obtenir des services dans la langue

officielle de leur choix. L'offre active désigne aussi le fait de répondre au téléphone ou d'accueillir quelqu'un dans les deux langues officielles. Les institutions doivent afficher le symbole des langues officielles et produire la correspondance et les documents dans la langue choisie par le client. (Gouvernement du Nouveau-Brunswick, 2005)

Au Manitoba, au moment de notre collecte de données, la *Politique sur les services en langue française* prévoyait que les services doivent être activement offerts dans les régions désignées, dont les services de santé (de Moissac, de Rocquigny, Roch-Gagné et Giasson, 2011). En Ontario, l'offre active fait l'objet d'une ligne directrice établie par le gouvernement, cette direction ayant la portée d'un conseil, alors que le commissariat aux services en français recommande qu'elle soit une directive obligatoire (Commissariat aux services en français, 2013). En Nouvelle-Écosse, on ne le précise pas.

Il est permis de penser que la prestation active de services de santé offre les meilleures conditions pour que les usagers francophones utilisent les services dans leur langue. Le commissaire aux services en français de l'Ontario, qui milite pour que l'offre de services en français soit active, affirme que la relation entre l'offre et la demande est inversée en contexte minoritaire :

> En effet, habituellement, dans un contexte de majorité linguistique, s'il y a une demande, il y aura de l'offre. En matière de services en français, il faut plutôt de l'offre pour qu'il y ait de la demande. Alors, bien plus que d'avoir l'affiche « anglais/français », il s'agit de pouvoir obtenir efficacement un service en français de qualité. Il faut que la personne derrière le comptoir puisse offrir activement ce service. (Commissariat aux services en français, 2008)

Le contexte juridique et réglementaire doit être considéré dans l'analyse des résultats de l'étude. Comme nous le verrons dans la section suivante, où nous présentons le cadre théorique, le contexte juridique constitue une dimension du contexte social qui nous permet de comprendre la prise en compte de la langue dans l'organisation des services de santé.

## L'environnement organisationnel interne

Outre l'environnement politique et juridique externe, l'établissement de santé doit également composer avec des circonstances internes, notamment les capacités linguistiques des employés, les ressources (humaines, financières et matérielles) ainsi que le mode de gestion des activités.

Dans les provinces où la contrainte juridique externe pour assurer une prestation de services de santé en français est plutôt faible, voire absente, ce sont des pressions internes qui peuvent déterminer l'offre de services en français afin de répondre à la demande de services en français. La présence d'une clientèle francophone peut inciter les gestionnaires à mettre en place des mesures pour répondre à ce besoin particulier. Dans ce contexte, la logique juridique compose avec une logique gestionnaire ou lui cède sa place.

L'intérêt que manifestent les gestionnaires et les intervenants dans le domaine de la santé à l'égard de l'acquisition de compétences linguistiques et culturelles pour leur organisation atteste de ce besoin de réfléchir aux conditions à réunir pour servir le mieux possible une population multiculturelle et multilingue. C'est surtout du côté américain que nous trouvons des études consacrées à ce sujet. La revue de littérature réalisée par Aucoin en 2008 pour la Société Santé en français témoigne d'un intérêt nouveau pour cette orientation de la part des organismes francophones. Elle l'amène à distinguer deux types de responsabilités, celle des professionnels de la santé et celle des organisations de santé :

- la responsabilité des professionnels de la santé de développer des attitudes, des comportements et des connaissances leur permettant de créer une relation thérapeutique de qualité avec un patient de langue et de culture différentes ;
- la responsabilité des systèmes et des organisations de soins de santé de mettre en place un environnement, des politiques, des ressources et de la formation pour offrir des services adaptés à la langue et à la culture de leurs patients (Aucoin, 2008, p. 9).

De plus, se référant au National Center for Cultural Competence, Aucoin distingue les compétences culturelles et les compétences linguistiques. Si les premières renvoient à la capacité d'offrir des soins en tenant compte de sensibilités culturelles et de systèmes de valeurs différents, les secondes désignent la « capacité d'une organisation et de son personnel de communiquer de façon efficace et de transmettre l'information d'une façon facilement compréhensible par des clientèles diversifiées, incluant les personnes ayant une connaissance limitée de la langue de la majorité, celles qui ont un faible degré de littératie ou qui sont illettrées. » (Aucoin, 2008, p. 9). Dans sa revue de littérature, cet auteur fait remarquer qu'il n'y a pas de cadre théorique défini pour réaliser des études sur les compétences culturelles ou linguistiques, mais qu'il existe un cadre conceptuel en cours d'élaboration relativement à la qualité des soins de santé.

S'inspirant des travaux de Betancourt (2006) et de Beach, Somnat et Cooper (2006), il retient trois dimensions conceptuelles pour l'analyse : la dimension clinique (relation et communication entre le professionnel de la santé et le patient), la dimension organisationnelle (leadership du conseil d'administration et de l'équipe de direction, priorités stratégiques, planification des services, allocation de ressources humaines et financières, mise en œuvre des processus de soins, etc.) et la dimension systémique (couvrant l'ensemble du système de santé, les politiques publiques et le système social) (Aucoin, 2008, p. 14-15). Cet axe de recherche nous fournit des pistes pour définir le cadre conceptuel qui nous permettra de mener à terme notre étude.

Inspirés par les contributions des travaux précités portant sur les compétences linguistiques et culturelles des organisations de santé, nous avons élaboré les schémas conceptuels reproduits ici afin de présenter les facteurs externes et internes susceptibles d'influer sur l'offre de services de santé en français.

Au nombre des facteurs externes, il faut compter les ressources financières que fournissent le gouvernement, le cadre juridique ou réglementaire et les politiques provinciales, les demandes exprimées par les organismes francophones et la population, les associations professionnelles tout autant que l'existence et l'intervention d'un commissaire ou d'un ombudsman. Il importe d'ajouter que la population francophone et ses organismes représentatifs peuvent, de leur côté, contribuer à déterminer la prestation de services en français en assurant la promotion d'une « demande active » de tels services à l'instar de l'Assemblée de la francophonie de l'Ontario (*L'Express*, 19 au 25 mai 2009). Ainsi, des acteurs francophones entendent promouvoir la question de la demande de services dans la langue officielle que choisissent les francophones.

Parmi les facteurs internes, il convient de retenir aussi bien la volonté et l'engagement de l'administration, les ressources (humaines, matérielles et financières), l'existence d'une politique interne sur la langue de service et d'un plan d'action sur la langue de service, la gestion des services et des ressources humaines, les capacités linguistiques des professionnels de la santé et leurs perceptions à l'égard de la langue de service, les conventions collectives en vigueur ainsi que les attentes des patients. La manière de définir une offre de services dans les deux langues officielles présente aussi une importance certaine dans l'offre effective qui sera faite.

### Schémas conceptuels

Notre étude offre un aperçu de certaines dimensions susceptibles d'influer sur l'offre de services de santé en français à partir des points de vue exprimés par les répondants en entrevue et dans le sondage, ainsi que de celui que nous trouvons dans la documentation.

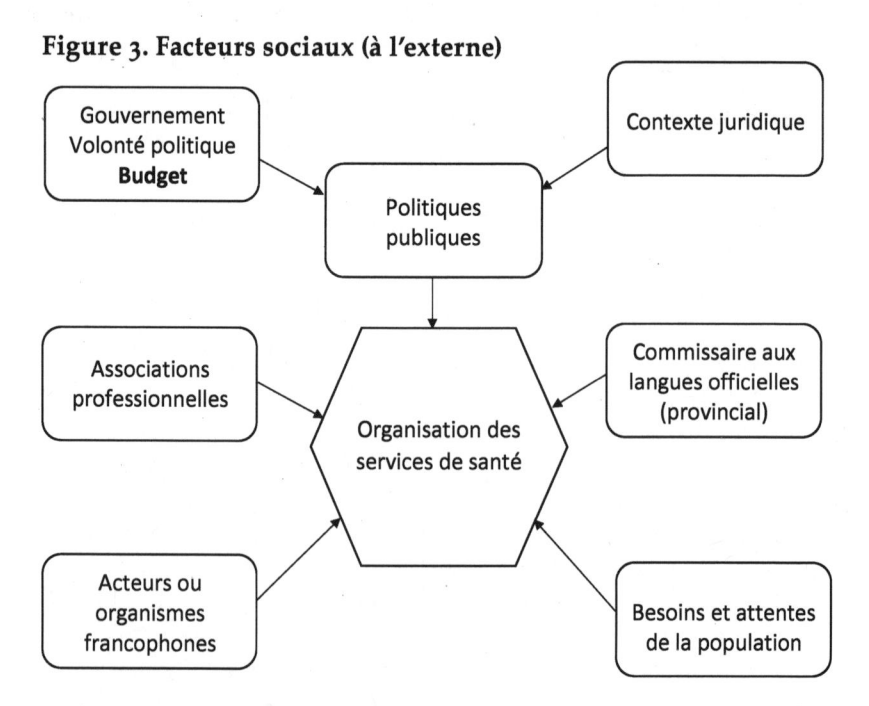

**Figure 3. Facteurs sociaux (à l'externe)**

- Gouvernement Volonté politique **Budget**
- Contexte juridique
- Politiques publiques
- Associations professionnelles
- Commissaire aux langues officielles (provincial)
- Organisation des services de santé
- Acteurs ou organismes francophones
- Besoins et attentes de la population

## Figure 4. Facteurs organisationnels internes

- Volonté administrative
- Politiques internes sur les langues de services
- Ressources matérielles, humaines et financières
- Plan d'action - moyens utilisés (formation, traduction, etc.)
- Prestation de services - relations patients - professionnels
- Commissaire aux langues officielles (provincial)
- Bilinguisme et perceptions des employés
- Attentes des patients
- Relations de travail - Conventions collectives

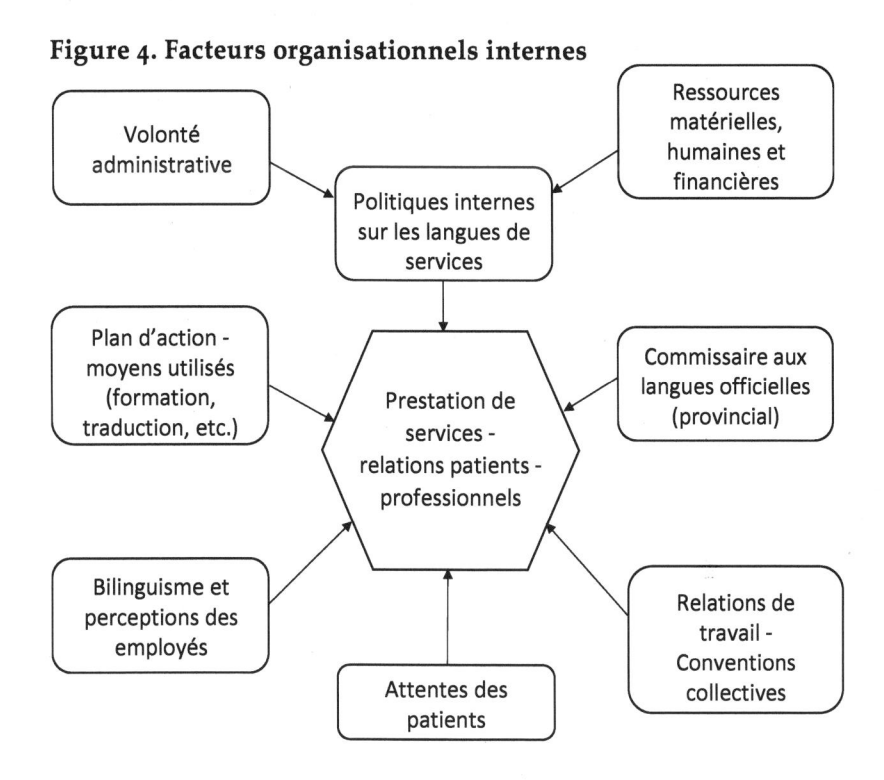

## Méthodologie[12]

Le cadre théorique a permis d'élaborer une grille d'analyse qui tient compte des diverses dimensions pouvant influer sur l'offre de services de santé dans les deux langues officielles. Cette grille d'analyse découle d'une définition opératoire des concepts qui permet de préciser les concepts en dimensions, en indicateurs et en variables (Van Campenhoudt et Quivy, 2011). Voici les thèmes qui ont fait l'objet d'une collecte de données à l'aide d'un schéma d'entretien ou d'un questionnaire :

- Profil du répondant
- Compétences linguistiques du répondant
- Langue des patients
- Langue de service
- Engagement de l'établissement de santé
- Perceptions et opinions du répondant

- Évaluation des compétences linguistiques et formation linguistique au sein des établissements de santé
- Facteurs déterminant l'offre de services en français
- Langue de travail

À l'hiver 2010-2011, un questionnaire électronique a été mis en ligne sur Internet dans les deux langues officielles. À l'aide du service de messagerie électronique interne des hôpitaux étudiés, il a été envoyé aux professionnels de la santé et aux employés des hôpitaux. L'étude a porté sur l'Hôpital régional de Yarmouth, en Nouvelle-Écosse, région à 21,4 % francophone, le Réseau de santé Horizon dans le réseau des hôpitaux de Moncton (ville à 35 % francophone), de Fredericton (7,1 %), de Saint John (4,8 %) et de Miramichi (8,5 %), au Nouveau-Brunswick[13], l'Hôpital régional de Sudbury, en Ontario, ville à 28,2 % francophone et l'Hôpital général de Saint-Boniface, au Manitoba, ville qui compte 4,1 % de francophones. À des degrés divers, ces établissements doivent offrir des services dans la langue officielle que choisit l'usager.

En ne retenant que les personnes qui ont rempli au moins 30 % du questionnaire, 902 répondants ont participé au sondage (voir le tableau suivant[14]. L'analyse des données est de nature descriptive. Il s'agit à la fois d'examiner l'état de la situation en matière d'offre de services et de comprendre les dimensions pouvant l'influencer.

**Tableau 1. Répartition des répondants au sondage selon les régies de la santé**

| | | Indiquer pour quelle régie de la santé vous traviaillez | | | | Total (%) |
|---|---|---|---|---|---|---|
| | | Hôpital régional de Yarmouth | Réseau de santé Horizon | Hôpital régional de Sudbury | Hôpital régional de Saint-Boniface | |
| Total | Effectif | 96 | 435 | 156 | 215 | 902 |
| (%) | % | 10,6 | 48,2 | 17,2 | 23,8 | 100 |

Outre le sondage, 56 entretiens semi-directifs ont été réalisés dans la même période auprès de gestionnaires occupant différents niveaux hiérarchiques et répartis dans les établissements de santé afin de déterminer le degré auquel la langue est prise en compte dans l'organisation des services de santé et la manière dont elle l'est. Nous avons également mené une recherche documentaire afin de recenser les documents relatifs aux politiques linguistiques en matière de santé, aux stratégies et aux plans d'action destinés à promouvoir les services en français (recension de sites Web et contacts auprès des établissements de santé). La collecte de données nous a aidés à préciser, notamment, en quoi le contexte juridique, l'engagement de la direction, l'allocation des ressources et les perceptions des employés influent sur l'offre de services de santé en français en milieu francophone minoritaire.

## Résultats

### *Volonté administrative*

Les hôpitaux à l'étude ont mis en œuvre des plans pour assurer une offre de services dans les deux langues officielles. Le Réseau de santé Horizon l'a fait pour la première fois au cours de notre étude. Les données tendent à montrer que les administrateurs des hôpitaux sont engagés dans une certaine mesure dans l'offre de services dans les deux langues officielles. Ainsi, 65 % des répondants disent que leurs dirigeants donnent une grande ou une très grande importance aux services en français. Si l'on tient compte de la langue des répondants, ce pourcentage passe de 56,6 % chez les francophones à 72,7 % chez les anglophones. Autrement dit, les francophones sont moins disposés que les anglophones à affirmer que les dirigeants accordent de l'importance à l'offre de services en français. Par ailleurs, 67 % des répondants jugent que les dirigeants de leur hôpital présentent, à un degré élevé ou très élevé, une image organisationnelle bilingue. Enfin, 37 % des répondants sont d'avis que les dirigeants de leur hôpital s'engagent et exercent du leadership, à un degré élevé ou très élevé, pour offrir des services en français.

Voici d'autres données concernant leur perception de l'engagement de la direction hospitalière :

- Pour 36 % des répondants, la direction demande aux employés, à un degré élevé ou très élevé, de faire une offre active de services dans les deux langues officielles.

- Pour 35 % des répondants, la direction s'assure d'avoir, à un degré élevé ou très élevé, du personnel bilingue à sa disposition.
- Pour 41 % des répondants, la direction engage, à un degré élevé ou très élevé, du personnel capable de s'exprimer en français.
- Pour 65 % des répondants, la direction présente, à un degré élevé ou très élevé, l'information écrite aux patients dans les deux langues officielles.
- Pour 45 % des répondants, la direction sensibilise les professionnels de la santé, à un degré élevé ou très élevé, à l'offre de services en français.
- Pour 30 % des répondants, la direction tient compte de la langue, à un degré élevé ou très élevé, dans les promotions ou les déplacements de personnel à l'interne[15].

## Gestion des services et des ressources humaines

L'engagement des dirigeants et des gestionnaires dans l'offre active varie considérablement d'un établissement à l'autre. Dans certains hôpitaux, notamment à Winnipeg et à Sudbury, les dirigeants ont ciblé certains services et départements pour l'offre de services en français (l'urgence et le service mère-enfant par exemple). On privilégie également une gestion des ressources humaines qui mise sur l'embauche d'employés bilingues, l'instauration d'une liste permanente d'employés bilingues appelés à servir au sein de différents quarts de travail et les communications bilingues aussi bien écrites qu'orales. Cependant, ces aménagements varient selon les hôpitaux et leurs départements. Dans l'ensemble, les services d'accueil sont les plus aptes à offrir des services en français, mais, au-delà de l'accueil, les services en français sont, en règle générale, difficilement assurés. Près du quart des répondants jugent que les gestionnaires de leur département prennent des mesures à un degré nul, très faible ou faible pour offrir des services en français aux patients francophones, alors que 54,5 % jugent qu'ils le font à un degré élevé ou très élevé, les autres ne sachant pas (voir le tableau suivant).

**Tableau 2. Mesures prises par les gestionnaires des régies de la santé pour offrir des services en français aux patients francophones**

| | | | Hôpital régional de Yarmouth | Réseau de santé Horizon | Hôpital régional de Sudbury | Hôpital régional de Saint-Boniface | Total (%) |
|---|---|---|---|---|---|---|---|
| À votre connaissance, à quel degré les gestionnaires de votre département prennent-ils des mesures pour offrir des services en français aux patients francophones? | Nul | Effectif | 5 | 9 | 10 | 14 | **38** |
| | | % | 6,6 | 2,5 | 7,6 | 7,8 | **5,1** |
| | Très faible | Effectif | 11 | 19 | 10 | 24 | **64** |
| | | % | 14,5 | 5,3 | 7,6 | 13,3 | **8,6** |
| | Faible | Effectif | 10 | 33 | 15 | 25 | **83** |
| | | % | 13,2 | 9,2 | 11,4 | 13,9 | **11,1** |
| | Élevé | Effectif | 18 | 78 | 31 | 39 | **166** |
| | | % | 23,7 | 21,8 | 23,5 | 21,7 | **22,3** |
| | Très élevé | Effectif | 17 | 148 | 41 | 34 | **240** |
| | | % | 22,4 | 41,3 | 31,1 | 18,9 | **32,2** |
| | Je ne sais pas | Effectif | 15 | 71 | 25 | 44 | **1,155** |
| | | % | 19,7 | 19,8 | 18,9 | 24,4 | **20,8** |
| Total (%) | | Effectif | 76 | 358 | 132 | 180 | 746 |
| | | % | 100 | 100 | 100 | 100 | 100 |

## Ressources

L'offre de services en français nécessite l'acquisition de certaines ressources. Parmi les ressources disponibles, on compte sur la présence d'employés bilingues, la formation linguistique et, dans une certaine mesure, des services d'interprète. Sur la question de l'embauche d'employés bilingues, plusieurs commentaires mentionnent la difficulté à recruter des professionnels de la santé. L'ajout d'une exigence linguistique accroît cette difficulté. En entrevue, des répondants ont souligné également la résistance des syndicats à désigner des postes bilingues. L'exigence linguistique est perçue comme dérogeant à d'autres exigences, telles les compétences techniques ou l'ancienneté. Certains répondants craignent de voir l'exigence ou la préférence du bilinguisme au moment de l'embauche supplanter les exigences liées aux compétences professionnelles : « *It would be wonderful if we were all bi or trilingual, but I think it is more important to have qualified staff to perform their job, than less skilled people who speak both languages* » (Horizon). On ne perçoit pas la compétence linguistique comme faisant partie des compétences exigées pour offrir un service de qualité : « *If a person can do the job, that is what counts, not which language they can do it in* » (Sudbury). On distingue clairement les compétences techniques et linguistiques : « *Staff get promoted by seniority, so the language you speak has nothing to do with your job* » (Saint-Boniface).

La question des coûts est souvent soulevée dans les commentaires. Pour certains, il faudrait choisir entre la qualité des soins et la langue : « *People have to decide if they want their health or their language because the province cannot afford both* » (Horizon). On pense que les exigences linguistiques sont trop coûteuses : « *Too many tax dollars wasted on this issue !* » (Horizon). On perçoit une injustice dans le fait d'exiger ou de préférer des candidats bilingues pour certains postes : « *It seems very unfair from the perspective of an English Speaking Canadian not to mention an enormous financial burden for the province to carry the title of 'Bilingual Province'* » (Horizon). Ce type d'exigence linguistique est perçu comme une offre d'emploi pour les francophones, plus bilingues que ne le sont les anglophones.

En général, la position syndicale en matière de langue de services constitue un sujet délicat de sorte que les employés se sentent moins à l'aise pour exprimer leurs commentaires. Le droit des patients francophones d'obtenir des services dans la langue de leur choix s'opposerait sur certains points aux droits des travailleurs. Pour certains répondants, il existe une façon de régler ces différends : l'administration doit clarifier avec les syndicats les modalités de prise en compte de ces deux types d'exigences.

La formation d'employés bilingues représente une solution pour favoriser l'offre de services en français ; elle comporte toutefois des limites. Nos données montrent que la formation linguistique n'a eu *aucune* ou a eu une *faible* incidence sur la prestation de services en français pour près des trois quarts des répondants. De plus, plusieurs répondants affirment en entrevue que l'accès à la formation linguistique est restreint et compliqué par des horaires qui ne conviennent pas toujours aux employés. Par ailleurs, la formation ne suffirait pas à rendre les employés aptes à offrir des services en français et à l'aise à cet égard. Plusieurs également ont mentionné l'insuffisance de ce moyen, s'il n'est pas accompagné d'activités de socialisation en français pour maintenir les compétences linguistiques.

## Environnement linguistique

Dans certaines régions, au dire de plusieurs répondants professionnels de la santé, le contexte anglodominant les incite à employer l'anglais dans leurs communications entre collègues et avec les patients. De fait, la plupart des francophones parlent l'anglais. Plusieurs affirment en entrevue ou dans des commentaires formulés dans le questionnaire que peu de clients francophones demandent à être servis en français. Près de la moitié des répondants affirment que moins de 10 % de leurs patients demandent un pareil service.

> ... almost all of my Francophone patients speak perfect English so not a common request. (Sudbury)

> If patient speaks français-anglais and asks if you speak French, they don't understand the correct terminology in French and automatically switch to English. (Horizon)

Cette situation mène des répondants à conclure que les services en français ne représentent pas vraiment un besoin, ce qui conforte certains professionnels dans leur choix de ne pas servir les francophones dans leur langue. Selon plusieurs, le fait que les patients francophones soient majoritairement bilingues et qu'ils parlent l'anglais réduit l'exigence d'offrir des services en français.

Plusieurs répondants ne manquent pas de rappeler le contexte anglodominant pour justifier leur résistance à l'égard de la langue de service.

> Saint John is mostly an English-speaking city and I feel far too many of our already scarce resources are being wasted to appease a small portion of the population. I have met very few francophones who cannot speak English. I do feel that interpretive services should be available at all times. (Horizon)

> *Once again, you need to look at the city where the hospital is, go into any stores our first language is English, those that cannot speak English are a very low minority. I feel that every department has French speaking individuals should one not be able to communicate with a visitor or patient. I have worked here for several years and this has not once been an issue.* (Sudbury)

On tente ainsi d'occulter l'enjeu linguistique des services de santé en raison d'un contexte majoritairement anglophone dans lequel les francophones sont bilingues. Compte tenu de ce contexte anglo-dominant, il apparaît plus simple et plus logique pour certains que les francophones unilingues apprennent l'anglais plutôt que de consacrer des ressources à l'offre de services en français.

Lorsqu'il est exprimé par un patient bilingue, ce besoin de services de santé en français est perçu comme une action politique et révèle tout le rapport de force entre les anglophones et les francophones : « (...) *I do not agree with a Francophone patient who is completely bilingual INSISTING on Service in French and allowing a totally unilingual Anglophone to fumble and stutter (...) I have no tolerance for people "making a point"* » (Horizon).

Ce commentaire provient d'un employé d'un hôpital qui a pourtant l'obligation d'offrir les services dans la langue officielle que choisit le patient.

Les données de nos entrevues montrent que les employés sont incités à communiquer entre eux en anglais, limitant ainsi la possibilité de maintenir leurs compétences en français. Toute communication professionnelle et administrative, à l'écrit comme à l'oral, doit se faire en anglais. Les communications informelles peuvent se dérouler en français, mais, si des anglophones sont présents ou à proximité, les francophones se sentent tenus de parler en anglais entre eux, si bien que la norme de communication devient l'anglais.

Cette pression vers l'anglais favorise la marginalisation du fait français dans les hôpitaux, comme le donnent à entendre certains répondants. Des patients et des employés francophones peuvent communiquer en anglais, sans savoir qu'ils sont francophones. Si bien que les répondants, bien souvent, ignorent l'importance de la présence de collègues ou de patients francophones dans les hôpitaux.

## Le contexte multiculturel

Dans la perspective de plusieurs gestionnaires et des professionnels de la santé, le fait multiculturel de la région, de la province ou du pays permet de relativiser, voire d'amoindrir l'importance d'offrir les services en français.

> *French is not the only other language spoken in NB. We are becoming a melting pot of cultures and I do not feel it is fair to only stress French as a second language.* (Horizon)

> *(...) yes, all languages are important to be accessible to pts [patients] not just French.* (Sudbury)

Un répondant pense que la maîtrise de l'italien est plus importante pour communiquer avec les patients aînés : « *What about the rights of other nationalities (...) You can't be considered Bilingual unless the other language is French (...). In Sudbury – Italian is a better asset to have in communicating with the elderly population.* » (Sudbury).

Un autre répondant mentionne l'importance des autres groupes linguistiques :

> *I feel that the hospitals should offer all languages that are dominant in geographical area, not just for French, but also in this area i.e. Ukraninan, Finnish, Italian, etc.* (Sudbury)

> *Well, in the region that I serve, there are just as many or more immigrants that speak languagues other than French that we also have to treat, assist and serve equally.* (Saint-Boniface)

Certains répondants remettent en cause le fait d'embaucher des employés parlant français en raison du contexte multiculturel :

> *Most patients I serve speak anything, but French. The work area that I am in has a guide of how many French speaking employees they must hire. This is not necessary for the reason above. If this is what the government wants, why is it just St Boniface Hospital that has this policy. We are a multicultural country.* (Saint-Boniface)

Contredisant une perception répandue, un répondant prétend que ce n'est pas un problème de trouver du personnel qui parle français, mais qu'on devrait plutôt se concentrer sur les autres groupes linguistiques : « *It is never a problem to find staff who speak French. It is very hard to find staff who speak Chinese, Japanese, Filipino, Manderine, Aboriginal languages. That is what this hospital should be concentrating on, not French.* » (Saint-Boniface)

D'autres commentaires abondent dans le même sens :

*As much as I believe that offering French is important to the French speaking patients, it is just as important to address the other languages in our specific area. I strongly believe that they are forgotten.* (Sudbury)

*Our patient population is largely aboriginal – many nurses on our unit have commented that it would be more beneficial to have staff who speaks aboriginal languages (Ojibwa, Cree, Oji-Cree) than French.* (Saint-Boniface)

L'affirmation du fait multiculturel se fait concomitamment à celle du fait anglophone majoritaire :

*We are a multicultural society. Not only do we have French speaking people, we also have Ukranians, Asians, Filipinos, Italians, Germans, East Indians and so on. (...) we must consider the other groups and not make them feel that they are not as special as the French. Singling one group out is very unfair, unrealistic and unprofessional. English is the international language and most people understand it. Let's not rock the boat and play favorites.* (Sudbury)

Un autre commentaire juxtapose aussi le fait multiculturel au fait anglophone majoritaire :

*I feel you are putting more relevance on French speaking patients over any other foreign language. What makes them so special ? We get just as many Spanish, Filipino, German patients. Should we all have to learn those languages too ? This is Winnipeg, Canada. We speak ENGLISH here.* (Saint-Boniface)

Selon ces répondants, les francophones semblent ainsi recevoir un traitement de faveur aux dépens des autres groupes minoritaires. À leurs yeux, il ne devrait pas y avoir de différence entre les francophones et les groupes issus de l'immigration ; à terme, tous devraient s'assimiler à la majorité anglophone. Un autre commentaire dit : « *Canada is a country of many nations. French should not receive special services.* » (Saint-Boniface)

Évoquant le contexte multiculturel canadien, des anglophones tendent ainsi à diluer les droits des francophones en matière de langue de service en les associant à ceux des autres minorités ethniques. On met sur le même pied d'égalité le droit des immigrants et celui des francophones. La perspective gestionnaire tend à aborder cette question uniquement sous l'angle de l'effet de la langue de communication sur la qualité des soins offerts. Ainsi, on ne peut pas établir de différence entre le patient francophone et le nouvel arrivant qui parle une autre langue que l'anglais.

Un seul commentaire du côté anglophone mentionne l'existence des deux langues officielles au pays : « *French is our 2nd official language in Canada – all healthcare should be provided in this language because we live in Canada. To not have it available is unacceptable* » (Saint-Boniface). Cependant, les répondants anglophones ont majoritairement la vision d'un pays multiculturel plutôt que celle d'un pays ayant deux langues officielles et reconnaissant l'égalité de droit entre les anglophones et les francophones.

## Perceptions des employés

Les données montrent que 58,3 % des répondants reconnaissent totalement ou fortement le droit des francophones de recevoir des services dans leur langue. Ce taux grimpe à 90,7 % chez les répondants francophones et baisse à 43,9 % chez les anglophones. Pour des usagers francophones maîtrisant l'anglais, 40 % des répondants jugent qu'il est totalement ou fortement légitime de demander des services en français. Là aussi, les répondants francophones sont plus enclins à reconnaître ce droit (67,5 %) que les anglophones (26,6 %).

Par ailleurs, la majorité des répondants (72,6 %) croient que leur hôpital doit accorder une très grande ou une grande importance à l'offre de services de santé en français. La proportion est plus élevée chez les francophones (94,4 %) que chez les anglophones (64,5 %). Cependant, un peu plus de la moitié des répondants (51,2 %) estiment que leur hôpital ne doit pas en faire plus ou doit en faire un peu plus pour offrir des services en français. La proportion est plus forte du côté anglophone

(65,3 %) que du côté francophone (20,7 %) à être de cet avis. En revanche, la majorité des répondants (73,0 %) se disent prêts à faire plus d'efforts pour offrir de tels services. Les anglophones semblent moins disposés que les francophones à le faire (65,3 % comparativement à 92,4 %).

S'agissant de l'offre de services qui doit être faite dans la langue officielle du patient, plusieurs répondants expliquent en entrevue qu'ils n'osent pas faire une telle offre parce qu'ils ne sont pas bilingues. Ils craignent que, si le patient parle français, ils ne puissent peut-être pas le comprendre ou poursuivre la conversation, ce qui indiquerait qu'ils ne connaissent pas les mesures à employer dans une telle situation ou qu'ils ne souhaitent pas y recourir.

### Obstacles perçus

Nous avons demandé aux répondants de dire à quel degré certains éléments de l'organisation des services pouvaient constituer un obstacle. Si nous retenons ceux qui perçoivent que les facteurs qui suivent constituent un obstacle moyen, important ou majeur, les données montrent que :

- pour 66 % des répondants, c'est l'insuffisance des **compétences linguistiques** des professionnels de la santé ;
- pour 42 %, c'est le fait que **le personnel ne croit pas nécessaire ou important** d'offrir des services en français ;
- pour 23 %, ce sont les **pratiques d'embauche** qui favorisent le personnel unilingue anglophone ;
- pour 19 %, ce sont les **promotions professionnelles** qui favorisent le personnel unilingue anglophone ;
- pour 19 %, ce sont les **perceptions des dirigeants de l'hôpital** (lesquels ne croient pas nécessaire ou important d'offrir des services en français) ;
- pour 27 %, c'est le fait que les **dirigeants ne mettent pas en place des moyens** pour aider les professionnels à offrir des services en français ;
- pour 18 %, c'est la **convention collective** conclue entre leur association professionnelle et l'employeur.

En général, les obstacles paraissent plus importants pour les francophones que pour les anglophones.

## La langue des services offerts

Les entrevues ont fait ressortir le fait qu'une proportion élevée de patients francophones ne reçoit pas les services de santé en français. Le tableau ci-dessous indique que, selon 31,6 % des répondants, moins de 30 % des usagers francophones reçoivent leurs services en français.

Tableau 3. **Proportion des patients francophones qui reçoivent un service dans leur langue selon les régies de la santé**

| Proportion des patients francophones qui reçoivent un service dans leur langue (en %) | Hôpital régional de Yarmouth (35) | Réseau de santé Horizon (130) | Hôpital régional de Sudbury (61) | Hôpital Saint-Boniface (37) | Total (%) (263) |
|---|---|---|---|---|---|
| 0-9,9 | 5,7 | 16,2 | 14,8 | 29,7 | 16,4 |
| 10-19,9 | 17,1 | 3,9 | 8,2 | 16,2 | 8,4 |
| 20-29,9 | 17,1 | 3,9 | 8,2 | 5,4 | 6,8 |
| 30-39,9 | 8,6 | 2,3 | 1,6 | 8,1 | 3,8 |
| 40-49,9 | 0,0 | 1,5 | 8,2 | 2,7 | 3,0 |
| 50-59,9 | 17,1 | 8,5 | 16,4 | 5,4 | 11,0 |
| 60-69,9 | 0,0 | 1,5 | 0,0 | 5,4 | 1,5 |
| 70-79,9 | 8,6 | 7,7 | 8,2 | 5,4 | 7,6 |
| 80-89,9 | 8,6 | 13,9 | 11,5 | 5,4 | 11,4 |
| 90-100 | 17,1 | 40,8 | 23,0 | 16,2 | 30,0 |
| Total (%) | 100 | 100 | 100 | 100 | 100 |

Les entrevues permettent de comprendre que ce sont surtout les services d'accueil qui offrent des services dans les deux langues officielles et quelques départements qui servent des proportions plus élevées de francophones (parce qu'il s'agit de services spécialisés par exemple) ou qui sont désignés ou priorisés, comme en Ontario et au Manitoba. À savoir si cette offre de services dans les deux langues officielles est *active*, les données du tableau ci-après montrent que l'offre de services dans les deux langues officielles est plutôt marginale (1,6 %), que 68 % des répondants abordent les usagers en anglais lors d'une première visite, que 16,8 % les abordent en français et que 13,6 % disent les aborder dans leur langue (anglais ou français). Dans ce dernier cas, l'information peut être fournie dans le dossier du patient (le nom de famille peut se révéler un indicateur) ou par le port d'un bracelet d'une couleur en particulier (méthode utilisée à l'Hôpital régional de Saint-Boniface au moment de l'étude).

**Tableau 4. Langue utilisée lors de la première visite des patients**

|  |  |  | Régies de la santé ||||Total (%)|
|---|---|---|---|---|---|---|---|
|  |  |  | Hôpital régional de Yarmouth | Réseau de santé Horizon | Hôpital régional de Sudbury | Hôpital régional de Saint-Boniface |  |
| Dans quelle langue abordez-vous vos patients lors d'une première visite? | Toujours ou surtout en anglais | Effectif | 64 | 206 | 84 | 155 | 509 |
|  |  | % | 72,7 | 60,2 | 60,4 | 86,1 | 68,0 |
|  | En anglais et en français | Effectif | 4 | 2 | 4 | 2 | 12 |
|  |  | % | 4,5 | 0,6 | 2,9 | 1,1 | 1,6 |
|  | Toujours ou surtout en français | Effectif | 5 | 87 | 23 | 11 | 126 |
|  |  | % | 5,7 | 25,4 | 16,5 | 6,1 | 16,8 |
|  | Dans la langue du patient | Effectif | 15 | 47 | 28 | 12 | 102 |
|  |  | % | 17,0 | 13,7 | 20,1 | 6,7 | 13,6 |
| Total (%) |  | Effectif | 88 | 342 | 139 | 180 | 749 |
|  |  | % | 100 | 100 | 100 | 100 | 100 |

Nous avons voulu savoir si les répondants servaient les usagers en français lorsque ces derniers leur parlaient dans cette langue. Le quart des répondants (25,5 %) disent le faire parfois, rarement ou jamais (voir le tableau 5). Nous avons demandé ce qu'ils faisaient lorsque le patient leur parlait en français (voir le tableau 6). La plupart lui demandent s'il parle anglais, puis continuent la conversation dans cette langue dans le cas de l'affirmative. Ils peuvent aussi demander à un collègue de traduire les propos ou ils le dirigent vers un collègue francophone. Une proportion de répondants demandera à la personne qui accompagne les patients de traduire leurs propos.

## Tableau 5. Langue utilisée par le patient et langue utilisée par le professionnel de la santé

|  |  |  | Indiquer pour quelle régie de la santé vous travaillez ||||  Total (%) |
|---|---|---|---|---|---|---|---|
|  |  |  | Hôpital régional de Yarmouth | Réseau de santé Horizon | Hôpital régional de Sudbury | Hôpital régional de Saint-Boniface |  |
| Si le patient vous adresse la parole en français, le servez-vous en français? | Toujours | Effectif | 39 | 144 | 72 | 37 | 292 |
|  |  | % | 53,4 | 56,9 | 64,3 | 35,9 | 54,0 |
|  | Souvent | Effectif | 5 | 29 | 9 | 14 | 57 |
|  |  | % | 6,8 | 11,5 | 8,0 | 13,6 | 10,5 |
|  | Parfois | Effectif | 6 | 18 | 9 | 8 | 41 |
|  |  | % | 8,2 | 7,1 | 8,0 | 7,8 | 7,6 |
|  | Rarement | Effectif | 8 | 30 | 11 | 15 | 64 |
|  |  | % | 11,0 | 11,9 | 9,8 | 14,6 | 11,8 |
|  | Jamais | Effectif | 15 | 32 | 11 | 29 | 87 |
|  |  | % | 20,5 | 12,6 | 9,8 | 28,2 | 16,1 |
| Total (%) |  | Effectif | 73 | 253 | 112 | 103 | 541 |
|  |  | % | 100 | 100 | 100 | 100 | 100 |

## Tableau 6. Réponses des professionnels si le patient se dirige à eux en français

| Que faites-vous si le patient vous adresse la parole en français? | Toujours – souvent (%) |
|---|---|
| Je demande au patient s'il parle l'anglais et, si oui, je continue à lui parler en anglais. | 36,1 |
| Je demande l'aide d'un collègue francophone de la même compétence professionnelle que moi pour traduire. | 27,0 |
| Je le dirige vers un collègue francophone. | 19,6 |
| Je demande l'aide d'un employé francophone, peu importe sa compétence professionnelle. | 18,6 |
| Je demande au patient si une personne qui l'accompagne peut traduire. | 18,2 |
| J'ai recours au service d'interprète de l'hôpital. | 4,2 |

La majorité des employés (79,2 %) estiment que leur hôpital doit offrir des services en français. Hormis les hôpitaux du Réseau de santé Horizon au Nouveau-Brunswick, les hôpitaux à l'étude priorisent certains départements dans l'offre de services en français[16]. Il est étonnant de constater, par ailleurs, qu'une proportion importante de répondants (48,7 %) dit ne pas avoir été informée de la langue dans laquelle les services doivent être offerts à leur hôpital. De plus, 35,4 % déclarent ne pas avoir été informés des ressources disponibles pour offrir des services en français.

## Discussion des résultats

Les données de l'étude montrent que, malgré l'existence d'un contexte juridique obligeant ou incitant les hôpitaux à offrir des services de santé en français, la mise en œuvre de mesures à cette fin se bute à plusieurs obstacles. La prise en compte de la langue dans l'organisation des services dépend de facteurs externes aux établissements de santé, sur lesquels les dirigeants et les gestionnaires des services de santé ont une faible emprise. À cette échelle, ce sont les acteurs politiques (gouvernements, partis politiques, ombudsman), sociaux (groupes francophones et anglophones) et professionnels qui peuvent influer sur le contexte en favorisant, voire obligeant la prise en compte de la langue dans l'organisation des services de santé. Au sein des établissements de santé, les décideurs et les gestionnaires peuvent influer sur plusieurs dimensions favorables à une offre de services de santé en français en commençant par leur propre engagement et leur volonté de prendre en compte la langue dans l'organisation des services de santé. Toutefois, la marge de manœuvre de ces acteurs s'inscrit dans des rapports sociaux entre les anglophones et les francophones qui font sorte que les gestionnaires et les professionnels de la santé anglophones perçoivent la situation différemment que les francophones. Suivant ces perceptions, que nous avons présentées, les anglophones tendent à minimiser la portée des droits linguistiques en raison, notamment, d'un contexte majoritairement anglophone auquel les francophones devraient se conformer et d'un contexte multiculturel et multilingue qui dilue ces droits linguistiques. Ils minimisent également la portée de ces droits qui, comme le rappelle Michel Doucet, visent l'épanouissement et le développement social ou culturel des minorités (Doucet, 2014[17]). Considérant la langue comme un simple outil de communication, ils comprennent mal pourquoi un francophone bilingue demanderait à recevoir des services en français. « Dès lors que la langue n'est plus considérée comme une nécessité sociale, les droits linguistiques constituent tout au plus une forme d'accommodement permettant à l'individu de communiquer, dans des conditions particulières, avec l'État.» (Doucet, 2014)

Détachant ainsi la langue de sa fonction identitaire et de son rôle pour la survie de la communauté, les anglophones perdent de vue que l'objectif de protection a été fixé pour assurer la survie d'une communauté linguistique et culturelle dans un contexte anglodominant. «Sur le plan politique, la reconnaissance du principe d'égalité des langues officielles et d'égalité des communautés de langue officielle est l'expression d'un choix fondamental découlant d'un contrat social.» (Doucet, 2014)

Le principe d'égalité vise ainsi à contrer la tendance, dans un contexte anglodominant, à utiliser l'anglais comme langue de communication et à inciter plutôt les décideurs et les professionnels de la santé à promouvoir l'usage du français.

Le contexte anglodominant explique sans doute la faible demande de services de santé en français. L'étude de Deveau, Landry et Allard (2009) consacrée aux facteurs qui incitent les usagers francophones à utiliser un service public dans leur langue fait observer que, lorsque l'offre de services se fait activement dans les deux langues officielles, la probabilité que les usagers utilisent ce service dans leur langue s'accroît. Autrement dit, si l'offre de services se fait en anglais, les francophones sont moins enclins à demander d'être servis en français, d'autant plus que, en contexte fortement minoritaire, les francophones ont déjà intériorisé le fait de vivre en anglais dans les espaces publics (Landry, Allard et Deveau, 2011, p. 38-39). Quant aux francophones bilingues, le fait de demander des services en français peut être perçu comme un geste politique (Charbonneau, 2011). En outre, dans un hôpital, la situation de vulnérabilité des patients fait en sorte qu'en règle générale ils ne se sentent pas en bonne position pour demander des services dans leur langue, et ce même si leur situation peut accentuer ce besoin (Boudreau, 1999; Bernier, 2009). Or, nous savons qu'une communication devenue source d'incompréhension risque d'altérer la qualité des services (Bowen, 2001).

La demande de services en français se formule en d'autres lieux, notamment par les organismes communautaires francophones, lesquels sont les mieux placés pour sensibiliser les décideurs et les gestionnaires d'hôpitaux à l'importance de l'offre de services en français. L'objectif vise à bien faire comprendre l'influence du contexte anglophone sur la faible demande de services en français et à favoriser l'instauration de mesures qui mettront véritablement à l'aise les patients francophones de choisir le français comme langue de services (Commissariat aux services en français, 2015).

## Conclusion

Au terme de notre analyse, nous constatons que, malgré l'existence d'un contexte juridique obligeant ou incitant les établissements de santé à offrir leurs services dans les deux langues officielles, plusieurs autres facteurs interviennent dans la prise en compte de la langue dans l'offre de services de santé. Ces éléments ne doivent pas être considérés indépendamment des rapports sociaux entre les anglophones et les francophones. La persistance de rapports de force entre les deux groupes linguistiques explique en partie les obstacles qui se présentent sur le chemin de l'offre de services dans les deux langues officielles. La prise en compte de la langue dans l'organisation des services de santé reflète l'état de ces rapports sociaux. Par conséquent, la mise en œuvre des droits linguistiques demeure un processus complexe faisant intervenir des facteurs :

- sociaux, qui renvoient à des processus de socialisation et d'intériorisation de certaines normes, prescrivant notamment les contextes d'usage du français ;
- économiques, qui mettent en jeu des ressources matérielles, humaines et financières dans un contexte où elles sont limitées ;
- culturels, qui puisent à des valeurs, à des croyances et à des perceptions concernant l'identité des individus, le statut et la légitimité de la langue et des droits linguistiques ;
- politiques, qui font intervenir des rapports de force, d'influence et de pouvoir.

L'instauration d'un contexte juridique ne rend pas moins nécessaire un engagement politique résolu afin d'assurer le respect entier des droits linguistiques. Pour Joseph Yvon Thériault, l'existence des droits linguistiques peut contribuer à donner l'impression que les résultats visés sont atteints et démotiver du même coup l'engagement politique dans la défense des intérêts des francophones ou dans la reconnaissance du fait minoritaire en général. Ce serait l'un des effets de ce qu'il appelle la « juridification » du fait minoritaire [18] qui évacue ainsi

> ... du débat public de la scène politique[,] la question des minorités linguistiques. Les parlements, la classe politique, celle de la majorité comme celle de la minorité, peuvent alors s'en décharger – ce qui fut largement le cas au cours des dernières années – ... les juges s'en occupent. (Thériault, 2009, p. 53)

Thériault estime que la juridification du fait minoritaire « a comme effet de masquer [l]es rapports de force. Elle sort la communauté linguistique d'une relation politique pour la définir comme une communauté d'ayant droits » (Thériault, 2009, p. 53). Mais ce processus va plus loin. Toujours selon lui :

> La juridification procède d'un certain nivellement qui a ultimement comme effet d'évider le social des contenus politiques et historiques qui donnaient à l'action sociale substance et profondeur. La juridification c'est donc l'expansion sans limites de la logique du droit moderne. (Thériault, 2009, p. 52)

Cette thèse en elle-même devrait être vérifiée sur le terrain, particulièrement dans le cas qui nous occupe, à savoir le domaine de la santé. Il est vrai que les organismes francophones œuvrant dans le secteur de la santé (le Consortium national de formation en santé, la Société Santé en français et ses réseaux affiliés), qui sont pourtant nés des revendications des acteurs francophones, refusent d'exercer un rôle revendicateur dans le domaine de la santé (Forgues et Mouyabi Mampoumbou, 2014). Sans être des organismes de revendication, ils se doivent d'élaborer des stratégies pour faire progresser les services en français dans un contexte *juridique et politique* plus ou moins favorable selon les provinces.

Lorsqu'ils sont reconnus, de tels droits linguistiques ne parviennent pas à occulter, voire à éliminer entièrement les rapports de force. Si ces droits peuvent, jusqu'à un certain point, masquer les rapports de force, notre analyse montre leur effet déterminant dans l'application des droits linguistiques. Bien que les divers acteurs soient amenés à composer avec ces droits, les rapports de force continuent de peser dans la prise en compte de la langue au sein de l'organisation des services de santé. Les organismes de revendication déterminent à quel point les droits linguistiques seront pris en compte dans l'organisation des services destinés aux patients francophones, et ce, à tous les échelons de l'organisation des services de santé.

Les droits linguistiques ne suffisent pas à contrer, ni même à inverser les rapports de domination du groupe majoritaire anglophone à l'endroit du groupe minoritaire francophone. Les acteurs francophones doivent savoir que les avancées accomplies dans le domaine de la langue des services peuvent être attribuées à la mobilisation des communautés francophones et acadiennes qui ont interpellé les milieux politiques (gouvernement fédéral et gouvernements provinciaux) afin de réclamer l'application de mesures propices à améliorer l'offre des services de santé en français. Pour que les droits linguistiques soient appliqués ou que les décisions politiques soient respectées, les organismes et les acteurs doivent demeurer vigilants et mener, s'il le faut, les actions politiques ou juridiques nécessaires.

## Notes

1. Ce texte découle d'une recherche qu'ont financée conjointement le Consortium national de formation en santé et le ministère de la Santé du Nouveau-Brunswick et ayant fait l'objet d'une publication sous forme de rapport (Forgues, Bahi et Michaud, 2011). Nous remercions toutes les personnes qui ont contribué, même indirectement, à notre étude.
2. Le lecteur pourra consulter le rapport qui présente plus en détail le cadre théorique, la méthodologie et les résultats de l'analyse (Forgues, Bahi et Michaud, 2011).
3. Document publié en version Kindle non paginée.
4. *Loi constitutionnelle de 1982*, annexe B de la *Loi de 1982 sur le Canada* (R-U), 1982, c 11. Récupéré du site de l'Institut canadien d'information juridique : https://www.canlii.org/fr/ca/legis/lois/annexe-b-de-la-loi-de-1982-sur-le-canada-r-u-1982-c-11/derniere annexe-b-de-la-loi-de-1982-sur-le-canada-r-u-1982-c-11.html
5. *Loi sur les langues officielles*. Récupéré du site du gouvernement du Nouveau-Brunswick : https://www.gnb.ca/legis/bill/editform-f.asp?ID=134&legi=54&num=4
6. *Loi sur les langues officielles*, sanctionnée le 7 juin 2002. Récupéré du site du gouvernement du Nouveau-Brunswick : http://www.gnb.ca/0062/PDF-acts/o-00-5.pdf. *Loi sur les régies régionales de la santé*, sanctionnée le 11 janvier 2002. Récupéré du gouvernement du Nouveau-Brunswick : http://www.gnb.ca/0062/pdf-acts/r-05-05.pdf

7. Récupéré du site du gouvernement de l'Ontario : http://www.ofa.gov.on.ca/fr/loi.html
8. Chapitre 26 des lois de 2004, modifié en 2011, chap. 9, art. 17 à 22, *Loi concernant la prestation par la fonction publique de services en français*.
9. *Politique sur les services en langue française*, mars 1999. Récupéré du site du gouvernement du Manitoba : http://www.gov.mb.ca/fls-slf/pdf/fls_policy.pdf
10. *Loi sur l'appui à l'épanouissement de la francophonie manitobaine*. Récupéré du site de l'Assemblée législative du Manitoba : https://web2.gov.mb.ca/bills/41-1/b005f.php. Il est important de se rappeler qu'au moment de notre étude cette loi n'avait pas été adoptée.
11. *Loi sur les offices régionaux*, C.P.L.M. chap. R34, sanctionnée le 19 novembre 1996, version en vigueur depuis le 9 novembre 2012. Récupéré du site du gouvernement du Manitoba à http://web2.gov.mb.ca/laws/statutes/ccsm/r034f.php
12. Notre étude a reçu l'approbation du Comité d'éthique de l'Université de Moncton ainsi que des comités d'éthique des établissements de santé concernés.
13. Nous avons reçu une somme d'argent supplémentaire pour inclure dans notre étude quatre hôpitaux établis au Nouveau-Brunswick.
14. Selon les données obtenues sur le nombre d'employés des hôpitaux visés par l'étude, ce chiffre représente des taux de participation approximatifs de 8 % pour l'Hôpital régional de Yarmouth, de 3 % pour le Réseau de santé Horizon, de 4 % pour l'Hôpital régional de Sudbury et de 5,5 % pour l'Hôpital de Saint-Boniface. Il faut prendre en considération le fait que des groupes d'employés n'ont pas accès à un ordinateur sur leur lieu de travail. Plusieurs répondants ont dit que le questionnaire était long.
15. Faute d'espace, nous n'avons pas mis tous les tableaux de données. Le lecteur pourra les consulter dans le rapport complet (Forgues, Bahi et Michaud, 2011).
16. Au moment de l'étude, l'Hôpital régional de Sudbury faisait des démarches pour être entièrement désigné.
17. Nous renvoyons à la version *Kindle* non paginée de l'ouvrage.
18. Selon lui, la juridification vise à « décrire un processus général par lequel la sphère juridique en vient à être le lieu par excellence d'organisations politiques et de définitions des normes dans les sociétés contemporaines – le gouvernement des juges – (…) » (p. 51). C'est la substitution du politique par le juridique.

## Références

Aglietta, M. (1976). *Régulation et crises du capitalisme*. Paris, France : Calmann-Lévy.

Aucoin, L. (2008). *Compétences linguistiques et culturelles des organisations de santé, Analyse critique de la littérature*, présentée à la Société Santé en français.

Behiels, M. D. (2005). *La francophonie canadienne. Renouveau constitutionnel et gouvernance scolaire*. Ottawa, Ontario : Les Presses de l'Université d'Ottawa.

Bélanger, P. R. et Lévesque, B. (1991). La « théorie » de la régulation, du rapport salarial au rapport de consommation. Un point de vue sociologique. *Cahiers de recherche sociologique*, (17), 17-51.

Beach, M. C., Somnat, S. et Cooper, L. A. (2006). The role and relationship of cultural competence and patient-centeredness in health care quality. The Commonwealth Fund, octobre.

Bernier, C. (2009). « Citoyens de deuxième classe ? Perceptions de la santé et du système de soins chez les francophones du nord-est de l'Ontario ». *Francophonies d'Amérique*, (28), 115-138.

Betancourt, J. R. (2006). Improving quality and achieving equity : The role of cultural competence in reducing racial and ethnic disparities in health care. The Commonwealth Fund, octobre.

Bouchard, L. et Leis, A. (2008). La santé en français. Dans Thériault, J. Y., Gilbert, A. et Cardinal, L. (dir.), *L'espace francophone en milieu minoritaire au Canada : nouveaux enjeux, nouvelles mobilisations* (p. 351-381). Montréal, Québec : Fides.

Boudreau, F. (1999). « Langue minoritaire et services de santé mentale en l'an 2000 : droits et besoins des francophones de Toronto ». *Reflets : revue d'intervention sociale et communautaire*, 5 (2), 123-154.

Bowen, S. (2001). *Barrières linguistiques dans l'accès aux soins de santé*, Santé Canada. Repéré à http://www.hc-sc.gc.ca/hcs-sss/pubs/acces/2001-lang-acces/index-fra.php

Boyer, R. (1986). *La théorie de la régulation : une analyse critique*. Paris, France : La Découverte.

Boyer, R. et Saillard, Y. (dir.). (2002). *Théorie de la régulation. L'état des savoirs*. Paris, France : La découverte, collection Recherches.

Charbonneau, F. (2011). « Dans la langue officielle de son choix : la loi canadienne sur les langues officielles et la notion de "choix" en matière de services publics ». *Lien social et Politiques*, (66), automne, 39-63.

Comité consultatif des communautés francophones en situation minoritaire (2001). *Rapport au ministre fédéral de la Santé*. Ottawa, Ontario : Santé Canada.

Commissariat aux services en français (2015). *Rapport annuel 2014-2015. La parole aux sans-voix.* Toronto, Ontario. Repéré le 4 janvier 2017 à http://csfontario.ca/fr/articles/5475

Commissariat aux services en français (2013). *Rapport annuel, 2012-2013. Une nouvelle approche.* Toronto, Ontario. Repéré le 4 janvier 2017 à http://csfontario.ca/fr/articles/4136.

Commissariat aux services en français (2008). *Rapport annuel, 2007-2008. Ouvrir la voie.* Toronto, Ontario. Repéré le 4 janvier 2017 à http://csfontario.ca/fr/rapport-annuel-2007-2008-ouvrir-la-voie-3.

de Moissac, D., de Rocquigny, J., Roch-Gagné, M. et Giasson, F. (2011). *Disponibilité et accessibilité des services de santé en français au Manitoba, Rapport final.* Université de Saint-Boniface/Institut franco-ontarien de l'Université Laurentienne. Repéré à http://ustboniface.ca/cnfs/document.doc?id=695

Deveau, K., Landry, R. et Allard, R. (2009). *Services gouvernementaux de langue française en Nouvelle-Écosse : étude de certains facteurs sociostructuraux, sociolangagiers et psycholangagiers associés à l'utilisation des services en français.* Moncton, N.-B. : Institut canadien de recherche sur les minorités linguistiques.

Doucet, M. (2014). Les droits linguistiques, la démocratie et la judiciarisation. Dans L. Arrighi et M. Leblanc (dir.), *La francophonie en Acadie, Dynamiques sociales et langagières, Textes en hommage à Louise Péronnet.* Sudbury : Prise de parole.

Forgues, É. et Mouyabi Mampoumbou, O. N. J. (2014). La collaboration interorganisationnelle au sein de la gouvernance communautaire en Acadie au Nouveau-Brunswick. Dans L. Cardinal et É. Forgues (dir.), *Innovation et gouvernance francophone au Canada* (p. 97-120), Sainte-Foy, Québec : Presses de l'Université Laval.

Forgues, É., Bahi, B. et Michaud, J. (2011). *L'offre de services de santé en français en contexte minoritaire* (rapport de recherche). Institut canadien de recherche sur les minorités linguistiques. Repéré à http://www.icrml.ca/fr/recherches-et-publications/publications-de-l-icrml/item/8489-l-offre-de-services-de-sante-en-francais-en-contexte-minoritaire.

Gagnon-Arpin, I., Bouchard, L., Leis, A. et Bélanger, M. (2014). Accès et utilisation des services de santé en langue minoritaire. Dans R. Landry (dir.), *La vie dans une langue officielle minoritaire au Canada* (p. 195-221), Sainte-Foy, Québec : Presses de l'Université Laval.

Gouvernement du Nouveau-Brunswick (2005). *Les langues officielles, Vos droits au Nouveau-Brunswick.* Fredericton, N.-B. : Service public d'éducation et d'information juridiques du Nouveau-Brunswick.

Landry, R., Allard, R., et Deveau, K. (2011). *École et autonomie culturelle. Enquête pancanadienne en milieu scolaire francophone minoritaire.* Gatineau,

Québec : Patrimoine canadien et Institut canadien de recherche sur les minorités linguistiques, Nouvelles perspectives canadiennes.

*L'Express* (semaine du 19 au 25 mai 2009). « Les services en français de l'Ontario, servez-vous-en ! À offre active, demande active ». *L'Express* de Toronto. Repéré à http://www.lexpress.to/ archives/3869/

Martel, M. et Pâquet, M. (2010). *Langue et politique au Canada et au Québec. Une synthèse historique*. Montréal, Canada : Boréal.

Santé Sud (n. d.). Plan d'action stratégique de services en français 2011-2016. Repéré à http://www.southernhealth.ca/publications.php?lang=fr&cat=2

Thériault, J. Y. (2009). Les langues méritent-elles une protection législative et constitutionnelle ? *Revue de la Common Law en français*, (11), 45-54.

Van Campenhoudt, L. et Quivy, R. (2011). *Manuel de recherche en sciences sociales* (4ᵉ éd.). Paris, France : Dunod.

Vézina, S. (dir.) (2007). *Gouvernance, santé et minorités francophones*. Moncton : Les Éditions de la Francophonie.

# PARTIE IV

# BILINGUISME ET OFFRE ACTIVE DE SERVICES EN FRANÇAIS

CHAPITRE 8

# Enjeux et défis dans l'offre de services dans la langue de la minorité : l'expérience des professionnels bilingues dans le réseau de la santé et des services sociaux[1]

Danielle de Moissac, *Université de Saint-Boniface* et
Marie Drolet, *Université d'Ottawa*, en collaboration avec Jacinthe Savard,
Sébastien Savard, Florette Giasson, Josée Benoît,
Isabelle Arcand, Josée Lagacé et Claire-Jehanne Dubouloz

**Résumé**

Le présent chapitre dévoile l'expérience de professionnels bilingues quant à l'offre de services sociaux et de santé dans la langue officielle de la minorité en contexte canadien. Soixante-douze professionnels du Manitoba et de l'Est ontarien décrivent les principaux enjeux associés à la langue et les défis auxquels ils sont confrontés quotidiennement dans l'offre active de ces services. Ces défis concernent la pénurie de professionnels et de services bilingues, la difficulté à repérer le client désirant un service dans la langue officielle de la minorité et les professionnels bilingues, ainsi que l'absence d'appui organisationnel pour faire une offre active de services dans les établissements de santé. Pour mieux soutenir l'offre de services dans la langue de la minorité, des pistes de solution sont proposées.

**Mots-clés :** offre active, santé et services sociaux, langue officielle, contexte minoritaire, professionnels.

## Introduction

La concordance de langue, qui favorise une communication efficace entre la personne dans le besoin et le prestataire de soins, est de plus en plus reconnue par les systèmes de santé comme étant fondamentale dans l'offre de services sociaux et de santé centrés sur le client (Bowen, 2015 ; Ohtani *et al.*, 2015 ; Schwei *et al.*, 2015). La littérature internationale démontre qu'en effet les barrières linguistiques ont un effet important sur l'accessibilité aux soins, la sécurité du client, la qualité et les résultats des soins ainsi que les coûts supplémentaires engagés lors d'une réadmission ou d'une hospitalisation prolongée (Bowen, 2015). L'offre de services directs par un prestataire de soins bilingue est donc privilégiée. Les programmes de formation professionnelle dans la langue officielle en situation minoritaire (Consortium national de formation en santé, 2015) et le développement de compétences linguistiques intégrées dans la pratique des professionnels (Betancourt, 2003) favorisent un service de qualité et sécuritaire dans la langue de la personne concernée. Cela dit, il est utile de se demander si cela suffit pour qu'un professionnel de la santé bilingue fasse, de façon régulière et continue, une offre active de services dans la langue officielle choisie par le client. Quels enjeux linguistiques doivent être considérés ? Existe-t-il des défis au sein des établissements de services sociaux et de santé faisant en sorte que le professionnel ne puisse offrir un service dans la langue officielle choisie par le client ? Une meilleure connaissance de l'expérience des intervenants est nécessaire pour cerner les réalités et les défis liés à l'offre de services dans une langue officielle en contexte minoritaire.

    Ce chapitre expose les constats rapportés dans deux études qualitatives exploratoires, l'une menée au Manitoba et l'autre dans l'Est de l'Ontario. Ces études avaient comme objectif de prendre connaissance de la perspective des professionnels de la santé et des services sociaux bilingues, tant francophones que francophiles, quant à l'offre de services dans la langue officielle en situation minoritaire, en l'occurrence l'offre de services en français dans deux communautés francophones hors Québec. Bien que ces études fussent indépendantes et menées dans deux contextes linguistiques minoritaires différents, les objectifs communs, une approche de la méthodologie de recherche similaire et un échantillon comparable permettent de dégager des similitudes quant aux expériences vécues par les professionnels bilingues dans ces deux provinces. Les spécificités associées au contexte juridique linguistique relié à l'offre de services dans les deux milieux seront d'abord présentées, suivies des obstacles rapportés dans la littérature touchant l'offre de services dans une langue minoritaire. Nous poursuivrons avec la méthodologie utilisée pour la collecte des données et l'analyse qualitative des résultats. Ces derniers seront présentés en abordant les thématiques émergentes des discussions avec les participants, soit les enjeux et les défis associés à cette offre de services. Des pratiques courantes favorisant l'offre de services dans la langue officielle en situation minoritaire seront ensuite soulignées. Enfin, quelques recommandations seront proposées, dans le but d'offrir des pistes de réflexion pour lever les barrières à l'offre de services dans la langue officielle en contexte minoritaire.

## Contexte linguistique minoritaire de deux provinces au centre du Canada

Bien qu'elles soient voisines, les deux provinces où ont été menées ces études exploratoires ont des contextes juridiques distincts en ce qui concerne les droits et les politiques linguistiques. En Ontario, la *Loi sur les services en français* de 1986 (Commissariat aux services en français de l'Ontario, 2009) garantit au public le droit de recevoir des services en français de la part des ministères et organismes gouvernementaux dans 26 régions désignées, dont la région de Champlain dans l'Est de l'Ontario. Toutefois, les organismes paragouvernementaux financés en partie par les fonds publics, tels que les hôpitaux, les sociétés d'aide à l'enfance et les centres de soins de longue durée, ne sont pas automatiquement assujettis à la *Loi sur les services en français* ; ils peuvent volontairement demander une désignation. Cette désignation peut être complète ou partielle (c.-à-d. qu'elle concerne seulement certains services ou programmes de l'organisme). Par ailleurs, dans certaines circonstances, des établissements peuvent être fortement incités à demander cette désignation par le Réseau local d'intégration des services de santé (RLISS) et l'Entité de planification des services de santé en français de leur région. Ce dernier a pour mandat de conseiller les RLISS quant à l'organisation des services en français dans leur région (ministère de la Santé et des Soins de longue durée de l'Ontario, 2012), tandis que le RLISS a le mandat d'améliorer la coordination et la concertation au sein du système de santé ontarien.

Au Manitoba, une *Politique sur les services en langue française* permet aux Manitobains d'expression française et aux établissements qui les servent de bénéficier de services gouvernementaux comparables dans la langue des lois du Manitoba (c.-à-d. l'anglais et le français dans les régions désignées où la population d'expression française est concentrée) (Secrétariat aux affaires francophones, n. d.). Les régions désignées comprennent, entre autres, trois quartiers de Winnipeg et plusieurs communautés francophones rurales, principalement dans le sud de la province (Secrétariat aux affaires francophones, n. d.). La politique s'applique à plusieurs secteurs : en santé et services sociaux, elle s'applique aux établissements et aux offices régionaux de la santé (ORS) désignés bilingues (c.-à-d. quatre des cinq ORS). Une *Loi sur les offices régionaux de la santé* (gouvernement du Manitoba, n. d.) oblige les ORS désignés bilingues à soumettre et à faire approuver un projet de plan de service de langue française tous les cinq ans. De plus, l'organisme Santé en français, qui est le porte-parole officiel de la communauté francophone en matière de services de santé et de services sociaux, assure une représentation auprès des instances gouvernementales et des prestataires de services pour favoriser l'accès à des services de qualité en français au Manitoba (Santé en français, 2017).

### Barrières à l'offre de services dans la langue de la minorité

Au-delà des barrières linguistiques qui peuvent poser problème pour une communication efficace, certains défis dans l'organisation des services peuvent également contribuer à la difficulté d'offrir des services dans la langue choisie par le client. Quelques études internationales menées auprès de minorités ethnolinguistiques définissent certains de ces défis : la difficulté à jumeler les intervenants et les clients partageant une langue commune, l'accès limité à des outils d'évaluation ou à de la documentation dans la langue choisie par le client et l'absence de pratiques découlant de politiques organisationnelles en sont quelques-unes (Attard *et al.*, 2015 ; Hudelson et Vilpert, 2009 ; Mygind *et al.*, 2016). En milieu minoritaire au Canada, une désorganisation de l'offre de services et une faible visibilité des professionnels bilingues sont présentées comme des obstacles importants (FCFA, 2001). Une étude récente menée en milieu hospitalier dans quatre provinces canadiennes révèle que bien que la langue de la minorité soit prise en compte dans la planification des services, la gestion des ressources humaines et des communications écrites et orales, on sent que c'est le hasard qui fait en sorte qu'un service est réellement reçu dans cette langue (Forgues et al., 2011). Le manque de reconnaissance de l'importance ou de la nécessité d'offrir des services dans la langue de la minorité, tant par les employés que par les gestionnaires, des pratiques de gestion qui favorisent l'embauche d'un personnel unilingue anglophone et l'absence d'engagement de la part des hauts gestionnaires à l'égard de l'offre de services dans la langue officielle en situation minoritaire contribuent à la quasi-absence d'offre active (Forgues et al., 2011).

Certaines ressources ont toutefois été développées pour appuyer les professionnels dans leur capacité à mieux répondre aux besoins linguistiques des clients. Des services d'interprète et de traduction de documents, tels que des formulaires d'évaluation ou des ressources informatives, sont mis en place (Bischoff et Hudelson, 2010 ; Bowen, 2004 ; Semansky et al., 2009). Afin de réduire au minimum les coûts associés à ces services, ce sont souvent des bénévoles ou des membres de la famille qui agissent à titre d'interprètes. Notons toutefois que les services offerts par des interprètes qualifiés sont préférables, car ils évitent des difficultés liées à la terminologie, à l'interprétation et à la confidentialité (Flores et al., 2012 ; Kilian et al., 2014). Les professionnels bilingues eux-mêmes sont souvent interpellés par leurs collègues afin de servir d'interprètes (Johnson et al., 1999) ou pour traduire des outils de travail (Verdinelli et Biever, 2009). Invariablement, ces tâches occasionnent une surcharge de travail sans reconnaissance ni soutien systémique (Bouchard et Vézina, 2009 ; Drolet et al., 2014 ; Engstrom, Piedra et Won Min, 2009 ; Mygind et al., 2016). L'appui organisationnel devient essentiel pour épauler les professionnels bilingues, car ces derniers peuvent influer directement sur l'accès aux services dans la langue de la minorité.

## Objectifs de l'étude

Ces deux études exploratoires avaient pour but de mieux comprendre l'expérience des professionnels bilingues quant aux défis associés à l'offre de services dans la langue de la minorité officielle dans un contexte de services sociaux et de santé. Les objectifs principaux étaient : 1) de cerner les défis qui se présentent aux professionnels dans l'offre de services dans la langue officielle en situation minoritaire ; 2) de définir les pratiques qui facilitent l'offre de services dans la langue officielle en situation minoritaire dans leur établissement ; 3) d'évaluer si les professionnels ont accès aux outils nécessaires pour servir adéquatement leur clientèle dans la langue officielle de leur choix ; et 4) de déterminer si le travail d'équipe ou le réseautage entre professionnels bilingues facilite cette offre de services.

## Méthodologie

Une approche qualitative a été privilégiée afin de donner une voix aux professionnels de la santé et des services sociaux bilingues qui travaillent dans un milieu où la langue française est minoritaire. À la suite de l'approbation du comité d'éthique de l'Université de Saint-Boniface et de l'Université d'Ottawa et de l'obtention du consentement libre et éclairé des participants, des entretiens semi-dirigés ont été menés auprès de groupes de professionnels. Au total, 72 intervenants ont partagé leurs perspectives quant aux défis associés à l'offre de services dans la langue de la minorité dans leur milieu respectif. Ces professionnels ont été recrutés à l'invitation personnelle d'un membre de l'équipe de recherche ou au sein d'organismes offrant des services sociaux et de santé dans les deux langues officielles.

Au Manitoba, cinq entretiens de groupe rassemblant 29 professionnels ont été menés à l'automne 2010. Trois de ces entretiens ont eu lieu en milieu urbain et regroupaient chacun sept participants, tandis que les huit autres participants, répartis en deux groupes, se sont rencontrés en milieu rural dans le sud de la province. Les professions représentées étaient l'audiologie, la chiropractie, la dentisterie, la nutrition, l'ergothérapie, l'hygiène dentaire, la médecine, les sciences infirmières, l'optométrie, la pharmacie, la physiothérapie, la psychiatrie, la profession de sage-femme et le travail social. Dans l'Est de l'Ontario, 43 professionnels ont participé à l'étude, dont 21 en santé et 22 en service social. Huit entretiens de groupe ont été menés à l'automne 2012. Les participants provenaient de milieux ciblant soit l'enfance et la jeunesse, soit les aînés. Les professions représentées étaient l'ergothérapie, le travail social, les sciences infirmières, la nutrition, la psychologie et la gestion des services.

Les entretiens, d'une durée de 90 à 120 minutes, ont été enregistrés pour fins de transcription. Les transcriptions ont été importées dans le logiciel NVivo v.9 (QSR International) pour faciliter l'analyse du contenu. Les données ont été codifiées de façon indépendante par deux membres de l'équipe de recherche dans chacune des universités. Une première lecture a permis de dégager les thèmes émergents de premier ordre hiérarchique, soit les catégories déterminées en fonction des principaux thèmes abordés durant les entretiens. Par la suite, pour chacune des catégories retenues, des catégories de second niveau hiérarchique ont été formulées de façon inductive. La grille d'analyse a été élaborée et validée par plusieurs membres de l'équipe de recherche ; ainsi, la méthode interjuge et par consensus a été respectée. Notons que parmi les membres de l'équipe, il y avait une représentation de plusieurs professions de la santé et des services sociaux. Les résultats ont été analysés de manière déductive et inductive en effectuant des comparaisons intergroupes (Huberman et Miles, 1991). Enfin, une analyse du contenu des différents codes a permis de mieux les décrire et de les regrouper. La saturation des données a été atteinte en milieu urbain au Manitoba et dans l'Est de l'Ontario. Étant donné les spécificités géographiques, sociales et politiques de chaque milieu étudié, il a été difficile de procéder à une généralisation théorique. Toutefois, la validité des données demeure importante, car le consensus dans les propos des participants, tant du Manitoba que de l'Est de l'Ontario, vient appuyer les recherches antérieures sur le sujet (Laperrière, 1997).

## Résultats

La réalité du milieu de travail bilingue fait en sorte que les professionnels sont appelés quotidiennement à surmonter des obstacles et à trouver des moyens de mieux répondre aux besoins des clients de la minorité linguistique. Les propos soulevés par les participants seront présentés en abordant d'abord les enjeux et les défis qui se présentent aux intervenants dans l'offre de tels services. Des exemples concrets, ciblant des populations vulnérables précises, seront donnés pour illustrer les points soulevés. Parmi les enjeux, nous distinguons ceux d'ordre linguistique et social de la clientèle de ceux qui sont plutôt d'ordre organisationnel, tels l'insuffisance de services dans la langue de la minorité, la difficulté à repérer le client qui désire un service dans cette langue et à repérer les professionnels et les services bilingues, ainsi que le manque d'appui pour soutenir une offre des services dans les deux langues officielles. Nous décrirons ensuite des pratiques mises en place par les professionnels pour faciliter leurs interventions dans le cadre linguistique minoritaire de leur travail.

### Les enjeux linguistiques et sociaux de la clientèle

Les professionnels bilingues constatent l'importance qu'accordent leurs clients à recevoir des services dans la langue officielle de leur choix. Les répondants rapportent qu'une anxiété est très souvent associée à l'incapacité de recevoir de tels services. Selon les participants, ce sentiment résonne plus particulièrement chez les enfants et leur famille, les aînés et leurs proches aidants, ainsi que chez les nouveaux arrivants. Concernant la santé mentale, les professionnels en psychologie et en service social indiquent que les clients préfèrent communiquer dans leur langue maternelle pour exprimer leurs émotions, leurs sentiments et leurs malaises, ainsi qu'analyser en profondeur les situations qui leur causent des difficultés : « Tu cherches un peu tes mots, [...], on ne parle pas de la pluie pis du beau temps ; on parle d'émotions, de relations, de sujets sensibles, émotifs. » (O-J3). On rapporte aussi que les clients sont plus enclins à devenir agressifs lorsqu'un intervenant parle une langue différente ou lors d'une situation de crise avec un enfant ou un adolescent. Que ce soit une consultation routinière ou un événement de santé complexe, les participants reconnaissent que l'usage d'une langue familière est une partie intégrante de l'intervention.

Des enjeux associés aux compétences langagières dans les deux langues officielles de la clientèle sont rapportés par les participants ; plusieurs ont observé des niveaux de langue très variables, souvent selon le niveau de scolarisation du client. En effet, quelques participants constatent que certains clients, particulièrement des aînés, ne sont pas en mesure de lire et d'écrire aisément et hésitent à communiquer dans un français qui n'est pas un « français professionnel » lors d'une consultation médicale. De plus, certaines expressions régionales, telles que « il a du front » ou « j'ai mal au cœur » ne sont pas comprises par tous et peuvent donc être mal interprétées. Pour d'autres, la terminologie médicale est mieux comprise dans la langue majoritaire ; ceci s'applique davantage aux aînés, qui ont été scolarisés ou ont l'habitude de naviguer dans le système de santé dans la langue de la majorité. Les compétences langagières de la clientèle sont donc très variables.

Pour composer avec cette diversité langagière, les professionnels avouent devoir faire preuve de souplesse pour accommoder leur clientèle : « C'est important de pouvoir s'ajuster au niveau de la personne pour bien leur expliquer dans leur langue, pour qu'eux autres ils comprennent » (O-A2). Le passage d'une langue officielle à l'autre est parfois nécessaire pour s'assurer que le client comprenne bien les consignes, rapportent les participants.

D'autres situations se présentent où l'usage des deux langues officielles est nécessaire, telle une consultation avec les membres d'une famille exogame. Les professionnels observent dans certains cas une tendance vers l'assimilation à la langue de la majorité : certains clients n'osent pas réclamer un service en français, que ce soit pour plaire au personnel anglophone ou encore à leur propre entourage, tel un membre de la famille qui est anglophone : « 'Ah, ben ma belle-fille parle anglais. Mon fils est avec moi.'… On va toute faire ça en anglais » (O-A1). Il est donc important d'avoir une bonne connaissance des deux langues officielles, renchérit un participant.

L'effet de minorisation semble également avoir un effet sur la confiance qu'ont les clients envers l'usage de leur langue maternelle, particulièrement au Manitoba. Une participante rapporte : « Je pense qu'on a une mentalité comme minorité… on a l'impression qu'il y a un bon français qui est meilleur que le nôtre » (W-2.1). Selon une autre participante, cela contribue également à une hésitation à demander des services dans la langue de la minorité. Souvent, le professionnel doit encourager son client à revendiquer ses droits, particulièrement si ce dernier a recours à des services dans un établissement désigné bilingue. Cette professionnelle raconte une conversation avec un client recevant des services en milieu hospitalier :

> Il disait ça, qu'il haïssait ça parler l'anglais. J'y dis : « Ben tu demandes… on est désigné bilingue, ça fait que si tu veux une [infirmière] francophone, tu demandes, puis on va essayer de t'accommoder. » Ça fait qu'il dit : « OK, c'est ça que je veux ! » (W-2.4)

À cela s'ajoutent des enjeux sociaux qui peuvent avoir une influence négative sur l'accès aux services en français, tel qu'il est rapporté notamment en Ontario. Selon quelques participants, la clientèle à revenu modeste et aux ressources limitées a plus tendance à s'isoler socialement et ainsi à limiter son accès aux services disponibles.

D'ailleurs, certains répondants observent une résistance, particulièrement chez les aînés, à faire appel à des ressources financières qui leur permettraient d'obtenir des services gratuits : la tendance à vouloir maintenir la confidentialité à l'égard de difficultés économiques décourage le recours aux services. La situation socioéconomique des clients de la minorité linguistique doit donc être considérée, car selon les participants, l'offre active devient davantage nécessaire pour cette clientèle.

En l'absence de soutien dans la langue choisie par le client, la participation de ce dernier, particulièrement dans une intervention de groupe, peut être réduite ; le plein bénéfice associé à l'intervention et à l'intégration s'ensuit : « Ils sont francophones, ils se sentent minoritaires, ils se sentent isolés... ils ont souvent besoin d'être accompagnés, d'être sécurisés là-dedans » (O-J3). Les barrières linguistiques augmentent également la dépendance du client à l'égard des intervenants et réduisent les bienfaits visés. Des participants soulignent que cette situation fait en sorte que la disponibilité de ce professionnel, qui doit passer plus de temps à gérer une situation devenue complexe en raison de la langue, est réduite pour ses autres clients ou pour des clients potentiels.

## Les défis que pose l'offre de services dans la langue officielle de la minorité

Les défis qui se présentent à un intervenant bilingue désireux d'offrir des services dans la langue de la minorité, tels qu'ils ont été rapportés par les participants, sont nombreux. Outre la pénurie de ressources humaines et de services bilingues, les participants ont rapporté la difficulté à repérer le client qui désire un service dans la langue de la minorité, à repérer un professionnel bilingue pour y référer un tel client et à avoir l'appui nécessaire pour offrir des services dans les deux langues dans un milieu de travail bilingue. Ces défis sont élaborés de façon détaillée ci-dessous.

### *La pénurie de professionnels et de services bilingues*
Selon les participants, le défi principal que pose l'offre de services dans la langue officielle en situation minoritaire est la pénurie de professionnels et de services bilingues. Comme le décrit cette participante : « Quand je ferme un dossier, c'est souvent, ben, j'ai fait mes recommandations, les ressources n'existent pas. "Bonne chance !"

t'sais... pis j'ai pas le choix, pis c'est ça qui est le plus difficile » (O-J1). Selon les participants, la pénurie de professionnels bilingues oblige l'embauche de personnel anglophone, même dans des postes désignés bilingues. Cette pénurie de professionnels et de services est importante en région rurale, mais elle est aussi constatée par les participants en milieu urbain, où l'on s'attend à avoir accès à un plus grand éventail de services dans les deux langues officielles.

### *Le repérage de la langue préférée par le client*
Les participants ont été nombreux à souligner que le repérage de la langue préférée par le client est très difficile ; autrefois, le nom de famille était un bon indicateur, mais aujourd'hui, ce n'est plus pareil. Un participant constate que l'offre active prend ainsi toute son importance, car en son absence, « on manque le bateau ». Afin de repérer le client francophone, la majorité des professionnels disent utiliser l'espace dans le dossier médical réservé à l'indication de la préférence linguistique du client. D'autres prennent l'habitude d'indiquer au haut du dossier la langue de préférence du client comme un rappel pour le prochain rendez-vous ou lors des suivis avec d'autres collègues. Par contre, près de la moitié disent que cette indication n'est pas présente dans tous les dossiers et que, souvent, peu d'importance est accordée à la préférence linguistique.

### *Le repérage de collègues, de professionnels et de services bilingues*
Le défi que pose le repérage d'un collègue en mesure d'offrir un service dans la langue de la minorité, selon certains participants, se rattache au fait que tous n'affichent pas leur bilinguisme. Comme le dit un professionnel : « Ce n'est pas tout le monde qui vont afficher leur francophonie, tu sais... ils ont été embauchés parce qu'ils peuvent parler en français, mais ils ne le font pas aussi instinctivement » (W-3.1). La réticence à s'afficher découle de plusieurs sources, telles qu'elles sont décrites ci-dessous.

Selon les participants des deux provinces, certains professionnels craignent une surcharge de travail associée à leur capacité de communiquer dans les deux langues officielles. Souvent, on leur demande d'intervenir auprès d'un client pour faire de l'interprétation ou de la traduction. Pour d'autres participants, la mise en valeur de leur bilinguisme peut enfreindre leur sécurité personnelle, car un professionnel qui s'affiche comme bilingue devient plus facilement reconnaissable ou repérable au sein de la communauté. À titre d'exemple, une participante rapporte le cas d'un professionnel qui devait gérer une situation difficile au sein des services de protection à la jeunesse ; certes, ce professionnel ne souhaitait pas être reconnu facilement par les membres de la communauté par crainte de représailles liées à la situation. Enfin, quelques participants soulignent que les professionnels bilingues pour qui les compétences langagières ne sont pas aussi solides dans la langue officielle de la minorité que dans la langue de la majorité peuvent ne pas vouloir s'afficher comme bilingues. L'offre active n'est donc pas une pratique aussi commune qu'espérée, constatent plusieurs participants, ce qui limite la connaissance du service dans la langue en situation minoritaire et l'accès à ce dernier.

La méconnaissance des ressources humaines bilingues disponibles se révèle aussi une barrière importante à la continuité des soins dispensés dans la langue officielle de la minorité. Selon les participants, le professionnel bilingue qui souhaite orienter ses clients vers un spécialiste ou un autre professionnel offrant des services de santé dans la langue officielle en situation minoritaire ne peut le faire que s'il connaît un tel professionnel. De plus, les participants soulignent que des liens privilégiés ont déjà été tissés avec d'autres professionnels non bilingues à qui ils réfèrent leurs clients. Dans ce cas, le professionnel ne cherche pas à développer des contacts avec des collègues ou spécialistes bilingues, au dire des participants. La continuité des soins dans la langue choisie par le client n'est donc pas favorisée.

### *Manque d'appui pour offrir des services dans la langue officielle de la minorité*

Dans un contexte de travail bilingue, plusieurs barrières s'imposent dans l'offre de services de santé dans la langue officielle de la minorité. Dans un domaine où la communication est essentielle entre le client, les membres de l'équipe de soins et les divers spécialistes, l'usage de la langue de la majorité prime. Puisque les dossiers sont tenus uniquement en anglais, une bonne connaissance de la langue majoritaire est nécessaire, précisent plusieurs participants. Les participants en Ontario soulignent que la politique d'accès aux dossiers, qui fait en sorte qu'un client soit en mesure de consulter son dossier dans sa langue, lorsqu'il le demande, n'est pas respectée. Comme le précise un participant, le professionnel devra, dans un tel cas, agir comme interprète. Les compétences langagières dans les deux langues officielles deviennent donc une exigence de travail, même dans un milieu désigné uniquement francophone.

Le professionnel qui est en mesure de fonctionner dans les deux langues officielles est perçu comme une ressource rare et est interpellé à assumer des tâches supplémentaires liées à ses compétences langagières, telles que la traduction, l'interprétation et l'adaptation d'outils d'évaluation ou d'interventions. De plus, en présence d'un client francophone, le professionnel bilingue a le choix de converser dans l'une des deux langues officielles, mais il aura à documenter l'intervention en anglais. Certains professionnels acceptent de procéder en français, mais d'autres évitent cette situation :

« Même si je suis bilingue et que je peux parler le français avec l'individu, il faut que je parle l'anglais parce que sinon, je n'ai pas le temps de retraduire ça pour expliquer toute l'entrevue à tout le monde anglophone autour de moi. » (W-2.7)

Le fait d'être bilingue représente donc une surcharge de travail, tel que l'exprime ce participant : « C'est beaucoup de travail pour nous. T'as beau avoir un gestionnaire qui te comprend et tout ça, mais à la longue [...] ça l'arrête pas l'ouvrage ça. » (O-A2). Les participants ressentent peu de reconnaissance pour ce surplus de travail, et tel qu'il est évoqué ci-dessus, certains deviennent réticents à afficher leur bilinguisme.

Le manque de ressources éducatives et évaluatives dans la langue officielle en situation minoritaire a également été rapporté. Bien qu'un nombre important de répondants aient accès à certaines ressources dans la langue officielle de la minorité, la majorité d'entre eux doivent les trouver eux-mêmes par l'entremise soit de leur association professionnelle canadienne, soit de compagnies privées avec lesquelles ils font affaire, soit d'organismes du Québec et même de la France. En l'absence de formulaires bilingues, comme c'est le cas de la majorité des formulaires provinciaux au Manitoba, les professionnels doivent en faire la traduction simultanée ou converser dans la langue de la majorité avec le client pour être en mesure de les remplir. En Ontario, une travailleuse sociale a soulevé le cas où elle a dû remplir un formulaire en anglais pour le client francophone, ce qui a nui à la responsabilisation et au développement de l'autonomie de ce dernier. Devant le manque d'outils appropriés dans la langue de la minorité, la travailleuse sociale s'est vue dans l'obligation de prendre en charge cette tâche, qui normalement aurait dû revenir à la personne concernée. Elle a fait valoir que l'incapacité d'offrir un service complet dans la langue du client, c'est-à-dire tout au long du continuum, mine la portée, la qualité et les bienfaits des actions des professionnels.

Les participants constatent que dans un milieu de travail bilingue, le professionnel ne peut privilégier les clients d'une minorité linguistique ; il doit offrir ses services à toute la clientèle de façon équitable. La seule exception semble être si le service est exigé par une agence qui demande et qui paie un service dans une langue précise, par exemple une institution militaire, le gouvernement fédéral ou une division scolaire. De plus, les participants soulignent que le professionnel bilingue n'est pas tenu d'offrir un service dans la langue officielle en situation minoritaire à moins d'occuper un poste désigné bilingue. La logistique entourant l'offre de services dans les deux langues et l'orientation du client francophone vers un professionnel bilingue est donc complexe, précise une répondante. Le jumelage des ressources et des besoins en fonction de la langue ne semble pas être pratiqué de façon systémique, mais plutôt fondé sur des initiatives individuelles, renchérit-elle.

L'appui au maintien des compétences langagières dans les deux langues officielles a aussi été rapporté par les participants. Étant donné qu'un nombre important de professionnels bilingues ont reçu leur formation professionnelle dans la langue de la majorité, la terminologie dans la langue en situation minoritaire n'est pas toujours acquise ou maintenue à moins que les professionnels aient fait un effort ou aient été soutenus en ce sens, précisent des participants. Dans le cas de la formation professionnelle, il n'est pas rare que la formation clinique soit effectuée sous la supervision d'un précepteur parlant la langue de la majorité. Au Manitoba, certains participants nouvellement devenus professionnels de la santé soulèvent le fait qu'ils ont reçu leur formation en français, mais ont dû faire leurs stages cliniques ou accepter un poste dans un milieu anglodominant, sans connaître la terminologie en anglais. Cela pose un défi de taille, particulièrement pour les professionnels ayant le français comme langue officielle et devant apprendre l'anglais comme langue seconde : « Je me suis retrouvé dans un milieu, j'avais pris les cours en français, je ne parlais que le français, presque, mais les gens avec qui je travaillais étaient tous anglophones » (W-2.6). Par ailleurs, quelques participants constatent que peu de formation continue est disponible en français à l'extérieur du Québec. Or, peu ont les ressources financières pour suivre des formations à l'extérieur. Comme le soulignent quelques participants, le maintien des compétences langagières dans les deux langues officielles est difficile, particulièrement en ce qui concerne la terminologie propre à leur profession.

## Pratiques favorisant l'offre de services dans la langue de la minorité

Pour surmonter les défis décrits ci-dessus, les professionnels bilingues mettent en œuvre diverses pratiques favorisant l'offre de services dans la langue de la minorité. Tout d'abord, les participants soulignent l'engagement sincère de plusieurs professionnels bilingues qui tentent de répondre aux besoins des clients dans la langue de leur choix. Étant sensibles au fait minoritaire et à l'insécurité linguistique souvent liée à ce dernier, ils adaptent leur vocabulaire, les outils et l'information écrite pour les rendre pleinement accessibles aux personnes de la minorité linguistique. Les intervenants bilingues affirment aussi créer un lien de complicité avec leurs clients, une « connexion » ou une relation de confiance qui se distingue des autres relations de par la langue commune, les expressions vernaculaires et les repères culturels communs que les professionnels savent refléter. Il se peut également que le fait minoritaire fasse ressortir davantage un sentiment commun d'appartenance à la francophonie, tant des clients que des intervenants.

Certains participants trouvent des moyens de contourner les contraintes imposées par le milieu de travail bilingue : ils acceptent de rendre service au-delà de leur charge de travail courante, s'entraident entre collègues, traduisent des documents, agissent à titre d'interprètes et encouragent les clients à demander un service dans la langue de leur choix. Quelques participants se sentent appuyés par leur employeur, qui reconnaît l'importance de servir la population de langue officielle en situation minoritaire et qui fait des efforts pour harmoniser les compétences professionnelles avec les besoins de cette population.

On ressent également un solide esprit de collaboration avec les collègues immédiats, les intervenants d'autres organismes et les membres de professions connexes, particulièrement en Ontario. Les professionnels disent que travailler en équipe et collaborer est primordial si l'on tient à servir la clientèle dans la langue de leur choix. Bien que les ressources matérielles soient plus rares, les intervenants qualifient leurs contacts avec des collègues bilingues d'informels, de plus personnalisés et d'efficaces. Plusieurs attribuent une telle affinité à l'appartenance à une minorité.

On constate aussi au Manitoba un engagement qui déborde du contexte professionnel, tel le bénévolat pour l'organisation de collectes de fonds dans le but de maintenir les services dans la langue de la minorité dans la région. Les participants soulignent qu'en général, les professionnels bilingues veulent contribuer au maintien et à l'amélioration des services couramment disponibles dans la langue officielle de la minorité francohone.

Les professionnels bilingues avouent que certaines démarches organisationnelles ont eu un effet positif sur l'accès à des services dans la langue officielle en situation minoritaire, particulièrement au Manitoba. Plusieurs répondants mettent en valeur une offre active de services en français dès l'accueil du client soit en personne, soit par la messagerie téléphonique. Ils reconnaissent l'importance de cette offre, qui implique beaucoup plus que de porter une épinglette disant « Bonjour/Hello ». Selon eux, l'offre active commence en s'adressant à tout client ou à tout autre professionnel dans la langue en situation minoritaire et en assurant un suivi dans la langue de préférence du client, si possible. « C'est pour ça que je prends la chance de commencer en français parce que si tu commences pas en français, personne va te parler en français. » (W-5.3)

L'affichage bilingue est également reconnu comme bénéfique, que ce soit dans le bureau de l'intervenant ou à l'extérieur de l'établissement, sur les cartes professionnelles, dans les courriels et dans les sites Web. Certains rapportent la diffusion de documents dans les deux langues officielles. D'autres, toutefois, nous mettent en garde : l'accueil ou l'affichage dans la langue de la minorité ne reflètent pas nécessairement la disponibilité de tels services, même dans les établissements désignés bilingues : « Quand la réceptionniste est bilingue, ça donne une impression, « Hey ! Ben, il doit y avoir du service bilingue ici », mais ce n'est pas il ou elle [la réceptionniste] qui donne le service. » (W-2.1). L'affichage n'assure pas le service, précise un participant.

## Discussion

Le but de ce chapitre est de décrire les enjeux et les défis associés à l'offre de services dans la langue officielle de la minorité tels que les perçoivent les professionnels des services sociaux et de santé. Des entretiens de groupe menés auprès de 72 professionnels du Manitoba et de l'Est ontarien ont révélé les enjeux linguistiques et sociaux de la clientèle, parfois liés à l'effet de minorisation. Les propos des répondants quant aux défis posés par le travail dans un milieu bilingue viennent confirmer les études antérieures à ce sujet. Nous constatons que les professionnels bilingues déploient quotidiennement des efforts supplémentaires pour assurer des services de qualité adaptés aux besoins des francophones, ce qui requiert de la persévérance, de la débrouillardise et une collaboration accrue entre les intervenants.

Dans le contexte d'un accès aux services sociaux et de santé pour les populations de langue officielle en situation minoritaire, les enjeux linguistiques et sociaux ne peuvent être ignorés. En effet, le profil sociodémographique des membres des communautés de langue officielle en situation minoritaire met en évidence, outre une population vieillissante, une population à revenu familial moyen et un niveau de scolarité globalement inférieur à celui des anglophones majoritaires (Bouchard *et al.*, 2009). De plus, le statut minoritaire contribue, selon les participants, à une absence d'affirmation du client pour exiger des services en français. Il est reconnu que les membres d'un groupe minoritaire seront moins portés à demander des services dans leur langue et préféreront s'effacer et se conformer aux normes du groupe majoritaire (Allaire, 2007 ; Hogg et Abrams, 2004). Cela est davantage rapporté au Manitoba, province n'ayant pas de loi sur les services dans la langue de la minorité. Il est possible que l'appui légal ait une influence positive sur l'accès à des soins pour les minorités linguistiques ; des études à ce sujet seraient pertinentes.

En revanche, les professionnels reconnaissent l'importance accordée à la langue par leurs clients, car cette dernière favorise la relation d'aide dès le premier contact. Les répondants constatent aussi l'importance de l'offre active pour toute leur clientèle, car elle permet de prime abord de repérer la langue de préférence des clients et de faciliter l'aiguillage vers un service dans cette langue. La qualité de la relation avec les clients et le lien de confiance sont accrus du fait que professionnels et clients partagent une langue et un sentiment d'appartenance à une même communauté.

Devant la diversité des compétences langagières des clients, les professionnels constatent qu'ils doivent ajuster leur discours afin d'être bien compris. Certains utilisent des expressions régionales ou alternent entre le français et l'anglais. Cette complicité, selon Santiago-Rivera et collaborateurs (2009), augmente l'efficacité de l'intervention. De plus, ce sentiment d'appartenance engage davantage le professionnel bilingue à collaborer avec ses collègues bilingues, dans l'objectif de mieux servir la population francophone de sa communauté.

Les défis mentionnés par les professionnels bilingues quant à l'accès aux services dans la langue de la minorité tiennent à leur faible disponibilité et à un manque d'appui ; ils modifient leur façon de travailler et leur capacité d'offrir des services complets, spécialisés ou sur un continuum dans la langue de la minorité. Le professionnel bilingue est perçu comme une ressource rare vers qui s'achemine toute demande de services dans la langue des clients. Des tâches supplémentaires, comprenant la traduction de documents, le travail d'interprète auprès des collègues et des familles ainsi que l'accompagnement accru des clients, causent une surcharge de travail imposée par le contexte bilingue de leur milieu de travail et le caractère minoritaire de la langue d'usage du client. Cette surcharge décourage le professionnel à s'afficher comme bilingue, car peu d'appui et de reconnaissance est accordé aux tâches supplémentaires exigées par ce contexte bilingue. Tel que le décrivent Engstrom et ses collègues (2009), l'insuffisance de reconnaissance des efforts supplémentaires continuels nécessaires pour servir la clientèle adéquatement peut mener à un problème de rétention de la main-d'œuvre, ce qui contribue à la pénurie de travailleurs qualifiés. Des ajustements organisationnels doivent, par conséquent, être mis en place pour reconnaître les doubles exigences associées au contexte de bilinguisme en milieu minoritaire.

La difficulté à repérer les professionnels bilingues et les ressources disponibles dans la communauté est un enjeu considérable qui peut contribuer à une perception accrue de pénurie de services dans la langue minoritaire et faire en sorte qu'un service ne soit pas utilisé à son plein potentiel. Cette problématique est importante, particulièrement en ce qui se rapporte à la disponibilité des professionnels bilingues. Statistique Canada constate qu'il est difficile de dresser un portrait juste de ces derniers dans la majorité des provinces et des territoires du fait du nombre restreint de données obtenues lors du recensement (Bouchard *et al.*, 2009). C'est pourquoi une initiative telle que l'Observatoire de la santé des minorités, qui vise à améliorer les connaissances sur la santé ainsi que l'accès aux services et aux professionnels de la santé par la population linguistique minoritaire de l'Ontario (http://www.xn–obs-santminorits-iqbh.ca/#french), est un outil utile. En connaissant la disponibilité des professionnels bilingues dans les communautés de langue officielle en situation minoritaire, il sera plus facile de déterminer les lacunes à un niveau systémique et d'ajuster l'organisation des services en conséquence. Pour ce faire, la variable linguistique devra être intégrée à des données administratives. Les participants proposent l'ajout de la variable linguistique sur le formulaire annuel de renouvellement de la cotisation à l'ordre ou à l'association professionnelle. Une sensibilisation à l'importance de cette variable doit cependant être effectuée auprès des ordres professionnels pour que ces derniers en voient l'utilité. Avec la variable linguistique des professionnels connue et tenue à jour, un tel observatoire pourrait être déployé à l'échelle du pays afin de faciliter une organisation des services à l'échelle locale et provinciale selon les besoins des communautés communautés de langue en situation minoritaire et des ressources disponibles.

La formation d'un réseau de professionnels bilingues a également été proposée afin d'augmenter la visibilité de ces professionnels et de leur offrir une occasion d'échanger sur des pratiques gagnantes et des outils de travail. Par ailleurs, les professionnels cherchant un soutien de leurs pairs par l'entremise de collaborations avec des collègues (Savard *et al.*, 2013 ; Verdinelli et Biever, 2009) pourraient bénéficier de ces occasions de réseautage. Pour les nouveaux professionnels ou les apprenants, connaître d'autres professionnels travaillant en contexte minoritaire ainsi que des milieux de travail propices à un stage ou à une expérience de travail en milieu bilingue pourrait être avantageux.

Les professionnels reconnaissent qu'il est difficile de maintenir un continuum de services centrés sur le client dans la langue de la minorité, particulièrement si l'organisation des services ne favorise pas le repérage du client désirant un tel service et son aiguillage vers des intervenants en mesure de répondre à ses besoins. Quelques professionnels proposent l'adoption d'un modèle de services centralisés, tels des services intégrés (Lafortune, Béland et Bergman, 2011 ; Hébert, Tourigny et Gagnon, 2004). Ce dernier pourrait favoriser l'accès à des services dans la langue de la minorité, notamment par l'entremise d'une porte d'accès unique. Il serait alors possible de diriger le client vers une équipe multidisciplinaire de services sociaux et de soins de santé primaire ainsi que des services communautaires et institutionnels dans cette langue. Ce modèle pourrait faciliter, à la fois pour les clients et les professionnels, l'aiguillage vers de tels services. Ce modèle est couramment en voie d'exploration au Manitoba et en Ontario pour les aînés francophones, entre autres.

En guise de conclusion, les professionnels des services sociaux et de santé bilingues adoptent des stratégies pour offrir à leur clientèle des services dans la langue de la minorité, malgré une surcharge de travail. L'accès aux services dans la langue de la minorité ne peut toutefois reposer uniquement sur les épaules des professionnels bilingues. Les mesures organisationnelles, facilitant l'offre de services dans la langue officielle choisie par le client, ainsi que l'aiguillage de ce dernier vers des services connexes dans la langue en situation minoritaire, doivent être intégrées par des actes concrets, positifs et mesurables afin d'appuyer le professionnel et surtout sa clientèle à accéder à des services dans la langue et la communauté de cette dernière.

## Notes

1. Notre recherche a été soutenue par le Consortium national de formation en santé. Nous tenons à remercier Action-Marguerite et son personnel, l'équipe de recherche de l'Université d'Ottawa pour un partenariat amical et productif ainsi que Janelle Delorme pour sa collaboration dans cette recherche.

## Références

Allaire, G. (2007). From Nouvelle-France » to « Francophonie Canadienne » : A historical survey. *International Journal of the Sociology of Language, 185*, 25-52.

Attard, M., McArthur, A., Riitano, D., Aromataris, E., Bollen, C. et Pearson, A. (2015). Improving communication between health-care professionals and patients with limited English proficiency in the general practice setting. *Australian Journal of Primary Health, 21* (1), 96-101.

Betancourt, J. R., Green, A. R., Carrillo, J. E. et Ananeh-Firempong, O. (2003). Defining cultural competence : A practical framework for addressing racial/ethnic disparities in health and health care. *Public Health Reports, 118*, 293-301.

Bischoff, A. et Hudelson, P. (2010). Access to healthcare interpreter services : Where are we and where do we need to go ? *International Journal of Environmental Research and Public Health, 7* (7), 2838-2844.

Bouchard, L., Gaboury, I., Chomienne, M.-H. et Gagnon-Arpin, I. (2009). *Profil santé des communautés francophones minoritaires du Canada/ Health profile of French-speaking minority communities in Canada*. Ottawa, ON : Santé Canada et Réseau de recherche interdisciplinaire sur la santé en contexte minoritaire au Canada.

Bouchard, P. et Vezina, S. (2009). *L'outillage des étudiants et des nouveaux professionnels : un levier essentiel à l'amélioration des services de santé en français*. Ottawa, ON : Consortium national de formation en santé.

Bowen, S. (2015). *The Impact of Language Barriers on Patient Safety and Quality of Care*. Ottawa : Société Santé en français. Repéré le 7 janvier 2017 à https://santefrancais.ca/wp-content/uploads/SSF-Bowen-S.-Language-Barriers-Study.pdf.

Bowen, S. (2004). *Language barriers within the Winnipeg Regional Health Authority : Evidence and Implications*. Winnipeg : Winnipeg Regional Health Authority.

Commissariat aux services en français. (2009). Rapport 2008-2009 : une voix, des changements. Toronto : Imprimeur pour la reine de l'Ontario.

Consortium national de formation en santé (2015). *Étudier en français en santé, des carrières qui font du bien !* Ottawa : Association des collèges et universités de la francophonie canadienne (ACUFC). Repéré le 18 août 2015 à http://cnfs.net/.

Drolet, M., Savard, J., Savard, S., Benoît J., Arcand I., Lagacé J., Lauzon S. et Dubouloz, C-J. (2014). Health Services for Linguistic Minorities in a Bilingual Setting : Challenges for Bilingual Professionals, *Qualitative Health Research, 24* (3), 295-305.

Engstrom, D. W., Piedra, L. M. et Won Min, J. (2009). Bilingual social workers : Language and service complexities. *Administration in Social Work, 33*, 167-185.

Fédération des communautés francophones et acadiennes du Canada. (2001). *Pour un meilleur accès à des services de santé en français*. Ottawa, ON : Fédération des communautés francophones et acadiennes. Repéré le 16 janvier 2012 à http://www.fcfa.ca/fr/Bibliotheque_De_La_Fcfa_Sections_33/Sante_Et_Services_Sociaux_84.

Flores, G., Abreu, M., Barone, C. P., Bachur, R. et Lin, H. (2010). Errors of medical interpretation and their potential clinical consequences : A comparison of professional versus ad hoc versus no interpreters. *Annals of Emergency Medicine, 60* (5), 545-553.

Forgues, É., Bahi, B., Michaud, J., Deveau, K., Boudreau, J. et St-Onge, S. (2011). L'offre de services de santé en français en contexte francophone minoritaire. Moncton, NB : Institut canadien de recherche sur les minorités linguistiques.

Gouvernement du Manitoba (s.d.). *Loi sur les offices régionaux de la santé.* Winnipeg, Gouvernement du Manitoba. Repéré le 18 janvier 2017 à http://web2.gov.mb.ca/laws/statutes/ccsm/ _pdf.php?cap=r34.

Hébert, R., Tourigny, A. et Gagnon, M. (2004). *Intégrer les services pour le maintien de l'autonomie des personnes.* Montréal, QC : Éditions EDISEM.

Hogg, M. A., Abrams, C., Otten, S. et Hinkle, S. (2004). The social identity perspective : Intergroup relations, self-conception, and small groups. *Small Group Research, 35,* 246-276.

Huberman, M. A. et Miles, M. B. (1991). *Analyse des données qualitatives : Recueil de nouvelles méthodes.* Bruxelles, Belgique : de Boeck-Wesmael.

Hudelson, P. et Vilpert, S. (2009). Overcoming language barriers with foreign-language speaking patients : A survey to investigate intra-hospital variation in attitudes and practices. *BMC Health Services Research, 15* (9), 187.

Johnson, M., Noble, C., Mathews, C. et Aguilar, N. (1999). Bilingual communicators within the health care setting. *Qualitative Health Research, 9,* 329-343.

Kilian, S., Swartz, L., Dowling, T., Dlali, M. et Chiliza, B. (2014). The potential consequences of informal interpreting practices for assessment of patients in a South African psychiatric hospital. *Social Science and Medicine, 106,* 159-167.

Lafortune, L., Béland, F. et Bergman, H. (2011). Le vieillissement et les services de santé : une réorientation des pratiques cliniques plutôt qu'un défi économique. *Revue Vie économique, 3* (1), 1-13.

Laperrière, A. (1997). Les critères de scientificité des méthodes qualitatives. Dans J. Pouprat et al., (dir.), *La recherche qualitative : enjeux épistémologiques et méthodologiques* (p. 365-389). Montréal, QC : Gaétan Morin.

Ministère de la Santé et des Soins de longue durée de l'Ontario (2012). Entités de planification des services de santé en français. Toronto : Imprimeur pour la reine de l'Ontario. Repéré le 30 janvier 2017 à http://www.health.gov.on.ca/french/publicf/programf/flhsf/ health_planning_entitiesf.html.

Mygind, A., Norgaard, L.S., Traulsen, J.M., El-Souri, M. et Kristiansen, M. (2016). Drawing on healthcare professionals' ethnicity : Lessons learned from a Danish community pharmacy intervention for ethnic minorities. *Scandinavian Journal of Public Health.* [Epub ahead of print]

Ohtani A, Suzuki T, Takeuchi H, Uchida H. (2015). Language barriers and access to psychiatric care : A systematic review. *Psychiatric Services, 66* (8), 798-805.

Santé en français (2017). Vision, mandat, champs d'activités et axes stratégiques. Winnipeg : Santé en français. Repéré le 17 janvier 2017 à https://santeenfrancais.com/qui-nous-sommes/mandat.

Santiago-Rivera, A. L., Altarriba, J., Poll, N., Gonzalez-Miller, N. et Cragun, C. (2009). Therapist's views on working with bilingual Spanish-English clients : A qualitative inverstigation. *Professional Psychology, Research and Practice, 20*, 436-443.

Savard, S., Arcand, I., Drolet, M., Benoît, J., Savard, J. et Lagacée, J. (2013). Les professionnels de la santé et des services sociaux intervenant auprès des francophones minoritaires : l'enjeu du capital social. *Francophonies d'Amérique, 36*, 113-133.

Schwei, R. J., Del Pozo, S., Agger-Gupta, N., Alvarado-Little, W., Bagchi, A., Chen, A. H., ... et Jacobs, E. A. (2016). Changes in research on language barriers in health care since 2003 : A cross-sectional review study. *International Journal of Nursing Studies, 54*, 36-44.

Secrétariat aux affaires francophones (1999). *Politique sur les services en langue française*. Winnipeg, MB : Gouvernement du Manitoba. Repéré le 30 janvier 2012 à http://www.gov.mb.ca/fls-slf/pdf/fls_policy.pdf.

Semansky, R. M., Altshul, D., Sommerfield, D., Hough, R. et Willging, C. E. (2009). Capacity for delivering culturally competent mental health services in New Mexico : Results of a statewide agency survey. *Administration and Policy in Mental Health, 36*, 289-301.

Verdinelli, S., et Biever, J. L. (2009). Spanish-English bilingual psychotherapists : Personal and professional language development and use. *Diversity and Ethnic Minority Psychology, 15*, 230-242.

CHAPITRE 9

# Le recrutement et la rétention d'intervenants en santé et services sociaux bilingues en situation francophone minoritaire à Winnipeg et à Ottawa[1]

Sébastien Savard, *Université d'Ottawa*, Danielle de Moissac, *Université de Saint-Boniface*, Josée Benoît, *Université d'Ottawa*, Halimatou Ba, *Université de Saint-Boniface*, Faïçal Zellama, *Université de Saint-Boniface*, Florette Giasson, *Université de Saint-Boniface*, et Marie Drolet, *Université d'Ottawa*

## Résumé

La difficulté à recruter des professionnels en mesure d'intervenir dans les deux langues officielles a été mentionnée comme une des causes les plus importantes du manque d'accès à des services sociaux et de santé en français pour les personnes âgées francophones en situation minoritaire. Ce chapitre présente les résultats d'une recherche réalisée auprès de 55 intervenants, rencontrés dans six groupes de discussion et travaillant dans des organisations bilingues dans deux régions, soit Winnipeg au Manitoba et Ottawa en Ontario. Nous voulions connaître les facteurs ayant incité ces intervenants à vouloir travailler dans des organisations bilingues et ceux favorisant leur rétention dans les organismes où ils travaillent. Les résultats démontrent que la volonté de contribuer au mieux-être des francophones et la possibilité d'obtenir des postes stables offrant des conditions de travail intéressantes font partie des facteurs de recrutement les plus importants. La qualité du climat de travail et la possibilité de travailler dans un milieu caractérisé par la diversité sont des facteurs de rétention mentionnés régulièrement par les participants à l'étude. Une meilleure reconnaissance du fardeau supplémentaire associé au fait de travailler dans les deux langues et le recrutement de cadres bilingues font partie de recommandations permettant de faciliter le recrutement et la rétention de personnel bilingue.

**Mots-clés :** recrutement et rétention, intervenants services sociaux et de santé, francophones en situation minoritaire.

## Introduction

La pénurie de professionnels de la santé et des services sociaux bilingues est une problématique ayant des conséquences importantes sur la santé des francophones vivant dans des communautés en situation linguistique minoritaire au Canada (Bouchard et Vézina, 2009 ; Drolet *et al.*, 2014 ; Gauthier, 2011). La difficulté à recruter ces professionnels constitue, en effet, une des plus grandes barrières à l'accès aux services en français. Une préférence pour les milieux cliniques de soins aigus en milieu urbain et la mobilité des professionnels font en sorte que les défis du recrutement et de la rétention dans certains milieux, par exemple en région rurale et éloignée, et dans des domaines particuliers, par exemple pour des soins de longue durée, sont encore plus difficiles à surmonter. Dans ce chapitre, nous chercherons à faire ressortir les différents éléments qui caractérisent les conditions de pratique des professionnels de la santé et des services sociaux bilingues qui travaillent avec les communautés francophones minoritaires et à explorer auprès de ces professionnels les facteurs favorisant leur recrutement et leur désir de demeurer en poste dans un milieu de travail bilingue. Cette étude a été menée dans deux villes canadiennes, soit Winnipeg et Ottawa, afin de comparer les perspectives des professionnels bilingues dans deux contextes linguistiques minoritaires différents.

Nous débuterons par une brève mise en contexte de l'étude en la situant dans le grand champ de la recherche sur l'accès aux services sociaux et de santé par les francophones vivant en contexte minoritaire au Canada et plus particulièrement sur les obstacles ou difficultés rencontrés par cette communauté pour accéder à des services appropriés dans leur langue. Nous poursuivrons en présentant le cadre d'analyse que nous avons élaboré en nous inspirant de modèles développés par d'autres chercheurs s'intéressant à la question de la construction identitaire linguistique et au recrutement et à la rétention des ressources humaines. Le cadre méthodologique utilisé pour réaliser cette recherche sera ensuite documenté, puis nous terminerons par une présentation des principaux résultats. Un certain nombre de recommandations visant à améliorer le recrutement et la rétention de professionnels de la santé et des services sociaux bilingues évoluant en milieu francophone minoritaire seront proposées dans la section conclusion.

## Mise en contexte

L'accès aux services sociaux et de santé en français n'est pas assuré pour tous les francophones vivant en situation minoritaire qui désirent de tels services. Au Manitoba, on constate qu'en moyenne 25 % des francophones disent recevoir des soins et services d'un professionnel bilingue (de Moissac *et al.*, 2014). Ce pourcentage varie, dépendant du type de professionnel. Par exemple, le pourcentage de francophones disant avoir eu accès à des services en français auprès d'infirmières se situe à 32 % (de Moissac *et al.*, 2014). On perçoit une certaine amélioration des services en français chez les médecins omnipraticiens, car le pourcentage de clients ayant reçu de tels soins de leur médecin de famille était de 14 % en 2006 (Corbeil *et al.*, 2006) et s'élevait à 28 % en 2008-2009 (Chartier *et al.*, 2012). En Ontario, Marmen et Delisle (2003) indiquent que bien que la proportion d'omnipraticiens et d'infirmières francophones soit supérieure à celle de la population francophone, cela ne peut répondre aux besoins de la population. Ces professionnels ne sont pas disponibles en tout temps et ne travaillent pas nécessairement dans les villes et les régions où les francophones peuvent accéder à des services (Marmen et Delisle, 2003). Dans un document produit par le ministère de la Santé et des soins de longue durée de l'Ontario présentant un portrait statistique des professions de la santé dans cette province (2012a), on apprenait que 8,5 % des professionnels de la santé de la province peuvent s'exprimer en français. Ces derniers sont cependant très inégalement répartis. Par exemple, dans le territoire de Champlain, où se trouve entre autres la grande région d'Ottawa, 37,8 % des professionnels sont en mesure de communiquer en français, alors que cette proportion tombe à 0,8 % dans la région du Nord-Ouest de l'Ontario. La difficulté pour les populations francophones d'avoir accès à des professionnels de la santé pouvant s'exprimer en français est donc très variable d'une région à l'autre.

L'identification des barrières à l'accès aux services sociaux et de santé en français a fait l'objet de plusieurs études (Drolet et al., 2014 ; de Moissac et al., 2012a ; Forgues et al., 2011). Tel qu'il est décrit dans la 4e partie de ce livre, les défis cernés par les professionnels de la santé et des services sociaux francophones sont très similaires au Manitoba et en Ontario. La pénurie de professionnels pouvant offrir des services en français et la difficulté à repérer les clients ou les intervenants francophones sont des barrières importantes (Drolet et al., 2014 ; de Moissac et al., 2012a), et ce, même si plusieurs professionnels rencontrés constatent une plus grande sensibilisation aux besoins des francophones et une augmentation des services en français depuis quelques années. Les professionnels rapportent un manque de connaissance des ressources humaines disponibles en français et le manque d'intégration ou de réseautage formel de ces ressources. Pour contrer ces lacunes, les professionnels mettent en place des partenariats informels de collaboration avec des collègues de leur établissement ou d'autres organismes afin de bénéficier de réseaux de soutien (Savard et al., 2013). Par ailleurs, Bouchard et Leis (2008) insistent sur l'importance du réseautage communautaire afin de structurer des services sociaux et de santé intégrés et coordonnés pour les francophones en situation minoritaire.

Quelques études recensées explorent les disponibilités des ressources humaines bilingues dans les établissements désignés bilingues. Au Manitoba, Gousseau (2009) décrit les besoins et les disponibilités actuels et anticipés en ressources humaines dans les établissements et agences désignés bilingues et francophones de la province. L'étude révèle que le plus grand défi est de combler les postes de professionnels, en particulier ceux d'infirmière autorisée, d'infirmière auxiliaire, d'aide en soins de santé et de travailleur en santé mentale. De surcroît, Gauthier (2011) confirme ces constats, mais cette fois-ci dans une étude exploratoire sur les compétences linguistiques. En effet, l'auteur suggère que « la difficulté de trouver des personnes compétentes pour doter les postes désignés bilingues [est] due, entre autres, à la pénurie de personnel formé, aux méthodes de recrutement inappropriées et au drainage de ces ressources par les grands établissements urbains ». La pénurie de personnel bilingue semble donc toucher particulièrement les régions rurales et éloignées ainsi que les établissements de soins de longue durée, car les nouveaux diplômés s'intéressent davantage aux soins aigus en milieu urbain. Il semble n'exister aucune véritable stratégie de recrutement adaptée aux besoins de la communauté franco-manitobaine (Gauthier, 2011). Par ailleurs, les gestionnaires des établissements de services sociaux et de santé désignés bilingues reconnaissent que la diversité ethnoculturelle de la main-d'œuvre immigrante et le profil linguistique de cette dernière, c'est-à-dire une faible connaissance de la langue anglaise, constituent de nouveaux éléments qui doivent être considérés (de Moissac *et al.*, 2012b).

En Ontario, dans une étude financée par la Société Santé en français (SSF) (inédite) sur les besoins de formation linguistique des professionnels de la santé travaillant auprès des communautés francophones, les gestionnaires interrogés ont mentionné que l'obstacle le plus important à une offre des services en français était la difficulté à recruter et à garder à l'emploi des intervenants bilingues, et ce, comme au Manitoba, particulièrement dans les régions rurales et éloignées. Les mesures mises en place pour remédier à cette difficulté sont diverses. Elles vont de l'offre de formation linguistique à un recrutement au Québec en passant par l'embauche de personnel non encore bilingue dans des conditions en faveur du bilinguisme pour l'obtention de la permanence. Cela confirme les résultats d'une recherche réalisée quelques années plus tôt (SSF, 2006) qui démontrait que dans les quatre territoires ontariens étudiés (Nord, Moyen-Nord, Sud-Est et Sud), la difficulté à recruter des professionnels bilingues était une, sinon la plus importante des causes des difficultés d'accès à des services en français. Les autres facteurs importants qui nuisent à l'offre de services en français sont la méconnaissance des services par les populations ainsi que le manque d'intégration et de coordination des ressources existantes.

## Un cadre conceptuel adapté pour le recrutement et la rétention de professionnels bilingues en contexte linguistique minoritaire[2]

Plusieurs cadres théoriques décrivent les facteurs influant sur le recrutement et la rétention des employés dans leur milieu de travail. Nous proposons un cadre conceptuel adapté aux professionnels exerçant dans un milieu de travail bilingue en contexte minoritaire. Tel qu'il est illustré à la figure 1, ce cadre repose principalement sur le modèle de motivation de Dolea et Adams (2005), qui soutient que les variables environnementales et socioculturelles (macro) influent sur les compétences langagières et les besoins psychologiques de l'employé (micro), ainsi que sur l'appui organisationnel dans le milieu de travail (méso). Ensemble, ces conditions influent sur le choix de l'employé de travailler dans ce milieu et de demeurer engagé, satisfait et motivé à bien performer dans son poste.

Au niveau macro, nous retrouvons les variables liées au contexte politique, économique et social qui influent sur la vitalité de la langue française dans une communauté et sur les conditions qui favorisent ou non le recrutement d'employés bilingues par les institutions. Par exemple, dans le cas de notre étude, font partie de ces variables le fait qu'en Ontario une loi protège l'accès aux services en français pour les francophones alors qu'au Manitoba les droits des francophones à recevoir des services dans leur langue sont encadrés par une politique. Cela témoigne de positions différentes occupées par le français dans les deux provinces, lesquelles ont une incidence sur la capacité des francophones à parler leur langue au quotidien, à être éduqués et à travailler dans leur langue. Tous ces éléments vont nécessairement influer, à moyen ou à long terme, sur les compétences langagières des employés. Plus les francophones ont la possibilité de parler leur langue, plus ils sentent que cette langue est valorisée et appuyée, plus ils voudront continuer à instruire leurs enfants dans cette langue et plus ils chercheront à travailler également en français même si cette langue est minoritaire, car ils se sentiront compétents en français. À terme, cela se traduira par une facilité plus ou moins grande pour les institutions de santé et de services sociaux à recruter des professionnels bilingues. Les lois et politiques vont également influer sur la façon dont les offices régionaux de santé (Manitoba) et les réseaux locaux d'intégration des services de santé (Ontario) répondront aux besoins des populations francophones en matière d'accès à des services en français. La disponibilité des emplois bilingues et les conditions d'accès à ces derniers sont également des variables liées aux conditions environnementales qui influent sur le recrutement et la rétention du personnel bilingue. Dans les deux communautés étudiées, les occasions d'emploi sont très favorables pour les employés bilingues désirant travailler dans le secteur de la santé. Cette employabilité rapide est particulièrement importante pour les nouveaux arrivants, tant francophones qu'allophones. En plus, les conditions de travail qui sont offertes permettent de répondre aux besoins tant économiques que sociaux, par exemple, la conciliation famille/travail.

Les communautés francophones du Manitoba et de l'Ontario sont beaucoup plus hétérogènes qu'il y a 20 ans, alors que de nombreux nouveaux arrivants sont venus s'ajouter aux Franco-Ontariens et aux Franco-Manitobains de souche (Conseil de planification sociale d'Ottawa, 2010, Commissariat aux langues officielles, 2007). Cette réalité oblige autant les organisations que les employés ou les usagers des services à s'adapter, surtout dans un contexte où l'exigence d'offrir des services en français se conjugue à une pénurie de professionnels bilingues dans le secteur de la santé. La présence dans l'environnement d'organisations qui travaillent à l'amélioration de l'accessibilité des services sociaux et de santé en français, tels la SSF et le Consortium national de formation en santé (CNFS) qui, entre autres, font la promotion des services en français et de l'offre active, doit être considérée comme un facteur pouvant influer sur la capacité des organismes à offrir des services de santé et sur les conditions de pratique des employés bilingues.

Le modèle de vitalité ethnolinguistique de Landry et de ses collaborateurs (2006) comporte deux dynamiques, soit le déterminisme social et l'autodétermination, comme influences sur la capacité et la motivation d'une personne à parler sa langue maternelle minoritaire et à travailler dans cette langue. Le déterminisme social, qui provient du cadre idéologique, juridique et politique (nombre, pouvoir, statut) auquel est confrontée la communauté linguistique minoritaire, de même que du contexte institutionnel et social, a une relation de cause à effet sur la place occupée par la langue minoritaire et les outils qu'elle possède pour se déployer. L'autodétermination, elle, provient du type de socialisation langagière et culturelle dans laquelle a évolué la personne (communauté qui valorise et favorise la vitalité de la langue minoritaire) et de son développement psycho-langagier[3], qui lui dépend souvent de la place de la langue minoritaire dans la famille immédiate de l'individu. Ces deux dynamiques peuvent ainsi contribuer soit à fragiliser, soit à dynamiser la langue minoritaire dans une communauté donnée.

Quant à la dimension micro, elle comprend les besoins psychologiques de l'employé, soit les valeurs, les besoins et les attentes de ce dernier, lesquels influent sur sa motivation à bien performer au travail (Deci et Ryan, 2002). En d'autres mots, est-ce que le travail effectué est cohérent avec les valeurs partagées par les professionnels ? Est-ce qu'il permet à l'employé de répondre à ses besoins tant matériels que psychologiques (appartenance, etc.) ? Est-il conforme aux attentes des professionnels par rapport aux tâches, aux contextes et aux retombées ? Le cadre adapté comprend, parmi les besoins psychologiques,

Figure 1. Cadre conceptuel adapté pour le recrutement et la rétention de professionnels bilingues en situation linguistique minoritaire, inspiré de Dolea et Adams (2005) et de Landry *et al.* (2008)

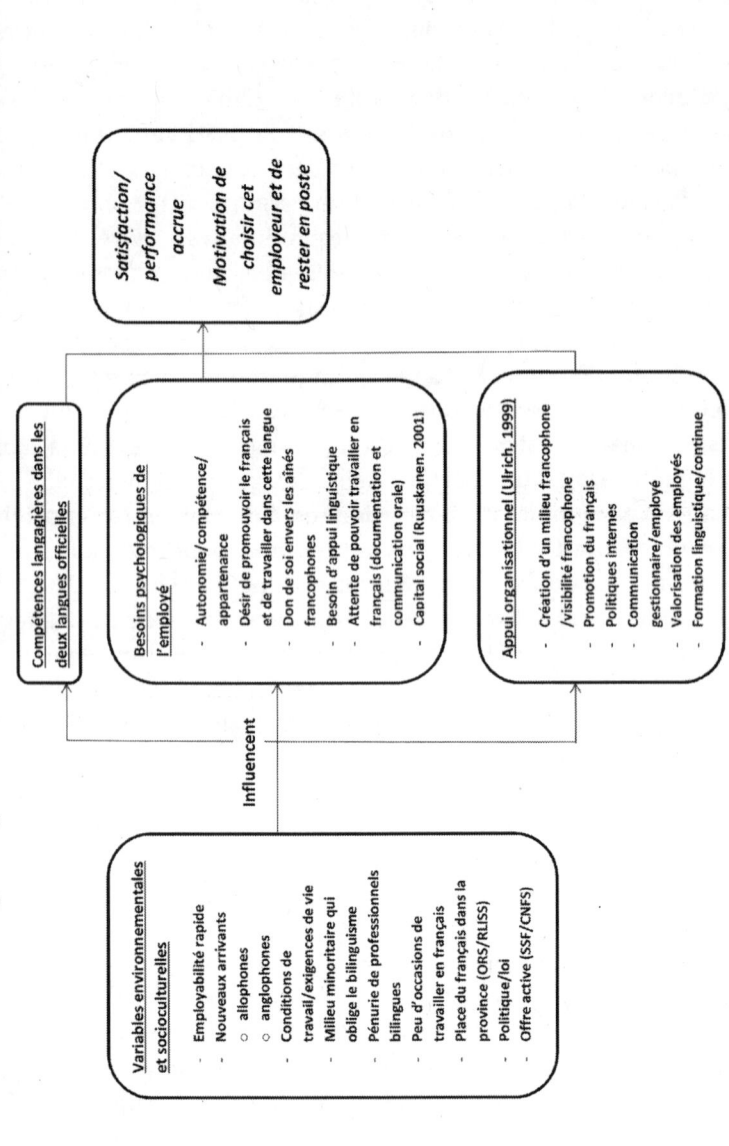

**Compétences langagières dans les deux langues officielles**

**Besoins psychologiques de l'employé**
- Autonomie/compétence/appartenance
- Désir de promouvoir le français et de travailler dans cette langue
- Don de soi envers les aînés francophones
- Besoin d'appui linguistique
- Attente de pouvoir travailler en français (documentation et communication orale)
- Capital social (Ruuskanen, 2001)

**Appui organisationnel (Ulrich, 1999)**
- Création d'un milieu francophone /visibilité francophone
- Promotion du français
- Politiques internes
- Communication gestionnaire/employé
- Valorisation des employés
- Formation linguistique/continue

*Satisfaction/performance accrue*

*Motivation de choisir cet employeur et de rester en poste*

**Variables environnementales et socioculturelles**
- Employabilité rapide
- Nouveaux arrivants
  - allophones
  - anglophones
- Conditions de travail/exigences de vie
- Milieu minoritaire qui oblige le bilinguisme
- Pénurie de professionnels bilingues
- Peu d'occasions de travailler en français
- Place du français dans la province (ORS/RLISS)
- Politique/loi
- Offre active (SSF/CNFS)

Influencent

les variables associées à la langue, dont les compétences langagières dans les deux langues officielles, le désir de promouvoir le français et le désir de travailler dans sa langue maternelle ou officielle apprise. Finalement, la possibilité pour les intervenants bilingues de faire partie d'une communauté ayant un fort capital social, tel que l'a modélisé Ruuskanen (2001), vient répondre à un besoin de l'employé, le motivant à demeurer en poste. Rappelons brièvement que le capital social réfère aux ressources[4] et aux privilèges rendus accessibles par l'appartenance à une communauté dans laquelle les liens entre les membres sont nombreux et riches, favorisant l'apparition de relations de confiance et un sentiment d'appartenance à une collectivité.

La dimension méso comprend quant à elle les facteurs associés à l'appui organisationnel de l'établissement de santé et de services sociaux bilingues. En font partie non seulement les politiques internes par lesquelles le bilinguisme est visible et qui rendent possibles la promotion et l'usage des deux langues officielles dans toutes les tâches quotidiennes touchant le client, sa famille et les employés, mais également celles qui favorisent la visibilité plus large d'un espace francophone dans la communauté. À cela s'ajoutent des pratiques de gestion des ressources humaines centrées sur la réponse aux besoins des employés et la promotion de leur bien-être (Ulrich, 1999), telles que celles qui favorisent l'écoute des employés, la communication entre gestionnaires et employés, ainsi que la création d'un environnement favorable à l'apprentissage.

Ce cadre conceptuel adapté nous permet maintenant de procéder à l'élaboration des questions de recherche et à l'analyse des données recueillies pour mieux comprendre comment les variables environnementales et socioculturelles, les compétences langagières, les besoins des employés et les pratiques organisationnelles influent sur le recrutement et la rétention des professionnels bilingues dans un milieu de travail bilingue en contexte minoritaire.

## Questions de recherche

Un meilleur accès aux soins de santé et aux services sociaux en français dans les communautés en contexte linguistique minoritaire dépend, entre autres, du recrutement et de la rétention de professionnels bilingues. Dans une situation de pénurie de professionnels de la santé et des services sociaux bilingues, il est fondamental de poser les questions suivantes :

1) Quels facteurs favorisent le recrutement et la rétention de ces professionnels dans un milieu de travail francophone ou bilingue ?
2) Quelles sont les réalités de travail dans un établissement de santé francophone ou bilingue en contexte minoritaire ?
3) Quels sont les défis que doivent relever les professionnels bilingues dans ces milieux pour exercer leur profession ?
4) Existe-t-il des réseaux de soutien social formels et informels à l'intérieur de l'établissement ou avec d'autres organismes du milieu ?
5) Quelles sont les stratégies à prioriser pour faciliter le recrutement et la rétention de professionnels bilingues ?

Cette étude cherche à répondre à ces questions en portant une attention particulière aux enjeux associés à la langue et aux exigences du bilinguisme ayant un effet sur la vie professionnelle, mais également sur l'environnement de travail.

## Méthodologie

La méthodologie qualitative a été privilégiée pour cette étude afin de mieux connaître les réalités du milieu de travail bilingue dans deux communautés francophones en situation minoritaire. Des groupes de discussion ont été formés avec de professionnels de la santé ayant un contact direct avec une clientèle aînée, soit principalement du personnel infirmier, des préposés aux soins et des travailleurs sociaux, mais également quelques ergothérapeutes, orthophonistes et spécialistes du loisir travaillant dans un foyer de soins de longue durée ou offrant des services dans un logement avec services de soutien. À Winnipeg, le recrutement des participants s'est fait par l'entremise d'une personne contact dans les milieux de travail, qui s'est chargée de transmettre une lettre d'invitation par écrit ou électroniquement aux intervenants de son établissement. Cette personne contact n'était pas le superviseur immédiat des employés, évitant ainsi qu'une relation d'autorité influe sur la participation à l'étude. À Ottawa, un des entretiens a eu lieu en première partie d'une rencontre déjà prévue avec les employés de l'établissement.

Les intervenants avaient alors le choix d'y participer ou non. Les intervenants participant au deuxième entretien ont été informés du projet par l'entremise d'une affiche les invitant à prendre contact avec l'associée de recherche s'ils désiraient en faire partie, ou par l'entremise d'un courriel envoyé directement aux intervenants qui avaient participé à une étude ultérieure et accepté que l'on communique avec eux à nouveau. Quatre entretiens ont été menés auprès d'employés de l'organisme Actionmarguerite à Winnipeg, soit deux dans le quartier de Saint-Boniface (n = 14) et deux dans le quartier de Saint-Vital (n = 22). À Ottawa, deux groupes ont participé à la recherche, soit un groupe à la Résidence Montfort Renaissance (n = 14) et un groupe rassemblant les intervenants du Centre d'accès aux soins communautaires (CASC) et ceux de l'Hôpital général d'Ottawa (n = 5). Au total, 55 professionnels ont participé aux groupes de discussion. Les entretiens ont été animés par les chercheurs à l'automne 2013 et ont eu lieu principalement pendant les heures de travail des participants.

La codification des données d'entrevues a été réalisée selon une procédure préétablie : 1) une première lecture de 20 % des transcriptions dans le but de repérer les rubriques (annotation générale qui décrit ce dont il est question dans l'extrait du corpus) et les thèmes émergents (annotation qui précise ce qui y est abordé) (Paillé et Mucchielli, 2008) ; 2) l'obtention d'un consensus sur les rubriques et les thèmes parmi les membres de l'équipe ; 3) l'élaboration d'une liste de codes (forme abrégée des rubriques et thèmes) et leur définition ; 4) la validation de la liste de codes ; 5) la codification, à l'aide de cette liste de codes, de trois transcriptions et le calcul de l'accord interjuge (Huberman et Miles, 2002) ; 6) la codification du reste des données selon la liste de codes établie, tout en laissant place à l'émergence de nouveaux codes. Cette procédure a été réalisée de façon séparée dans chacun des sites (Ottawa et Winnipeg) à partir de la même liste de codes et, une fois l'analyse par lieu réalisée, les constats observés ont été comparés afin de faire ressortir les similitudes et différences. Cette démarche a assuré la rigueur de l'étude et a permis une profondeur d'analyse, permettant d'extraire le sens du corpus, pour ensuite en décortiquer les extraits et repérer les phénomènes précis qui s'en dégagent.

## Résultats

Quatre thèmes principaux sont abordés dans cette section présentant les résultats de la recherche, soit les variables environnementales et socioculturelles, les compétences langagières, les besoins psychologiques de l'employé, particulièrement en ce qui se rapporte au capital social, et l'appui organisationnel. Ces thèmes sont abordés en fonction de l'éclairage qu'ils apportent sur les facteurs favorisant le recrutement et la rétention des professionnels bilingues. Des citations appuyant les thèmes présentés sont fournies. Celles provenant d'intervenants d'Ottawa sont indiquées comme RO (répondant Ottawa), tandis que celles provenant d'intervenants de Winnipeg figurent comme RW (répondant Winnipeg).

## Les variables environnementales et socioculturelles dans un milieu bilingue et minoritaire

Certaines variables environnementales expliquent le contexte dans lequel doivent évoluer les professionnels de la santé et des services sociaux et font ressortir des facteurs pouvant favoriser leur recrutement et leur rétention. Les résultats de l'étude montrent ainsi que le fait de pouvoir travailler dans un milieu bilingue est un facteur de recrutement attrayant pour les employés. En effet, presque tous les répondants ont affirmé leur désir de travailler dans un milieu bilingue ou francophone, parce qu'ils se sentent plus à l'aise avec la langue française.

> On a dit la langue de travail ici, c'est le français ; c'est pour ça que nous tous, que nous tous là avons choisi ici, parce que la langue de travail, ils ont dit c'est le français. (RW-1)

Les participants sont nombreux à constater que la langue utilisée auprès des résidents a un effet marquant sur ces derniers. Les participants disent que les résidents francophones sont plus à l'aise à s'exprimer en français et que dans les cas de démence, le français est la seule langue de communication. Les participants remarquent aussi que de parler en français avec les clients agités a un effet calmant.

Les résidents et les familles sont très reconnaissants des efforts que le personnel déploie pour leur offrir des services en français, jusqu'au point où certains résidents se souviennent même du retour d'une préposée bilingue après un congé, tellement ils se réjouissent d'être soignés en français. Les clients apprécient la communication plus aisée, la facilité d'exprimer leurs besoins, et affichent dans ce contexte une moins grande résistance aux soins. Les professionnels apprécient également l'occasion de communiquer en français avec les résidents et entre eux, car ils se sentent plus à l'aise et peuvent s'exprimer plus librement.

Dans un établissement de soins de longue durée désigné bilingue en milieu minoritaire, la dualité linguistique nous est décrite par les participants comme suit : bien que la langue de communication avec le résident francophone soit plus souvent le français, la langue de travail, qui comprend la communication orale entre les membres de l'équipe de soins et la documentation, doit être l'anglais. Dans un milieu minoritaire, même dans un établissement désigné bilingue, l'anglais domine. Un participant à Winnipeg constate même que « c'est comme si le francophone ici n'est pas vu comme quelqu'un de première considération » (RW-2), tandis qu'à Ottawa, un participant dit :

> Souvent, les rencontres officielles ou les réunions, on est beaucoup exposé à l'anglais. Comme tout ce qui est officiel se fait dans la langue anglaise, comme journée d'employés, des réunions officielles, vraiment c'est en anglais. (RO-1)

La dominance anglophone découle du fait que la francophonie dans le contexte régional est minoritaire, même au sein d'un milieu désigné bilingue. Les participants constatent qu'un bon nombre d'employés ne sont pas bilingues. Par ailleurs, dans l'éventualité d'avoir recours aux services à l'extérieur de l'établissement bilingue, une connaissance de l'anglais est essentielle. Toute documentation, soit les dossiers médicaux, les rapports et les formulaires de santé, doit être rédigée en anglais. Les participants reconnaissent que cela est nécessaire afin d'assurer que l'état de santé et les dossiers des résidents soient compris par tous les intervenants, tant à l'interne qu'à l'extérieur de l'établissement dans les cas d'urgence, de consultation ou de transfert de soins vers un centre hospitalier ou d'autres services. Par contre, les participants avouent que cela fait en sorte que tout résident ou membre de la famille uniquement francophone ne pourra comprendre ce qui est écrit dans le dossier. Pour le résident qui a droit à des soins et services en français et qui préfère recevoir ces soins et services, il semble y avoir une certaine discordance à ce niveau.

Les participants sont encouragés à faire de l'offre active de services en français auprès des résidents et des familles, mais en revanche, certains superviseurs immédiats ne sont pas bilingues, du moins à Winnipeg. De plus, les participants soulèvent le fait que la formation continue est presque uniquement en anglais, tel que l'indique l'affichage dans la salle de formation où ont lieu les entretiens de groupe à Winnipeg. L'établissement désigné bilingue n'est donc pas réellement un espace où la francophonie se vit au quotidien dans la vie professionnelle des employés. Cette dualité linguistique occasionne certains défis en ce qui concerne l'environnement et le contexte socioculturel de l'établissement. Les participants soulèvent, entre autres, que le bilinguisme dans le milieu de travail provoque certaines tensions entre employés francophones et anglophones. Particulièrement à Winnipeg, les participants craignent la ségrégation et l'exclusion des employés non francophones.

### Les compétences langagières

Quelques professionnels éprouvent certaines difficultés à communiquer avec les résidents en raison des différences linguistiques ou d'accent en français, mais à force d'y être exposés, le professionnel et le résident finissent par se comprendre.

> C'est un français différent ici (rire). Y a plusieurs résidents ici qui ont, tu sais, une éducation de 4$^e$, 5$^e$ année alors c'est beaucoup de jargons, de slang. Alors c'est un français différent que moi j'étais accoutumé. Mais non, pas vraiment. (RW-5)

En ce qui a trait à la communication entre employés, certains professionnels communiquent avec leurs collègues bilingues en français parce qu'ils se sentent à l'aise ainsi. D'autres profitent de travailler avec un collègue provenant du même pays d'origine pour parler dans leur langue vernaculaire, ce qui rend certains collègues mal à l'aise.

> Aussi, comme il y a beaucoup de langues là, beaucoup de nations ici, alors deux personnes peuvent parler dans leur langue natale. Puis quand tu écoutes, tu ne sais pas ce qu'ils sont en train de parler-là, tu es frustré, directement. « Est-ce qu'il parle de moi ou quoi ? » Ça oui. (RW-6)

Sur un autre plan, l'origine des employés apporte un autre défi lié à la diversité des compétences linguistiques. Plusieurs professionnels de la santé sont des immigrants nouvellement arrivés de différents pays, francophones, anglophones ou autres. Ces professionnels parlent le français et l'anglais, avec différents accents selon leur pays d'origine, créant une diversité linguistique qui rend la communication parfois difficile.

> Un défi pour moi, j'trouve, c'est qu'y a plusieurs différents types de français, de différents pays que même pour moi, je comprends en général le français, mais la façon que certaines personnes parlent, je comprends pas. (RW-4)

Outre les compétences linguistiques variables parmi les francophones, les professionnels sont souvent confrontés à des barrières linguistiques importantes à l'égard de certains collègues unilingues anglophones. À Winnipeg, par exemple, les rencontres entre employés et supérieurs se font généralement en anglais. Bien que le milieu de travail soit bilingue, la plupart des supérieurs communiquent plus souvent en anglais. Ils ne parlent en français aux employés que lorsque ces derniers en manifestent le besoin réel, outre leur affirmation en faveur du bilinguisme. « Avec nos supérieurs, ils peuvent te parler en anglais. Si tu ne comprends pas, tu leur dis que tu n'as pas compris, ils vont te parler en français. » (RW-1)

Faire peu usage du français ou préférer utiliser l'anglais peut créer une insécurité linguistique[5], contribuant à un déficit de la langue française. Le fait que les rencontres se tiennent en anglais risque de réduire les compétences langagières des employés en français. Ces derniers courent le risque de perdre l'usage pratique du français au profit de l'anglais, qui reste omniprésent dans les lieux de travail bilingues.

> Bien tu sais, je me plains souvent, je dis souvent « pourquoi on ne parle pas français parce qu'il y a une seule personne qui parle anglais ? » Ici tout le monde parle le français, il y a une seule personne, la réunion se fait automatiquement en anglais. (RW-1)

Un élément souvent rapporté par les professionnels est la traduction du français vers l'anglais dans les dossiers, ce qui occasionne une surcharge de travail.

> Je trouve ça difficile quand t'as eu toute ton intervention ou ta conférence de famille en français, que là tu retournes à ton bureau, puis [il] faut que tu rédiges ton rapport, mais en anglais. C'est pas évident parce qu'encore une fois, il faut [que] tu penses, faut [que] tu réfléchisses. Mais aussi, c'est d'interpréter tout ce que tu as fait dans une autre langue qui [n'] est pas évident. (RO-3)

Les propos des répondants témoignent de l'importance pour les employés de bien connaître les deux langues. Certains professionnels s'engagent à faire une entrevue en français avec un client francophone, sachant qu'ils auront à la traduire dans le dossier, mais d'autres préfèrent procéder en anglais pour éviter le surplus de travail. Plusieurs professionnels sont frustrés de devoir traduire, car cela exige une bonne connaissance de la terminologie dans les deux langues ainsi que du temps supplémentaire.

La possibilité offerte par une organisation de travailler dans les deux langues a cependant été retenue comme un facteur pouvant favoriser le recrutement de professionnels bilingues. En effet, pour les personnes nouvellement arrivées au Canada ayant le français comme langue seconde et ne parlant pas ou parlant peu l'anglais, pouvoir travailler principalement en français tout en ayant l'occasion de parfaire l'anglais est un avantage indéniable. Cette réalité a surtout été observée à Ottawa qui compte des organismes où le français est véritablement la langue de travail. Certains Québécois ont choisi de travailler du côté de l'Ontario afin d'améliorer leur connaissance de l'anglais. Une source de frustration mentionnée surtout à Winnipeg est liée au fait que plusieurs participants disent faire des efforts importants pour améliorer leur connaissance de l'anglais alors que leurs collègues anglophones, qui occupent pourtant des postes bilingues, ne manifestent pas une motivation similaire à maîtriser le français. Il semblerait que peu de suivi ne soit effectué afin de s'assurer que les anglophones engagés dans des postes bilingues répondent aux exigences linguistiques de leur poste.

### Les besoins psychologiques des employés

Dans cette section, nous ressortons les propos des participants aux groupes de discussion sur les dimensions liées aux valeurs, aux attentes et aux besoins pouvant influer sur la motivation et la performance des employés selon Dolea et Adams (2005). Outre les besoins soulevés sous le thème des compétences langagières, un des éléments liés aux valeurs défendues par les participants qui les motivent tant à postuler des postes bilingues qu'à demeurer au service d'un organisme offrant des services en français aux communautés francophones minoritaires est leur fierté d'appartenance à la communauté francophone. Cette fierté se traduit, entre autres, par un désir de contribuer à l'offre de services en français et de participer à la survie et au maintien des acquis de leur communauté.

> Moi je trouve que, tu sais, au niveau du Canada je veux dire, les deux langues officielles, c'est français l'anglais, je veux dire, au fond, de pouvoir vivre ça dans le quotidien. Pour moi, c'est vraiment important d'alimenter la langue, alimenter la francophonie, non seulement l'Ontario. Pour moi c'est vraiment important. (RO-2)

L'attachement des intervenants bilingues ne se limite pas à la communauté francophone ; il se dirige également vers la clientèle des personnes âgées. Tant chez les répondants de Winnipeg que chez ceux d'Ottawa, l'intérêt pour le travail avec les aînés est mentionné à plusieurs reprises comme un aspect les ayant incités à postuler un emploi dans l'organisme où ils travaillent. Cet intérêt semble s'être mué en un attachement très senti envers les résidents et les usagers des services avec lesquels ils sont en relation quotidienne ou régulière. La qualité de la relation qu'ils ont développée avec les résidents est un des éléments les plus souvent mentionnés comme source de satisfaction au travail.

Plusieurs facteurs qui incitent ou motivent les employés à conserver leur emploi dans un poste bilingue sont semblables à ceux qui les ont amenés à postuler l'emploi qu'ils occupent. Cependant, certains éléments sont uniquement des facteurs qui alimentent leur motivation à demeurer dans leur poste actuel. Ce qui ressort comme le facteur de rétention le plus important est la qualité de l'environnement de travail. En effet, autant les répondants de la région de Winnipeg que ceux de la région d'Ottawa ont souligné la qualité des liens qu'ils établissent avec leurs collègues de travail et avec les résidents comme une des principales sources de satisfaction dans leur emploi actuel. La possibilité d'évoluer dans un milieu bilingue qui présente une diversité intéressante tant du point de vue ethnique que linguistique est une autre explication de leur désir de maintenir leur lien d'emploi avec leur employeur actuel.

## Le capital social au centre des besoins psychologiques

Au centre des propos tenus par les participants sur les facteurs qui les motivent à postuler un poste bilingue et à y demeurer, on retrouve souvent des éléments qui permettent de penser que les francophones qui travaillent dans un milieu bilingue ont la possibilité de mettre à profit et de maximiser leur capital social. Par ailleurs, cet attrait vers le milieu bilingue est également associé à la présence d'un capital social important à l'intérieur même de la communauté francophone minoritaire. Nous avons pu constater qu'il existe, chez les intervenants bilingues ayant participé à notre recherche, un sentiment d'appartenance important envers la communauté francophone. En effet, plusieurs des répondants ont mentionné avoir choisi leur employeur, en partie au moins, parce que l'emploi offert permettait de travailler en français et auprès de francophones. Les répondants ont à cœur le bien-être de la communauté francophone minoritaire et désirent contribuer à la promotion et au maintien de la culture francophone. Il existe également entre les intervenants francophones ou bilingues un niveau de proximité et de confiance qui n'existe souvent pas avec leurs collègues anglophones.

> Bien nous dans les hôpitaux comme vous savez, c'est pas mal anglophone, c'est un milieu très, très, très anglophone malheureusement. Les francophones, on se regroupe ensemble. C'est ce qu'on fait. Entre collègues, pendant le dîner ou par téléphone, on se regroupe énormément ensemble. (RO-3)

Cette réalité semble cependant plus présente à Ottawa qu'à Winnipeg. À Ottawa, il est plus facile de communiquer en français avec les gestionnaires qui sont souvent bilingues, et le personnel n'hésite pas non plus à communiquer en français avec les collègues, alors qu'à Winnipeg les intervenants ne peuvent pas toujours communiquer avec leurs supérieurs en français, car souvent, ces derniers sont anglophones. Les intervenants hésitent de plus à parler en français ouvertement avec les collègues, car ils craignent d'exclure les collègues incapables de comprendre et de s'exprimer dans cette langue. Même entre francophones, la communication est moins aisée, car le français parlé par les Franco-Manitobains et par les francophones nés à l'extérieur du Canada est différent au point qu'il est parfois difficile de se comprendre. Le sentiment d'appartenance à une communauté francophone dans le milieu de travail semble donc plus fort et plus installé à Ottawa qu'à Winnipeg.

### L'appui organisationnel

Certaines pratiques organisationnelles motivent les professionnels de la santé et des services sociaux à postuler des postes bilingues et à rester en emploi. Les conditions de travail offertes par l'employeur constituent, on s'en doute bien, un facteur important. La structure salariale, la grande disponibilité, l'accès rapide après une formation d'une durée limitée et la stabilité de l'emploi sont ressortis, surtout à Winnipeg, comme des éléments ayant influé sur la décision de postuler leur emploi et de demeurer chez leur employeur. Les répondants d'Ottawa mentionnent surtout les bonnes conditions de travail telles que la souplesse dans l'organisation du travail, la diversité du personnel et la sécurité d'emploi.

Certaines pratiques de gestion des ressources humaines se révèlent cependant comme des irritants qui peuvent nuire à la satisfaction d'un employé bilingue. Par exemple, certains répondants ont mentionné qu'il leur était parfois difficile de postuler un autre poste à l'intérieur de leur organisation, car leur employeur préférait les garder dans leur poste actuel, du fait qu'ils sont trop difficiles à remplacer, étant donné la pénurie de professionnels bilingues.

La difficulté à communiquer en français avec leurs supérieurs immédiats unilingues anglophones, mentionnée par les participants de Winnipeg, et le peu de reconnaissance de la contribution particulière et des exigences supplémentaires associées au fait de devoir intervenir auprès de la clientèle dans les deux langues officielles sont également des irritants attribuables à un appui organisationnel perfectible.

## Conclusion et recommandations

Cette étude a permis de mieux connaître les facteurs influant sur le recrutement et la rétention de professionnels de services sociaux et de santé bilingues en situation linguistique minoritaire. En nous référant au modèle de Landry *et al.*, (2006) présenté plus tôt, nous formulons quelques constats et proposons des recommandations qui réfèrent aux deux dynamiques influant sur la vitalité d'une langue en contexte minoritaire, c'est-à-dire le déterminisme social et l'autodétermination. Les auteurs constatent que les employés bilingues ont une fierté de servir la population francophone et se voient comme jouant un rôle important dans la promotion de la francophonie dans leur milieu de travail et leur communauté. L'autodétermination semble donc jouer en faveur de la promotion du français et de la défense des intérêts des francophones. En effet, pouvoir travailler dans un milieu bilingue est recherché, car cela permet le maintien des deux langues officielles. Les professionnels bilingues reconnaissent l'importance de la langue pour les résidents ou clients avec qui ils développent un plus grand attachement en raison de ce partage d'une langue commune. Cela contribue à la qualité de l'environnement et donc au niveau méso du modèle de motivation de Dolea et Adams (2005), de même qu'à un besoin psychologique, soit au niveau micro du modèle, car les liens avec les résidents francophones et les collègues bilingues donnent aux employés la possibilité de bonifier leur capital social. Ces liens deviennent une source de satisfaction importante et favorisent la rétention des employés. Une stratégie de recrutement proposant des stages de formation professionnelle dans les milieux de travail bilingues a connu un certain succès dans le domaine de la santé et des services sociaux, car la structure et la durée des programmes de formation favorisaient l'entrée rapide sur le marché du travail et augmentaient la familiarité des milieux bilingues pour les nouveaux diplômés.

La réalité du travail en milieu bilingue occasionne certains défis, car la prédominance de l'anglais fait en sorte que le bilinguisme est difficile à mettre en pratique. Le fait que le français soit peu ou très peu pratiqué dans le milieu dit bilingue peut se révéler une menace à la sécurité langagière de cette langue. Il est donc difficile de promouvoir l'usage du français en l'absence d'une mission institutionnelle et de politiques assurant la connaissance de la langue minoritaire par l'ensemble des employés. Selon les professionnels, l'absence de formation continue en français, de gestionnaires bilingues, de suivi concernant la formation linguistique en français et de formation linguistique en anglais constituent des éléments défavorables au maintien d'un milieu de travail bilingue. De plus, plusieurs employés disent ressentir un manque de reconnaissance de la surcharge de travail générée par la réponse aux besoins d'une clientèle francophone dans un milieu minoritaire et cela décourage le professionnel à offrir activement des services en français. En milieu minoritaire, la socialisation dans la langue minoritaire par les professionnels dans leur milieu de travail et par les aînés dans leur milieu de vie contribue à la vitalité ethnolinguistique de la communauté (Gilbert *et al.*, 2005 ; Landry *et al.*, 2006). Cette variable environnementale du niveau macro influence grandement le recrutement et la rétention de professionnels bilingues.

Il est possible de formuler des recommandations s'adressant aux trois groupes d'acteurs principaux ayant chacun un rôle à jouer pour favoriser le recrutement et la rétention du personnel bilingue dans les établissements de santé et de services sociaux offrant des services aux communautés francophones minoritaires. Au niveau micro, soit en ce qui concerne les employés bilingues eux-mêmes, ces derniers doivent être des ambassadeurs de la francophonie dans leur propre milieu de travail et reconnaître l'importance de l'offre active de services en français. Un réseau informel de collègues francophones et francophiles pourrait favoriser le développement du capital social des intervenants bilingues et encourager l'usage du français sur les étages ou dans les départements, mais également à l'extérieur du travail et contribuer au sens d'appartenance. Les employés doivent aussi s'ouvrir aux différentes cultures qui cohabitent dans la grande communauté de la francophonie.

Selon le concept d'appui organisationnel d'Ulrich (1999), l'employeur, soit les organisations ayant un mandat de dispensation de services sociaux et de santé bilingues, a la responsabilité de créer un environnement de travail qui encourage, facilite et promeut la langue et la culture françaises. L'employeur se doit d'être un agent de promotion de la francophonie en s'affichant et en assurant que les services offerts soient réellement disponibles en français. Cela implique l'embauche d'un plus grand nombre de professionnels, de superviseurs et de gestionnaires bilingues. La formation linguistique dans les deux langues officielles doit être offerte, et le suivi doit être assuré. L'offre de formation continue dans les deux langues constituerait également une façon de promouvoir le bilinguisme au sein de l'établissement. Pour favoriser la rétention du personnel, les organisations devraient mettre plus d'efforts pour améliorer le sentiment d'appartenance des employés à leur milieu de travail. L'employeur doit assumer un rôle de rassembleur afin de développer un sentiment d'appartenance commun à la francophonie et de sensibiliser les employés à la diversité culturelle. Il doit également reconnaître la surcharge de travail occasionnée par les services bilingues offerts et les efforts déployés par les employés. Des primes au service bilingue pourraient être envisagées. Les établissements pour personnes âgées devraient profiter de toutes les occasions possibles pour entrer en contact avec les futurs professionnels de la santé et des services sociaux afin de faire la promotion du travail avec les personnes âgées et de diffuser à grande échelle les bienfaits et les avantages d'une carrière réalisée auprès de ces dernières. Ces recommandations mènent les auteurs à souligner l'idée d'employeur de choix. Dans le contexte du milieu de travail bilingue en situation minoritaire, l'employeur peut être reconnu comme employeur de choix dans la mesure où il offre un environnement de travail où les employés se sentent à l'aise de communiquer dans l'une ou l'autre des langues officielles, où il appuie les employés qui désirent suivre une formation linguistique dans l'une des deux langues officielles, où il reconnaît les efforts de ses employés bilingues qui offrent leurs services dans les deux langues et où il favorise le sentiment d'appartenance à son établissement.

Le troisième acteur comprend les instances gouvernementales régionales et nationales qui financent l'offre de services sociaux et de santé en français et qui peuvent agir sur la dynamique du déterminisme social selon le modèle de Landry et al., (2006). Ceci comprend les agences régionales de la santé, mais également les organismes provinciaux et nationaux tels que la Société Santé en français et ses tributaires, le Consortium national de formation en santé qui promeut la formation en français pour les professionnels de la santé et des services sociaux et tout organisme communautaire francophone qui vise à promouvoir la francophonie. Ces organismes doivent continuer de revendiquer les droits des francophones et de lutter pour que les politiques des services en langue française deviennent des lois, particulièrement au Manitoba. Ces organismes pourraient faciliter la formation linguistique dans les deux langues officielles pour les professionnels de la santé et le suivi nécessaire pour maintenir le niveau de langue adéquat. Ces agences pourraient instaurer une politique incitative pour imposer le respect de la désignation bilingue des postes en définissant des règles de fonctionnement dans les services désignés qui imposent la pratique du bilinguisme et en finançant des primes au bilinguisme. À titre d'exemple, une telle prime existe pour les infirmiers qui entrent dans un poste désigné bilingue à Winnipeg. Il faudrait généraliser cette pratique à plusieurs groupes de professionnels. Par ailleurs, un organisme national pourrait prendre le leadership dans la création d'une association d'intervenants de la santé et des services sociaux bilingues afin de favoriser l'entraide et la solidarité entre ces professionnels.

Les stratégies de recrutement de professionnels de la santé et des services sociaux bilingues devraient viser les valeurs, les besoins et les attentes des employés qui souhaitent servir une clientèle francophone en contexte minoritaire. Pour assurer que ces employés demeurent bilingues, un appui linguistique dans les deux langues officielles est nécessaire afin de maintenir et même de favoriser le développement des compétences langagières, qui sont, comme nous l'avons vu plus tôt, un facteur de recrutement et de rétention important dans notre modèle. Un établissement qui est désigné bilingue et qui est reconnu pour l'offre de services en français doit, en effet, créer un milieu de travail où les employés, les clients et leurs familles se sentent à l'aise de toujours communiquer dans la langue officielle de leur choix. Enfin, la capacité de recruter du personnel bilingue et donc d'offrir aux francophones en situation minoritaire des services dans leur langue ne repose pas uniquement sur l'implication, la fierté et l'attachement des professionnels concernés au fait français ni sur des pratiques de gestion des établissements de santé et de services sociaux, spécialement ceux désignés bilingues, mais bien sur l'engagement de l'ensemble de la communauté francophone.

## Notes

1. Notre recherche a été soutenue par Santé Canada par l'entremise du Consortium national de formation en santé. Nous tenons à remercier Monique Bohémier pour sa contribution dans cette recherche.
2. Pour une présentation plus détaillée des différents cadres théoriques à partir desquels le cadre retenu dans cette étude a été construit, se référer au rapport de recherche publié par de Moissac et al. (2014). Le recrutement et la rétention de professionnels de la santé et des services sociaux bilingues en situation minoritaire. Université St-Boniface et Université d'Ottawa. 65 pages. http://ustboniface.ca/file/documents--recherche/Recrutement-et-rtention-des-professionnels-bilingues-2014.pdf
3. Le développement psycholangagier correspond à l'attitude et aux comportements qu'une personne a développés ou adoptés à la suite de sa socialisation langagière et il s'observe par son désir d'intégration, son identité ethnolinguistique, sa motivation langagière, ses compétences langagières et ses comportements langagiers.
4. Les ressources peuvent prendre plusieurs formes comme de l'influence, de l'information, du soutien, des appuis, des références, ainsi que des ressources financières et matérielles.
5. L'insécurité linguistique réfère à un sentiment d'insécurité vécue par un employé concernant ses capacités à communiquer efficacement en français.

## Références

Bouchard, L. et Leis, A. (2008). La santé en français. Dans Thériault, J. Y., Gilbert, A. et Cardinal, L. (dir.), *L'espace francophone en milieu minoritaire au Canada. Nouveaux enjeux, nouvelles mobilisations.* Montréal, QC : Éditions Fides, 351-381.

Bouchard, P., et Vézina, S. (2009). *L'outillage des étudiants et des nouveaux professionnels : un levier essentiel à l'amélioration des services de santé en français.* Ottawa, Ontario : Consortium national de formation en santé.

Chartier, M., Finlayson, G., Prior, H., McGowan, K.-L., Chen, H., de Rocquigny, J., Walld, R. et Gousseau, M. (2012). *La santé et l'utilisation des services de santé des francophones du Manitoba / Health and Healthcare Utilization of Francophones in Manitoba.* Winnipeg, MB : Manitoba Centre for Health Policy.

Commissariat aux langues officielles (2007). *Les indicateurs de vitalité des communautés de langue officielle en situation minoritaire 1 : les francophones en milieu urbain.* La communauté francophone de Winnipeg, 36 p.

Conseil de planification sociale d'Ottawa (2010). *Profil de la communauté francophone à Ottawa*, 75 pages.

Corbeil, J.-P., Grenier, C. et Lafrenière, S. (2006). *Les minorités prennent la parole : résultats de l'Enquête sur la vitalité des minorités de langue officielle.* Ottawa, ON : Statistique Canada.

de Moissac, D., Ba, H., Zellama, F., Benoit, J., Giasson, F. et Drolet, M. (2014). Le recrutement et la rétention des professionnels de la santé et des services sociaux bilingues en situation minoritaire. (Rapport non publié)

de Moissac, D., de Rocquigny, J., Giasson, F., Tremblay, C.-L., Aubin, N., Charron, M. et Allaire, G. (2012a). Défis associés à l'offre de services de santé et de services sociaux en français au Manitoba : perceptions des professionnels. *Reflets : revue d'intervention sociale et communautaire, 18* (2), 66-100.

de Moissac, D., Roch-Gagné, M., Ba, H. et Gagné, M. (2012b). *Identification des ressources humaines bilingues et des pratiques actuelles en matière de ressources humaines.* Winnipeg, MB : Université de Saint-Boniface.

Deci, E. L. et Ryan, R. M. (éd.). (2002). *Handbook of self-determination research.* Rochester, NY : University of Rochester Press.

Dolea, C. et Adams, O. (2005). Motivation of health care workers-review of theories and empirical evidence. *Cah Sociol Demogr Med, 45* (1), 135-161.

Drolet, M., Savard, J., Benoît, J., Arcand, I., Savard, S., Lagacé, J. et Dubouloz, C. (2014). Health services for linguistic minorities in a bilingual setting : Challenges for bilingual professionals. *Qualitative Health Research, 24* (3), 295-305.

Gauthier, H. (2011). *Étude exploratoire sur les compétences linguistiques à l'embauche.* Winnipeg, MB : Conseil communauté en santé du Manitoba.

Gilbert, A., Langlois, A., Landry, R. et Aunger, E. (2005). L'environnement et la vitalité communautaire des minorités francophones : vers un modèle conceptuel. *Francophonies d'Amérique, 20*, 51-62.

Gousseau, C. (2009). *Étude sur l'état de la situation actuelle et projection d'avenir des professionnels et professionnelles de la santé bilingues*. Winnipeg, MB : Conseil communauté en santé du Manitoba.

Huberman, A. M. et Miles, M. B. (2002). *The Qualitative Researcher's Companion : Classic and Contemporary Readings*. Thousand Oaks, CA : SAGE Publications.

Landry, R., Allard, R. et Deveau, K. (2006). Revitalisation ethnolinguistique : un modèle macroscopique. Dans Magord, A. (dir.), *Innovation et adaptation : expériences acadiennes contemporaines* (p. 105-124). Bruxelles, Belgique : P.I.E.-Peter Lang.

Landry, R., Allard, R. et Deveau, K. (2008). Un modèle macroscopique du développement psycholangagier en contexte intergroupe minoritaire. Diversité urbaine, numéro hors série, 45-68. doi:10.7202/019561ar

Marmen, L. et Delisle, S. (2003). Les soins de santé en français à l'extérieur du Québec. *Tendances sociales canadiennes*, 11, 27-31.

Paillé, P. et Mucchielli, A. (2008). *L'analyse qualitative en sciences humaines et sociales*. Paris : Éditions Armand Colin.

Ruuskanen, P. (2001). *Trust on the Border of Network economy. Social capital and Trust*. Jyväskylä, Finlande : Edit. Kaj Limonen.

Savard, S., Arcand, I., Drolet, M., Benoît, J., Savard, J. et Lagacé, J. (2013). Les professionnels de la santé et des services sociaux intervenant auprès des francophones minoritaires : l'enjeu du capital social. *Francophonies d'Amérique*, (36), 113-133. doi :10.7202/1029379ar

Société santé en français (2006). *Préparer le terrain. Soins de santé primaires en français en Ontario. Rapport provincial*. Ottawa, ON : Société santé en français. 40 p.

Ulrich, D. (1999). *Human Resource Champions : The Next Agenda for Adding Value and Delivering Results*. Boston, MA : Harvard Business School Press.

CHAPITRE 10

# Offre active, bilinguisme et culture organisationnelle[1]

Sylvain Vézina[1], *Université de Moncton*

## Résumé

Dans ce texte, l'auteur aborde l'offre active sous l'angle de la culture organisationnelle. Il y présente les résultats d'une enquête menée auprès de professionnels de la santé œuvrant au sein d'établissements hospitaliers anglophones et francophones du Nouveau-Brunswick. La culture organisationnelle y est traitée, à la lumière de la sociologie des organisations, non pas comme une fatalité, mais comme un construit, au même titre que les règles du jeu organisationnel (rapports hiérarchiques, définition des tâches, conventions collectives...). Cette recherche fait ressortir la prédominance d'une culture organisationnelle centrée sur le bilinguisme donnant lieu à la persistance d'une confusion entre les notions d'offre active et de bilinguisme. Or, du point de vue de l'auteur, si le bilinguisme est essentiel à l'offre de services de qualité dans les deux langues officielles, il peut être contre-productif quand il s'agit d'introduire une culture favorable à l'offre active. Il affirme, en effet, que l'accent mis sur le bilinguisme est souvent perçu par les personnes unilingues comme une menace à l'équilibre des forces au sein du système entraînant, le plus souvent, de la résistance envers toute mesure favorable à l'offre active. C'est pourquoi il en vient à suggérer la valorisation d'une culture d'offre active autour d'objectifs de sécurité et de qualité des soins dans les langues officielles.

**Mots-clés :** professionnels de la santé, établissements hospitaliers, culture organisationnelle, bilinguisme, offre active, Nouveau-Brunswick

## Introduction

Il est entendu qu'au-delà des compétences et des connaissances liées à l'exercice des professions de la santé, la pratique de l'offre active de services de santé sécuritaires et de qualité dans les deux langues officielles passe par l'acquisition des notions et outils qui s'y rapportent. Il importe, aux yeux de plusieurs, de développer une forme de leadership chez les professionnels de la santé afin qu'ils agissent en faveur de cette offre active.

Or, si l'engagement des personnes oeuvrant au sein des établissements de santé est indispensable à la pratique de l'offre active, ces personnes ne peuvent en porter seules la responsabilité. Le système de santé, les règles et les procédures qui encadrent le fonctionnement des organisations doivent les accompagner, voire les soutenir et les encadrer. Plusieurs, avant nous, ont décrit un éventail de facteurs organisationnels favorables à l'offre active (Forgues, Bahi et Michaud, 2011 ; Bouchard, Beaulieu et Desmeules, 2011). On pense notamment aux mesures telles qu'assurer l'affichage et une mise à disposition de la documentation dans les deux langues officielles, encourager le port de l'épinglette, etc. Nous y reviendrons en cours d'analyse.

Notre intention, dans le cadre de cette étude, est de s'attarder plus spécifiquement à la culture organisationnelle, à l'importance, en particulier, d'inscrire l'offre active dans les valeurs fondamentales du système de santé. Nous entendons par culture organisationnelle l'ensemble des valeurs, croyances et attentes partagées par les personnes qui la composent (Siehl et Martin, 1984 ; Schein, 1991, 1992). La question centrale que nous posons est la suivante : comment la culture organisationnelle influe-t-elle sur l'engagement des professionnels de la santé dans la pratique de l'offre active ? Pour que la pratique de l'offre active s'inscrive de façon durable dans le comportement de ces derniers, nous postulons qu'il faut non seulement les sensibiliser et les former, mais les accompagner en reconnaissant l'offre active comme une des valeurs essentielles à nos systèmes de santé ainsi qu'à la prestation de soins sécuritaires et de qualité au sein de nos établissements de santé.

Notre intérêt pour la culture organisationnelle nécessite toutefois une mise au point à l'égard de notre cadre d'analyse, emprunté au modèle de Crozier et Friedberg (1977). Ces derniers, il faut le reconnaître, se méfiaient de toute explication du phénomène organisationnel fondée sur la culture, et ce, en vertu d'une volonté de s'affranchir de l'emploi de tout raisonnement déterministe. Il est vrai qu'à l'époque de *L'acteur et le système*, la culture était le plus souvent présentée comme un facteur s'imposant à la volonté de l'acteur et déterminant son comportement au sein de l'organisation (Parsons et Shils, 1951 ; Geertz, 1964 ; Triandis, 1972, entre autres). Une telle perspective était incompatible avec les propositions de l'analyse stratégique, qui place les intentions de l'acteur au centre du modèle (Iribarne, 2005). Pourtant, Crozier cherchait à « rénover l'analyse culturaliste » en s'interrogeant, non pas sur le pourquoi (déterminisme), mais plutôt sur comment (les processus, les pratiques, les mécanismes) se transforme la culture (Crozier, 1971).

C'est en ce sens que nous aborderons la culture organisationnelle, non pas comme une fatalité s'imposant aux acteurs, mais comme un construit, au même titre que les règles du jeu organisationnel (rapports hiérarchiques, définition des tâches, conventions collectives...). Mieux encore, il ne s'agit pas ici d'aborder la culture comme une mécanique aux mains de la gestion servant à manipuler les employés, mais plutôt dans une perspective interactionniste, considérant qu'un véritable changement dépend des rapports entre les acteurs vers la transformation des valeurs qui concourent à guider l'action. Abordée sous cet angle, la culture organisationnelle dépend de la volonté tant des employés et des gestionnaires au sein de l'organisation que de la dynamique prévalant dans le milieu, entendu ici comme l'environnement de l'organisation.

Les valeurs constituantes d'une culture organisationnelle sont autant de contraintes, et de zones d'incertitude, pouvant être exploitées par les acteurs dans la structuration de leurs rapports. La culture se présente alors comme un enjeu, comme une source de pouvoir permettant d'encadrer les rapports entre les acteurs, qu'ils soient conflictuels ou de collaboration, sans en déterminer la nature (Semache, 2009 ; Iribarne, 2005 ; Sainsaulieu, 1983, 1997). De notre point de vue, intervenir sur la culture revient à intervenir sur les règles du jeu comme sur les modes de régulation du système de santé.

C'est en ce sens que nous affirmons que la sensibilisation et la formation des professionnels de la santé, si elles sont essentielles, ne suffisent pas. Pour leur permettre d'agir en faveur d'une offre active de services de santé dans la langue officielle choisie par l'usager, il faut les accompagner par des modes de gestion et d'organisation favorables, lesquels requièrent une culture organisationnelle mettant en valeur les principes requis par l'offre active. Il faut donc que les acteurs concernés interviennent pour influer sur les valeurs qui encadrent l'activité au sein des établissements de santé.

En d'autres mots, les pratiques organisationnelles et de gestion des ressources étant définies en fonction des valeurs véhiculées au sein de l'organisation, l'offre active doit en faire partie, sans quoi il y a fort à parier que les gestionnaires, comme le personnel de l'établissement, en feront peu de cas. Nous chercherons donc à cerner les valeurs prédominantes, en matière linguistique, au sein d'établissements hospitaliers au Nouveau-Brunswick. Quelle importance y accorde-t-on ? Ces valeurs sont-elles compatibles avec la notion d'offre active ? Quels sont les effets de la langue de travail sur la langue de service ? Comment l'environnement linguistique externe influe-t-il sur les pratiques en matière d'offre active ?

Bien qu'à première vue la situation en matière de langues officielles au Nouveau-Brunswick semble plutôt favorable en raison des dispositions législatives[2], il faut reconnaître que l'offre active de services de santé dans la langue officielle choisie par l'usager ne se traduit généralement pas dans les faits. Trop souvent, une personne en situation linguistique minoritaire s'adressera d'abord au personnel dans la langue de la majorité, croyant que cela simplifiera son rapport avec le personnel, qu'elle obtiendra son service plus rapidement ou que celui-ci sera de meilleure qualité. La réaction spontanée du professionnel de la santé sera généralement de poursuivre dans la langue de la majorité, même s'il maîtrise la langue officielle en situation minoritaire. Or, nous postulons que la culture organisationnelle, entendue comme un construit au même titre que l'organisation, explique en bonne partie cet état de fait.

## Méthodologie

Nous avons retenu, pour notre enquête, cinq services de santé caractérisés par leurs contacts quotidiens avec de nombreux patients, et ce, dans six établissements hospitaliers régionaux de la province du Nouveau-Brunswick. Les services retenus sont : l'urgence, l'admission/accueil, les cliniques externes, l'imagerie médicale et la phlébotomie. Trois des établissements hospitaliers retenus relèvent du réseau Horizon (dont la langue de fonctionnement est l'anglais), soit l'Hôpital régional de Miramichi, l'Hôpital régional de Saint John et l'Hôpital régional Dr Everett Chalmers. Du côté du réseau Vitalité (bilingue dans son fonctionnement), les hôpitaux étudiés sont : l'Hôpital régional Chaleur, le Centre hospitalier universitaire Dr-Georges-L.-Dumont et l'Hôpital régional de Campbellton[3].

Nous avons employé deux méthodes de collecte de l'information. D'une part, nous avons réalisé 35 entretiens semi-dirigés avec des gestionnaires responsables des services à l'étude ainsi que du service des ressources humaines de ces établissements. D'autre part, nous avons fait passer, au cours de la même période, un sondage à des employés (professionnels de la santé [médecins, infirmières, techniciens en laboratoire, préposés], personnel affecté à l'accueil, à l'admission et aux rendez-vous) œuvrant dans les services à l'étude des six établissements. Le sondage comportait, en plus du profil sociolinguistique, 58 énoncés pour mesurer leur niveau de sensibilisation et de formation à l'offre active, le rôle qu'ils estimaient devoir jouer à son endroit ainsi que leur accès aux ressources requises. Ce questionnaire était disponible en ligne, dans les deux langues officielles, par l'entremise de *SurveyMonkey*. Les répondants ont été encouragés à y participer par l'intermédiaire des responsables des langues officielles des régies et de leur gestionnaire immédiat. Sur une population estimée à environ 1 600 employés, nous avons reçu 415 questionnaires complétés pour une proportion d'un peu moins de 26 %, ce qui est, à notre avis, excellent.

**Profil des répondants.** Les données relatives au profil des répondants au sondage nous fournissent, entre autres, les indications suivantes :

Plus de 60 % sont âgés de 40 ans et plus, dont 32 % ont atteint ou dépassé les 50 ans.

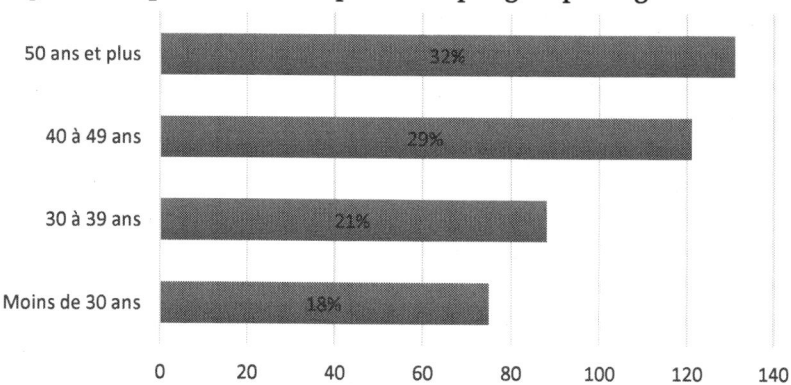

**Figure 1. Répartition des répondants par groupe d'âge**

| Groupe d'âge | Pourcentage |
|---|---|
| 50 ans et plus | 32% |
| 40 à 49 ans | 29% |
| 30 à 39 ans | 21% |
| Moins de 30 ans | 18% |

La très grande majorité des répondants, soit 91 %, est de sexe féminin, ce qui ne constitue pas une surprise, le secteur de la santé étant reconnu comme largement investi de femmes.

Sur le plan linguistique, deux données nous semblent importantes. D'abord, en ce qui a trait à la langue employée avec les collègues (langue de travail), on relèvera que seuls 10 % des répondants affirment travailler uniquement en français, alors que 45 % disent travailler uniquement en anglais. La même proportion, soit 45 %, affirme employer les deux langues officielles.

**Figure 2. Langue employée avec les collègues**

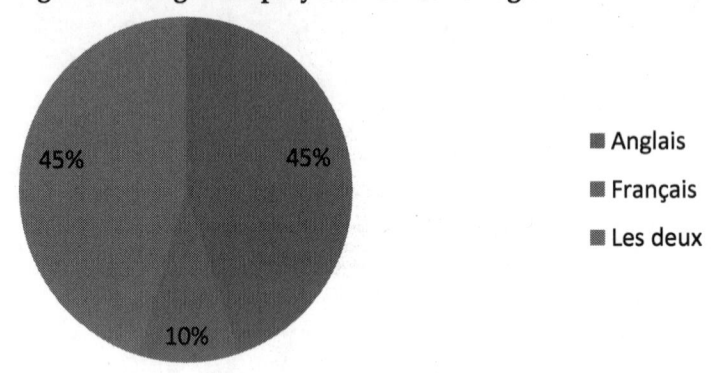

Autre élément notable, lorsqu'on leur demande la langue dans laquelle ils se sentent confortables pour servir leurs patients, on observe que seul 1 % des répondants indique le français, 37 % l'anglais et une proportion importante de 62 % indique les deux.

**Figure 3. Langue dans laquelle je me sens confortable pour servir mes patients**

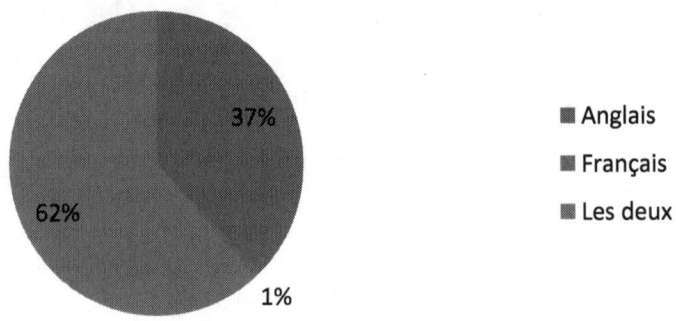

Cela dit, on observe un déséquilibre important dans la répartition du personnel bilingue selon les régies. Alors que 89 % des répondants issus d'établissements relevant du réseau Vitalité affirment se sentir confortables à servir leurs patients dans les deux langues officielles, ceux issus d'établissements relevant du réseau Horizon sont 26 % à estimer posséder les mêmes compétences dans les deux langues officielles.

**Figure 4. Compétences linguistiques selon le réseau d'appartenance**

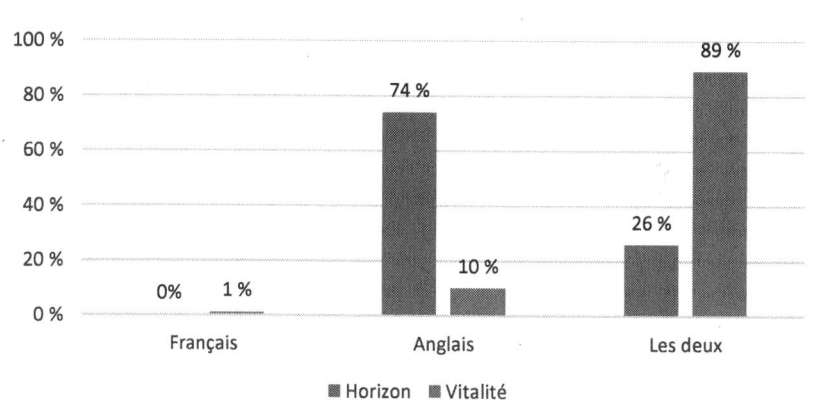

| | Français | Anglais | Les deux |
|---|---|---|---|
| Horizon | 0 % | 74 % | 26 % |
| Vitalité | 1 % | 10 % | 89 % |

En ce qui concerne les personnes rencontrées en entrevues, nous signalerons simplement avoir été reçus par un nombre identique de gestionnaires dans chacun des établissements visités, dont 21 étaient anglophones et 14 francophones. Aussi, il importe de préciser que l'objectif poursuivi par ces entrevues était avant tout de relever les défis rencontrés par les gestionnaires dans la mise en pratique de l'offre active et de préciser les outils dont ils disposent.

## Offre active de services dans la langue officielle choisie par l'usager et culture du bilinguisme

Le Nouveau-Brunswick affiche avec fierté son statut d'unique province canadienne officiellement bilingue. Diverses mesures et dispositions législatives sont en place pour soutenir ce statut. Une telle culture du bilinguisme représente un atout indéniable pour l'offre de services de santé dans les deux langues officielles, mais nous semble loin de suffire lorsqu'il est question d'offre **active**. En effet, le caractère **actif** de l'offre implique que l'usager n'ait pas à manifester lui-même son choix de langue de service. C'est au personnel des établissements de santé qu'incombe la responsabilité d'identifier clairement, sans spéculation ni supposition, la langue officielle dans laquelle le patient souhaite être servi et d'agir en conséquence.

Or, notre enquête fait clairement ressortir l'existence d'une confusion entre les notions d'offre active et de bilinguisme. On a, par exemple, recueilli de nombreux commentaires de personnes travaillant auprès de bénéficiaires et soulignant leur incapacité à pratiquer l'offre active en raison de compétences linguistiques insuffisantes dans l'une des deux langues officielles. Ainsi, l'une d'elles nous écrivait : « *I don't make the active offer because I don't speak French* », alors que d'autres relevaient un « manque d'éducation en langue seconde ». L'inconfort du personnel unilingue laisse peu de doute. Une personne écrit : « *Most employees do not feel comfortable in both languages ; therefore the active offer is not always made.* » Une autre affirmait : « *People who are not bilingual do not want to give the impression that they are by speaking a few given words in French* ».

Nous suggérons que la confusion existant entre bilinguisme et offre active favorise ce type de commentaires, alors qu'il est de notre avis que tout employé, unilingue comme bilingue, doit participer, à des degrés divers, à l'offre active. Dans le contexte actuel misant essentiellement sur le bilinguisme, un professionnel unilingue adhérera difficilement à la pratique de l'offre active, se sentant incompétent en raison de sa faible maîtrise d'une des langues officielles. Cela a pour effet de le démobiliser.

En d'autres mots, dans un milieu plaçant le bilinguisme comme valeur centrale, la maîtrise des langues officielles devient une source de pouvoir importante pouvant engendrer un déséquilibre au sein du système d'action à la défaveur du personnel unilingue. Dès lors, le sentiment d'incompétence linguistique se transforme en menace à l'équilibre du pouvoir et se traduira en résistance, de la part du personnel unilingue, devant une pratique qui les exclut.

Sur ce point, relevons que plusieurs employés unilingues expriment un profond malaise à employer la formule « *Hello*/bonjour », celle-ci envoyant, selon eux, un faux message aux patients qui croient à tort avoir affaire à du personnel bilingue. Ces personnes estiment qu'une telle pratique serait contraire à l'éthique puisqu'elles ne peuvent poursuivre l'intervention dans la langue choisie par le patient : « *It's like misleading patients when you're telling them hello*/bonjour *and in reality, you're not bilingual (...)* » et elles expriment de l'inconfort : « *I really feel uncomfortable to mislead people* » ; « *Staff are extremely uncomfortable reciting words in a language they do not speak or understand* », voire de l'anxiété : « *People are sometimes nervous, trying to help patients out thinking they may say the wrong thing to them.* »

Derrière ce malaise se cache une importante frustration à dépendre des membres bilingues de l'organisation dans l'exercice de leurs fonctions.

Cette frustration aura aussi pour effet d'engendrer une forme de déni du rôle de la langue envers la qualité et la sécurité des soins. On reçoit des commentaires du type : « *I feel we are here to provide a healthcare service and not a language service* » ou « *I feel I can provide as good a service in my language of choice.* » Une personne affirmera même : « *I feel that my Health Authority has many more pressing issues to deal with rather than an active offer.* »

L'état d'esprit traduit par ces commentaires, loin d'être favorable à l'offre active, illustre bien la résistance du personnel unilingue. Or, l'offre active ne requiert pas le bilinguisme chez tous les employés. C'est le bilinguisme institutionnel qui est essentiel. Il faut penser l'organisation de manière à ce que le personnel unilingue puisse lui aussi contribuer à sa manière, avec assurance et conviction, à l'offre active de services dans la langue officielle choisie par l'usager. Il faut retirer aux employés, unilingues comme bilingues, la responsabilité individuelle d'offrir activement les services de santé dans la langue officielle choisie par l'usager et faire en sorte que cette responsabilité soit collective, chacun ayant un rôle à y jouer.

D'ailleurs, la confusion entretenue entre bilinguisme et offre active influencera tout autant le comportement du personnel bilingue. Étonnamment, ce dernier tendra, en vertu de ses compétences linguistiques, à se considérer comme libre de toute obligation de pratiquer l'offre active. En effet, nombreux sont les membres du personnel ayant formulé des remarques selon lesquelles leur service pratique, sans effort, l'offre active, la majorité possédant les compétences linguistiques nécessaires pour servir les patients dans les deux langues officielles : « Les patients sont servis dans la langue de leur choix, car le personnel est bilingue » ; « Tout le personnel ici est bilingue, l'offre active ne pose donc pas de problème. »

D'ailleurs, la majorité des répondants du réseau Vitalité ont affirmé que la pratique de l'offre active ne représentait pas un grand défi, non pas parce que le Réseau ou l'établissement y accordait une importance particulière, mais plutôt par la force des choses. Une infirmière indiquait : « En tant que francophones vivant dans cette région, nous sommes bilingues par la force des choses. » Dans le même sens, une autre affirme : « Ici, il y a autant de francophones que d'anglophones, ce qui fait en sorte que nous sommes capables de recevoir et d'offrir les services de façon bilingue dans notre hôpital. »

Or, force est de constater que la maîtrise des deux langues officielles, si elle permet l'offre de services dans les deux langues officielles, ne garantit pas son caractère actif, c'est-à-dire que le service soit offert sans que l'usager ait à le demander. Nous avons été témoins, au cours de nos recherches dans le secteur de la santé et à des dizaines de reprises, d'échanges entre un patient et un professionnel de la santé qui se déroulent pendant un long moment en anglais jusqu'à ce que les locuteurs constatent qu'ils sont tous deux francophones. À l'évidence, l'offre active n'a pas été pratiquée par le professionnel, pourtant bilingue !

**Pénurie de ressources humaines bilingues**

Comme nous l'affirmions plus tôt, il ne fait aucun doute que le recours à des ressources humaines bilingues constitue un élément incontournable de la livraison de services dans les deux langues officielles (Forgues *et al.*, 2011). Le commentaire suivant illustre bien ce constat :

> It is not being made because there is not always a bilingual person available to translate and it takes way too much time to go and try and find someone and take them away from their duties to come and translate for me !

Ainsi, des répondants au sondage affirment ne pas toujours être en mesure de repérer, parmi leurs collègues, une personne bilingue susceptible de les aider sur-le-champ. Ils se disent souvent contraints de chercher de l'aide sur le plancher ou dans un autre service pour parvenir à offrir des soins adéquats sur le plan linguistique. Or, cette démarche se solde par une double perte de temps puisque les deux employés devront temporairement suspendre leurs activités. En présence de tels obstacles, l'efficacité du travail et la qualité du service offert aux patients sont minées en raison des délais occasionnés.

De plus, les tâches supplémentaires imposées aux employés bilingues peuvent être lourdes à assumer et devraient, conséquemment, préoccuper les gestionnaires.

Les gestionnaires rencontrés reconnaissent généralement la nécessité d'organiser les quarts de travail de façon à ce qu'il y ait toujours suffisamment de personnel bilingue. Toutefois, cet aménagement se révèle ardu, en raison notamment du manque d'employés bilingues, et ce, particulièrement dans les établissements du réseau Horizon. Dans certains des services étudiés, il est difficile, voire impossible, d'assurer une présence d'employés bilingues pour tous les relais. Dans de telles situations, l'offre active n'est tout simplement pas pratiquée. D'ailleurs, seuls 37 % des répondants estiment que les quarts de travail au sein de leur service sont établis en tenant compte des compétences linguistiques de chacun. Or, selon nos observations, cela n'est généralement pas le produit d'une intention affirmée des gestionnaires, mais découle du simple fait d'une plus grande disponibilité de personnel bilingue.

On relève, en fait, l'existence de nombreuses lacunes en matière de dotation. Des gestionnaires nous ont indiqué qu'il est pratique courante d'embaucher du personnel unilingue, même dans les cas où le poste est désigné bilingue. Une gestionnaire d'un service en pénurie de ressources humaines bilingues nous le confirme : « À l'embauche, le critère de la langue n'est pas vraiment un critère pour nous, ou ce n'est pas haut sur la liste de priorités d'embauche, je devrais dire. »

La timidité des gestionnaires à imposer les critères linguistiques lorsque c'est requis est accentuée par l'attitude des syndicats qui dénoncent fréquemment les critères linguistiques imposés pour certains postes, les considérant trop nombreux ou non fondés. Bref, la culture tant syndicale qu'institutionnelle fait peu de place aux valeurs favorables à une organisation des services dans la perspective de l'offre active. La mise à disposition des ressources nécessaires à leur actualisation n'est pas, ou très peu, considérée.

## Impact de l'environnement sur la pratique de l'offre active

La culture d'une organisation est fonction tant de son environnement externe qu'interne (Semache, 2009 ; McShane, Steen et Benabou, 2008 ; Zghal, 2003). Tout au long de l'étude, nous avons relevé la prédominance d'un comportement réactif du personnel à l'égard de la langue des patients. En voici quelques illustrations :

> Les patients francophones sont majoritairement bilingues par la force des choses et s'expriment parfois spontanément en anglais quand ils sont en contact avec l'hôpital.
>
> Les patients sont très souvent bilingues et veulent se faire servir en anglais : ce qui facilite les choses !
>
> La langue dans laquelle le patient s'exprime en premier, c'est dans cette langue que les soins lui sont offerts. Très souvent, à la fin de l'échange, on réalise que le patient qui s'est exprimé d'emblée en anglais était bien plus francophone qu'anglophone.
>
> Parfois, les patients francophones ne s'identifient pas d'emblée comme étant des francophones à l'arrivée et s'expriment directement en anglais. Automatiquement, il sera servi en anglais !
>
> Généralement, on aborde le patient en français et s'il signale ne parler que l'anglais, alors les employés le servent en anglais.

Le personnel des établissements étant plus réactif qu'actif, c'est la langue de contact employée par le patient qui semble déterminer le plus souvent la langue de service. Cette tendance s'expliquerait, selon nous, à la fois par l'environnement interne, soit la langue de travail employée par les membres du personnel entre eux, et par l'environnement externe, soit la langue dominante au sein de la communauté desservie.

D'abord, la langue de travail porte en elle les valeurs essentielles de l'organisation et induit des règles du jeu qui influent sur les pratiques communicationnelles auprès des usagers. La majorité des gestionnaires rencontrés ont tenu à rappeler avec insistance laquelle des langues officielles était leur langue de travail. Ceci traduit un attachement fort à une langue et à une culture au sein de chaque réseau, établissement ou service. Cet attachement à une culture organisationnelle fondée sur la langue freine la création d'un environnement interne propice à la pratique de l'offre active.

Ensuite, en ce qui concerne l'environnement externe, plusieurs prétendront qu'il n'est pas nécessaire, dans certaines régions francophones ou bilingues, de promouvoir l'offre active, car elle serait automatique. Par exemple, une personne sondée affirme : « L'offre active, c'est automatique ! Nous sommes francophones et bilingues par la force des choses. » Une autre nous écrivait : « Nous sommes dans une région bilingue, donc nous comprenons l'importance d'un service dans la langue. »

Une telle attitude n'est pas sans conséquences sur l'accès aux services dans la langue officielle privilégiée par l'usager. Rappelons que le patient en situation de minorité linguistique emploie très souvent la langue de la majorité lorsqu'il entre en contact avec les établissements de santé, acceptant ainsi d'être servi dans cette langue, même si l'usage de sa langue maternelle serait bénéfique à sa santé et à sa sécurité.

D'autres évoqueront le caractère unilingue de la communauté, faisant en sorte qu'il serait pratiquement inutile d'offrir activement les services de santé dans les deux langues officielles. On nous dira même, dans certains milieux, que l'affluence d'un nombre important de touristes ou d'immigrants dans la communauté rendrait tout aussi nécessaire l'offre de services dans des langues étrangères, que dans les langues officielles : « *In our city, there is great cultural and linguistic diversity (Asian, Spanish, etc.) due to numerous tourists coming in on a cruise, which makes it very difficult to manage different languages.* » Dans le même sens, un autre professionnel affirme : « *We treat patients every day who speak other languages, such as chinese, italian, spanish, etc. and they come with translators and it works fine.* » Cette stratégie est bien connue. Elle consiste à minimiser au maximum l'enjeu des langues officielles et le pouvoir des acteurs qui les maîtrisent en les diluant dans un environnement prétendument multilingue et multiculturel.

Ce qui ressort au demeurant, c'est que la langue de travail tout comme les pratiques linguistiques caractérisant la communauté desservie s'imposeraient dans le choix de la langue de communication avec l'usager. Ce serait par habitude, plus que par conviction, que l'on déterminerait la langue de service. Ceci nous porte à prétendre que nous sommes loin d'une culture d'offre active.

## Quelques mesures à l'épreuve de la culture organisationnelle

Nous venons d'établir que, sur le plan de la langue de service, la culture organisationnelle prévalant dans les établissements hospitaliers à l'étude place le bilinguisme au centre de leurs valeurs, sans véritablement tenir compte de l'offre active. Il nous a donc semblé opportun de jeter un regard sur des mesures concrètes mises de l'avant pour soutenir la pratique de l'offre active.

Si les résultats de notre sondage démontrent que 76 % des répondants affirment disposer de directives claires en matière d'offre active au sein de leur service, plusieurs commentaires recueillis vont dans le sens opposé. Il est en effet fréquent de lire des propos du type : « Les dirigeants de l'hôpital ne placent pas assez d'importance sur l'offre active. » ; « Il y a certainement un manque de direction de la part des gestionnaires sur la question de la langue de service. » On notera aussi un « manque de sensibilisation sur l'avantage de l'offre active dans les deux langues officielles. » Plus encore, un répondant affirme constater : « *Inadequate training, lack of interpreters, lack of support.* » Il nous semble d'ailleurs à propos, pour illustrer l'absence des valeurs reliées à l'offre active dans la culture du système de santé, de reprendre les propos d'un répondant qui affirme : « Ce sondage est la première occasion que j'ai eue d'entendre parler de l'offre active. Sensibiliser les employés à ce sujet à l'embauche serait une bonne pratique. »

Aussi, lorsque les participants au sondage se disent satisfaits de l'appui organisationnel et de la clarté des directives, ils font généralement référence au port de l'épinglette, à l'usage de la formule « *Hello*/bonjour » ou au bilinguisme. Pour leur part, les gestionnaires rencontrés reconnaissent généralement ne disposer d'aucune ligne directrice claire ni d'outils efficaces pour encourager leur personnel à pratiquer l'offre active de façon systématique.

Voici donc, au regard de ces constats, quelques observations reliant la culture organisationnelle à trois des pratiques les plus souvent valorisées dans la perspective de l'offre active : l'affichage et la documentation dans les deux langues officielles, l'inscription au dossier du patient de la langue officielle choisie, et le port de l'épinglette.

## Affichage et documentation

Bouchard, Beaulieu et Desmeules (2011) affirment que l'affichage et la mise à disposition de documents dans les deux langues officielles sont des moyens de démontrer la capacité de pratiquer l'offre active. Aussi, nous avons pu observer, lors de nos visites des différents sites, la présence systématique de nombreux documents et affiches bilingues. Cela dit, nous constatons que leur présence ne traduit que rarement une réelle *volonté* organisationnelle de pratiquer l'offre active. Elle semble, dans la majorité des cas, servir avant tout de vitrine par laquelle l'organisation tente de projeter l'image d'un souci de s'acquitter de ses obligations linguistiques sans véritablement y répondre dans les faits. On constate le plus souvent que, malgré un affichage bilingue, c'est l'usager qui doit s'adapter à la langue de l'employé et non l'inverse. Or, pour avoir un effet marqué sur l'offre active, tant l'affichage que la mise à disposition de documents dans les deux langues officielles doivent s'inscrire dans une culture d'engagement organisationnel envers l'offre active, sans quoi ces mesures demeurent accessoires.

Au-delà de l'affichage, c'est à la nature du message qu'il faut s'attarder. Dans une organisation culturellement engagée à l'endroit de l'offre active, le message devrait être orienté précisément vers la possibilité d'être servi dans la langue officielle de son choix et souligner les avantages qui en découlent. Il devrait traduire la présence, au sein de l'établissement, de valeurs et de croyances solides en matière d'offre active.

Par exemple, des messages comme ceux-ci nous sembleraient refléter d'avantage une culture valorisant l'offre active :

- Français ou anglais, dans quelle langue veux-tu être servi ?
- Pour ta sécurité et la nôtre, demande à recevoir le service de santé dans la langue officielle de ton choix !
- Souviens-toi : inscris la langue officielle de ton choix dans ton dossier de santé et exige qu'elle soit respectée !

Lorsqu'on aborde cette question avec les personnes responsables, on nous indique que l'affichage de tels messages impliquerait un engagement que l'organisation n'est pas en mesure de prendre. Cela nous semble révélateur du niveau actuel d'engagement à l'endroit des valeurs associées à l'offre active telles que garantir l'accès à des services de qualité comparable dans les deux langues officielles ou l'importance donnée à la langue de communication pour la sécurité des soins !

### Inscription au dossier du patient : discordance dans les pratiques

L'inscription au dossier de la préférence du patient quant à la langue officielle de service peut certainement contribuer à une offre active des services de santé. Toutefois, on note une grande disparité de pratiques entre les institutions, voire entre les services d'une même institution. Si dans certains services cette information est inscrite sur des étiquettes apposées aux requêtes, aux dossiers ou sur des bracelets, on constate que dans un grand nombre d'autres services, les employées ne prennent pas le temps d'inscrire cette information.

Il arrive même que des erreurs, souvent involontaires, surviennent lors de la désignation linguistique. Par exemple, si, lors de l'enregistrement, un patient francophone communique en anglais, ce qui est fréquent, le risque est grand qu'il soit considéré comme anglophone et que cette information soit versée à son dossier. De la même manière, un patient francophone portant un nom à consonance anglophone risque d'être servi en anglais sans vérification de la langue inscrite à son dossier. La valeur dominante du bilinguisme explique en bonne partie l'existence de tels défauts de pratique. Comme le personnel fait l'hypothèse que la quasi-totalité des patients issus de la minorité maîtrise l'anglais, il devient superflu de vérifier leur préférence linguistique et cela est encore plus vrai dans les milieux fortement bilingues.

Exiger ou rendre obligatoire cette pratique d'inscription au dossier ne garantirait donc en rien que le patient obtienne des services dans la langue de son choix. Elle ne suffirait pas non plus à changer les habitudes du passé. Il est donc incontournable qu'une telle mesure soit soutenue par une culture qui valorise l'offre active et par des pratiques et des modes de fonctionnement qui font de la langue officielle choisie par l'usager une priorité pour des soins sécuritaires et de qualité.

### Le port de l'épinglette

À l'instar des deux moyens précédents, le port de l'épinglette peut être considéré comme un élément favorisant l'offre active. Lorsque nous posons la question : « Êtes-vous favorables à rendre obligatoire, pour l'ensemble du personnel bilingue, le port de l'épinglette précisant les compétences linguistiques ? », la majorité des répondants au sondage (59 %) se disent favorables (31 %) ou très favorables (28 %). Il reste qu'une proportion tout de même importante de répondants y sont peu favorables (18 %), voire défavorables (17 %). Étonnamment, 55 % des personnes qui se disent peu favorables ou défavorables au port obligatoire de l'épinglette sont des répondants qui se sentent confortables à servir les patients dans les deux langues officielles.

Nous suggérons que ce résultat s'explique, du moins en partie, par le fait que certains employés bilingues, craignant d'être appelés à jouer le rôle d'interprètes et de s'exposer ainsi à une surcharge de travail rarement reconnue par l'employeur, préféreront ne pas afficher leur bilinguisme. Il faut donc, encore ici, accompagner le port de l'épinglette d'une culture organisationnelle valorisant les compétences linguistiques du personnel et présentant cette contribution comme essentielle à la sécurité et à la qualité des soins, à l'avantage tant des patients que de l'ensemble du personnel de l'établissement ou du service.

## Renforcer la valeur de l'offre active dans la culture organisationnelle des établissements de santé

Bon nombre d'auteurs s'entendent pour affirmer qu'une culture organisationnelle est forte quand la majorité des employés adoptent les valeurs dominantes de l'organisation (McShane *et al.*, 2008 ; Pfeffer, 1981 ; Martins et Terblanche, 2003 ; Parker et Bradley, 2000 ; Bryman, 1989 ; Hatch, 1993). L'enjeu serait donc d'inscrire explicitement l'offre active dans les valeurs dominantes de l'organisation et de lier cette offre à la responsabilité collective d'assurer des services de santé sécuritaires et de qualité dans les deux langues officielles. Une culture organisationnelle favorable à l'offre active devrait insister sur ce qui rassemble (par exemple la sécurité et la qualité des soins) et non sur ce qui divise (par exemple l'imposition de la formule « *Hello/* bonjour »). Il est primordial d'assurer un appui continu aux leaders afin qu'ils contribuent à mobiliser la plus grande part des employés en faveur de la pratique de l'offre active. Les défis que sa mise en œuvre suppose seraient sans doute plus aisément relevés.

Les acteurs doivent se mobiliser autour d'une définition opérationnelle et détaillée de l'offre active, incluant les avantages pour les usagers, les professionnels de la santé, les établissements, voire le système de santé dans son ensemble. Il faut aller au-delà des bonnes intentions et forcer l'inscription de l'offre active dans les valeurs, les objectifs, la mission et la vision des régies régionales, comme des établissements. Il importe, pour y arriver, de sensibiliser le personnel, incluant les gestionnaires, afin que tous reconnaissent les vertus de l'offre active et fassent de l'inclusion des principes qu'elle sous-tend une question d'éthique et de responsabilité professionnelle.

Dans un contexte où les employés pratiqueraient systématiquement l'offre active, ils le feraient librement, sans la voir comme un fardeau, mais plutôt comme une compétence importante servant à améliorer la sécurité et la qualité des soins. En ce sens, une gestionnaire nous confiait : « Je pense que c'est une question d'habitude. Je pense que, lors de l'embauche, on n'explique peut-être pas assez l'importance des deux langues officielles pour les services publics au Nouveau-Brunswick. »

Il faut donc s'assurer que tous les employés comprennent l'engagement du système envers l'offre active et l'importance de respecter les normes et les mesures qui l'accompagnent, que ce soit en matière d'accueil, de communication tout au long du processus que de contrôle de la qualité des services. La tâche consiste ici à faire en sorte que les gestionnaires et les employés soient conscients de leurs obligations légales et professionnelles en matière de langue de service et qu'ils disposent des moyens nécessaires pour les rencontrer.

Par ailleurs, il serait essentiel de procurer à l'équipe de direction et aux gestionnaires des services l'appui nécessaire à la mise en place de mesures réalistes et appropriées à la pratique de l'offre active. Par exemple, pour soutenir l'équipe de direction et les gestionnaires, la régie régionale devrait définir clairement ses attentes en matière d'offre active afin que chaque établissement et service agisse dans le même sens et, surtout, qu'il soit imputable. L'énoncé de ces attentes doit être accompagné d'outils concrets permettant de développer les compétences de l'équipe de direction, des gestionnaires de services et du personnel. On pense ici à des formations, à la mise en place d'un processus d'accompagnement des employés et à l'établissement des principes d'organisation des services requis par l'offre active.

L'élaboration de telles politiques de gestion servirait non seulement d'incitatif pour encourager le personnel à pratiquer systématiquement l'offre active, mais permettrait également de reconnaître l'apport de chacun.

Il est aussi très important d'offrir un soutien adéquat aux professionnels qui doutent de leur capacité à contribuer à l'offre active en raison de leurs compétences linguistiques limitées. Ces personnes doivent connaître leur rôle et être rassurées quant aux démarches à suivre (par exemple : savoir à qui adresser efficacement le patient) pour s'assurer que le service sera rendu dans un délai comparable pour tous. Les processus doivent être clairs, connus et facilement applicables. Il faut aussi que l'on reconnaisse la contribution du personnel bilingue et que sa charge de travail soit établie en conséquence. On s'assure ainsi de son engagement tout en évitant de le surtaxer.

### Respecter la valeur de l'offre active dans le processus de dotation

Les coûts d'une formation en langue seconde sont généralement très élevés, car ils incluent non seulement les frais associés à la formation, mais également ceux occasionnés par le remplacement du personnel en formation. À cela s'ajoute le fait qu'une personne adulte peut prendre des années à acquérir les compétences linguistiques lui permettant de se définir comme bilingue.

Conséquemment, nous croyons qu'une stratégie de recrutement et de dotation adéquate est plus prometteuse à cet égard. En d'autres mots, le traitement de la question des compétences linguistiques du personnel de la santé devrait se faire davantage à l'embauche selon un processus rigoureux respectant les valeurs d'une organisation axée sur l'offre active.

Il nous apparaît crucial de bien déterminer les exigences linguistiques d'un poste en précisant la nature ainsi que la fréquence des tâches qui devront être effectuées en français et/ou en anglais. Cet exercice consiste à s'assurer qu'un nombre suffisant de postes, permettant d'assurer la sécurité et la qualité des soins, seront désignés bilingues. Il faudra ensuite se doter d'un outil d'évaluation des compétences linguistiques pour chacune des candidatures afin d'améliorer et d'uniformiser le processus de dotation pour les postes désignés bilingues.

Aussi, pour maintenir de saines relations de travail, il serait essentiel d'engager avec les acteurs syndicaux un dialogue constructif autour des valeurs associées à l'offre active en insistant sur la responsabilité professionnelle, l'éthique et la sécurité des soins. Il faudrait clarifier les facteurs déterminant les exigences linguistiques pour occuper certains postes et, surtout, les respecter. Il importe enfin de toujours pourvoir les postes désignés bilingues par du personnel bilingue en élaborant une stratégie de recrutement et de dotation appropriée. Une fois ce processus de dotation mis en place, il resterait à prendre des mesures pour faire en sorte que chaque gestionnaire ait accès à un inventaire complet des compétences linguistiques de son personnel et puisse en faire une gestion adéquate dans la perspective de l'offre active.

## Conclusion

La présente recherche nous a permis de constater l'effet de la culture organisationnelle sur la pratique de l'offre active de services de santé dans les deux langues officielles. Nous avançons que, pour se réaliser, l'offre active doit être au centre de la culture organisationnelle afin que tout le personnel comprenne que le choix de la langue officielle est plus qu'un droit pour l'usager. Il s'agit d'une obligation professionnelle en matière d'éthique, de qualité des services et de sécurité des soins qui engage sa responsabilité. L'offre active passerait donc par la mobilisation des acteurs, à l'intérieur comme à l'extérieur du système de santé, au profit d'une transformation des valeurs guidant la livraison des services sur le plan linguistique. Au-delà du bilinguisme, il faut mettre de l'avant des valeurs et des principes inclusifs permettant d'assurer la régulation du système de santé, composé tant de personnel unilingue que bilingue, autour d'objectifs communs liés à la qualité et à la sécurité des soins.

Les professionnels de la santé doivent pouvoir distinguer l'offre « active » de l'offre de services et reconnaître que ce n'est qu'en offrant, d'emblée, les services de santé dans les deux langues officielles, sans que le patient ait à le demander, que l'on assurera un accès équitable à des services de santé sécuritaires et de qualité. La pratique de l'offre active doit non seulement s'appuyer sur des processus clairement définis et connus de tous les employés, mais également sur des modes de gestion des ressources humaines et des principes d'organisation qui permettent au personnel unilingue comme bilingue de contribuer avec conviction à sa réalisation.

Nous croyons qu'en déployant les moyens nécessaires à l'actualisation de cette vision nous arriverons à réduire les tensions et les réticences évoquées par une grande partie des répondants unilingues pour qui l'offre active, lorsqu'elle est vue à travers le prisme du bilinguisme, engendre beaucoup de stress, voire de frustration.

Bref, la transformation de la culture organisationnelle devient un enjeu incontournable dans la perspective d'une offre active effective des services de santé dans les deux langues officielles. Animés de valeurs communes reposant sur une reconnaissance de la communication comme facteur de sécurité et de qualité des soins, les acteurs seront, nous semble-t-il, plus enclins à collaborer à une offre de services de santé respectueuse des deux communautés de langue officielle.

## Notes

1. Le présent chapitre reprend quelques-uns des principaux constats d'une étude réalisée dans le cadre d'un cours de maîtrise en gestion des services de santé à l'Université de Moncton. L'auteur remercie de son soutien le Consortium national de formation en santé – Volet Université de Moncton et tient à souligner la contribution des étudiantes et

étudiants suivants : André Morneault, Barbara Frigault-Bezeau, Serge Boudreau, Carole Gallant, Francine Gaumont, Jeanne d'Arc Noubissi Cheucheu, Jessica Haché et Stéphanie Gautreau.

2. Loi sur les langues officielles du Nouveau-Brunswick ; Loi sur les régies régionales de la santé ; Loi reconnaissant l'égalité des deux communautés linguistiques officielles au Nouveau-Brunswick.

3. Au Nouveau-Brunswick, l'appellation « Réseau de santé » ne correspond pas au libellé de la loi, laquelle emploie plutôt l'appellation « Régie régionale A » et « Régie régionale B ». Ainsi, la Régie régionale A correspond au réseau Vitalité et la Régie régionale B correspond au réseau Horizon. Conséquemment, dans le présent rapport, nous emploierons indistinctement les appellations « réseau » et « régie ».

## Références

Bouchard, L., Beaulieu, M. et Desmeules, M. (2011). L'offre active de services de santé en français en Ontario : une mesure d'équité. *Reflets : revue d'intervention sociale et communautaire, 18* (2), 38-65. doi : 10.7202/1013173ar

Bryman, A. (1989). Leadership and culture in organizations. *Public Money & Management, 9* (3), 35-41.

Crozier, M. (1971). Sentiments, organisations et systèmes. *Revue française de sociologie,* (12), 141-154.

Crozier M. et Friedberg E. (1977). *L'acteur et le système.* Paris : Éditions du Seuil.

Forgues, É., Bahi, B. et Michaud, J. (2011). *L'offre de services de santé en français en contexte minoritaire.* Moncton : Institut canadien de recherche sur les minorités linguistiques. Repéré à http://francosantesud.ca/wp-content/uploads/a-L%E2%80%99offre-de-services-de-sant%C3%A9-en-fran%C3%A7ais-en-contexte-francophone-minoritaire-ICRML.pdf

Gagnon-Arpin, I., Bouchard, L. et Chen, Y. (2010). « L'accès aux services de santé dans la langue minoritaire : analyse secondaire de l'EVMLO ». *78ᵉ Congrès de l'ACFAS,* Montréal, Canada.

Gauthier, H. et Reid, M-A. (2012). *Compétences linguistiques et qualité de services : argumentaire pour des services de soins de santé en français de qualité.* Manitoba : Santé en français. Repéré à http://santeenfrancais.com/sites/ccsmanitoba.ca/files/attachments/argumentaire_version_francaise_maj_avril_2014.pdf

Geertz, C. (1964). Ideology as a Cultural System. Dans D. Apter (éd.), *Ideology and Discontent* (p. 47-76). New York : Free Press of Glencoe.

Gouvernement du Québec. (2010). *Diversité, gestion, compétitivité, innovation : cadre de référence en matière de gestion de la diversité ethnoculturelle en entreprise.* Repéré à http://diversite.gouv.qc.ca/doc/Cadre_Reference_Diversite.pdf

Hatch, M. J. (1993). The dynamics of organizational culture, *Academy of Management Review, 18* (4), 657-663.

Iribarne (d'), P. (2005). Analyse stratégique et culture : un nécessaire retour aux sources, *Revue française de sociologie, 46* (1), 151-170.

Lortie, L. et Lalonde, A. J. en collaboration avec Bouchard, P. (2012). *Cadre de référence pour la formation à l'offre active des services de santé en français.* Ottawa : Les sentiers du leadership pour le Consortium national de formation en santé. Repéré à http://www.design-site-web.com/umoncton/wp-content/uploads/2013/08/6cadre-de-reference-un-incontournable1.pdf

Martins, E. C. et Terblanche, F. (2003). Building organizational culture that stimulates creativity and innovation, *European Journal of Innovation Management, 6* (1), 64-74.

McShane, S. L., Steen S. L. et Benabou, C. (2008). *Comportement organisationnel.* Montréal : Chenelière/McGraw-Hill.

Parker, R. et Bradley, L. (2000). Organizational culture in the public sector : Evidence from six organizations. *International Journal of Public Sector Management, 13* (2), 125-141.

Parsons, T. et Shils, E. A. (dir.). (1951). *Toward a General Theory of Action.* Cambridge : Harvard University Press.

Patrimoine canadien, Direction de la concertation interministérielle (2011). *Bonnes pratiques. Mise en œuvre de l'article 41 de la Loi sur les langues officielles. Programme d'appui aux langues officielles.* Repéré à http://www.pch.gc.ca/DAMAssetPub/DAM-pgmLo-olPgm/STAGING/texte-text/llo-ola_1373544654391_fra.pdf?WT.contentAuthority=10.1

Pfeffer, J. (1981). Management as symbolic action : The creation and maintenance of organizational paradigms. *Research in Organizational Behaviour, 3,* 1-52.

Reflet Salvéo (2013). *Rapport final : Forum bilingue de développement de capacité pour les fournisseurs de services de santé et services sociaux en français de la RGT.* Repéré à http://refletsalveo.ca/sante/images/PDF/rapportannuel/Forum%20French%20Connection%20mai%202013.pdf

Réseau des services de santé en français de l'Île-du-Prince-Édouard, en collaboration avec la Société santé en français. (2007). *Les répercussions des problèmes de communication sur la prestation de soins de santé de qualité aux communautés et patients de langue minoritaire.* Repéré à http://santeipe.ca/wp-content/uploads/Expos_Position_RSSF_FR.pdf

Sainsaulieu, R. (1983). La régulation culturelle des ensembles organisés. *L'année sociologique* (troisième série), *33,* 195-217.

Sainsaulieu, R. (1997). *Sociologie de l'entreprise : organisation, culture et développement* (2$^e$ éd.). Paris : Dalloz.

Schein, E. H. (1991). What is culture? Dans P. Frost, L. Moore, M. Louis, C. Lundberg, J. Martin (dir.) *Reframing organizational culture*, Newbury Park, Calif: Sage.

Schein, E. H. (1992). *Organizational culture and leadership* (2$^e$ édition), San Francisco: Jossey-Bass.

Semache, S. (2009). Le rôle de la culture organisationnelle dans la gestion de la diversité, *Management et avenir, 8* (28), 345-365.

Siehl C. Martin, J. (1984). The role of symbolic management: How can managers effectively transmit organizational culture? Dans J. D. Hunt, D. Hosking, C. Schriesheim et R. Stewards (dir.), *Leaders and managers: International perspectives on managerial behavior and Leadership.* New York: Pergamon, 227-239.

Société Santé en français (2007). *Santé en français, communautés en santé: résumé du plan directeur 2008-2013.* Repéré à http://franco.ca/ssf/documents/ResumePlan2008-2013.pdf

Triandis, H. C. (1972). *The Analysis of Subjective Culture.* New York: Wiley, Inter-Science.

Zghal, R. (2003). Culture et gestion: gestion de l'harmonie ou gestion des paradoxes? *Gestion, 28* (2), 26-32.

PARTIE V

# ENJEUX ET STRATÉGIE DE FORMATION DES FUTURS PROFESSIONNELS

CHAPITRE 11

# Enjeux de l'enseignement de l'offre active : proposition d'un cadre éducationnel pour les professeurs[1]

Claire-Jehanne Dubouloz, Josée Benoît, Jacinthe Savard,
Paulette Guitard et Kate Bigney, *Université d'Ottawa*

**Résumé**

Dans la lignée des recherches portant sur la nécessité d'offrir aux futurs professionnels de la santé et des services sociaux une formation sur l'offre active de services sociaux et de santé dans la langue choisie par les patients, un besoin de formation pour les professeurs de ces disciplines s'est également fait ressentir : la plupart d'entre eux semblent ne pas avoir reçu de formation sur les stratégies d'enseignement favorisant la formation des professionnels appelés à travailler auprès de communautés de langue officielle en situation minoritaire. Cela nous a poussées à examiner en quoi consisterait une éventuelle formation sur l'offre active destinée aux professeurs. Ce chapitre discute des perspectives éducationnelles de l'andragogie et présente notre cadre conceptuel éducationnel incluant la situation pédagogique, ainsi que le savoir, le savoir-faire et le savoir-être menant à un savoir-agir au sujet de l'offre active. Enfin, nous proposons une réflexion sur les enjeux particuliers de l'enseignement de l'offre active, tels qu'ils ont été dégagés d'un projet pilote d'implantation d'une formation sur l'offre active.

**Mots-clés :** enseignement de l'offre active, communautés de langue officielle en situation minoritaire, professionnels de la santé et des services sociaux, pédagogie.

## Introduction

Dans la lignée des recherches sur la nécessité de donner une formation sur l'offre active de services sociaux et de santé dans la langue officielle choisie par les patients des communautés de langue officielle en situation minoritaire (CLOSM) aux futurs professionnels de la santé et des services sociaux[2], un besoin de formation pour les professeurs[3] de ces disciplines s'est également fait sentir. Ce chapitre discute ainsi des perspectives éducationnelles, des contenus relatifs aux divers savoirs de l'offre active et des enjeux liés à une telle formation.

Le chapitre se divise en cinq sections : 1) présentation du contexte, 2) perspectives éducationnelles, 3) cadre éducationnel de la formation sur l'offre active, 4) réflexion sur la formation des professeurs sur l'offre active et ses enjeux et 5) conclusion.

## Contexte

La première section du chapitre introduit le contexte de la formation sur l'offre active de services sociaux et de santé dans la langue officielle choisie par les patients des CLOSM.

Diverses démarches ont été entreprises pour bonifier la formation sur l'offre active de services sociaux et de santé en français depuis l'engagement du Consortium national de formation en santé (CNFS), dont la création et la mise en ligne, en 2013, de la Boîte à outils pour l'offre active de services de santé en français (http://www.offreactive.com/). Cette ressource électronique a été créée par le Groupe de recherche et d'innovation sur l'organisation des services de santé (GRIOSS) de l'Université de Moncton, en collaboration avec le CNFS, et offre plusieurs ressources et outils de formation sur l'offre active (voir chapitre 2). D'autres recherches ont été menées pour mieux connaître les besoins des institutions de formation, et particulièrement les besoins des professeurs, en matière d'offre active.

Ainsi, une étude exploratoire en profondeur, menée en 2012, avait pour but d'examiner les approches pédagogiques et les contenus de formation au sujet de l'offre de services en français dans les programmes de formation en santé et en service social en milieu francophone minoritaire au Canada. Un sondage de 29 questions a été envoyé aux professeurs des 11 institutions membres du CNFS.

Parmi les participants possibles (n = 1 673), 123 réponses ont été reçues, soit un taux de 7 %.

**Tableau 1. Caractéristiques démographiques des répondants au questionnaire**

| Langue maternelle | |
|---|---|
| Français | 90 % |
| Anglais | 9 % |
| Autre | 1 % |
| **Milieu de travail** | |
| Université | 53 % |
| Collège | 47 % |
| **Programme d'enseignement** | |
| Médecine | 20 % |
| Soins infirmiers | 20 % |
| Service social | 13 % |
| Autres (réadaptation, nutrition, activité physique, radiologie) | 47 % |
| **Poste*** | |
| Professeur ou enseignant | 82 % |
| Coordonnateur de stages | 19 % |
| Directeur de programme | 16 % |
| Autre | 18 % |

*Les répondants pouvaient cocher plus d'une réponse, le cas échéant.

**Tableau 2. Répartition des questions (type et nombre) selon les sections du questionnaire**

| Section du questionnaire | Type de questions | Nombre de questions |
|---|---|---|
| 1) Caractéristiques démographiques des formateurs | Ouvertes ou choix de réponses | 11 |
| 2) Formation reçue par les formateurs sur six thèmes : les besoins de services sociaux et de santé des francophones en situation minoritaire, les déterminants de la santé en contexte francophone minoritaire, les stratégies d'enseignement, la compétence culturelle, la compétence linguistique et l'offre active | Ouvertes ou choix de réponses | Pour chacun des six thèmes, il y avait cinq questions : la formation reçue, la formation désirée, le format de la formation reçue, le contenu de la formation reçue, la réponse aux besoins de formation. |
| 3) Croyances et valeurs personnelles des formateurs quant aux services sociaux et de santé en français | Échelle Likert à cinq points (« fortement en désaccord » à « fortement en accord ») | 5<br><br>Exemple de question :<br>Je crois que cela fait partie de mes responsabilités de former les futurs professionnels de la santé et des services sociaux à travailler en milieu minoritaire francophone. |

## Tableau 2. Répartition des questions (type et nombre) selon les sections du questionnaire (*suite*)

| Section du questionnaire | Type de questions | Nombre de questions |
|---|---|---|
| 4) Contenus de cours sur les Communautés francophones en situation minoritaire (CFSM) (savoirs, savoir-faire et savoir-être) présents dans les cours offerts par les répondants | Échelle Likert à cinq points (« pas du tout » à « toujours ») | savoirs – 10<br>Exemple de question : Formez-vous les étudiants à l'importance du service de qualité égale dans les deux langues officielles?<br><br>savoir-faire – 4<br>Exemple de question : Formez-vous les étudiants à acquérir des habiletés de communication en français pour favoriser une bonne relation avec le client francophone en situation minoritaire?<br><br>savoir-être – 5<br>Exemple de question : Formez-vous les étudiants à devenir un praticien réflexif en contexte minoritaire francophone? |
| 5) Matériel pédagogique utilisé ou disponible pour enseigner ces contenus | Échelle Likert à cinq points (« pas du tout » à « toujours ») | 2<br>Exemple de question : Avez-vous accès à du matériel pédagogique en français? |
| 6) Cadre de formation dans lequel les particularités et les besoins des CFSM sont étudiés | Choix de réponses | 1<br>Exemple de question : La formation que **vous offrez aux étudiants** des programmes de formation en santé et en service social et qui vise les besoins des communautés francophones en situation minoritaire est présentée dans le cadre de... |
| 7) Activités pédagogiques dans lesquelles les CFSM sont étudiées | Choix de réponses | 1<br>Exemple de question : Dans mon programme, les communautés francophones en situation minoritaire sont étudiées à l'aide des activités pédagogiques suivantes : |
| 8) Appui et engagement du milieu de travail facilitant l'enseignement de contenus liés aux CFSM | Échelle Likert à 5 points (« pas du tout » à « toujours ») | 4<br>Exemple de question : En ce qui a trait à l'enseignement que je donne pour que les étudiants puissent travailler auprès des communautés francophones en situation minoritaire... \| mon unité scolaire encourage l'engagement et la formation continue du corps professoral. |

Les résultats décrivent des tendances (exprimées par des moyennes ou des pourcentages) concernant les différents thèmes du questionnaire. Ceux-ci démontrent que les répondants se sentent peu outillés pour offrir une formation sur l'offre active dans leurs cours (Benoît *et al.*, 2015). En effet, lorsqu'ils ont été interrogés au sujet de la formation reçue sur différentes thématiques liées à l'offre active, plus de la moitié des répondants semblaient ne pas avoir reçu de formation sur : les déterminants de la santé des CFSM (55 %), les besoins de services sociaux et de santé des francophones en situation minoritaire (61 %), la compétence linguistique (76 %), la compétence culturelle (61 %), l'offre active de services en français (69 %) et les stratégies d'enseignement favorisant la formation des futurs professionnels appelés à travailler auprès de communautés francophones en situation minoritaire (71 %). Cette dernière donnée est très importante et nous a poussés à regarder de plus près en quoi consisterait une éventuelle formation sur l'offre active destinée aux professeurs.

De plus, certains répondants ont indiqué qu'ils souhaitaient recevoir de la formation sur les différents thèmes présentés dans le but de nourrir leurs propres connaissances et leur sensibilisation aux minorités francophones, ainsi que d'améliorer leur pratique d'enseignement auprès de leurs étudiants. D'autres répondants ont souligné toutefois comme barrière à une formation le manque de temps, le fait qu'ils n'ont pas à enseigner cette matière dans leurs cours, ou qu'ils se perçoivent comme déjà assez compétents. Finalement, 86 % des répondants étaient « fortement en accord » ou « en accord » avec l'importance d'une formation sur ce sujet pour le corps professoral. Cette étude a bien démontré la problématique liée à un manque de savoirs sur l'offre active chez les professeurs des programmes de formation en santé et en service social.

## Contexte culturel de l'offre active

Selon Betancourt et Green (2010), pour prendre en compte la diversité de la population, il est important de développer des habiletés variées. Pour assurer l'efficacité des soins et services, il faut ainsi un personnel culturellement compétent (Coutu-Wakulczyk, 2003). Être un soignant culturellement compétent, c'est reconnaître que la culture de ses patients/clients englobe plusieurs dimensions comme les croyances, les attitudes et les valeurs, lesquelles influent sur les soins et services ainsi que la communication (Santé Canada, 2001). La compétence culturelle dans les soins est la « prestation de soins de santé qui répondent efficacement aux besoins des patients et de leurs familles, car elle tient compte du contexte racial, culturel, linguistique, éducatif et socioéconomique au sein de la communauté » (Masi, 2000, p. 8, cité par Santé Canada, 2001, p. 252). Ainsi, nous croyons que l'offre active s'associe à la reconnaissance culturelle de la population en situation linguistique minoritaire. Les professeurs des programmes de formation en santé et en service social qui enseignent à la minorité linguistique doivent être sensibilisés à cette perspective de compétence culturelle qui devra influer sur l'objet de formation des futurs professionnels de la santé et des services sociaux.

Après avoir présenté le contexte de la formation sur l'offre active et quelques dimensions de la compétence culturelle en santé, nous nous proposons de faire une analyse des enjeux relatifs à une future formation sur l'offre active à l'intention des professeurs.

## Perspectives éducationnelles

Dans cette section, nous présenterons diverses perspectives théoriques en éducation pour situer les enjeux de la formation sur l'offre active : 1) la situation pédagogique de Legendre (1983, 2005) ; 2) la définition des trois savoirs de base pour le développement d'une compétence professionnelle selon les perspectives de Boudreault (2002) ; 3) des notions andragogiques de l'enseignement aux adultes et le paradigme critique.

## Situation pédagogique de l'offre active

Nous explorons l'action d'enseigner l'offre active en situation linguistique minoritaire à l'aide du cadre théorique de la situation pédagogique de Legendre (1983, 2005), adapté à la formation professionnelle.

La situation pédagogique est composée de quatre sous-systèmes interreliés, soit le sujet, l'objet, l'agent et le milieu. Le *sujet* désigne la ou les personnes en situation d'apprentissage, l'*objet* correspond aux objectifs à atteindre et au savoir à intégrer par le sujet, l'*agent* renvoie à l'ensemble des ressources qui peuvent assister le sujet et faciliter ses apprentissages, soit des personnes, des moyens ou des processus. Le *milieu* représente le contexte dans lequel évoluent le sujet, l'objet ainsi que l'agent et regroupe l'ensemble des personnes engagées dans la situation d'apprentissage (enseignants, administrateurs, autres étudiants), les opérations qui contribuent à l'apprentissage (inscription, évaluation, élaboration du curriculum, administration…), ainsi que l'équipement, les installations et les moyens contribuant au processus d'apprentissage (locaux, équipement, matériel didactique, finances…).

Le sujet, l'objet et l'agent entretiennent des rapports entre eux que Legendre (1983, 2005) appelle les relations pédagogiques. Une relation didactique s'établit entre l'agent et l'objet, une relation d'enseignement se forme entre l'agent et le sujet ainsi qu'une relation d'apprentissage entre le sujet et l'objet. Nous nous attarderons notamment à la relation d'enseignement de l'offre active.

## Les trois savoirs de base pour le développement d'une compétence professionnelle

Dans un objectif de perfectionnement en didactique des enseignants en formation professionnelle, Boudreault (2002) propose une interrelation entre trois savoirs menant à la compétence professionnelle. Dans un diagramme présenté à la figure 1, il situe les trois savoirs dans leur intention de formation. L'interrelation entre le savoir et le savoir-être apporte des connaissances, l'interrelation entre le savoir-être et le savoir-faire mène vers la production d'un comportement adapté et l'interrelation entre le savoir-faire et le savoir permet à l'apprenant d'être productif.

Figure 1. Développement de compétences professionnelles selon Boudreault (2002)

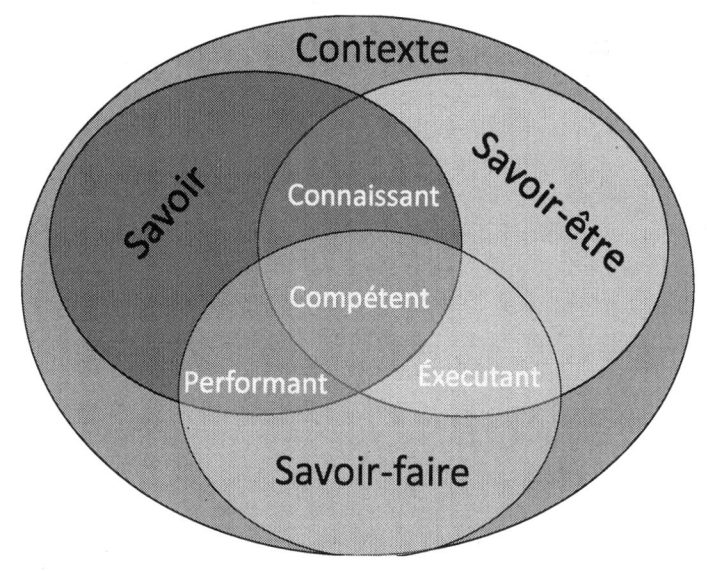

Boudreault (2002) définit le savoir comme l'ensemble des connaissances systématisées, le savoir-être comme l'ensemble des attitudes, des schèmes de perception, des valeurs qui sont plus ou moins attachés au contexte, et le savoir-faire comme une habileté alliée à l'expérience dans l'exercice d'une activité professionnelle. Les intersections entre les trois savoirs démontrent qu'une formation sans savoir-faire produirait un travailleur connaissant, qu'une formation sans savoir produirait un travailleur exécutant et qu'une formation sans savoir-être produirait un travailleur performant. Pour Boudreault (2002), la compétence professionnelle serait :

> La conséquence d'un rapport simultané entre le savoir-être, le savoir et le savoir-faire où chacun de ces éléments est relié aux autres et exerce une influence sur les autres en rapport avec le contexte lié aux groupes sociaux vers lesquels la formation oriente l'individu. (p. 26)

### L'andragogie et ses perspectives associées

Nous rapportons les propos de plusieurs auteurs-clés des sciences de l'éducation dans cette section afin de créer la vision d'une future formation sur l'offre active destinée aux professeurs qui sont, autrement, des experts dans leur discipline. Enseigner aux professeurs nécessite d'entrer dans un cadre éducationnel andragogique. L'andragogie est « la science qui étudie tous les aspects de la théorie et de la pratique de l'enseignement adapté aux adultes » (Legendre, 2005, p. 76). Deux principes de base sont importants à retenir : l'apprenant est une personne autonome qui s'autodirige, et l'éducateur est un facilitateur de l'apprentissage, non pas un transmetteur de contenu. Plusieurs hypothèses sous-jacentes à l'andragogie décrivent l'apprenant adulte comme celui qui présente un concept de soi indépendant dirigeant son propre apprentissage, qui a vécu des expériences différentes (vécu personnel et professionnel) et qui est quotidiennement confronté à des problèmes à résoudre. L'apprenant adulte se pose des questions à partir de l'action et pour l'action, en fonction notamment de ses projets professionnels (Knowles, 1980). Notre programme de formation pour les professeurs des programmes de formation en santé et en service social tiendra compte de ces caractéristiques des apprenants adultes.

L'éducateur des adultes, lui, peut adopter plusieurs rôles. Tantôt spécialiste de contenu et facilitateur de l'apprentissage des adultes (Kolb, 1984), il est aussi un artiste et un analyste critique (Brookfield, 1990). L'éducateur des adultes crée un environnement d'apprentissage lié à l'action (Knox, 1986) qui lui permet de faire une analyse critique de son enseignement (Apps, 1991), favorisant une réflexion critique chez les apprenants (Mezirow, 1994). Tout en présentant une certaine autorité professionnelle, il motive et guide ses apprenants (Grow, 1991).

Pratt (2005) présente une synthèse de cinq perspectives de l'éducation des adultes[4] en rassemblant les divers rôles qui rappellent des éléments du cadre éducationnel de Legendre dans la situation pédagogique. Il souligne que chaque perspective a ses avantages, pour le professeur, le contenu et le milieu, et que chacune vise différentes stratégies d'enseignement. Nous choisissons de considérer trois de ces perspectives (la transmission de contenu, l'apprentissage à partir de situations réelles et l'enseignement comme vecteur de changement social ou de perspective critique) qui nous semblent particulièrement importantes pour encadrer les objectifs d'apprentissage liés au savoir, au savoir-faire et au savoir-être dans le domaine de l'offre active.

Ainsi, la dimension du savoir de l'offre active peut être enseignée en se situant dans une perspective de « transmission de contenu », axée sur une prestation efficace de contenu, liée aux concepts, aux définitions et aux données de recherche décrivant les défis d'accès aux soins et aux services dans la langue officielle en situation minoritaire.

L'enseignement du savoir-faire reprend des approches d'enseignement liées à la perspective d'apprentissage en situation réelle. Cet enseignement peut se faire par « *modeling* », lors de stages dans un milieu de santé ou de service social où le précepteur pratique l'offre active, ou encore, en salle de classe, en offrant des jeux de rôles qui décrivent des situations complexes d'enseignement ou des rapports professionnels futurs à interpréter. Cette perspective vise le développement d'une communauté d'apprenants et permet au professeur de devenir le mode de réalisation des contenus, ce que Pratt (2005) représente par le fusionnement de l'agent et de l'objet.

Le développement du savoir-être en offre active se prête bien à une perspective de réforme sociale ou à une perspective critique qui met en lumière le résultat d'une évaluation personnelle de ses propres valeurs et croyances démontrées par des attitudes au sein d'une société. Par exemple, avant d'intégrer la problématique de l'offre active dans son cours, un professeur aurait tout à gagner à d'abord examiner ses croyances et valeurs personnelles en ce qui a trait à la demande et à l'offre de services dans la langue officielle de son choix afin de donner un sens à son contenu d'enseignement et de démontrer l'importance de l'offre active dans ses comportements. Lorsqu'il enseigne, le professeur peut ensuite amener ses étudiants à entamer cette même réflexion sur leurs propres comportements et l'usage de la langue de leur choix lorsqu'ils demandent ou reçoivent des services.

Dans son approche du praticien réflexif, Schön (1994) nous guide aussi dans une façon d'approcher l'apprentissage du savoir-être. Selon cet auteur, le professeur doit faire preuve d'une « réflexion en cours d'action » (le professeur modifie son action au moment même où il agit selon la situation réelle) et d'une « réflexion sur l'action » (le professeur prend une distance vis-à-vis de sa pratique quotidienne et s'interroge sur le contenu et les raisons de son enseignement). Nous croyons qu'une telle pratique réflexive est essentielle dans une formation sur l'offre active à l'intention des professeurs afin de leur permettre de se situer personnellement dans leurs manières d'agir en ce qui concerne l'offre active et ensuite d'adapter leurs pratiques d'enseignement pour inclure cette problématique et ce questionnement dans leurs cours. Ils deviennent ainsi des agents catalyseurs qui forment à leur tour de futurs praticiens réflexifs.

## Cadre éducationnel pour la formation sur l'offre active

Les perspectives théoriques décrites ci-dessus ont guidé la conception d'un cadre conceptuel éducationnel. Nous chercherons dans les sections suivantes à définir le savoir, le savoir-faire et le savoir-être au sujet de l'offre active. L'acquisition de l'ensemble de ces savoirs devrait mener au développement d'une compétence professionnelle ou d'un savoir-agir facilitant l'offre active de services dans la langue officielle en situation minoritaire. Nous verrons ensuite en quoi consiste le double rôle du professeur donnant la formation sur l'offre active et nous offrirons une synthèse du cadre proposé.

## Les trois (3) savoirs relatifs à la formation sur l'offre active : lignes directrices

Ces trois savoirs (savoir, savoir-faire et savoir-être) ont été explorés dans l'enquête auprès des professeurs des institutions membres du CNFS (Benoît *et al.*, 2015) et par une recension exhaustive des écrits. Les résultats ont permis de répertorier les différents savoirs nécessaires pour

## Tableau 3. Les trois savoirs relatifs à la formation sur l'offre active (inspiré de Bouchard et Vézina, 2010, et du Consortium national de formation en santé, 2012)

| |
|---|
| **Savoirs : les connaissances liées à l'offre active** |
| <ul><li>Connaître les caractéristiques précises des CFSM (statistiques, coutumes, besoins particuliers et autres).</li><li>Connaître les particularités de l'offre active, telles que la définition de l'offre active, les comportements de l'offre active et les déterminants de l'offre active.</li><li>Connaître l'importance de faire de l'offre active pour la santé des CFSM (p. ex. sécurité du client).</li><li>Connaître les principes de base de la compétence culturelle.</li><li>Connaître les principes fondamentaux de la compétence linguistique.</li><li>Connaître les droits linguistiques au pays.</li></ul> |
| **Savoir-faire : les habiletés ou comportements liées à l'offre active** |
| <ul><li>Communiquer l'importance de faire de l'offre active.</li><li>Démontrer des habiletés de leadership concernant l'offre active.</li><li>Reconnaître l'importance d'un réseau afin de faciliter l'offre active et participer au développement de ce réseau.</li></ul>Pour les formateurs :<ul><li>Utiliser les outils disponibles pour enseigner l'offre active.</li></ul>Pour les étudiants :<ul><li>Utiliser les outils disponibles pour faire de l'offre active.</li></ul> |
| **Savoir-être : les attitudes liées à l'offre active** |
| <ul><li>Avoir une attitude qui favorise l'offre active continue.</li><li>Avoir une éthique professionnelle liée à la diversité.</li><li>Être conscient de ses propres valeurs et croyances à l'égard des gens de cultures différentes.</li><li>Être sensible aux besoins des CFSM afin de soutenir l'offre active.</li><li>Être conscient de sa capacité et de ses sentiments quant à sa compétence linguistique.</li><li>Être conscient de sa capacité et de ses sentiments quant à sa compétence culturelle.</li></ul>Pour les formateurs :<ul><li>Démontrer ces savoir-être auprès de ses étudiants en provenance de communautés francophones en situation minoritaire.</li></ul>Pour les étudiants :<ul><li>Démontrer ces savoir-être auprès de clients en provenance de communautés francophones en situation minoritaire.</li></ul> |

une prestation efficace de l'offre active de services de santé en français. Ils ont ensuite été validés par des groupes d'experts. Ces savoirs sont présentés dans des *Lignes directrices pour la formation à l'offre active des futurs professionnels en santé et en service social œuvrant en situation francophone minoritaire* (Dubouloz et al., 2014) et résumés au tableau 1. Ces différents savoirs liés à la formation sur l'offre active sont décrits tant pour les étudiants que pour les professeurs et sont organisés autour des besoins de l'apprenant-étudiant en formation professionnelle et autour du professeur dans son offre de services éducationnels auprès de ses étudiants francophones ou francophiles.

Ces lignes directrices nous serviront de guide dans nos objectifs de formation afin d'émettre des recommandations d'actions de formation au bénéfice des professeurs universitaires et collégiaux.

### *La compétence professionnelle ou le savoir-agir*

Nos lignes directrices s'appuient sur les trois savoirs de base menant à une compétence professionnelle. Legendre (2005) intègre ces savoirs de connaissances, de comportements et d'attitudes en un savoir-agir, ou la « capacité de recourir de manière appropriée à une diversité de ressources tant internes qu'externes, notamment aux acquis réalisés en contexte scolaire et à ceux qui sont issus de la vie courante » (p. 1 203). Selon le CNFS, le savoir-agir en offre active est le résultat de divers apprentissages concernant les connaissances (savoir), les compétences (savoir-faire) et les attitudes (savoir-être) liées à l'offre active. Ce savoir-agir peut évoluer vers un « leadership éthique[5] » par lequel le professionnel de la santé et des services sociaux fait valoir l'importance de l'offre active de services en français dans son milieu de travail, devenant ainsi un agent catalyseur de changement et d'innovation (CNFS, 2012). Dans le cadre de la formation donnée aux professeurs, ce leadership éthique peut aussi déclencher un changement social, cette fois-ci commencé en classe par le professeur grâce à ses nouveaux savoirs sur l'offre active.

### *Double rôle du professeur dans la formation à l'offre active*

Il est, tout d'abord, important de bien saisir la valeur éducationnelle du professeur dans cette situation pédagogique. Il s'agit pour le professeur d'être à la fois un formateur et un acteur en matière d'offre active.

Dans son rôle de formateur, il transmet aux étudiants des connaissances essentielles, incluant le savoir (p. ex. les caractéristiques des CLOSM), le savoir-faire (p. ex. les comportements qui favorisent l'offre active de services dans la langue officielle en situation minoritaire, voir chapitre 12) et le savoir-être de l'offre active (p. ex. les attitudes liées à l'offre active qui seront appliquées dans leur future pratique professionnelle auprès des CLOSM).

Dans son rôle d'acteur, le professeur démontre des savoirs : son savoir (réalité socio-politico-culturelle et de santé des CLOSM), son savoir-faire de l'offre active par ses propres comportements et agissements en classe avec des étudiants en provenance des CLOSM et, finalement, son savoir-être ou ses propres attitudes et valeurs vis-à-vis de ses apprenants et de leur communauté. Les comportements et les attitudes du professeur doivent tenir compte de l'insécurité linguistique (Boudreau et Dubois, 2008 ; Desabrais, 2010) fréquente en milieu minoritaire et de la tendance naturelle à l'alternance des codes (*code switching* ou *translanguaging*) (Cook, 2001 ; Otheguy, García et Reid, 2015 ; Poplack, 1980). Par exemple, dans les CFSM, pour faciliter le développement des compétences linguistiques nécessaires à l'offre de services en français, le professeur doit favoriser l'utilisation de cette langue en classe. Toutefois, s'il exige que les étudiants provenant de CFSM s'expriment dans un français standard, il risque de les décourager de poursuivre des études en français (Landry, Allard et Deveau, 2010), tandis que les apprenants provenant de communautés où le français est majoritaire ne seront pas sensibilisés à l'insécurité linguistique possible de leurs futurs clients, qui pourraient se sentir gênés de s'adresser en français à un professionnel dans une langue qu'ils estiment ne pas bien maîtriser (Deveau, Landry et Allard, 2009). Par ailleurs, Allard, Landry et Deveau (2005) soulignent qu'il peut y avoir conscientisation à l'égard de la langue et de la culture de la communauté en situation linguistique minoritaire en vivant des expériences positives ou par l'observation de modèles ethnolangagiers qui manifestent un engagement envers cette communauté. Le professeur sert donc ici de modèle pour ses étudiants. Son savoir-être et l'engagement qu'il démontre envers les CFSM auront un effet important sur la conscientisation de ses étudiants à l'égard de l'offre active.

### *Synthèse du cadre conceptuel de formation à l'offre active*

La figure 2 propose une synthèse des différents savoirs d'un professeur compétent dans sa relation d'enseignement dans un milieu éducationnel préparant à travailler en santé et en service social dans les CLOSM. Nous pouvons remarquer que le savoir-être est ici au premier plan par rapport aux deux autres savoirs pour son importance dans la relation d'enseignement. Le savoir-agir est ici représenté comme une conséquence des acquis de l'ensemble des composantes du cadre.

**Figure 2. Les savoirs d'un éducateur compétent dans sa relation d'enseignement**

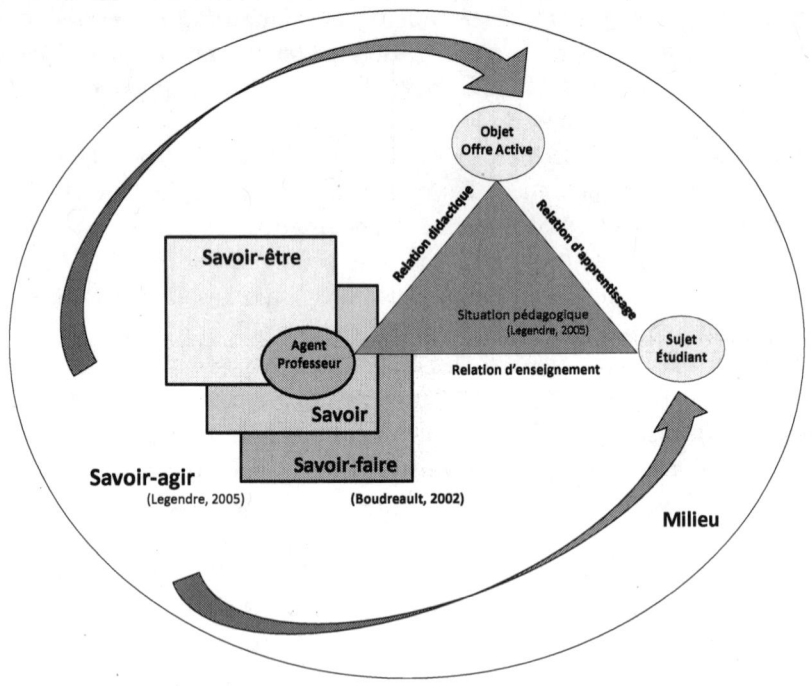

## Réflexion sur les enjeux de l'enseignement de l'offre active

L'enseignement de l'offre active en situation linguistique minoritaire présente toutefois des enjeux particuliers. Un projet pilote réalisé en 2014-2015 concernant l'implantation d'une formation sur l'offre active aux étudiants de deux programmes universitaires, soit un programme de baccalauréat en service social et un programme de maîtrise en ergothérapie, nous a permis de dégager certains de ces enjeux.

Les deux programmes inclus dans le projet pilote avaient la mission de préparer les étudiants à travailler auprès de communautés francophones en situation minoritaire. Ce projet visait premièrement à documenter les stratégies et mécanismes utilisés par les responsables des programmes ou leur délégué, de même que par les professeurs, pour intégrer une formation sur l'offre active dans leurs cours. Deuxièmement, le projet a permis de documenter les stratégies d'enseignement choisies et leurs effets sur l'apprentissage des étudiants. Les réflexions proposées ci-dessous s'inspirent des propos tenus par les cinq professeures qui ont participé au projet, dans le cadre d'une entrevue de groupe effectuée à la fin de la session d'enseignement. Les questions d'entrevue sont basées sur l'analyse de l'implantation de programme de Champagne *et al.* (2009).

Tableau 4. Professeurs participant au projet pilote

| Programmes | Professeur-collaborateur | Groupe-classe |
|---|---|---|
| Ergothérapie | Prof 1 | 1<sup>re</sup> année de maîtrise |
| | Prof 2 | 2<sup>e</sup> année de maîtrise |
| | Prof 3 | 2<sup>e</sup> année de maîtrise |
| Service social | Prof 1 | 2<sup>e</sup> année du baccalauréat |
| | Prof 2 | 3<sup>e</sup> année du baccalauréat |

### Enjeux de l'enseignement du savoir

Les professeurs qui prennent part aux programmes francophones de formation en santé et en service social dans les universités et collèges hors Québec et qui devront participer à l'implantation d'une formation sur l'offre active en français pour les CFSM sont embauchés comme partout ailleurs pour leur excellence et leur expertise dans leur discipline. Bien que, dans ces universités et collèges à mission particulière en regard des CFSM, les professeurs puissent provenir de partout dans le monde, on leur demande rarement de connaître les caractéristiques des différentes populations étudiantes francophones de leurs classes et ils ne reçoivent pas de formation préparatoire à la connaissance des CFSM, ni à l'offre active. Par contre, la maîtrise du français comme langue d'enseignement est essentielle à leur embauche ou à leur permanence dans la plupart de ces universités et collèges à mission francophone.

Les professeures qui ont participé à ce projet pilote ont témoigné qu'antérieurement au projet elles n'avaient pas connaissance des besoins de leurs étudiants en ce qui concerne l'apprentissage de l'offre active. Elles tenaient plutôt pour acquis que le simple fait d'enseigner en français préparerait les futurs professionnels à travailler auprès des CFSM. N'ayant pas elles-mêmes grandi dans un milieu où le français était en situation minoritaire, elles ne connaissaient pas précisément les caractéristiques particulières des CFSM et elles n'avaient pas conscience de l'ampleur du défi d'offrir des soins et services en français dans ces milieux.

### Enjeux de l'enseignement du savoir-faire

La formation continue des professeurs des collèges et universités se fait généralement sur une base volontaire et selon les besoins individuels de chacun. La formation la plus offerte est le savoir-faire pédagogique, toutefois elle demeure facultative. Dans leur projet de formation continue et d'accompagnement du personnel enseignant au collégial, St-Pierre et Lison (2009, p. 26) constatent que :

> Les enseignantes et les enseignants de l'ordre collégial sont embauchés en tant que spécialistes de la discipline qu'ils enseignent ou de la profession visée par le programme d'études où ils interviennent. Ils ne sont pas tenus d'avoir une formation initiale qualifiante en enseignement ni de s'inscrire à des activités créditées de formation continue.

Cette même observation peut être faite dans les milieux universitaires.

De plus, lorsque les programmes universitaires établissent leurs principes directeurs en ce qui a trait au perfectionnement professionnel continu de leurs professeurs, cette planification se fait en silos, ce qui pose un défi additionnel pour le développement des savoirs liés à un concept comme l'offre active, commun à un ensemble de disciplines en santé et en service social. Cette planification devient une barrière supplémentaire lorsque l'on considère une possible formation continue sur l'offre active de services de santé dans la langue officielle en situation minoritaire dans un cadre interprofessionnel.

Les professeures qui ont participé au projet pilote ont avoué s'être senties parfois stressées par le fait d'offrir cette nouvelle formation, ne sachant pas comment la présenter dans leur contexte disciplinaire. De plus, le stress était provoqué par une réaction négative possible des étudiants causée par leur perception de l'importance de ce concept dans leur formation professionnelle. Pour certaines, le concept d'offre active était nouveau et il s'agissait de se familiariser avec lui, tout en décidant des stratégies pédagogiques appropriées. Une d'entre elles mentionne qu'elle prenait un « risque » en présentant un contenu nouveau et en adoptant une approche pédagogique différente. Cependant, la plupart des professeures ont apprécié l'expérience de cet ajout à leur cours et le feraient à nouveau.

La plupart des professeures ont choisi et adapté des éléments de la Boîte à outils (http://www.offreactive.com/) et ont dit avoir apprécié l'accès à cette ressource. Elles ont noté que la Boîte à outils était une bonne ressource pour le professeur et une belle référence à partager avec les étudiants. Toutefois, elle ne constitue pas une formation en soi. Ces participantes suggèrent que les professeurs qui se servent de la Boîte à outils aient de bonnes connaissances de la pédagogie et de bonnes aptitudes en enseignement au niveau supérieur pour que la formation offerte aux étudiants soit réussie.

Certaines professeures ont aussi eu recours à des experts du domaine, par exemple un représentant du CNFS ou des employés d'organismes francophones soit pour offrir la base de la formation, soit pour participer à une table ronde. Elles se sont ainsi inspirées de personnes-ressources pour développer leur savoir-faire. Les professeures du programme de service social ont également souligné avoir apprécié l'aide de l'associée de recherche du projet dans leur préparation. Elles sentaient qu'elles pouvaient communiquer avec elle et s'y référer lorsqu'elles avaient des questions ou souhaitaient des rétroactions. Nous considérons donc que la présence d'un mentor peut être bénéfique durant la formation des professeurs.

### Enjeux de l'enseignement du savoir-être

Parmi les professeures qui ont participé au projet pilote, aucune d'entre elles n'a grandi dans un milieu où le français était en situation minoritaire. Elles ont avoué qu'avant d'obtenir un poste universitaire elles ne connaissaient pas vraiment la réalité du milieu francophone en situation minoritaire. Pour elles, recevoir ou demander des services en français, leur langue maternelle, n'avait jamais été un enjeu. En participant à ce projet, elles ont confirmé qu'elles prennent de plus en plus conscience des caractéristiques particulières des francophones en situation minoritaire et se sentent plus sensibilisées quant à leur rôle de professeures ou de coordonnatrices de stages visant à préparer les futurs professionnels de la santé et des services sociaux à travailler auprès des CFSM.

En conclusion, les observations des professeures qui ont pris part à la formation sur l'offre active sont très positives et ces dernières croient que cet apprentissage rendu possible dans leurs cours devrait être renforcé par un stage dans un milieu francophone minoritaire et par d'autres expériences de formation durant le programme afin de contribuer à une prise de conscience et à une plus grande sensibilité de leurs étudiants à l'égard de l'offre active.

## Conclusion

Dans ce chapitre, nous avons d'abord introduit l'offre active de services sociaux et de santé dans la langue officielle en situation minoritaire par une mise en contexte de la formation sur l'offre active et de l'aspect culturel qui tient compte de la diversité de la population des CLOSM. Dans le contexte d'une situation pédagogique (Legendre, 1983, 2005), nous avons défini les trois savoirs de base menant à la compétence professionnelle dans une perspective andragogique. Nous avons repris ces perspectives théoriques pour définir plus spécifiquement le savoir, le savoir-faire et le savoir-être au sujet de l'offre active, et nous avons proposé que la réunion et la maîtrise de ces trois savoirs menaient à un savoir-agir. Nous avons ensuite présenté une synthèse de ce cadre conceptuel sous forme de schéma dans lequel nous avons situé le rôle du professeur en tant qu'agent, qui à la fois intègre et enseigne les trois savoirs, démontrant ainsi un savoir-agir de l'offre active. Enfin, la dernière partie du chapitre proposait une réflexion sur les enjeux particuliers de l'enseignement de l'offre active, tels qu'ils ont été définis dans un projet pilote d'implantation d'une formation sur l'offre active.

Notre proposition de cadre éducationnel pour une formation sur l'offre active et les données préliminaires de l'exploration pilote nous laissent croire en la nécessité de former les professeurs au sujet de l'offre active. Les résultats de cette première étude laissent entrevoir la nécessité de bien préparer les professeurs aux divers savoirs de l'offre active afin de leur permettre de développer un savoir-agir dans leur rôle de catalyseur ou d'agent de changement social. En effet, les résultats font ressortir une certaine insécurité liée à l'utilisation de ce nouveau concept dans leurs cours disciplinaires.

Nous proposons qu'une telle formation sur l'enseignement de l'offre active s'inscrive dans une approche expérientielle ciblant une pratique réflexive, selon la perspective de Schön (1994). La formation servirait d'abord à sensibiliser les professeurs à la problématique de l'accès à des services de santé dans la langue officielle choisie par le patient en situation minoritaire et à l'importance de l'offre active dans les CLOSM. La formation proposerait ensuite des ressources pédagogiques que les professeurs pourraient utiliser dans leur enseignement, telles que la Boîte à outils de l'offre active, la Mesure des comportements de l'offre active (chapitre 12) et la grille d'observation des comportements d'offre active (article en rédaction). La formation servirait également de mécanisme pour améliorer ces ressources au fur et à mesure de l'évolution des connaissances sur l'offre active. En effet, le concept d'offre active comme moyen de favoriser l'accès à des services sociaux et de santé dans la langue officielle choisie par le patient est relativement nouveau. La recherche qui se poursuit générera certainement de nouvelles connaissances sur les meilleures pratiques d'offre active, les façons de l'enseigner et de la mesurer, ainsi que sur les changements de pratique dans les milieux de soins de santé et des services sociaux découlant de ces formations.

Pour appuyer les professeurs dans leurs démarches d'implantation de l'offre active et dans la préparation de leurs cours traitant de l'offre active, il serait utile de nommer une personne-ressource au sein des institutions d'enseignement ayant la mission de former des professionnels de la santé et des services sociaux. Cette personne-ressource aurait une bonne connaissance de l'offre active et des outils et ressources disponibles, de même qu'une maîtrise de la pédagogie universitaire. Elle serait disponible pour répondre aux questions des professeurs, leur proposer des ressources et des idées et les accompagner selon leurs besoins.

Enfin, il serait également bénéfique d'établir une communauté de pratique de l'offre active. Une communauté de pratique (Wenger, 1998) consiste en un groupe de personnes qui travaillent ensemble dans le but de créer des solutions locales aux problèmes rencontrés dans leurs pratiques professionnelles. Après un certain temps, et au fur et à mesure que ces personnes partagent leurs connaissances et leur expertise, elles développent un apprentissage commun. Une communauté de pratique de l'offre active pourrait donc inclure des professeurs des différentes disciplines concernées, une personne du CNFS en tant qu'experte du concept de l'offre active et favorablement une personne spécialiste de la pédagogie universitaire. Cette communauté de pratique agirait en tant que leader de l'offre active dans l'établissement d'enseignement.

L'offre active de services de santé dans la langue officielle choisie par le patient est un levier qui permet d'assurer une relation professionnelle plus sécuritaire et respectueuse des droits des usagers des services sociaux et de santé. Une telle formation donnée aux professeurs aura donc comme conséquence de les aider à former de futurs professionnels intègres, compétents et centrés sur les intérêts de leurs clients, se conformant ainsi aux codes déontologiques des différentes professions.

## Notes

1. Nous tenons à remercier le CNFS pour son appui financier dans cette entreprise de former les professeurs en sciences de la santé et en service social sur l'offre active, qui nous a permis, dans un premier temps, de situer la formation dans un cadre conceptuel proposé dans ce chapitre.
2. Cette nécessité est bien documentée, entre autres, par P. Bouchard et ses collègues au chapitre 2 de ce livre.
3. Nous utiliserons le terme professeur pour regrouper l'ensemble des éducateurs, formateurs, enseignants dans les programmes de formation en santé et en service social, aux niveaux collégial et universitaire.
4. Les cinq perspectives pédagogiques de Pratt (2005) sont la transmission de contenu, l'apprenti ou l'apprentissage à partir d'une situation réelle, le développement cognitif, la sollicitude et la facilitation de la croissance personnelle, de même que la réforme sociale ou l'enseignement comme vecteur de changement social.
5. Le CNFS décrit des comportements de leadership éthique liés à des valeurs personnelles, sociales et culturelles favorisant l'offre de services en langue minoritaire (CNFS, 2012, p. 22).

## Références

Allard, R., Landry, R. et Deveau, K. (2005). Conscientisation ethnolangagière et comportement langagier en milieu minoritaire. *Francophonies d'Amérique*, 20, 95-109.

Apps, J. (1991). *Mastering the teaching of adults*. Malabar, FL : Krieger.

Benoît, J., Dubouloz, C-J., Guitard, P., Brosseau, L., Kubina, L.-A. et Drolet, M. (2015). La formation à l'offre de services en français dans les programmes de santé et de service social en milieu minoritaire francophone au Canada. *Minorités linguistiques et société*, 6, 104-130.

Betancourt, J. R. et Green, A. R. (2010). Commentary – Linking cultural competence training to improved health outcomes: Perspectives from the field. *Academic Medicine, 85* (4), 583-585. doi :10.1097/acm.obo13e31 81d2b2f3

Boudreault, H. (2002). *Conception dynamique d'un modèle de formation en didactique pour les enseignants du secteur professionnel.* Thèse de doctorat, Université de Montréal.

Boudreau, A. et Dubois, L. (2008). Représentations, sécurité/insécurité linguistique et éducation en milieu minoritaire. Dans Dalley, P., et Roy, S. (dir.), *Francophonie, minorités et pédagogie* (p. 145-176). Ottawa, ON : Les Presses de l'Université d'Ottawa.

Brookfield, S. D. (1990). Using critical incidents to explore learners' assumptions. Dans Mezirow, J. (dir.). *Fostering Critical Reflection in Adulthood* (p. 177-193). Jossey-Bass Publishers, San Francisco.

Champagne, F., Brousselle, A., Hartz, Z., Contandriopoulos, A.-P. et Denis, J.-L. (2009). L'analyse de l'implantation. Dans Brousselle *et al.* (dir.), *L'évaluation : concepts et méthodes* (p. 229-230). Montréal, QC : Les Presses de l'Université de Montréal.

Consortium national de formation en santé (2012). *Cadre de référence pour la formation à l'offre active des services de santé en français.* Ottawa, Ontario : Consortium national de formation en santé.

Cook, V. (2001). Using the first language in the classroom. *Canadian Modern Language Review, 57* (3), 402-423. doi : http://dx.doi.org/10.3138/cmlr.57.3.402

Coutu-Wakulczyk, G. (2003). Pour des soins culturellement compétents : le modèle transculturel de Purnell. *Recherche en Soins Infirmiers,* (72), 34-47.

Desabrais, T. (2010). L'influence de l'insécurité linguistique sur le parcours doctoral d'une jeune femme acadienne : une expérience teintée de la double minorisation. *Reflets : revue d'intervention sociale et communautaire, 16* (2), 57-89. doi :10.7202

Deveau, K., Landry, R. et Allard, R. (2009). *Utilisation des services gouvernementaux de langue française : une étude auprès des Acadiens et francophones de la Nouvelle-Écosse sur les facteurs associés à l'utilisation des services gouvernementaux en français.* Moncton : Institut canadien de recherche sur les minorités linguistiques.

Dubouloz, C.-J., Benoît, J., Guitard, P., Brosseau, L., Kubina, L.-A., Savard, J. et Drolet, M. (2014). Proposition de lignes directrices pour la formation à l'offre active des futurs professionnelles et professionnels en santé et en service social œuvrant en situation francophone minoritaire. *Reflets : revue d'intervention sociale et communautaire, 20* (2), 123-151. doi : 10.7202/1027588ar

Grow, G. O. (1991). Teaching learners to be self-directed. *Adult Education Quarterly, 41* (3), 125-149.

Knowles, M. S. (1980). *The modern practice of adult education: From pedagogy to andragogy.* Englewood Cliffs : Prentice Hall/Cambridge.

Knox, A. (1986). *Helping adults learn*. San Francisco : Jossey-Boss.

Kolb, D. A. (1984). *Experiential learning : Experience as the source of learning and development*. Englewood Cliffs, N.J : Prentice-Hall.

Landry, R., Allard, R. et Deveau, K. (2010). *École et autonomie culturelle. Enquête pancanadienne en milieu scolaire francophone minoritaire*. Moncton et Ottawa, Institut canadien de recherche sur les minorités linguistiques et Patrimoine canadien.

Legendre, R. (2005). *Dictionnaire actuel de l'éducation* (3$^e$ éd.). Montréal, Québec : Guérin.

Legendre, R. (1983). *L'éducation totale*. Montréal, QC : Éditions Ville-Marie.

Mezirow, J. (1994). Understanding transformation theory. *Adult Education Quarterly*, 44(4), 222-232.

Otheguy, R., García, O., & Reid, W. (2015). Clarifying translanguaging and deconstructing named languages : A perspective from linguistics. *Applied Linguistics Review*, 6 (3), 281-307. doi : 10.1515/applirev-2015-0014

Poplack, S. (1980). Sometimes I'll start a sentence in Spanish y termino en español : toward a typology of code-switching. *Linguistics, 18* (7-8), 581-618.

Pratt, D. D. (2005). *Five Perspectives on Teaching in Adult and Higher Education*. Malabar, Fla. : Krieger Publishing Company.

Santé Canada. (2001). « Certaines circonstances » – *Équité et sensibilisation du système de soins de santé quant aux besoins des populations minoritaires et marginalisées*. Ottawa, Canada : Santé Canada. Repéré le 13 avril 2012 à http://www.hc-sc.gc.ca/hcs-sss/alt_formats/hpb-dgps/pdf/pubs/2001-certain-equit-acces/2001-certain-equit-acces-fra.pdf.

Schön, D. A. (1994). *Le praticien réflexif : à la recherche du savoir caché dans l'agir professionnel*. Montréal, QC : Les éditions logiques.

St-Pierre, L. et Lison, C. (2009). *Une formation continue à mon image. Étude de caractéristiques des enseignantes et enseignants des collèges francophones membres de PERFORMA en relation avec la formation continue*. Rapport de recherche. Sherbrooke, QC : Université de Sherbrooke/Secteur PERFORMA.

Wenger E. (1998). *Communities of Practice : Learning, Meaning, and Identity*. Cambridge University Press.

CHAPITRE 12

# Les comportements favorables à l'offre active, leur mesure et leurs déterminants[1]

Jacinthe Savard, *Université d'Ottawa*, Lynn Casimiro,
*Collège La Cité* et *Institut du savoir Montfort*, Pier Bouchard,
*Université de Moncton* et Josée Benoît, *Université d'Ottawa*

**Résumé**

Dans ce chapitre, nous présenterons comment nous avons répertorié des comportements favorables à une offre active (OA) de services sociaux et de santé en français en contexte minoritaire, comment nous les avons mesurés et comment nous avons utilisé ces mesures pour déceler des déterminants de l'OA. Nous présentons en détail l'élaboration des outils qui ont servi à mesurer les comportements d'OA, le soutien organisationnel perçu envers l'OA et les caractéristiques personnelles qui peuvent influer sur les comportements d'OA (déterminants). Diverses méthodes quantitatives ont été utilisées pour atteindre ces objectifs. Les résultats obtenus démontrent la présence d'un fort lien entre le soutien organisationnel perçu et les comportements individuels d'OA. À soutien organisationnel égal, les caractéristiques individuelles associées à une plus grande propension à démontrer des comportements d'OA incluent une formation sur l'OA, l'affirmation identitaire et la compétence en français. Le sentiment de compétence en anglais est quant à lui associé négativement aux comportements individuels d'OA de services en français. Une meilleure connaissance de ces déterminants permet de raffiner les stratégies de sensibilisation et d'éducation des futurs professionnels de la santé et des services sociaux envers l'OA.

**Mots-clés :** comportements d'offre active, mesure, déterminants, soutien organisationnel, comportements individuels, recherche quantitative.

## Introduction

Nous avons vu précédemment l'importance et les défis de l'offre active (OA) de services sociaux et de santé dans la langue officielle choisie par l'usager des communautés de langue officielle en situation minoritaire (CLOSM), ainsi que les défis de la préparation d'une relève d'intervenants en santé et services sociaux habiles à poser des gestes concrets d'OA. Nous reprendrons ici certains points utiles à la compréhension de notre démarche d'évaluation.

Il existe plusieurs définitions de l'OA (Bouchard et Desmeules, 2011), et celle que nous retenons en raison de sa simplicité est la suivante : « l'offre active peut être considérée comme une invitation, verbale ou écrite, à s'exprimer dans la langue officielle de son choix. L'offre de parler dans la langue officielle de son choix doit précéder la demande de services » (Bouchard, Beaulieu et Desmeules, 2012, p. 46).

Dans les communautés francophones en situation minoritaire (CFSM), plusieurs auteurs soulignent l'importance d'offrir activement un service[2] en français avant même que l'usager[3] le demande en raison des caractéristiques suivantes des CFSM : 1) la présence d'une insécurité linguistique par rapport à sa propre compétence en français (Desabrais, 2010 ; Deveau, Landry et Allard, 2009) ; 2) le manque dans le passé et le manque actuel de services en français (Lortie et Lalonde, 2012) qui mènent à la conviction qu'il est impossible d'en recevoir (Société santé en français, 2007) ; 3) la peur de ne pas recevoir ces services rapidement (Lortie et Lalonde, 2012 ; Bouchard *et al.*, 2012 ; Drolet *et al.*, 2014) ; 4) la croyance qu'un service en français sera potentiellement d'une qualité inférieure (Drolet *et al.*, 2014) ; 5) l'intériorisation de l'identité minoritaire (Tajfel, 1978 ; Tajfel et Turner, 1986) qui peut amener comme conséquence la difficulté à revendiquer des services dans sa langue (Drolet *et al.*, au chapitre 6) ; 6) la facilité à accepter de parler en anglais plutôt que d'écouter un intervenant[4] s'exprimer difficilement en français (Deveau *et al.*, 2009) ; 7) le manque de vocabulaire en français propre à la santé qui peut amener l'usager à se demander si l'information verbale ou écrite en français sera plus difficile à comprendre qu'en anglais (Bouchard, Vézina et Savoie, 2010 ; Deveau *et al.*, 2009).

En raison de ces caractéristiques, il arrive que l'usager ne demande pas à recevoir ses services en français et que les intervenants offrent spontanément des services dans la langue dominante (Forgues, Bahi et Michaud, 2011 ; de Moissac *et al.* 2012). Ainsi, poser des gestes d'OA dépasse l'acte d'afficher une offre de services bilingues. Il s'agit de poser des actions adaptées à la culture des communautés afin que l'usager se sente à l'aise de recevoir un service dans sa langue.

### Pourquoi mesurer l'offre active et ses déterminants ?

L'étude pancanadienne menée par Bouchard et ses collègues (Bouchard et Vézina, 2009 ; Bouchard, Vézina, Cormier et Laforge, au chapitre 2) suggère que même les personnes ayant étudié en français et vivant en contexte francophone minoritaire sont peu outillées pour reconnaître les enjeux liés à l'offre de services en français et poser des gestes concrets afin d'améliorer l'aisance des usagers à se prévaloir de ces services. Puisque des efforts sont maintenant consentis pour outiller les intervenants à l'application du concept d'OA dans les services sociaux et de santé, il est pertinent de trouver un moyen d'évaluer les effets de ces formations. Plusieurs approches d'évaluation sont possibles, en voici quelques exemples :

1) Mesurer les connaissances (savoirs) : des examens écrits ou à choix multiples au moyen de questions qui vérifient si l'apprenant connaît diverses dimensions de l'OA ;
2) Mesurer les attitudes et les valeurs (savoir-être) : demander à l'apprenant dans quelle mesure il considère que diverses composantes de l'OA sont importantes ;
3) Mesurer les comportements (savoir-faire) : observer l'apprenant alors qu'il applique le concept dans une situation réelle ou simulée, ou lui demander de faire une autoévaluation de ses comportements.

Notre équipe s'est intéressée particulièrement à la mesure des comportements d'OA, c'est-à-dire des gestes qui permettent d'actualiser l'OA. Elle a aussi cherché à connaître les déterminants[5] de l'OA, c'est-à-dire les caractéristiques qui peuvent influer sur la propension d'une personne à poser des gestes d'OA. À titre d'exemple, nous pourrions penser que plus une personne s'identifie en tant que francophone ou encore que plus elle aura été sensibilisée aux enjeux de l'accessibilité, plus elle démontrera des comportements d'OA. Nous souhaitons vérifier si ces déterminants potentiels ont réellement un effet sur les comportements d'OA observables. Une meilleure connaissance de ces déterminants et de leur effet offre une perspective d'action intéressante, en ciblant les éléments sous-jacents à l'OA sur lesquels il est possible d'agir en cours de formation et qu'il serait important de soutenir pour que les intervenants posent de tels gestes.

## Objectif du programme de recherche

Au moment de commencer ces travaux, nos consultations et notre recension des écrits n'avaient révélé aucun outil de mesure permettant d'évaluer les comportements et les déterminants de l'OA. Il nous a donc fallu concevoir des outils de mesure et procéder à leur validation. Nous en avons conçu trois. Le premier outil porte sur la perception qu'ont les intervenants de leurs propres comportements d'OA (voir A, figure 1). Le deuxième porte sur la perception qu'ont les intervenants des actions posées par leur organisation pour soutenir l'OA (voir B, figure 1). Le troisième porte sur les facteurs pressentis comme pouvant déterminer la prestation d'une OA de services en français, tels que la vitalité ethnolinguistique de la communauté où vit la personne, son identité et acculturation, son niveau d'autodétermination et ses compétences culturelles (voir C, figure 1). L'objectif ultime étant de vérifier dans quelle mesure les déterminants (C) prédisent l'OA de services en français (A) par les intervenants parlant français et dans quelle mesure le soutien organisationnel (B) influe sur ce lien de prédiction.

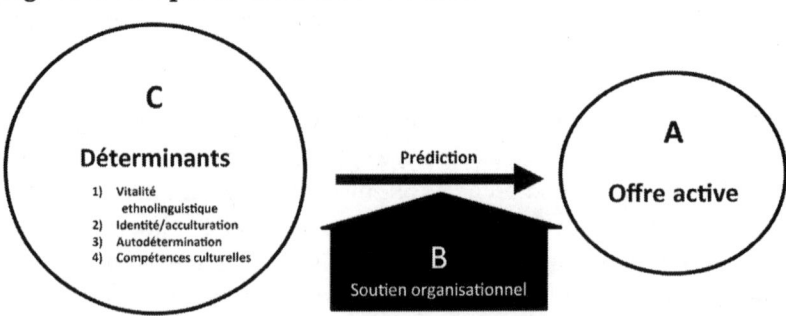

**Figure 1. Comportements d'offre active**

L'ensemble de la démarche est décrit dans la suite de ce chapitre, en commençant par le relevé des indicateurs de comportement d'OA et la formulation de ces indicateurs en questions pour créer les questionnaires A et B. La seconde étape a consisté en l'étude de certaines qualités métrologiques[6] de ces deux questionnaires. Simultanément, il a fallu trouver des façons de mesurer les variables pressenties comme déterminants probables de l'OA afin d'explorer les associations entre ces variables et les comportements d'OA, pour finalement raffiner la mesure de ces déterminants (questionnaire C).

## Conception des mesures d'offre active (A) et du soutien organisationnel à l'offre active (B)

Un préalable à la conception d'outils de mesure de l'OA consistait à dessiner un portrait clair de « l'OA » et de ses caractéristiques ou comportements mesurables. Cette étape a été réalisée en deux temps : d'abord par une recension exhaustive des écrits, puis par une consultation d'experts du domaine de l'OA[7]. Cette étude est décrite en détail ailleurs (Savard, Casimiro, Bouchard, Benoit, Drolet et Dubouloz, 2015). Nous en résumons ici les grandes lignes en mettant l'accent sur les raisons justifiant les actions recommandées.

Une recension structurée des écrits a révélé une liste de 25 actions organisationnelles facilitant l'OA. Très peu d'écrits portaient sur des éléments relevant des comportements individuels des intervenants, ceux que les programmes de formation sur l'OA chercheraient à modifier. Il a toutefois été possible de transposer certaines actions organisationnelles en comportements individuels pour allonger la liste de comportements observables chez les personnes qui pratiquent cette OA.

Deux guides (gouvernement de l'Île-du-Prince-Édouard, 2012 ; Secrétariat aux affaires francophones du Manitoba, 2011) précisaient les comportements individuels d'OA attendus du personnel dans les services désignés bilingues de ces provinces. Parmi ceux-ci : le personnel devait porter une épinglette indiquant qu'il pouvait offrir des services dans les deux langues ou s'assurer que l'affichette des services en français soit visible ; il devait toujours accueillir chaque usager dans les deux langues et poursuivre la conversation dans la langue officielle choisie par ce dernier ; il devait répondre à la correspondance reçue dans la langue dans laquelle le texte (lettre, courriel) avait été rédigé. De plus, il était recommandé que le personnel ne pouvant s'exprimer en français ne tente pas de répondre à l'usager francophone, mais le dirige immédiatement à un collègue bilingue en indiquant le choix langagier de l'usager. Ces comportements de base ont depuis été intégrés à d'autres documents sur l'OA (p. ex. ceux du gouvernement du Nouveau-Brunswick, 2015).

Dans la majorité des documents consultés, l'ordre dans lequel les langues sont utilisées pour les salutations n'a pas d'importance. Cependant, le document du Manitoba suggère : « En général, parlez en anglais d'abord, puis en français. (Dans les centres de services complètement bilingues, parlez en français d'abord, puis en anglais) » (section II, p. 5). Dans leur étude de l'utilisation des services en français en Nouvelle-Écosse, Deveau et ses collègues (2009) ont observé que les francophones sont peu disposés à s'exprimer en français lorsqu'ils constatent que le personnel auquel ils s'adressent a de la difficulté à parler en français. De plus, ils suggèrent que l'affichage en français en premier dans les régions à forte concentration acadienne permettrait de valoriser l'utilisation de la langue française.

Les écrits sur les actions organisationnelles portent majoritairement sur l'importance que les communications officielles de l'organisation se fassent dans les deux langues (Consortium pour la promotion des communautés en santé, 2011 ; gouvernement de l'Île-du-Prince-Édouard, 2012 ; Secrétariat aux affaires francophones du Manitoba, 2011) et sur l'importance de fournir des outils bilingues ou en français pour soutenir le personnel bilingue (Bouchard, Desmeules, Gagnon-Arpin, 2010 ; Consortium pour la promotion des communautés en santé, 2011). Certains discutent de la représentation des francophones au sein des instances de décision (Consortium pour la promotion des communautés en santé, 2011) et de la formation à offrir au personnel de l'établissement sur l'importance des services en français et le concept d'OA (Deveau *et al.*, 2009 ; Lortie et Lalonde, 2012).

Cette première liste de comportements d'OA a été soumise à un groupe de neuf experts qui a proposé plusieurs idées pertinentes quant aux aspects plutôt absents de la recension des écrits.

Selon eux, en contexte francophone minoritaire, il est préférable que l'intervenant mentionne le français en premier lorsqu'il demande si l'usager préfère que la communication pour ses services soit faite en français ou en anglais, afin de démontrer son ouverture à s'exprimer en français. Un « bonjour » clair, fort, franc et énergique semble aussi nécessaire pour vraiment démontrer cette ouverture. Il apparaît important que l'intervenant fasse valoir sa disposition à communiquer dans l'une ou l'autre des deux langues officielles et qu'il adapte son vocabulaire aux particularités culturelles de l'usager afin que ce dernier se sente à l'aise d'utiliser son français quotidien.

En ce qui concerne les outils d'information, d'éducation et d'évaluation qui sont utilisés auprès de la clientèle, lorsque l'information est disponible dans la langue de la minorité, il y a lieu de présenter systématiquement la possibilité d'avoir l'information dans cette langue. Pour le groupe d'experts, l'intervenant sensible à la dimension culturelle devrait faire preuve de leadership, par exemple en faisant des démarches pour obtenir des outils éducatifs en français (dépliants d'information, programmes d'exercices, etc.) lorsque ces derniers ne sont pas disponibles chez son employeur. Par ailleurs, lorsque l'intervenant en a la possibilité, il devrait privilégier la documentation présentant les versions française et anglaise sur le même document pour que l'usager n'ait pas à choisir. En effet, en contexte minoritaire, le choix peut être difficile pour certaines personnes qui ne se sentent pas à l'aise avec le vocabulaire en français associé aux services sociaux et de santé, ou qui souhaiteraient partager l'information avec un aidant ou une aidante qui est plus à l'aise en anglais.

De plus, l'intervenant devrait s'assurer que les outils d'évaluation en français qu'il utilise comportent un niveau de langue convivial, approprié à sa clientèle. S'il s'agit d'instruments de mesure standardisés, afin de mieux interpréter les résultats, il devrait vérifier si les instruments ont été validés en français (c'est-à-dire si la fidélité et la validité de la version française ont été mesurées) et si les études d'évaluation comprenaient des francophones en situation minoritaire. Les experts ont ajouté que si un intervenant est appelé à superviser des stagiaires et que sa clientèle comporte une forte proportion de francophones, il devrait demander de recevoir des stagiaires qui peuvent parler français. L'intervenant devrait préciser le choix de langue de l'usager sur les formulaires de transfert afin de favoriser la continuité des services en français lorsque l'usager est aiguillé vers un autre organisme. Faisant preuve de leadership, chaque intervenant devrait rechercher les occasions de promouvoir les services en français et faire les démarches appropriées lorsqu'il constate des lacunes au sein de son organisation. De surcroît, l'intervenant devrait rechercher les occasions de participer à des formations continues en français.

À l'instar de Beaulieu (2010), les experts consultés font ressortir l'importance pour les personnes travaillant en milieu anglodominant de sentir un soutien de leur employeur pour actualiser leur volonté d'offrir activement des services en français. Il semble donc impératif de mesurer simultanément les indicateurs de soutien organisationnel à l'OA et les comportements individuels d'OA.

Il en a résulté une ébauche de deux questionnaires, un premier portant sur 20 types de comportements individuels d'OA des intervenants répartis en trois secteurs d'activité et un deuxième portant sur leur perception à l'égard de 34 formes d'actions organisationnelles pouvant soutenir l'OA, réparties en six secteurs d'activité. La validité de contenu de ces outils a été examinée au moyen d'un sondage Delphi pancanadien. Cette démarche de validation a conduit à la création d'une version expérimentale des deux questionnaires.

La version expérimentale des deux questionnaires a été soumise à une première étude de ses propriétés métrologiques auprès d'un échantillon de 60 diplômés des programmes de formation en santé et en service social des universités d'Ottawa et de Moncton. Cette étude métrologique, décrite plus en détail ailleurs (Savard, Casimiro, Benoît, et Bouchard, 2014), a mené à des changements dans les deux questionnaires pour améliorer leurs propriétés métrologiques. Ces changements ont conduit à la première version officielle de ces questionnaires de mesure de l'OA, disponibles à la fin du chapitre.

Dans le questionnaire de comportements individuels, la personne cote elle-même la fréquence de ses comportements d'OA à l'aide de 23 énoncés, regroupés en trois dimensions ou sous-échelles. Dans le questionnaire de soutien organisationnel, la personne cote sa perception de la présence de soutien organisationnel à l'OA dans son milieu de travail à l'aide de 42 énoncés regroupés en six dimensions ou sous-échelles. Chaque énoncé évalue la fréquence du comportement décrit sur l'échelle allant de 1 (jamais) à 4 (toujours). L'expérimentation a démontré que ces questionnaires possèdent certaines qualités métrologiques : une bonne consistance interne[8] et une stabilité temporelle acceptable[9], ainsi qu'une validité de construit[10] correspondant à ce qui était attendu.

Dans l'état actuel de leur développement, ces mesures peuvent être utilisées comme des outils d'autoévaluation pour les personnes qui souhaitent se situer parmi un ensemble possible de comportements d'OA. Cette autoévaluation peut entraîner une première sensibilisation aux mécanismes de l'OA et conduire à l'amélioration de ses propres comportements ou à des interventions auprès de son organisation pour implanter des pratiques qui facilitent l'OA. Ces questionnaires permettent aussi de mesurer l'OA afin d'en étudier les déterminants.

## Conception d'une mesure des déterminants de l'offre active

La théorie d'engagement personnel de Kahn (1990, 1992) a servi de point de départ au relevé des déterminants possibles de l'OA. Cette théorie englobe plusieurs concepts liés à l'engagement en milieu de travail qui pourraient favoriser l'engagement à l'endroit de l'OA. Selon Kahn (1990, 1992), quatre composantes définissent l'engagement en milieu de travail : 1) les schèmes cognitifs liés principalement à l'identité de la personne, 2) le lien émotionnel envers le rôle à accomplir en milieu de travail, 3) les caractéristiques physiques comme la situation et l'environnement de travail de la personne et 4) le positionnement existentiel par rapport au sens attribué au rôle.

À l'aide d'une recension d'écrits, nous avons dégagé une série de concepts touchant chacune des quatre dimensions de ce cadre et nous avons ensuite cherché des questionnaires existants pour mesurer ces concepts. Puisque des questions liées au milieu de travail étaient déjà incluses dans le questionnaire du soutien organisationnel à l'OA, les recherches subséquentes se sont attardées surtout aux trois autres dimensions (figure 2).

**Figure 2. Composantes de l'engagement personnel**

| A - COGNITIVE | C - PHYSIQUE |
|---|---|
| **Identité ethnolinguistique** <br> **Compétences langagières** <br> **Comportements langagiers** <br> (Landry et al., 2008) <br><br> **Compétence culturelle** <br> (Campinha-Bacote, 2002) | **Vitalité subjective** <br> (Landry et al., 2008) <br><br> **Milieu de travail** <br> (Bouchard et Vézina, 2009) |
| B - ÉMOTIONNELLE | D - EXISTENTIELLE |
| **Désir d'intégration** <br> (Landry et al., 2008) | **Autodétermination** <br> (Deci et Ryan, 1985; Guertin et al., 2015; Radel et coll., 2013; Ryan et Deci, 2000) <br><br> **Motivation langagière** <br> (Landry et al., 2008) |

Parmi les écrits portant sur la situation linguistique minoritaire, le *Modèle intergroupe de la revitalisation ethnolinguistique* de Landry, Allard et Deveau (2008) pouvait s'arrimer aux quatre dimensions de la théorie de Khan. Par diverses recherches empiriques, ces auteurs ont démontré que le comportement langagier des francophones est très fortement relié à la vitalité ethnolinguistique de leur communauté. Il semble que plus la vitalité ethnolinguistique de la communauté francophone est faible, plus le comportement langagier des francophones ressemble à celui des anglophones. La relation observée est tellement forte qu'elle a été décrite comme le résultat d'un « déterminisme social » (p. 59). Ainsi, des facteurs liés au développement psycholangagier d'une personne (p. ex. désir d'intégration dans la communauté minoritaire ou majoritaire, identité ethnolinguistique, compétences langagières et comportements langagiers) pourraient influer sur sa propension à s'afficher comme parlant français et à poser des gestes d'OA. Notre questionnaire des déterminants de l'OA s'est donc inspiré, en premier lieu, de composantes liées au développement psycholangagier (voir A, B, C, figure 2) et d'un questionnaire conçu pour mesurer la construction identitaire de jeunes francophones d'écoles secondaires situées dans les communautés francophones en situation minoritaire (Landry, Allard et Deveau, 2010).

Comme le proposent Landry et ses collègues (2008 ; 2010), le déterminisme social peut être contrebalancé par l'autodétermination individuelle (voir D, figure 2). Cette dimension reconnaît la capacité des personnes à faire des choix et découle de la satisfaction de trois besoins de base : l'autonomie, la compétence et l'appartenance (Deci et Ryan, 1985 ; Ryan et Deci, 2000). À cet effet, nous avons inclus l'*Échelle de motivation générale* (ÉMG-18, Luc Pelletier, communication personnelle, 16 octobre 2012) dans notre questionnaire. Cette échelle, qui s'appuie sur le continuum d'autodétermination de Ryan et Deci (2000), comprend 18 énoncés, soit 3 énoncés pour chacun des six construits suivants : les motivations intrinsèques, intégrées, identifiées et introjectées, les régulations externes et finalement l'amotivation. Elle permet de calculer un indice d'autodétermination (Radel, Pelletier et Sarrazin, 2013). L'échelle de motivation langagière du questionnaire de Landry *et al.* (2010) s'appuie aussi sur ces concepts, mais appliqués à l'apprentissage et à l'utilisation des langues française et anglaise.

Finalement, des questions sur la compétence culturelle ont été ajoutées en s'appuyant sur le modèle de Campinha-Bacote (2002) (voir A, figure 2), qui conçoit la compétence culturelle comme un processus résultant de la somme de cinq composantes : 1) prise de conscience culturelle, 2) connaissances culturelles, 3) habiletés culturelles, 4) rencontre culturelle et 5) désir culturel. Douze instruments de mesure sur la compétence culturelle ont été recensés (Guitard, Dubouloz, Benoit, Brosseau et Kubina, 2013) et nous ont inspirées pour composer quatre questions sur la compétence culturelle générale et douze questions relatives à la connaissance des besoins des CFSM.

Au global, cette version expérimentale d'un questionnaire des déterminants de l'OA comportait 202 questions (tableau 1). Ce questionnaire nous a permis de faire trois explorations de liens entre, d'une part, les comportements d'OA des intervenants (A, figure 1) et, d'autre part, certaines variables sociodémographiques des intervenants et de leur milieu de travail, le soutien organisationnel (B, figure 1) et les déterminants potentiels relevant des caractéristiques personnelles (C, figure 1).

## Exploration des déterminants de l'offre active

Nous décrirons d'abord les caractéristiques de chacune des trois explorations, puis nous en présenterons les résultats afin de discuter des connaissances acquises à ce jour au sujet des déterminants possibles de l'OA.

### *Première exploration*

La première étude visant à mesurer les qualités métrologiques des deux questionnaires d'OA a permis de recueillir des données au sujet des déterminants possibles de l'OA. L'étude a été menée auprès de diplômés des programmes de formation en santé et en service social des universités d'Ottawa et de Moncton. Les autres critères d'inclusion étaient de travailler ou d'avoir travaillé dans une province autre que le Québec et d'y avoir occupé un emploi lié à la santé ou aux services sociaux. Sur 1 771 personnes ayant reçu l'invitation, 160 (9 %) y ont répondu. L'échantillon final pour cette étude était composé de 60 personnes travaillant à l'extérieur du Québec et ayant répondu à au moins 50 % des questions des questionnaires A et B.

La collecte de données comportait un questionnaire de données sociodémographiques, les deux questionnaires (A – Comportements individuels et B – Soutien organisationnel) de la *Mesure de l'offre active de services en français en contexte minoritaire* et le questionnaire des

## Tableau 1. Contenu du questionnaire des déterminants possibles de l'OA relativement aux dimensions du modèle de Khan

| Variables | Dimension | Nombre de questions | Utilisées dans les analyses Exploration 2 | Exploration 3 |
|---|---|---|---|---|
| Langue maternelle/première langue officielle encore comprise | Cognitive | 2 | 1 (identité francophone) | 2 |
| Identité linguistique (francophone, anglophone, bilingue ou autre) | Cognitive | 4 | | 4 |
| Identité socio linguistique (p. ex. francophone minoritaire ou majoritaire, etc.) | Cognitive | 7 | | *Note 3 |
| Langue de scolarisation | Cognitive/physique | 3 | Total des 3 | 1 (score global) |
| Formation sur l'OA | Cognitive | 8 | Total de 7 | 7 |
| Autoévaluation des compétences culturelles<br>• générales<br>• connaissance des communautés francophones en situation minoritaire | Cognitive | 4<br>5 | Total des 9 | 4<br>5 |
| Comportement langagier : utilisation du français ou de l'anglais avec l'entourage, au travail, etc., où un score plus élevé indique une plus grande utilisation du français | Physique | 15 | Total des 15 | *Note 4 |
| Insécurité linguistique en français | Émotionnelle | 6 | Total des 6 | 6 |
| Parler et revendiquer le français | Émotionnelle | 6 | Total des 6 | 6 |
| Motivation générale | Existentielle | 18 | 1 cote globale *Note 1 | 18 |
| **Sous-total :** | | **78** | | |
| Questions posées pour chacune des langues ou communautés linguistiques : | | français | anglais | |
| Vitalité ethnolinguistique de votre région | Physique | 8 | 8 | 2 ⊠ total de 8 | 16 |
| Fierté/défense de la communauté linguistique | Émotionnelle | 3 | 3 | 2 ⊠ total de 3 | 6 |
| Sentiment de compétence linguistique | Cognitive/émotionnelle | 5 | 5 | 2 ⊠ total de 5 | 10 |
| Sentiment d'autonomie dans l'utilisation de la langue (motivation langagière) | Émotionnelle | 5 | 5 | 2 ⊠ total de 5 | 10 |
| Sentiment de confort dans ses relations avec les deux groupes linguistiques | Émotionnelle | 5 | 5 | 2 ⊠ total de 5 | 10 |
| Motivation langagière | Existentielle | 26 | 26 | *Note 2 | *Note 5 |
| Compétences langagières dans des tâches spécifiques | Cognitive | 10 | 10 | 2 ⊠ total de 10 | 20 |
| **Sous-total :** | | **62** | **62** | | |
| **Total** | | **202** | | **125** |

*Note 1 : Indice global d'automotivation, calculé avec la formule :Automotivation = [3 (intrinsèque) + 2 (intégrée) + (identifieé) – (introjectée) – 2 (externe) – 3(amotivation)] (Radel et al. 2013)

*Note 2 : Les données ne permettaient pas de calculer un indice global d'automotivation, elles n'ont pas été utilisées dans cette exploration.

*Note 3 : Questions redondantes avec la variable « identité linguistique », pas incluses dans l'analyse factorielle présentée plus loin

*Note 4 : Questions redondantes avec la variable « Parler et revendiquer le français », pas incluses dans l'analyse factorielle présentée plus loin

*Note 5 : Questions redondantes avec la variable « Sentiment d'autonomie », pas incluses dans l'analyse factorielle présentée plus loin

déterminants possibles de l'OA (questionnaire C). Les questionnaires ont été mis en ligne à l'aide du logiciel *FluidSurveys*.

Les caractéristiques sociodémographiques recueillies comprenaient la province ou le territoire de travail, le domaine du diplôme obtenu et le rôle principal au travail. Les données sur le milieu de travail comprenaient la langue en vigueur dans le milieu de travail, la proportion de clients à qui des services en français sont offerts et le type de milieu de travail.

Les répondants étaient majoritairement de langue maternelle française (tableau 2) et travaillaient principalement en Ontario, dans la région d'Ottawa (75 %), ainsi qu'au Nouveau-Brunswick (16,7 %) (tableau 3). Dans cet échantillon, il y avait peu de variation dans les données relatives au développement psycholangagier. Par exemple, 70 % des répondants avaient fait la majorité de leurs études en français. Tous se considéraient comme francophones ou bilingues, mais personne n'avait choisi l'identité anglophone comme principale identité. Cette relative homogénéité linguistique de l'échantillon limitait les possibilités d'analyse, ce qui nous a menées à la deuxième exploration, réalisée auprès d'un échantillon plus hétérogène.

### *Deuxième exploration*

Cette deuxième étude a exploré les facteurs personnels liés aux comportements d'OA lors d'un stage d'externat auprès d'étudiants en médecine anglophones, francophones et francophiles provenant de l'Université d'Ottawa, de l'École de médecine du Nord de l'Ontario (EMNO) et du Centre de formation médicale du Nouveau-Brunswick (CFMNB).

La collecte de données s'est déroulée d'une manière similaire à celle de la première exploration : questionnaire sociodémographique et questionnaires A, B et C en ligne au moyen de *FluidSurveys*. Les seules différences concernaient les caractéristiques sociodémographiques recueillies qui comprenaient cette fois le genre, le groupe d'âge, le programme d'études, la langue maternelle et la capacité de communiquer en français avec un usager.

Des 508 étudiants des trois programmes de médecine invités à une séance d'information, 98 ont manifesté leur intérêt à participer à l'étude et ont reçu le lien pour répondre aux questionnaires. Quarante-trois étudiants ont rempli les questionnaires, ce qui représente un taux de réponse de 8,5 % des étudiants admissibles et de 44 % des étudiants ayant manifesté leur intérêt. Les répondants provenaient majoritairement de l'Université d'Ottawa (58,1 %) et de l'EMNO (37,2 %). Un seul (2,3 %) provenait du CFMNB.

Cette fois, les répondants présentaient des profils linguistiques variés (tableau 2). En effet, même s'ils étaient presque tous bilingues, un peu moins de la moitié s'identifiait davantage à la communauté anglophone, environ le quart à la communauté francophone et un autre tiers indiquait une identité bilingue forte, leurs réponses ne privilégiant pas l'une ou l'autre des communautés de langue officielle. Les réponses de trois anglophones unilingues ont été exclues des analyses, car leur réalité apparaissait trop différente de celle des personnes bilingues. Cette fois, c'est la petite taille de l'échantillon qui a limité le type d'analyse qui pouvait être réalisée.

### *Troisième exploration*

Afin de poursuivre les analyses des déterminants de l'OA, les bases de données des deux premières explorations ont été jumelées. Seules les données des participants ayant moins de 30 % de données manquantes ont été conservées pour cette dernière exploration. Cette opération nous a permis d'obtenir un échantillon de 80 personnes.

**Tableau 2. Caractéristiques linguistiques des échantillons**

| Variables | Effectif* Exploration 1 | Exploration 2 | Exploration 3 |
|---|---|---|---|
| Langue maternelle (première langue apprise et encore comprise) | | | |
| • Français | 41 (68,3 %) | 17 (39,5%) | 51 (63,8 %) |
| • Anglais | 4 (6,7 %) | 22 (51,2%) | 21 (26,3 %) |
| • Autre | 4 (6,7 %) | 4 (9,3%) | 7 (8,8 %) |
| Scolarisation en français | | | |
| • 0-66 % | 6 (10,0 %) | 20 (46,5%) | 15 (20,5 %) |
| • 67-89 % | 8 (13,3 %) | 9 (20,9%) | 19 (26,1 %) |
| • 90 % et plus | 34 (56,6 %) | 14 (32,5%) | 39 (53,4 %) |
| Identité linguistique la plus forte | | | |
| • Francophone / francophone bilingue | 21 (35,0 %) | 11 (25,6%) | 44 (55,0 %) |
| • Bilingue, sans préférence pour une langue ou l'autre | 29 (48,3 %) | 13 (30,2%) | 21 (26,3 %) |
| • Anglophone / anglophone bilingue | 0 ( 0,0 %) | 19 (44,2%) | 15 (18,8 %) |
| Capacité de parler français à un usager | | | |
| • Oui, je peux offrir tous les services en français. | 60 (100 %) | 28 (65,1 %) | 70 (87,5 %) |
| • Oui, je peux offrir certains services en français. | | 12 (27,9 %) | 10 (12,5 %) |
| • Non, je ne peux pas parler à un usager en français. | | 3 ( 7,0 %) | |

\* Les pourcentages ne totalisent pas 100 % en raison des données manquantes.

## Tableau 3. Caractéristiques sociodémographiques, du milieu de travail ou d'externat

| Variables | Effectif et pourcentage* | | |
|---|---|---|---|
| | Exploration 1 | Exploration 2 | Exploration 3 |
| Province de travail ou d'externat | | | |
| • Nouveau-Brunswick | 10 (16,7 %) | 1 (2,3 %) | 10 (12,5 %) |
| • Ontario | 49 (81,7 %) | 42 (97,7 %) | 69 (86,3 %) |
| • Colombie-Britannique | 1 (1,7 %) | | |
| Type de milieu de travail | | | |
| • Milieu de santé ou de service social (hôpitaux ou centres de réadaptation, centres communautaires de santé ou de services sociaux, bureaux privés, organismes de soins à domicile, résidences ou centres de soins de longue durée et centres de protection de l'enfant, centre de femmes) | 36 (60,0 %) | 43 (100 %) | 67 (83,7 %) |
| • Milieu scolaire (collège, université et école primaire ou secondaire) | 12 (20,0 %) | | 7 (8,7 %) |
| • Autres milieux (fonction publique et organismes à but non lucratif) | 11 (18,3 %) | | 6 (7,5 %) |
| Domaine du diplôme | | | |
| • Médecine | 10 (16,7 %) | 43 (100 %) | 44 (55,0 %) |
| • Soins infirmiers | 10 (16,7 %) | | 8 (10,0 %) |
| • Réadaptation : audiologie, ergothérapie, orthophonie et physiothérapie | 12 (20,0 %) | | 11 (13,7 %) |
| • Autres : kinésiologie, nutrition, psychologie et service social | 25 (41,7 %) | | 15 (18,7 %) |
| Rôle principal du travail | | | |
| • Travail clinique : intervenant, étudiant | 37 (61,7 %) | 43 (100 %) | 66 (82,5 %) |
| • Travail non clinique : administration, recherche et enseignement | 23 (38,3 %) | | 13 (16,2 %) |
| Langue de travail en vigueur dans le milieu principal d'emploi ou le milieu d'externat | | | |
| • Français | 13 (21,7 %) | 14 (32,6 %) | 21 (26,3 %) |
| • Bilingue | 31 (51,7 %) | 8 (18,6 %) | 31 (38,8 %) |
| • Anglais | 14 (23,3 %) | 21 (48,8 %) | 27 (33,8 %) |
| Parmi les usagers rencontrés, à quelle proportion des services en français sont-ils offerts? | | | |
| • 0-39 % | 18 (30,0 %) | 23 (53,5 %) | 32 (40,0 %) |
| • 40-79 % | 24 (40,0 %) | 15 (34,9 %) | 32 (40,0 %) |
| • 80-100 % | 18 (30,0 %) | 5 (11,6 %) | 16 (20,0 %) |
| STRATÉGIE la plus fréquemment utilisée pour servir la clientèle francophone | | | |
| • Avoir une majorité d'intervenants qui parlent français dans tous les services. | 25 (41,7 %) | 19 (44,2 %) | 36 (45,0 %) |
| • Avoir au moins un intervenant qui parle français dans chaque service. | 15 (25,0 %) | 7 (16,3 %) | 19 (23,8 %) |
| • Avoir recours à des interprètes professionnels ou du personnel d'autres services ou aux membres de la famille pour traduire. | 8 (13,3 %) | 14 (32,5 %) | 20 (25,0 %) |
| • Offrir le service en anglais seulement. | 1 (1,7 %) | 2 (4,7 %) | |

* Les pourcentages ne totalisent pas 100 % en raison des données manquantes.

## Analyses

Les résultats ont d'abord été présentés à l'aide de statistiques descriptives (moyenne et écart-type). Des analyses ont ensuite cherché à vérifier l'influence de différentes caractéristiques sur les comportements individuels d'OA. Les données de la première exploration ont été utilisées pour étudier principalement les liens entre, d'une part, les comportements individuels d'OA (questionnaire A) et, d'autre part, 1) les caractéristiques du milieu de travail et 2) le soutien organisationnel (questionnaire B). Les deuxièmes et troisièmes explorations ont servi à l'étude des liens entre les comportements individuels d'OA (questionnaire A) et les caractéristiques individuelles (questionnaire C), tout en tenant compte du soutien organisationnel (questionnaire B).

La présence de différences statistiquement significatives entre divers groupes de répondants a été vérifiée à l'aide de tests de Student (variables dichotomiques) et d'ANOVA (variables catégorielles à trois groupes). L'influence des variables continues a été étudiée à l'aide d'analyses de régression linéaire univariée. Des analyses de régression linéaire multivariée ont été effectuées afin de vérifier l'influence simultanée de différentes variables sur les comportements individuels d'OA.

Lors de la troisième exploration, une analyse factorielle a été utilisée pour regrouper empiriquement les éléments du questionnaire des déterminants en un certain nombre de facteurs. Les facteurs expliquant plus de 2 % de la variance ont été analysés afin de juger de leur pertinence conceptuelle. La consistance interne des facteurs retenus a été calculée à l'aide du coefficient $\alpha$ de Cronbach. L'influence de ces facteurs sur les comportements individuels d'OA a été étudiée à l'aide d'analyses de régression linéaire univariée et multivariée. En regroupant les questions fortement corrélés dans les mêmes facteurs, cette méthode a permis d'entrer un plus grand nombre de prédicteurs potentiels dans les analyses de régression, tout en évitant la multicolinéarité[11].

## Résultats

### Première exploration : liens entre les caractéristiques du milieu de travail, le soutien organisationnel et les comportements individuels d'offre active

Les résultats du tableau 4 indiquent des différences statistiquement significatives entre les comportements individuels d'OA des intervenants de l'Ontario et du Nouveau-Brunswick, de même qu'un plus grand soutien organisationnel perçu de la part de ces derniers. On observe des différences similaires en fonction de la proportion de clients francophones du milieu.

Le tableau 5 montre que l'on retrouve davantage de comportements d'OA dans les milieux de travail qui utilisent la stratégie d'avoir au minimum un intervenant qui parle français dans chaque service comparativement aux organisations qui utilisent la stratégie du service d'interprètes. La différence entre les milieux où au moins un intervenant parle français dans chaque service et les milieux où la majorité des intervenants parlent français n'est pas statistiquement significative. Le soutien organisationnel perçu est également meilleur dans les milieux qui ont des intervenants francophones que dans ceux ayant recours à des interprètes.

Tableau 4. Différences entre les caractéristiques du milieu de travail et l'OA (variables dichotomiques)

| | Mesure de l'OA |||||||
|---|---|---|---|---|---|---|---|
| | Comportements individuels |||| Soutien organisationnel perçu ||||
| | n | Score total pondéré moyen[1] | Test de t || n | Score total pondéré moyen[1,2] | Test de t ||
| | | | t | p | | | t | p |
| Province de travail | | | | | | | | |
| 1. Ontario | 54 | 66,2 | −2,72 | 0,012* | 49 | 97,2 | −2,38 | 0,028* |
| 2. Nouveau Brunswick | | 76,1 | | | | 110,0 | | |
| Proportion de clients francophones du milieu | | | | | | | | |
| 1. 0 à 39% | 55 | 57,7 | −2,75 | 0,011* | 50 | 87,2 | −2,35 | 0,028* |
| 2. 40% et plus | | 71,5 | | | | 103,0 | | |

1 Pour le questionnaire des comportements d'OA et le questionnaire de soutien organisationnel, on utilise le total pondéré en fonction du nombre de questions répondues par chaque personne.
2 La sous-échelle « obstacles » du soutien organisationnel a été transformée en un seul élément pour lequel « 4 » indique l'absence d'obstacles, alors que « 1 » indique la présence de cinq obstacles ou plus. Cette transformation était nécessaire parce que, lors de la première exploration, la question posée demandait seulement la présence ou l'absence d'obstacles. Le questionnaire du soutien organisationnel utilisé pour les présentes analyses comportait donc 37 éléments au lieu de 42.
* p<0,05

Les analyses de régression linéaire univariée démontrent les associations entre les comportements d'OA et le soutien organisationnel. Le total du soutien organisationnel est un prédicteur des comportements individuels d'OA et explique 36,5 % de la variance observée (tableau 6). Lorsqu'elles sont prises individuellement, les sous-échelles suivantes sont aussi des prédicteurs des comportements d'OA : « accueil et prise en charge », « gestion et gouvernance » et « soutien et aiguillage ». De fait, la sous-échelle « accueil et prise en

## Tableau 5. Différences entre les caractéristiques du milieu de travail et l'OA (variables catégorielles à trois niveaux)

| Variable | Comportements d'OA (n = 47) ||||| Soutien organisationnel perçu (n = 46) |||||
| --- | --- | --- | --- | --- | --- | --- | --- | --- | --- | --- |
|  | Score total pondéré moyen[1] | ANOVA || Test de Tukey[2] || Score total pondéré moyen[1] | ANOVA || Test de Tukey[2] ||
|  |  | F | p | paire | p |  | F | p | paire | p |
| Stratégie utilisée par le milieu de travail pour servir la clientèle francophone |  |  |  |  |  |  |  |  |  |  |
| 1. Avoir au moins un intervenant qui parle français dans tous les services | 73,4 | 6,229 | 0,004* | 1 vs 2 | NS | 109,5 | 18,068 | 0,000* | 1 vs 2 | 0,003* |
| 2. Avoir une majorité d'intervenants qui parlent français dans tous les services | 68,5 |  |  | 2 vs 3 | NS | 90,9 |  |  | 2 vs 3 | 0,024* |
| 3. Service d'interprètes | 54,8 |  |  | 1 vs 3 | 0,003* | 70,7 |  |  | 1 vs 3 | 0,000* |

1 les moyennes sont calculées comme indiqué au tableau 5
2 lorsque l'ANOVA révèle des différences statistiquement significatives, les tests de Tukey's post-hoc permettent de déterminer entre quels groupes se situent les différences
* $p < 0,05$ ; NS = non significatif, c.-à-d. $p > 0,05$

## Tableau 6. Relation entre les comportements individuels d'OA et les diverses composantes du soutien organisationnel

| Composante du soutien organisationnel | Coefficient B | Coefficient standardisé Beta | IC 95 % pour B | p | R² |
| --- | --- | --- | --- | --- | --- |
| Accueil et prise en charge (n = 51) | 1,169 | 0,634 | (0,760 ; 1,578) | < 0,001* | 0,402 |
| Intervention (n = 49) | 0,843 | 0,279 | (−0,007 ; 1, 693) | 0,052 | 0,078 |
| Aiguillage (n = 50) | 1,245 | 0,307 | (0,126 ; 2,364) | 0,030* | 0,094 |
| Perfectionnement professionnel en français (n = 42) | 0,693 | 0,305 | (0,001 ; 1,386) | 0,050 | 0,093 |
| Gestion et gouvernance (n = 51) | 1,318 | 0,491 | (0,647 ; 1,989) | < 0,001* | 0,241 |
| Obstacles (n = 47) | 5,520 | 0,220 | (−1,824 ; 12,864) | 0,137 | 0,048 |
| Total du soutien organisationnel (n = 49) | 0,403 | 0,605 | (0,247 ; 0,559) | < 0,001* | 0,365 |

* $p < 0,05$

charge » explique la plus grande proportion de la variance observée, soit 40,2 %, suivie par celle de « gestion et gouvernance » (24,1 %).

***Deuxième exploration : liens entre les déterminants, le soutien organisationnel perçu et les comportements individuels d'offre active***
Le tableau 7 présente les statistiques descriptives pour les sous-échelles du questionnaire C des déterminants de l'OA, puis le degré d'association de chacune avec les comportements d'OA. On observe, dans cet échantillon comprenant un nombre légèrement plus élevé d'anglophones que de francophones, que les participants ont indiqué des compétences langagières plus élevées en langue anglaise qu'en langue française. Par ailleurs, ils semblent plus portés à défendre les intérêts de la communauté francophone que ceux de la communauté anglo-

phone, possiblement parce que la défense des droits des francophones leur semble plus nécessaire. La majorité des répondants (72,1 %) considéraient que leur formation les avait bien préparés aux défis de l'offre de services en français, bien leurs réponses aux questions traitant de la formation reçue sur l'OA montrent que celle-ci ne couvrait pas l'ensemble des dimensions de l'OA.

Les analyses de régression univariée ont montré plusieurs variables individuellement associées aux comportements d'OA. Pour vérifier la contribution relative de chacune comme déterminant de l'OA, des analyses multivariées étaient nécessaires.

**Tableau 7. Résultat du questionnaire de soutien organisationnel perçu et du questionnaire des déterminants, ainsi que leur association avec les comportements individuels d'OA**

| | | n | Score moyen[1] | Écart-type | p du t test | Coefficient Beta | p | $R^2$ |
|---|---|---|---|---|---|---|---|---|
| | Soutien organisationnel perçu (/148) | 39 | 98,0 | 22,4 | n/a | 0,790 | <0,001* | 0,624 |
| | Identité francophone (/5) | 39 | 3,49 | 1,43 | n/a | 0,560 | <0,001* | 0,314 |
| | Scolarisation en français (/100) | 40 | 73,5 | 22,9 | n/a | 0,793 | <0,001* | 0,629 |
| Compétences culturelles | Formation sur sept sujets concernant l'OA (/100) | 40 | 60,1 | 25,2 | n/a | -0,044 | 0,789 | - |
| | Autoévaluation des compétences culturelles (/100) | 40 | 73,3 | 13,4 | | -0,101 | 0,534 | - |
| Compétences linguistiques | Sentiment de compétence linguistique (/100) • en français • en anglais | 40 40 | 82,5 88,8 | 17,0 14,3 | 0,017* | 0,497 -0,332 | 0,001* 0,036* | 0,247 0,111 |
| | Compétence langagière dans des tâches spécifiques (/100) • en français • en anglais | 38 38 | 85,2 95,3 | 16,6 8,1 | 0,001* | 0,599 -0,500 | 0,001* 0,001* | 0,359 0,250 |
| | Insécurité linguistique en français (/100) | 39 | 37,4 | 17,1 | n/a | -0,361 | 0,024* | 0,131 |
| Affirmation identitaire | Fierté/défense de la communauté linguistique (/100) • francophone • anglophone | 40 40 | 76,7 59,8 | 19,1 22,3 | 0,001* | 0,700 0,158 | <0,001* 0,331 | 0,490 - |
| | Parler et revendiquer le français | 39 | 43,6 | 22,3 | n/a | 0,672 | <0,001* | 0,452 |
| Comportements langagiers | Degré d'utilisation du français avec l'entourage, au travail, etc. (/100) | 38 | 43,2 | 20,6 | n/a | 0,661 | <0,001* | 0,437 |
| Motivation langagière | Sentiment d'autonomie dans l'utilisation de la langue (/100) • française • anglaise | 40 40 | 69,9 83,8 | 10,1 15,2 | <0,001* | 0,411 -0,181 | 0,008* 0,264 | 0,169 - |
| Sentiment de confort | Sentiments de confort dans ses relations (/100) • avec les personnes francophones • avec les personnes anglophones | 40 40 | 78,8 80,4 | 17,7 12,8 | 0,409 | 0,529 0,019 | <0,001* 0,910 | 0,280 - |
| Vitalité linguistique | Vitalité linguistique de la communauté (/100) • francophone • anglophone | 40 40 | 64,9 87,1 | 12,6 12,0 | <0,001* | 0,260 -0,083 | 0,106§ 0,610 | -0,067 - |
| Motivation générale | Indice d'automotivation | 38 | 35,7 | 16,1 | n/a | 0,214 | 0,198§ | 0,046 |

1 Afin de faciliter la lecture, les scores pour les sous-échelles du questionnaire C ont été transposés sur une échelle de 100 points, à l'exception de l'indice d'auto-motivation, calculé selon la formule présentée dans Radel et al., 2013.
* $p < 0,05$ ; § $p < 0,25$

Les différentes caractéristiques sociolinguistiques étaient fortement corrélées entre elles. Par exemple, des 28 corrélations entre les différentes variables liées à la connaissance du français, à son utilisation et à l'identité francophone, 13 étaient supérieures à 0,600.

Les corrélations entre les différentes variables liées à la connaissance de l'anglais, à son utilisation et à l'identité anglophone étaient moins présentes, seules 4 des 21 corrélations étant supérieures à 0,600.

Pour éviter des problèmes de multicolinéarité, des analyses de régression multiples ont été réalisées en incluant le soutien organisationnel et une variable sociolinguistique à la fois. Tout comme chez les diplômés de notre première étude, le soutien organisationnel perçu était fortement corrélé aux comportements individuels d'OA (r = 0,790, p < 0,001) dans ce groupe d'étudiants en médecine. Il expliquait 62,4 % de la variance de ces comportements. Six caractéristiques sociolinguistiques liées au sentiment de compétence, de confort ou d'affirmation de la langue française montraient une association statistiquement significative avec les comportements d'OA et expliquaient une proportion additionnelle de variance (entre 3 et 13 %) au-delà de la variance expliquée par le soutien organisationnel (tableau 8).

Tableau 8. Analyses de régression multiple de la relation entre, d'une part, les comportements individuels d'OA et, d'autre part, le soutien organisationnel perçu et les variables sociolinguistiques

| Modèles | | n | Coefficient Beta | p | Variance expliquée |
|---|---|---|---|---|---|
| I | Soutien organisationnel | 39 | 0,790 | < 0,001 | 0,624 |
| II | Soutien organisationnel<br>Langue de scolarisation | 39 | 0,443<br>0,491 | 0,001<br>< 0,001 | 0,745 |
| III | Soutien organisationnel<br>Sentiment de compétence en français | 39 | 0,704<br>0,237 | < 0,001<br>0,026 | 0,673 |
| IV | Soutien organisationnel<br>Identité francophone | 39 | 0,692<br>0,238 | < 0,001<br>0,032 | 0,669 |
| V | Soutien organisationnel<br>Affirmation identitaire francophone – Fierté/défense | 39 | 0,606<br>0,392 | < 0,001<br>< 0,001 | 0,744 |
| VI | Soutien organisationnel<br>Affirmation identitaire francophone – Revendiquer | 38 | 0,604<br>0,277 | < 0,001<br>0,038 | 0,654 |
| VII | Soutien organisationnel<br>Sentiment de confort dans ses relations avec les francophones | 39 | 0,675<br>0,280 | < 0,001<br>0,009 | 0,689 |

Note : Analyses de régression linéaire multivariée, utilisant la méthode pas à pas, avec les variables associées individuellement à l'OA à p < 0,25. Résultats montrés pour les variables demeurant statistiquement significatives (p < 0,05) dans les analyses multivariées.

### Troisième exploration : liens entre les déterminants, le soutien organisationnel perçu et les comportements individuels d'offre active

En utilisant les données regroupées des premières et deuxièmes explorations, une analyse factorielle a été effectuée en incluant 125 questions décrites au tableau 1. Les résultats ont révélé douze facteurs, dont onze facteurs comprenant 117 questions pouvaient avoir une signification conceptuelle. Ces facteurs diffèrent des sous-échelles théoriques du modèle de Landry et al. (2008) sans s'en éloigner énormément. Souvent, des éléments de deux ou trois sous-échelles du modèle sont reliés au même facteur. Cinq de ces facteurs sont possiblement associés aux comportements d'OA dans les analyses de régression univariée et quatre de ces associations (sentiment de compétence en français et identité francophone ; connaissances culturelles ; affirmation de la langue ; sentiment de compétence en anglais) demeurent statistiquement significatives lors de l'analyse de l'influence simultanée de ces facteurs et du soutien organisationnel sur les comportements d'OA (tableau 9).

Tableau 9. Analyses de régressions univariées et multivariées (n = 80)

| Facteur | Nombre de questions | Analyses univariées Coefficient Beta | p | $R^2$ | Analyse multivariée[1] Coefficient Beta | p | $R^2$ |
|---|---|---|---|---|---|---|---|
| Soutien organisationnel perçu | 37 | 0,698 | < 0,001 | 0,487 | 0,472 | < 0,001 | |
| Compétences en français et identité francophone | 24 | 0,449 | < 0,001 | 0,202 | 0,244 | 0,003 | |
| Connaissances culturelles | 11 | 0,210 | 0,062 | 0,044 | 0,178 | 0,013 | 0,642 |
| Affirmation de la langue | 11 | 0,383 | < 0,001 | 0,147 | 0,253 | 0,001 | |
| Sentiment de compétence en anglais | 10 | –0,316 | 0,004 | 0,100 | –0,217 | 0,003 | |
| Compétences langagières en anglais | 10 | –0,169 | 0,134 | - | | | |
| Vitalité ethnolinguistique de la communauté anglophone de la région | 8 | 0,005 | 0,962 | - | | | |
| Motivation générale : non autodéterminée [2] | 10 | –0,034 | 0,765 | - | | | |
| Sentiment de confiance dans ses relations avec les deux communautés linguistiques | 8 | 0,040 | 0,723 | - | | | |
| Vitalité ethnolinguistique de la communauté francophone de la région | 8 | 0,034 | 0,763 | - | | | |
| Motivation générale autodéterminée[2] et autonomie dans l'utilisation du français | 11 | 0,062 | 0,585 | - | | | |
| Faible sentiment d'autonomie dans l'utilisation du français et de l'anglais et éléments d'insécurité linguistique | 6 | –0,049 | 0,667 | - | | | |

1 Analyse de régression linéaire multivariée, utilisant la méthode pas à pas et considérant uniquement les variables individuellement associées à l'OA à p < 0,25. Facteur conservé lorsque son association avec l'OA demeure statistiquement significative (p < 0,05) dans les analyses multivariées.
2 La motivation autodéterminée inclut les motivations intrinsèques, intégrée et identifiée. La motivation non autodéterminée inclut les motivations introjectée, les régulations externes et la motivation.

Les quatre facteurs associés aux comportements individuels d'OA en sus du soutien organisationnel comportent au total 56 questions. Après l'élimination des questions qui réduisaient la consistance interne de leur sous-échelle, il restait 48 questions. Le tableau 10 présente les composantes de ce questionnaire des déterminants de l'OA et la consistance interne de chacune des quatre sous-échelles. Les autres propriétés métrologiques de ce questionnaire restent à évaluer.

**Tableau 10. Composantes du nouveau questionnaire de déterminants personnels de l'OA**

| Facteurs[1] | Après réduction | | Correspondance avec le questionnaire initial (tableau 3) | |
|---|---|---|---|---|
| | Nombre de questions | Coefficient α | Variable | Nombre d'éléments |
| Sentiment de compétence en français et identité francophone | 18 | 0,967 | Identité linguistique francophone | 1 |
| | | | Sentiment de confort avec des francophones (se sentir écouté et en confiance) | 2 |
| | | | Compétence en français dans des tâches spécifiques | 10 |
| | | | Sentiment d'autonomie dans l'utilisation du français | 5 |
| Connaissances culturelles | 11 | 0,918 | Formation sur la francophonie minoritaire | 7 |
| | | | Autoévaluation des compétences – francophonie | 3 |
| | | | Autoévaluation des compétences culturelles générales | 1 |
| Affirmation de la langue | 10 | 0,839 | Fierté et défense de la communauté francophone | 3 |
| | | | Parler et revendiquer le français | 6 |
| | | | Sentiment de confort avec des francophones (se sentir appuyé) | 1 |
| Sentiment de compétence en anglais et identité bilingue | 9 | 0,880 | La première langue officielle encore comprise est l'anglais. | 1 |
| | | | Identité linguistique bilingue | 1 |
| | | | Sentiment de compétence en anglais | 4 |
| | | | Sentiment d'autonomie dans l'utilisation de l'anglais | 3 |

1 Facteurs résultant de l'analyse factorielle en composantes principales avec rotation Varimax

## Discussion

Nos études visaient à relever des comportements favorables à une OA de services sociaux et de santé en français en contexte minoritaire, à les mesurer et à dégager les déterminants de ces comportements. Devant l'absence de questionnaires pour mesurer ces concepts, trois questionnaires ont été conçus soit deux questionnaires de mesure de l'OA (A – Comportements individuels et B – Soutien organisationnel), ainsi qu'un questionnaire des déterminants possibles de l'OA (questionnaire C). La première étude a permis d'amorcer la validation quantitative des deux questionnaires de la mesure de l'OA, ce qui a permis d'avoir une plus grande confiance à l'égard des résultats obtenus au moyen de ces questionnaires par rapport aux outils maison non validés. La troisième étude a permis de révéler certains déterminants de l'OA qui pouvaient être mesurés au moyen d'un questionnaire ne comportant que 48 questions, soit une réduction importante par rapport à l'ensemble des questions initialement testées.

La disponibilité de questionnaires plus courts et validés sera utile dans la poursuite de la recherche sur le sujet, favorisant de meilleurs taux de réponse, dans le but ultime de mieux outiller les formateurs et les décideurs s'intéressant à l'accès aux services en français, pour une prise de décision fondée sur des données probantes.

En ce qui concerne les déterminants de l'OA, les résultats ont montré la présence d'un lien fort entre les actions organisationnelles pour soutenir l'OA et les comportements individuels d'OA. Le soutien organisationnel perçu a expliqué respectivement 36,5 % et 62,4 % de la variance dans les comportements individuels d'OA des diplômés et des étudiants en médecine. Ces résultats rejoignent ceux obtenus dans une étude qualitative de Bouchard et Vézina (2009) où le soutien organisationnel était un facilitateur clé soulevé par les intervenants. Ils sont aussi cohérents avec les études suggérant que l'identité organisationnelle, c'est-à-dire les valeurs et les actions de l'organisation, guide les comportements de l'employé (Edwards, 2009). Une forte identité organisationnelle donne un sens aux actions de l'employé dans son milieu de travail et le motive à transmettre les valeurs de l'entreprise (Ashforth et Mael, 1996). Bien qu'il semble logique que le soutien organisationnel influe sur les comportements d'OA, cette étude est la première à le démontrer de façon quantitative.

De façon plus spécifique, la première exploration suggère que deux catégories du soutien organisationnel, « accueil et prise en charge » et « gestion et gouvernance », ont la plus grande influence sur les comportements individuels d'OA. Dans le premier cas, les questions portaient surtout sur la visibilité de l'offre de services en français dans le milieu de travail. Il est possible que cette visibilité permette d'informer les usagers et, ce faisant, de sensibiliser les intervenants. Dans le second cas, il y avait des questions sur la présence de francophones parmi le personnel cadre et dans les unités décisionnelles. Il est possible que ces représentants francophones exercent un leadership et ainsi amènent l'organisation à poser davantage d'actions qui favorisent les comportements d'OA.

La première exploration suggère aussi que l'environnement législatif et les caractéristiques du milieu de travail peuvent expliquer certaines différences dans le soutien organisationnel perçu. Par exemple, les intervenants du Nouveau-Brunswick percevaient plus de soutien organisationnel que ceux de l'Ontario. Or, le cadre législatif de ces deux provinces est différent. La *Loi sur les langues officielles* du Nouveau-Brunswick soutient le bilinguisme dans tous les services gouvernementaux de la province, incluant les services sociaux et de santé (gouvernement du Nouveau-Brunswick, 2015). En Ontario, la *Loi sur les services en français* précise que les services gouvernementaux doivent être offerts en français là où le nombre le justifie et que les services paragouvernementaux doivent être offerts en français dans les établissements désignés. L'obtention de cette désignation est volontaire pour la plupart des organisations qui offrent des services sociaux et de santé (Office des affaires francophones, 2014).

Les milieux qui privilégient la présence de personnel francophone dans tous les services plutôt que le recours à un service d'interprètes semblent plus favorables à l'OA. Ce résultat appuie la recommandation de Ferguson et Candib (2002) d'éviter l'utilisation d'interprètes au profit d'intervenants diversifiés en termes de culture, de race et de langue. D'autant plus que lorsqu'il n'y a qu'un seul intervenant francophone dans une organisation anglodominante, il arrive que cet intervenant choisisse de ne pas s'afficher en tant que francophone ou personne bilingue pour éviter l'accroissement de sa charge de travail s'il est appelé à agir à titre d'interprète dans d'autres services (Bouchard et Vézina, 2009 ; Drolet *et al.* 2014).

Étonnamment, et bien que la différence ne soit pas statistiquement significative, on observe une tendance indiquant que les intervenants des milieux comptant une majorité d'employés francophones feraient moins d'OA que ceux ne comptant qu'une seule personne francophone par service. Il est possible que, dans les milieux où la majorité du personnel est francophone, ces personnes appliquent moins de stratégies d'OA pour rendre visibles les services en français. Elles misent peut-être sur leur capacité à parler en français à ceux qui le demandent (offre passive), escamotant ainsi le principe d'OA.

Le lien entre soutien organisationnel et comportements d'OA lors d'un externat réalisé par des étudiants en médecine est encore plus important que chez les diplômés. Ceci pourrait s'expliquer par le fait qu'en situation d'apprentissage les personnes peuvent se sentir vulnérables et trouver plus difficile d'exercer un leadership dans leurs comportements d'OA. Par ailleurs, l'échantillon d'étudiants en médecine comportait une plus faible proportion de personnes dont la langue maternelle était le français et une plus grande proportion de francophiles que celui des diplômés, ce qui pouvait représenter un groupe de personnes davantage influencées par le soutien organisationnel.

De surcroît, certains facteurs psycholangagiers influent sur l'OA au-delà du soutien organisationnel perçu. Bien que ces facteurs s'expriment légèrement différemment dans les explorations 2 et 3, ils se rejoignent beaucoup. En effet, l'affirmation identitaire et la compétence en français ressortent de façon significative dans les deux cas.

Les connaissances culturelles ne sont pas apparues comme des déterminants des comportements d'OA chez les étudiants en médecine, alors qu'elles l'étaient pour l'échantillon combiné (exploration 3). Le concept d'OA étant relativement nouveau, il est probable que les étudiants actuels aient reçu une plus grande formation que les diplômés sur ce sujet, ce qui a pu augmenter la variance dans l'échantillon et favoriser la détection d'un lien.

Finalement, un plus grand sentiment de compétence en anglais chez les intervenants bilingues a été associé à une moins grande propension à afficher des comportements d'OA. Il est possible que ce résultat soit lié au phénomène des « francogènes », c'est-à-dire à l'impression de ce groupe linguistique que son français parlé n'est pas suffisamment bon pour qu'il s'exprime clairement et qu'il serait plus avantageux pour l'usager de parler en anglais. Forgues et Landry (2014) remarquent une situation semblable chez les usagers. Dans leur étude sur l'accès aux services en français, la compétence en anglais et l'identification à la communauté anglophone des usagers étaient négativement associées à l'obtention de services en français.

### *Forces et limites des études exploratoires*

La force de ces explorations réside dans l'utilisation de questionnaires validés et dans le recours à un cadre conceptuel reconnu pour relever les déterminants probables de l'OA. C'est dans cette optique que nous avons choisi d'utiliser en partie ou en totalité des questionnaires existants (développement psycholangagier et motivation) pour mesurer les déterminants possibles de l'OA. Toutefois, la longueur du questionnaire aggloméré a pu limiter la participation.

Conséquemment, la plus grande limite des deux premières explorations est certainement le faible taux de réponse. Cette faible participation des personnes sollicitées pour répondre aux questionnaires nuit à la représentativité des données (Streiner et Norman, 2008). Ce sont probablement les personnes les plus attirées par le sujet qui ont participé à l'étude alors que celles insuffisamment sensibilisées à l'importance de l'OA n'ont pas été interpelées par le questionnaire. De plus, afin de ne pas diminuer davantage les échantillons, les participants ayant plusieurs réponses manquantes ont été conservés dans ces études, et les résultats des diverses échelles ont été transformés en pourcentage pour tenir compte des réponses manquantes, ce qui constitue une approximation des réponses réelles qui auraient pu être obtenues si les questionnaires avaient tous été entièrement remplis.

Les échantillons étaient aussi limités à l'Ontario et au Nouveau-Brunswick, la participation étant plus forte en Ontario. Une plus grande représentativité de l'ensemble de la francophonie canadienne en situation minoritaire serait nécessaire pour confirmer la possibilité de généraliser les résultats de ces études ou d'obtenir des perspectives complémentaires.

Jumeler les données des deux études a permis de constituer un échantillon plus grand composé de personnes ayant moins de données manquantes et représentant une plus grande variabilité sur le plan linguistique. Toutefois, la réalité des étudiants peut différer de celle des diplômés sur plusieurs aspects, et ces différences s'en trouvaient amalgamées. De plus, la taille de l'échantillon demeurait petite pour les analyses factorielles.

### *Pistes de recherche future*

L'élaboration d'outils de mesure présente certains défis et s'effectue en plusieurs étapes (Bradburn, 2004 ; Streiner et Norman, 2008). Une récente modélisation de Rasch du questionnaire des comportements individuels d'OA de la *Mesure de l'offre active de services en français en contexte minoritaire* a mis en lumière d'autres aspects des propriétés métrologiques de cet outil (Grondin, Dionne, Savard, et Casimiro, 2017). Les résultats de cette modélisation permettront d'autres raffinement de l'outil.

En ce qui concerne le questionnaire des déterminants, d'autres études sont nécessaires pour confirmer ses propriétés métrologiques. Nonobstant cela, nous poursuivons le raffinement du questionnaire en n'utilisant que les facteurs associés aux comportements d'OA, afin de créer un outil qui permettrait d'orienter les apprenants vers des formations ou des activités de sensibilisation ciblées et adaptées à leur profil particulier.

Des études futures pourraient aussi examiner si la fréquence des comportements d'OA et les déterminants de ces comportements diffèrent en fonction des groupes de répondants, par exemple les intervenants de divers groupes professionnels, de divers types de milieux (hôpitaux, milieux communautaires, soins de longue durée, cabinets privés), de différentes provinces du Canada ou de régions à forte ou à faible densité de francophones.

Les réalités d'autres CLOSM, comme les communautés anglophones du Québec ou les locuteurs de langue galloise au Pays de Galles, sont potentiellement différentes de celles des CFSM ; aussi les résultats de ces études ne peuvent-ils s'appliquer directement à ces communautés. Toutefois, la même démarche de repérage des comportements observables de l'OA, de conception d'outils de mesure de ces comportements et d'exploration de leurs déterminants pourrait être reproduite auprès de ces groupes.

## Conclusion

Malgré leurs limites, ces trois explorations constituent, à notre connaissance, les premières tentatives d'évaluation quantitative des comportements d'OA et de leurs déterminants chez les intervenants en santé et en service social. Ces explorations permettent d'ores et déjà d'émettre quelques recommandations pour optimiser les comportements d'OA.

Premièrement, pour favoriser les comportements individuels d'OA, il semble nécessaire d'offrir un soutien organisationnel. Il apparaît donc opportun de sensibiliser les cadres (gestionnaires, directeurs, etc.) aux particularités de l'OA. Cette responsabilisation des cadres est souhaitée afin d'instaurer des orientations claires sur les services en français et de fournir au personnel les outils nécessaires à leur mise en pratique. Il arrive malheureusement des situations où des intervenants bilingues sont embauchés pour leurs compétences professionnelles et linguistiques, mais où les cadres ne mettent pas cette expertise à profit autant qu'ils le pourraient (Bouchard *et al.*, au chapitre 2 ; Savard *et al.*, au chapitre 9). Une collaboration à l'échelle nationale pourrait favoriser le partage de stratégies pour mieux soutenir ces employés.

Les résultats de nos études suggèrent également certaines pistes pour la formation d'intervenants en matière d'OA. Outre les activités visant à accroître les connaissances culturelles, on peut penser à la possibilité de mettre en place des activités favorisant le développement de l'identité francophone et des compétences linguistiques en français ou encore des évènements culturels qui augmentent le sentiment d'appartenance à la communauté francophone. Ces activités sembleraient aussi utiles pour la rétention du personnel bilingue en milieu anglodominant (Savard *et al.*, au chapitre 9).

Enfin, il apparaît important que les communautés francophones en situation minoritaire continuent d'encourager les études primaires et secondaires en français, puisque celles-ci contribuent au sentiment de compétence en français. Elles sont aussi corrélées à l'affirmation identitaire francophone (Association canadienne d'éducation de langue française – ACELF, 2006).

Bref, bien que le concept d'OA soit récent, plusieurs intervenants ont adopté certains comportements d'OA. L'adoption de ces comportements dans leur pratique semble dépendre de plusieurs facteurs personnels et environnementaux. Les facteurs personnels sont influencés par le développement psycholangagier d'une personne et son contexte éducationnel, alors que les facteurs environnementaux peuvent être d'ordre législatif ou organisationnel. Une meilleure connaissance de ces facteurs permet d'étayer des stratégies de sensibilisation et d'éducation adaptées aux besoins des divers publics cibles (législateurs, cadres, intervenants) et, ultimement, d'améliorer la qualité et la sécurité des services offerts aux usagers des CLOSM. Cette étude à trois volets a permis de faire un pas de plus dans l'acquisition de cette connaissance.

## Notes

1. Ces études ont été rendues possibles grâce à l'appui financier du Consortium national de formation en santé (CNFS), volet Université d'Ottawa et Secrétariat national, financés par Santé Canada dans le cadre de la *Feuille de route pour les langues officielles du Canada 2013-2018*.

    Les auteurs tiennent à remercier le *Réseau des services de santé en français de l'Est de l'Ontario* et en particulier madame Isabelle Morin pour son expertise en offre active tout au cours du processus de la première étude, ainsi que les personnes qui ont participé au groupe d'experts en offre active afin d'étayer les comportements individuels et les actions organisationnelles de soutien à l'offre active (voir note 7). Elles remercient aussi les collaborateurs de la seconde étude : Danièle Barbeau-Rodrigue et Lisa Graves (École de médecine du Nord de l'Ontario), Lyne Pitre (Faculté de médecine de l'Université d'Ottawa) et Jacinthe Beauchamp (Centre de formation médicale du Nouveau-Brunswick). Enfin, les auteures remercient les étudiants et les assistants de recherche qui ont participé à l'analyse des données : Nicole Atchessi, Stéphanie Brûlé, Christiane Guibord, Émilie Guitard, Krista Langevin, Ziad Nsarellah, Marie-France Sauvé, Josée Venne, de même que tous les participants et participantes qui ont pris le temps de répondre aux questionnaires en ligne.

2. Dans le reste du chapitre, le terme générique « services » sera utilisé pour parler des services sociaux et de santé.

3. Le terme « usager » est utilisé pour désigner le bénéficiaire de services dans divers contextes. Il peut être considéré comme synonyme de patient, de bénéficiaire, de client, etc.

4. Le terme « intervenant » est utilisé pour désigner un fournisseur de services, actuel ou en formation. Il peut être considéré comme synonyme de professionnel de la santé, de médecin, de travailleur social, de préposé aux bénéficiaires, d'auxiliaire, d'aide à domicile, d'étudiant dans une de ces professions, etc.

5. Le mot déterminer veut dire « influencer quelque chose ; le faire aller dans tel ou tel sens ; influer sur » (http://www.larousse.fr/dictionnaires/francais/d %C3 %A9terminer /24801#G2UQlw5apPmIUDuL.99).

6. Les qualités métrologiques décrivent les qualités d'une mesure, ce qui peut inclure, entre autres :
   1) sa validité, c'est-à-dire sa capacité à bien refléter le concept que l'on veut mesurer et à bien distinguer les individus ou les situations où la valeur de ce concept diffère ;
   2) sa reproductibilité ou fidélité, c'est-à-dire sa capacité à donner des résultats stables lorsque l'on compare plusieurs mesures d'un trait ou d'une situation qui n'a pas changé ;
   3) des valeurs de référence d'un groupe ou des normes avec lesquelles on peut comparer les résultats obtenus par un individu.

7. Le groupe d'experts en offre active comprenait : Sylvain Vézina (Université de Moncton), Mai Savoie (Consortium national de formation en santé, volet Université de Moncton), Gilles Vienneau (Société Santé et Mieux-être en français du Nouveau-Brunswick), Jacinthe Beauchamp (Centre de formation médicale du Nouveau-Brunswick), Florence Flower (Collège communautaire du Nouveau-Brunswick), Lise Lortie (Sentiers du leadership inc., Ontario), Isabelle Morin et Ginette LeBlanc (Réseau des services de santé en français de l'Est de l'Ontario), Jacynthe

Carrière-Lalonde (Consortium national de formation en santé, volet Université d'Ottawa).
8. La consistance interne, mesurée par l'alpha de Cronbach, représente l'homogénéité ou le degré de constance des réponses aux divers énoncés d'une mesure. Nos résultats se situent à l'intérieur des valeurs recherchées, soit entre 0,70 et 0,90 pour toutes les sous-échelles des deux questionnaires, à l'exception de la sous-échelle facultative sur les interventions spécialisées ($\alpha$ = 0,597).
9. La stabilité temporelle est la corrélation entre deux passations de l'outil d'évaluation, lorsqu'aucun changement n'est survenu entre les deux passations par le même répondant. Nos résultats indiquent que la stabilité temporelle des scores pondérés est acceptable puisque les coefficients de corrélation intraclasse sont supérieurs au seuil recherché (> 0,60) pour 8 des 10 sous-échelles.
10. La validité de construit vise à confirmer le cadre théorique sous-jacent à la mesure et à vérifier les hypothèses quant aux liens entre les indicateurs retenus et le phénomène à mesurer. Dans le cadre de cette étude, elle est démontrée par des corrélations modérées entre le score de chaque sous-échelle (r > 0,70, à l'exception d'une sous-échelle) et le total du questionnaire. Elle est aussi démontrée par des liens entre les sous-échelles correspondantes du questionnaire de comportements individuels et du questionnaire de soutien organisationnel perçu (r = 0,416 à 0,605), ce qui signifie que ces questionnaires mesurent des concepts apparentés bien que différents.
11. La multicolinéarité est un problème qui survient lorsque certaines variables de prévision du modèle sont fortement corrélées avec d'autres variables déjà incluses dans le modèle.

## Références

ACELF (Association canadienne d'éducation de langue française) (2006). *Cadre d'orientation en construction identitaire.* Patrimoine canadien.

Ashforth, B. E. et Mael, F. A. (1996). Organizational identity and strategy as a context for the individual. *Advances in Strategic Management, 13,* 19-64.

Beaulieu, M. (2010). *Formation linguistique, adaptation culturelle et services de santé en français – sommaire.* Ottawa : Consortium national de formation en santé et Société Santé en français.

Bouchard, L., Beaulieu, M. et Desmeules, M. (2012). L'offre active de services de santé en français en Ontario : une mesure d'équité. *Reflets : revue d'intervention sociale et communautaire, 18* (2), 38-65. doi :10.7202/1013173ar

Bouchard, L. et Desmeules, M. (2011). *Minorités de langue officielle du Canada : égales devant la santé ?* Québec : Presses de l'Université du Québec.

Bouchard, L., Desmeules, M. et Gagnon-Arpin, I. (2010). *Rapport national de cartographie conceptuelle : Les représentations de l'avenir des services de santé en français en francophonie minoritaire.* Ottawa : Université d'Ottawa. Repéré à http://www.rrasfo.ca/images/docs/publications/2012/Finding%20the%20number%20of%20concepts%20for%20mapping%20French%20Canadian%20health%20networks.pdf. Consulté le 11 février 2011.

Bouchard, P. et Vézina, S. (2009). *L'outillage des étudiants et des nouveaux professionnels : une condition essentielle à l'amélioration des services de santé en français.* Ottawa : Consortium national de formation en santé (CNFS).

Bouchard, P., Vézina, S. et Savoie, M. (2010). *Rapport du Dialogue sur l'engagement des étudiants et des futurs professionnels pour de meilleurs services de santé en français dans un contexte minoritaire : formation et outillage, recrutement et rétention.* Ottawa : Consortium national de formation en santé (CNFS).

Bradburn, N., Sudman, S. et Wansink, B. (2004). *Asking questions : The definitive guide to questionnaire design,* San Francisco : Jossey-Bass.

Campinha-Bacote, J. (2002). The process of cultural competence in the delivery of healthcare services : A model of care. *Journal of Transcultural Nursing, 13* (3), 181-184. doi :10.1177/10459602013003003

Consortium pour la promotion des communautés en santé (2011). *Collaborer avec les francophones en Ontario : de la compréhension du contexte à l'application des pratiques prometteuses.* Toronto : Nexus Santé.

Deci, E. L. et Ryan, R. M. (éd.) (1985). *Intrinsic motivation and self-determination in human behavior.* New York, NY : Springer.

de Moissac, D., de Rocquigny, J., Giasson, F. Tremblay, C.-L. Aubin, N., Charron, M. et Allaire, G. (2012). Défis associés à l'offre de services de santé et de services sociaux en français au Manitoba : perceptions des professionnels. *Reflets : revue d'intervention sociale et communautaire, 18* (2), 66-100. doi :10.7202/1013174ar.

Desabrais, T. (2010). L'influence de l'insécurité linguistique sur le parcours doctoral d'une jeune femme acadienne : une expérience teintée de la double minorisation. *Reflets, 16* (2), 57 -89.

Deveau, K., Landry, R. et Allard, R. (2009). *Utilisation des services gouvernementaux de langue française : une étude auprès des Acadiens et francophones de la Nouvelle-Écosse sur les facteurs associés à l'utilisation des services gouvernementaux en français.* Moncton : Institut canadien de recherche sur les minorités linguistiques.

Drolet, M., Savard, J., Benoît, J., Arcand, I., Savard, S., Lagacé, J., Lauzon, S. et Dubouloz, C. J. (2014). Health Services for Linguistic Minorities in a Bilingual Setting : Challenges for Bilingual Professionals. *Qualitative Health Research, 24* (3) 295–305.

Edwards, M. R. (2009). An integrative review of employer branding and OB theory. *Personnel Review, 39* (1), 5-23. doi :10.1108/00483481011012809

Ferguson, W. J. et Candib, L. M. (2002). Culture, language, and the doctor-patient relationship. *Family Medicine, 34* (5), 353-361.

Forgues, É., Bahi, B. et Michaud, J. (2011). L'offre de services de santé en français en contexte francophone minoritaire. Moncton, Nouveau-Brunswick : Institut canadien de recherche sur les minorités linguistiques (ICRML).

Forgues, É. et Landry, R. (2014). *L'accès aux services de santé en français et leur utilisation en contexte francophone minoritaire.* Moncton, Nouveau-Brunswick : Institut canadien de recherche sur les minorités linguistiques (ICRML).

Gouvernement de l'Île-du-Prince-Édouard — Secrétariat aux affaires acadiennes (2012). Offre active de services en français — Active offer of French Services. Gouvernement de l'Île-du-Prince-Édouard.

Gouvernement du Nouveau-Brunswick – Ressources humaines (2015). *Politique et lignes directrices sur les langues officielles — Langue de service.* Repéré le 13 août 2015 à http://www2.gnb.ca/content/gnb/fr/ministeres/ressources_humaines/notre_sujet/politiques_lignes_directrices/langue_service.html.

Grondin, J., Dionne, E., Savard, J. et Casimiro, L. (2017). Mise à l'épreuve d'une méthodologie mettant à profit les modèles de Rasch : l'exemple d'une échelle de la mesure de l'offre active de services en français. Dans : Eric Dionne et Isabelle Raîche (dir.) *Regards actuels et prospectifs sur l'évaluation des apprentissages complexes en éducation dans le domaine de la santé.* Presses de l'Université du Québec.

Guitard, P., Dubouloz, C-J., Benoît, J., Brosseau, L. et Kubina, L-A. (2013). *Recension exhaustive des écrits 2010-2012 : approches pédagogiques et contenus de formation significatifs pour faciliter la préparation des futurs professionnels des services sociaux et de la santé à œuvrer en contexte francophone minoritaire.* Ottawa, Université d'Ottawa.

Kahn, W. A. (1990). Psychological conditions of personal engagement and disengagement at work. *The Academy of Management Journal, 33* (4), 692-724. doi :10.2307/256287

Kahn, W. A. (1992). To be fully there : Psychological presence at work. *Human Relations, 45* (4), 321-349. doi :10.1177/001872679204500402

Landry, R., Allard, R. et Deveau, K. (2008). Un modèle macroscopique du développement psycholangagier en contexte intergroupe minoritaire. *Diversité urbaine, numéro hors série,* 45-68. doi :10.7202/019561ar

Landry, R., Allard, R. et Deveau, K. (2010). *École et autonomie culturelle : Enquête pancanadienne en milieu scolaire francophone minoritaire.* Ottawa, Ontario : Patrimoine canadien, Institut canadien de recherche sur les minorités linguistiques.

Lortie, L. et Lalonde, A. J., avec la collaboration de Pier Bouchard à la recherche (2012). *Cadre de référence pour la formation à l'offre active des services de santé en français*. Ottawa, Consortium national de formation en santé.

Office des affaires francophones (2014). *La Loi sur les services en français : organismes désignés*. Repéré le 23 novembre 2014 à http://www.ofa.gov. on.ca/fr/loi-organismes.html.

Radel, R., Pelletier, L. et Sarrazin, P. (2013). Restoration processes after need thwarting : When autonomy depends on competence. *Motivation and Emotion, 37* (2), 234-244. doi :10.1007/s11031-012-9308-3

Ryan, R. M. et Deci, E. L. (2000). Self-determination theory and the facilitation of intrinsic motivation, social development, and well-being. *American Psychologist, 55* (1), 68-78. doi :10.1037/0003-066x.55.1.68

Savard, J., Casimiro, L., Benoît, J. et Bouchard, P. (2014). Évaluation métrologique de la mesure de l'offre active de services sociaux et de santé en français en contexte minoritaire. *Reflets : revue d'intervention sociale et communautaire, 20* (2), 83-122. doi :10.7202/1027587ar

Savard, J., Casimiro, L., Bouchard, P., Benoît, J., Drolet, M. et Dubouloz, C. (2015). Conception d'outils de mesure de l'offre active de services sociaux et de santé en français en contexte minoritaire. *Minorités linguistiques et sociétés, 6,* 131-156.

Secrétariat aux affaires francophones du Manitoba (2011). *Directive n° 1 – Concept de l'offre active*. Maintenant intégré dans : Secrétariat aux affaires francophones du Manitoba (2014). *Bonjour-Hello Manitoba : Manuel de directives sur la mise en œuvre des services en langue française d'après la politique du gouvernement du Manitoba*. Repéré à http://www.manitoba.ca/fls-slf/part2_partie2.pdf.

Société santé en français. (2007). *Santé en français, communautés en santé : une offre active de services en santé pour une meilleure santé des francophones en situation minoritaire – Résumé du plan directeur 2008-2013*. Ottawa : Société santé en français (SSF), Société Santé et Mieux-être en français du Nouveau-Brunswick – Réseau-action formation et recherche (s.d.). *L'offre de services dans les deux langues officielles dans le domaine de la santé : à nous d'y voir*. Repéré le 13 mai 2011 à http://www.ssmefnb.ca/images/docs/Guide %20offre %20active %20en %20francais.pdf.

Streiner, D. L. et Norman, G. R. (2008). *Health measurement scales : A practical guide to their development and use*, 4ᵉ édition, Oxford : Oxford University Press.

Tajfel, H. (1978). *The social psychology of minorities*. Sacramento : Minority Rights Group.

Tajfel, H. et Turner, J. C. (1986). The social identity theory of intergroup behavior. Dans Austin, W. G. et Worchel, S. (dir.), *Psychology of intergroup relations* (p. 7-24). Chicago, IL : Nelson-Hall.

ANNEXE

# MESURE DE L'OFFRE ACTIVE DE SERVICES EN FRANÇAIS EN CONTEXTE MINORITAIRE, version 1.0[*1]

**Répondez le plus honnêtement possible**
Il est normal que tous les comportements énumérés dans ce questionnaire ne soient pas toujours réalisés. Répondez au questionnaire de manière à refléter votre pratique réelle.

|  | jamais | rarement | souvent | toujours |
|---|---|---|---|---|

## Comportements d'offre active

### Accueil et prise en charge

Quelles sont les actions que je prends personnellement pour faire connaître le fait que je peux offrir des services en français ?

1. Dans mon milieu de travail, je porte une identification quelconque qui indique que je peux offrir des services en français (p. ex. épinglette).
2. Je demande à mon client dans quelle langue, en français ou en anglais, il souhaite que je communique avec lui.
3. Lorsque j'accueille un client dont je ne connais pas la langue, je le salue en français en premier, suivi d'une salutation en anglais.
4. Dans mon milieu de travail, il y a des moyens visuels démontrant que j'offre des services en français ou dans les deux langues officielles. (p. ex. affiche sur ma porte, sur mon bureau, sur mon agenda).
5. Lorsqu'il ne le fait pas, je sensibilise mon employeur à l'importance de la promotion des services en français qui sont disponibles dans mon établissement (p. ex. affichage, publicité, site Web).
6. Lorsque je réponds au téléphone, je réponds en français en premier, suivi de l'anglais, lorsque c'est nécessaire.
7. Le message de ma boîte vocale commence par une salutation en français, suivi de l'anglais, lorsque c'est nécessaire.

|  | jamais | rarement | souvent | toujours |
|---|---|---|---|---|
| 1. La signature de mon courriel apparaît en français en premier. | | | | |
| 2. Je veille à ce qu'il y ait des documents informatifs et des outils de divertissement en français (p. ex. dépliants, revues, journaux, radio, télévision, jeux) dans les aires communes (salle d'attente ou autre). | | | | |
| 3. Je reprends certaines expressions et un vocabulaire utilisés par l'usager pour qu'il se sente à l'aise de parler en français avec moi | | | | |

### Intervention
Dans mon intervention en français auprès d'un client francophone...

|  | jamais | rarement | souvent | toujours |
|---|---|---|---|---|
| 1. je fais des démarches pour obtenir des outils d'information ou d'éducation pour les clients en français ou dans les deux langues officielles lorsqu'ils ne sont pas disponibles chez mon employeur. | | | | |
| 2. j'utilise des outils d'éducation ou d'information (p. ex. dépliants d'information, programmes d'exercices) dont le français est adapté à ma clientèle (p. ex. contexte culturel, ethnique ou règlementaire). | | | | |
| 3. pour l'entrevue initiale des clients francophones, j'utilise des guides ou des questionnaires dans un français adapté à ma clientèle. | | | | |
| 4. J'aide l'usager à bien comprendre les énoncés lorsque les outils utilisent un français difficile à comprendre. | | | | |

### Intervention spécialisée

|  | jamais | rarement | souvent | toujours |
|---|---|---|---|---|
| 1. Lorsque j'utilise des instruments de mesure standardisés (p. ex. questionnaires, échelles, inventaires), je m'assure d'utiliser des instruments validés en français (c.-à-d. dont la fidélité et la validité de la version française ont été mesurées). | ☐ je n'utilise pas d'instruments de mesure standardisés | | | |
| 2. Lorsque j'utilise des instruments de mesure standardisés (p. ex. questionnaires, échelles, inventaires), je vérifie si les études d'évaluation comprenaient des francophones en situation minoritaire afin de mieux interpréter les résultats. | ☐ je n'utilise pas d'instruments de mesure standardisés | | | |
| 3. Dans les circonstances où une activité de groupe est offerte uniquement en anglais, je trouve un moyen d'offrir une activité équivalente en français. | ☐ je n'offre pas d'activités de groupe dans ma pratique | | | |

|  | jamais | rarement | souvent | toujours |
|---|---|---|---|---|
| 4. Lorsque je prépare des ressources informationnelles et éducationnelles à l'intention des clients, je les prépare en français ou en français et en anglais (p. ex. documents écrits, présentations). ☐ je ne prépare pas de telles ressources | | | | |
| 5. Lorsque je supervise des stages, je demande à recevoir des stagiaires capables de parler en français afin de mieux servir ma clientèle. ☐ je ne supervise pas de stages | | | | |

### Soutien et aiguillage

Il m'arrive de diriger un client francophone vers un autre intervenant (demande de consultation, transfert d'établissement, etc.). Si oui, remplissez cette section. Sinon, passez à la prochaine section.

| | jamais | rarement | souvent | toujours |
|---|---|---|---|---|
| 1. Je consulte une liste à jour des employés et des organismes qui peuvent offrir des services en français. | | | | |
| 2. J'offre au client la possibilité d'être dirigé vers un autre intervenant ou organisme francophone. | | | | |
| 3. Je précise la langue d'usage du client dans le dossier de transfert. | | | | |
| 4. J'informe verbalement l'intervenant du choix langagier du client, ou je demande à quelqu'un de le faire. | | | | |

## Soutien organisationnel perçu

### Accueil et prise en charge

Dans mon milieu de travail, il est habituel de/d'...

| | jamais | rarement | souvent | toujours |
|---|---|---|---|---|
| 1. présenter des affiches en français ou dans les deux langues officielles du Canada. | | | | |
| 2. fournir des épinglettes ou plaquettes indiquant le service disponible dans les deux langues officielles du Canada. | | | | |
| 3. afficher, de façon visible et claire, la disponibilité des services en français. | | | | |
| 4. offrir de l'information en français ou dans les deux langues officielles du Canada sur le site Web de l'établissement. | | | | |
| 5. mettre à la disposition des clients des revues, des fascicules et des médias présentant l'information dans les deux langues officielles du Canada. | | | | |
| 6. diffuser de l'information dans les journaux et à la radio en français. | | | | |
| 7. recruter du personnel capable d'offrir des services en français à tous les paliers de services | | | | |

| | jamais | rarement | souvent | toujours |
|---|---|---|---|---|
| 8. tenir les réunions en français ou dans les deux langues officielles du Canada | | | | |
| 9. faciliter l'utilisation du français entre les employés. | | | | |
| 10. informer l'usager de l'engagement de l'établissement à lui offrir des services de qualité égale dans les deux langues officielles du Canada. | | | | |
| 11. converser en français entre employés francophones. | | | | |
| 12. imprimer le papier en-tête et les cartes professionnelles de l'organisme en français ou dans les deux langues officielles du Canada. | | | | |

### *Intervention*
Dans mon milieu de travail, il est habituel de/d'...

| | | | | |
|---|---|---|---|---|
| 1. fournir des outils de travail facilitant le service en français ou dans les deux langues officielles du Canada (p. ex. calendriers, correcteurs de langue, dictionnaires, formulaires). | | | | |
| 2. fournir un glossaire de terminologie médicale ou de services sociaux et de santé en français. | | | | |
| 3. offrir des services d'information, de prévention ou de soins spécialisés à distance en français (p. ex. centre d'appels, Internet, vidéoconférences, télémédecine). | | | | |
| 4. vérifier que les outils d'éducation et d'information en français sont adaptés à la clientèle (p. ex. contexte culturel, ethnique ou règlementaire). | | | | |
| 5. développer des outils d'éducation et d'information qui présentent le texte en français et en anglais dans le même document. | | | | |
| 6. rédiger la documentation (dossiers, rapports, formulaires d'assurance, etc.) dans la langue préférée par le client | | | | |

### *Soutien et aiguillage*
Dans mon milieu de travail, il est habituel de/d'...

| | | | | |
|---|---|---|---|---|
| 1. indiquer le choix langagier du client sur les formulaires utilisés lors du transfert. | | | | |
| 2. tenir une liste à jour des professionnels et des organismes dans la région ou la ville qui peuvent offrir des services en français. | | | | |

|  | jamais | rarement | souvent | toujours |
|---|---|---|---|---|
| 3. inciter le personnel à informer les clients des possibilités d'être dirigés vers des services en français dans la région ou ailleurs. | | | | |

### Perfectionnement professionnel
Dans mon milieu de travail, des activités de formation continue sont offertes :

|  | jamais | rarement | souvent | toujours |
|---|---|---|---|---|
| 1. pour permettre de développer sa compétence linguistique en français. | | | | |
| 2. sur la terminologie en français propre à notre travail. | | | | |
| 3. sur l'offre active de services sociaux et de santé en français. | | | | |
| 4. sur la compétence culturelle et linguistique. | | | | |
| 5. sur les ressources facilitant l'offre de services en français. | | | | |
| 6. sur les enjeux et défis des communautés francophones en situation minoritaire. | | | | |
| 7. sur les droits linguistiques. | | | | |
| 8. en français. | | | | |

### Gestion et gouvernance
Dans mon organisme...

|  | jamais | rarement | souvent | toujours |
|---|---|---|---|---|
| 1. il y a du personnel cadre capable de s'exprimer en français. | | | | |
| 2. il y a au moins un siège réservé à un représentant de la communauté francophone au conseil d'administration. | | | | |
| 3. on sensibilise les intervenants aux lois, aux règlements et aux politiques provinciales sur les services en français. | | | | |
| 4. il est habituel de vérifier la qualité de l'offre des services en français. | | | | |
| 5. il est habituel de valoriser le travail fait pour offrir des services en français | | | | |
| 6. le nom officiel de l'organisme est affiché en français ou dans les deux langues officielles du Canada. | | | | |
| 7. il y a une politique écrite sur l'offre de services en français ou dans les deux langues officielles du Canada. | | | | |

|  | jamais | rarement | souvent | toujours |
|---|---|---|---|---|

**Obstacles**
Dans mon milieu de travail, les éléments suivants m'empêchent d'offrir des services en français autant que je le souhaiterais :

| | | | | | |
|---|---|---|---|---|---|
| 1. | Attitudes du syndicat | | | | |
| 2. | Horaire trop chargé | | | | |
| 3. | Absence de leadership de l'employeur / l'organisation | | | | |
| 4. | Pressions / préjugés de la communauté contre la prestation de services en français | | | | |
| 5. | Pressions / préjugés des collègues contre la prestation de services en français | | | | |
| 6. | Environnement de travail qui ne favorise pas l'utilisation du français | | | | |

CHAPITRE 13

# La nécessité des tests normalisés pour l'évaluation orthophonique et audiologique des jeunes francophones vivant en situation linguistique minoritaire : mythe ou réalité ?[1]

Josée Lagacé, *Université d'Ottawa* et Pascal Lefebvre,
*Université Laurentienne*

**Résumé**

La plupart des enfants francophones vivant en situation linguistique minoritaire au Canada sont bilingues. Les audiologistes et les orthophonistes qui effectuent des évaluations pour déterminer si ces derniers présentent des troubles de la communication revendiquent l'élaboration de tests normalisés pour cette population. Pourtant, les pratiques exemplaires proposent des moyens plus efficaces pour déterminer la présence d'un trouble de la communication auprès des enfants bilingues. Ce chapitre recense les données des écrits scientifiques et présente de nouvelles données de recherche démontrant l'écart entre les pratiques exemplaires et les pratiques actuelles liées à l'utilisation de tests normalisés auprès des enfants bilingues en audiologie et en orthophonie. Afin d'améliorer les services pour ces enfants, des recommandations sont formulées pour les programmes universitaires, les programmes de formation continue, les employeurs et les parents.

**Mots-clés :** tests standardisés, tests normalisés, bilinguisme, audiologie, orthophonie, pratiques exemplaires

## Introduction

L'accès à des services sociaux et de santé en français sécuritaires et de qualité pour les communautés francophones en situation minoritaire (CFSM) passe non seulement par la formation d'un nombre croissant de professionnels francophones prêts à travailler dans ces communautés, mais aussi par une meilleure préparation de ces professionnels quant aux besoins propres aux CFSM. Le présent chapitre propose un exemple de connaissances particulières que doivent acquérir les professionnels de l'orthophonie et de l'audiologie pour mieux intervenir auprès des CFSM.

Le manque d'outils d'évaluation de qualité en français compte parmi les défis rapportés par les audiologistes et orthophonistes qui travaillent auprès de la population francophone au Canada (Garcia et Desrochers, 1997 ; Garcia, Paradis, Sénécal et Laroche, 2006 ; Gaul Bouchard, Fitzpatrick et Olds, 2009). Ce chapitre présente une réflexion sur l'utilisation de tests normalisés dans l'évaluation des difficultés de communication chez les enfants francophones vivant en situation linguistique minoritaire au Canada. Plus précisément, on y présente des statistiques sur la réalité linguistique des francophones en situation linguistique minoritaire qui montrent que ces derniers sont essentiellement des personnes bilingues. Ensuite, on y rapporte les pratiques fondées sur les faits scientifiques liées à l'évaluation des troubles de la communication des jeunes bilingues en contraste avec les pratiques et les besoins exprimés par les orthophonistes et les audiologistes. La dichotomie observée entre les pratiques exemplaires et les pratiques actuelles liées à l'utilisation de tests normalisés est ensuite discutée, et des recommandations sont finalement formulées.

## Réalités linguistiques des francophones du Canada vivant en situation minoritaire

À l'automne 2011, une équipe de recherche interdisciplinaire issue de l'École de service social, de l'École des sciences de la réadaptation et de la Faculté d'éducation de l'Université d'Ottawa a réalisé huit groupes d'entretien auprès d'intervenants de diverses professions du service social et de la santé dans l'Est ontarien, incluant des orthophonistes et des audiologistes. Les discussions portaient sur différents aspects des services sociaux et de santé offerts en français dans un contexte minoritaire. Une description détaillée des résultats obtenus auprès de ces groupes d'entretien ont fait l'objet d'un article et d'un chapitre dans ce livre (Drolet *et al.*, 2014; de Moissac *et al.*, au chapitre 8), mais à la lecture des commentaires rapportés par les orthophonistes et les audiologistes interviewés (voir quelques exemples en annexe), il apparaît que le manque d'outils d'évaluation adaptés et normalisés en français constitue un obstacle majeur à l'évaluation des habiletés langagières et auditives des personnes francophones en situation linguistique minoritaire. Le taux élevé de bilinguisme de ces personnes ne semble pas la préoccupation première des orthophonistes et audiologistes qui travaillent auprès d'elles.

Selon les données du recensement effectué au Canada en 2012 (Statistique Canada, 2012), 4,8 % des Ontariens (http://ofa.gov.on.ca/fr/franco.html) et 33,2 % des Néobrunswickois sont francophones, ce qui représente les trois quarts des 4,0 % de Canadiens hors Québec qui ont déclaré avoir le français comme première langue officielle apprise. Pour ces Canadiens, le fait d'avoir le français comme première langue officielle apprise n'implique pas nécessairement qu'elle soit leur langue d'usage à la maison et dans la sphère publique. Selon les données du recensement canadien de 2006 (Corbeil et Lafrenière, 2010), à peine un peu plus de la moitié des Franco-Ontariens ont le français comme langue la plus souvent parlée à la maison ; environ 10 % parlent l'anglais et le français de façon équivalente, et le reste communique surtout en anglais. Dans la sphère publique, la proportion de Franco-Ontariens qui utilisent majoritairement le français chute à environ 35 % avec les amis, à 25 % dans le réseau social immédiat et à 20 % au travail. Les autres utilisent soit les deux langues de façon équivalente, soit majoritairement l'anglais. Pour ce qui est des francophones du Nouveau-Brunswick (Lepage, Bouchard-Coulombe et Chavez, 2011), environ 85 % d'entre eux parlent surtout le français à la maison ; 5 % parlent l'anglais et le français de façon équivalente, et le reste, surtout l'anglais. Dans la sphère publique, 80 % des francophones de la province parlent essentiellement en français avec leurs amis, 75 % dans leur réseau social immédiat et 60 % au travail. Ici encore, les autres utilisent soit les deux langues de façon équivalente, soit majoritairement l'anglais. En résumé, surtout pour les Franco-Ontariens, mais aussi pour plusieurs francophones du Nouveau-Brunswick, l'anglais est une langue d'usage incontournable dans la vie quotidienne. Il n'est donc pas surprenant de constater que le taux de bilinguisme chez les francophones vivant à l'extérieur du Québec soit de 87 %, selon le dernier recensement (Lepage, Bouchard-Coulombe et Chavez, 2011). Chez les Franco-Ontariens, ce taux est de 88 % et, chez les francophones du Nouveau-Brunswick, il est de 72 % (Corbeil et Lafrenière, 2010, Lepage Bouchard-Coulombe et Chavez, 2011).

Le bilinguisme ne peut toutefois pas être considéré comme une entité uniforme (Grosjean, 1989 ; Valdés et Figueroa, 1994 ; von Hapsburg et Peña, 2002), mais plutôt comme un continuum. En effet, la personne bilingue français-anglais se situe sur un continuum entre les unilingues francophones et anglophones. Au centre de ce continuum, on retrouve les bilingues équilibrés. Ces derniers sont habituellement exposés aux deux langues dès leur naissance, et ce, de façon équivalente (bilinguisme simultané), comme c'est le cas dans plusieurs familles exogames où l'un des parents parle le français et l'autre l'anglais à la maison. Sur le continuum, de chaque côté des bilingues équilibrés, on retrouve les bilingues franco- et anglo-dominants. Pour eux, seulement l'une des langues est utilisée à la maison et la langue seconde est généralement apprise plus tard (bilinguisme séquentiel), en interaction avec des locuteurs hors de la famille. Ainsi, selon les données des recensements (Corbeil et Lafrenière, 2010 ; Lepage, Bouchard-Coulombe et Chavez, 2011), les francophones en situation minoritaire sont généralement des bilingues franco-dominants ou des bilingues équilibrés ; une minorité d'entre eux sont unilingues francophones ou des anglodominants.

Les données présentées jusqu'à maintenant prenaient en compte tous les groupes d'âge. Mais si l'on regarde de plus près les données des jeunes de 18 ans et moins dont l'un des parents est francophone, on dénote qu'en Ontario seulement le tiers d'entre eux sont issus de familles dont les deux parents sont francophones ; environ 60 % viennent de couples exogames français-anglais (Corbeil et Lafrenière, 2010). Au Nouveau-Brunswick, ce sont les deux tiers de ces enfants qui sont issus de familles dont les deux parents sont francophones ; environ 30 % viennent de couples exogames français-anglais (Lepage, Bouchard-Coulombe et Chavez, 2011). Les mêmes données (Corbeil et Lafrenière, 2010 ; Lepage, Bouchard-Coulombe et Chavez, 2011) montrent aussi que ce sont surtout les familles dont les deux parents sont francophones qui transmettent le français comme langue maternelle. Dans le cas des familles exogames, seulement le quart des enfants ontariens et le tiers des enfants néobrunswickois ont le français comme langue maternelle ; les autres ont soit l'anglais, soit les deux langues officielles. Ainsi, en contexte linguistique minoritaire, le bilinguisme est une réalité incontournable.

Cette réalité linguistique de la population francophone hors Québec a une incidence importance sur les services sociaux et de santé qui lui sont offerts, et plus particulièrement en ce qui concerne l'orthophonie et l'audiologie puisque ces deux disciplines concernent les troubles et le développement typique de la communication. Pour les orthophonistes et audiologistes, la langue ne constitue pas seulement le moyen de communication avec leurs clients, mais elle est aussi l'objet de leurs services. Or, compte tenu de la réalité linguistique des francophones en situation minoritaire, les orthophonistes et audiologistes qui offrent des services dans ce contexte linguistique minoritaire doivent aussi tenir compte du taux élevé de bilinguisme chez cette clientèle et en connaître les enjeux, en particulier pour la clientèle plus jeune. En effet, le développement typique des habiletés de communication des enfants bilingues est différent de celui des personnes unilingues (Bedore et Peña, 2008 ; Westman, Korkamn et Byring, 2008).

## Faits scientifiques et pratiques exemplaires en orthophonie et en audiologie auprès des personnes bilingues

Dès les années 1980, les associations et ordres professionnels en audiologie et en orthophonie du monde entier ont publié des avis et des guides de pratique concernant la prise en charge des clientèles bilingues (American Speech-Language and Hearing Association, 1985, 2007, 2011 ; College of Audiologists and Speech-Language Pathologists of Ontario, 2000 ; Crago et Westernoff pour l'Association canadienne des orthophonistes et audiologistes, 1997 ; College of Audiologists and Speech-Language Pathologists of Ontario, 2000 ; Multilingual Affairs Committee of the International Association of Logopedics and Phoniatrics, 2006 ; Royal College of Speech-Language Therapists, 2007 ; Speech-Pathology Association of Australia, 2009). Ces documents traitent de bilinguisme, mais souvent, d'autres termes plus larges y sont aussi utilisés comme : minorités linguistiques, multilinguisme et multiculturalisme, ainsi que communautés diversifiées du point de vue linguistique et culturel. Par ailleurs, ils mettent l'accent sur les compétences linguistiques et la sensibilité culturelle de l'orthophoniste et de l'audiologiste lors de la prestation de services auprès de personnes bilingues. Les procédures utilisées lors des évaluations, telles que l'utilisation de tests standardisés, sont reléguées au second plan.

Les deux prochaines sous-sections portent sur les recommandations plus spécifiques entourant les pratiques exemplaires en matière d'évaluaton des personnes bilingues. Dans un premier temps, il sera question des recommandations propres à l'évaluation orthophonique et, dans un deuxième temps, de celles propres à l'évaluation audiologique.

### Pratiques exemplaires en orthophonie

Avant même d'évaluer directement les habiletés langagières de l'enfant, l'orthophoniste doit documenter l'histoire périnatale, développementale, communicative, médicale et éducative de l'enfant. Cette information peut être disponible dans les dossiers de l'enfant, en interviewant les adultes significatifs (p. ex. parents et enseignants) et en observant l'enfant dans différents contextes. Dans le cas des enfants francophones en situation minoritaire, l'orthophoniste doit plus particulièrement recueillir des données sur les expériences linguistiques antérieures de l'enfant. Plus précisément, il est essentiel de savoir depuis quand il est exposé aux différentes langues et dans quelles conditions (p. ex. interlocuteurs, contextes, proportion d'exposition, début de l'exposition). Il est alors important de tenir compte de la langue d'exposition et du type de programme éducatif reçu, par exemple si l'enfant fréquente un service de garde éducatif ou bien l'école, et de l'assiduité du jeune à ces services ou à l'école. En tenant compte du contexte sociolinguistique (par exemple le statut majoritaire ou minoritaire de chacune des langues), ces données permettront de savoir si l'enfant est un bilingue francodominant, équilibré ou anglodominant et d'émettre des hypothèses plus justes quant au développement communicatif typique attendu chez cet enfant. En effet, Gathercole (2007) et MacLoed (2015) proposent des modèles qui permettent de prédire le développement langagier des enfants bilingues dans chacune des langues parlées en comparaison avec les enfants unilingues, en tenant compte de facteurs liés à l'âge d'exposition, à la quantité d'exposition et au contexte sociolinguistique. Certains protocoles tels que l'*Alberta Language Environment Questionnaire* (ALEQ ; Paradis, 2011) ou le Questionnaire pour les enfants bilingues (MacLeod, en préparation) permettent de recueillir des données plus systématiques à ce sujet. Ces données sont habituellement recueillies auprès de la famille et des intervenants du milieu éducatif s'il y a lieu. Elles peuvent être recueillies en personne, au téléphone ou encore par des questionnaires écrits. L'offre active, soit la possibilité de répondre en français ou en anglais, doit être mise de l'avant. Si l'intervenant ne maîtrise pas bien l'une de ces langues ou encore si les parents parlent une autre langue, la collaboration avec des interprètes devient essentielle.

Selon Langdon (2008), une évaluation directe des habiletés langagières de l'enfant est nécessaire si la famille rapporte des retards dans la langue dominante, surtout en comparaison avec la fratrie. Si aucune inquiétude n'est exprimée à l'égard du développement du langage dans la langue dominante, il est important d'enrichir les expériences linguistiques dans la langue seconde et de documenter les changements dans le temps sur une période d'environ quatre à six semaines. Si peu de progrès sont notés malgré une stimulation accrue, une évaluation directe auprès du jeune est alors conseillée.

L'évaluation directe des habiletés langagières de l'enfant par l'orthophoniste comprend généralement la collecte et l'analyse d'un échantillon de langage spontané et la passation d'épreuves standardisées qui sont souvent normalisées (Langdon, 2008). Pour les enfants bilingues incluant les francophones en situation minoritaire, ces deux méthodes doivent être effectuées non seulement en français, mais aussi en anglais. Selon Kohnert (2010), même si pour plusieurs bilingues on peut identifier une langue dominante, les différentes habiletés langagières ne sont pas automatiquement plus fortes dans cette langue que dans la deuxième langue. Ceci vient du fait que l'enfant a souvent développé ses habiletés avec différents interlocuteurs, dans des contextes diversifiés, pour atteindre des buts de communication variés. Par exemple, le jeune Franco-Ontarien peut maîtriser un vocabulaire plus littéraire en français à l'école et avoir acquis des expressions utiles en anglais pour socialiser dans la vie courante avec ses amis majoritairement anglophones de son quartier. Cette situation peut faire en sorte que les scores obtenus aux tests langagiers normalisés en français ne reflètent pas les habiletés réelles de cet enfant étant donné que, dans plusieurs cas, les tests employés ont été standardisés auprès d'une population unilingue francophone. Pour tenir compte de la distribution inégale des habiletés langagières des bilingues entre leurs deux langues, l'orthophoniste devrait recueillir des données dans les deux langues de l'enfant pour obtenir un portrait global de ses connaissances et compétences langagières.

Les analyses de l'échantillon de langage spontané et des épreuves standardisées dans les deux langues ne peuvent pas se faire uniquement en comparaison avec des normes recueillies auprès d'enfants unilingues. En effet, certains enfants bilingues ayant un développement normal peuvent obtenir des résultats similaires à ceux d'enfants unilingues ayant un trouble du langage dans l'une de leurs langues. De plus, des associations entre les deux langues des enfants bilingues surviennent pendant leur développement langagier (Kohnert, 2010). Ces associations peuvent être positives, c'est-à-dire permettre des transferts d'acquis d'une langue à l'autre, ou bien négatives, c'est-à-dire créer des interférences entre les deux langues. Étant donné que le français et l'anglais partagent plusieurs caractéristiques similaires dans leur lexique, leurs phonèmes, leur syntaxe et leur alphabet, par exemple, de nombreux transferts positifs sont possibles, mais l'omniprésence de l'anglais peut aussi angliciser certaines structures de phrase ou mots du lexique en français (Döpke, 2000). Ainsi, la comparaison avec les normes unilingues des tests standardisés ne permet pas de décider si le développement langagier de l'enfant bilingue est normal ou non.

L'idéal serait donc d'élaborer des normes pour les enfants bilingues. Cependant, comme le stipule Kohnert (2013, p. 146), il n'y a pas de bases de données normatives qui tiennent compte des deux langues, de la diversité des expériences et des retombées linguistiques de cette situation dans quelque groupe de bilingues que ce soit. En effet, à l'intérieur d'un groupe sociolinguistique homogène, il existe une grande variabilité interindividuelle dans le développement du langage des enfants bilingues. Cette variabilité serait due aux différentes situations socioéconomiques, à l'éducation parentale, aux différences d'utilisation de la littératie dans chaque famille et aux différences individuelles intrinsèques aux enfants quant à leurs aptitudes et à leur style de communication (Kohnert, 2010). Elle complique considérablement le développement de données normatives chez les bilingues, même en tenant compte des langues, de l'âge et du contexte des expériences langagières. Par exemple, des études effectuées par Mayer-Crittenden (2013) et Mayer-Crittenden, Thorddardottir, Robillard, Minor-Corriveau et Bélanger (2014) ont montré que dans le groupe d'enfants franco-ontariens de la région du Grand Sudbury, les résultats obtenus aux épreuves d'évaluation langagière varient selon qu'ils sont unilingues, bilingues francodominants ou bilingues anglodominants. De plus, les performances de ces enfants à des épreuves d'évaluation langagière étaient inférieures à celles des enfants francophones en situation majoritaire au Québec. Une étude utilisant les mêmes mesures d'évaluation a aussi été effectuée dans la région d'Ottawa auprès d'enfants unilingues et francodominants ; les résultats ont révélé des résultats quasi identiques à ceux des enfants franco-québécois (Lefebvre et al., en préparation). Il paraît donc clair que l'élaboration de tests langagiers normalisés pour les francophones en situation minoritaire ne serait pas valide étant donné la trop grande variabilité linguistique de ceux-ci.

Bref, lors d'une évaluation en contexte de bilinguisme, l'utilisation de tests standardisés et normalisés perd de son efficience et de sa validité étant donné que ces derniers doivent être administrés dans les deux langues de l'enfant et que l'utilisation de leurs normes est inappropriée. En l'absence de normes, les cliniciens pourraient être tentés de comparer les résultats entre les deux langues de l'enfant afin de vérifier s'il présente des habiletés plus fortes dans une langue que dans l'autre. Cependant, cette méthode n'est pas valide non plus, car les mesures obtenues dépendent des caractéristiques propres des langues. Par exemple, les mesures de longueur moyenne des énoncés ne peuvent être comparées entre l'anglais et le français, car la langue française exige des phrases plus longues que l'anglais (Thordardottir, 2005).

Les tests standardisés et normalisés servent habituellement à évaluer deux types d'habiletés : les habiletés et les connaissances propres à la langue comme les sons de la parole, le vocabulaire, la morphosyntaxe et le discours, ainsi que les habiletés de traitement sous-jacentes au langage comme l'accès lexical et la mémoire phonologique. Ce deuxième groupe d'habiletés dépend de la mémoire de travail, de l'attention et de la perception. Ces habiletés seraient moins influencées par les expériences linguistiques dans chacune des langues et seraient des indicateurs importants d'un trouble du langage (Langdon, 2008). Cependant, les études à ce sujet suggèrent que même si elles sont moins sujettes aux biais introduits par l'expérience linguistique, ces habiletés de traitement du langage ne permettent pas de départager clairement les difficultés langagières du développement en contexte de bilinguisme, car les performances des personnes bilingues à ces tâches ne sont pas exactement identiques à celles des unilingues (De Lamo White et Jin, 2011).

Il est donc recommandé d'utiliser les tests normalisés de façon non standardisée (Crago et Westernoff, 1997), c'est-à-dire en modifiant les procédures de passation et en recueillant plutôt des données de nature informelle. Par exemple, des éléments de pratique ou du temps supplémentaire peuvent être fournis. Il est aussi conseillé d'évaluer une langue à la fois, à des journées différentes, afin de diminuer les interférences linguistiques, sauf pour les enfants qui ont des habiletés très faibles dans une des langues. Il est recommandé de commencer avec la langue la plus familière à l'enfant et de l'encourager à répondre dans la langue testée. L'utilisation des normes unilingues peut être utile, non pas pour déterminer si un enfant bilingue a un trouble du langage ou non, mais pour avoir une idée de son développement dans chacune des langues en comparaison avec les enfants unilingues. En effet, en utilisant des modèles prédictifs du développement langagier des enfants bilingues, comme le proposent Gathercole (2007) et MacLoed (2015), l'analyse des performances de l'enfant bilingue mesurées à l'aide de tests cliniques qui ont été normalisés auprès d'enfants unilingues permet de vérifier de façon générale si son développement langagier suit le modèle de développement bilingue déterminé par l'âge d'exposition, la quantité d'exposition et le contexte sociolinguistique. En d'autres mots, ce n'est pas l'écart par rapport aux normes des enfants unilingues qui détermine si l'on doit s'inquiéter ou non du développement langagier de l'enfant bilingue, mais bien son portrait langagier dans ses deux langues selon ce qui est attendu du développement bilingue typique.

Il est important de souligner qu'il existe aussi des outils standardisés qui permettent d'évaluer le développement langagier de l'enfant bilingue, non pas par l'évaluation directe de l'enfant par l'orthophoniste, mais plutôt par l'intermédiaire de questionnaires aux proches. Des outils comme l'*Alberta Language Development Questionnaire* (ALDeQ ; Paradis, Emmerzael et Sorenson Duncan, 2010) ou l'*Intelligibility in Context Scale* (ICS ; McLeod, Harrison et McCormack, 2012) permettent à l'orthophoniste d'obtenir de façon systématique des données développementales sur la langue de l'enfant sans avoir à maîtriser cette langue. Ces données sont ensuite transformées en scores qui permettent de juger si le développement de l'enfant est adéquat ou non dans cette langue.

Il faut tenir compte du fait que les interactions entre les deux langues de l'enfant sont influencées par son âge, son stade de développement, son exposition à chacune des langues et les demandes des tâches à accomplir (Conboy et Thal, 2006 ; Gildersleeve-Neumann *et al.*, 2008 ; Yip et Matthews, 2000). La nature dynamique du développement normal du langage chez l'enfant bilingue fait en sorte que des mesures statiques prises à un seul point dans le temps au moyen d'épreuves normalisées rendent difficile la détection d'un trouble du langage. Il devient donc impératif de mesurer plutôt le taux et la direction du changement des performances dans le temps. Pour ce faire, deux procédures d'évaluation peuvent être employées par l'orthophoniste : l'entraînement limité et l'évaluation dynamique (De Lamo White et Jin 2011 ; Langdon, 2008). La procédure d'entraînement limité consiste en un modelage et en des imitations de sons, de mots ou de structures syntaxiques inconnues (réels ou non) dans un contexte structuré. Une mesure préalable permet de confirmer l'absence de ces connaissances ou habiletés langagières, tandis que des mesures suivant l'intervention permettent de vérifier l'efficacité de l'apprentissage. Pour sa part, la procédure d'évaluation dynamique consiste plutôt à offrir une médiation à l'enfant, sous forme d'étayage, afin de mesurer le potentiel de changement de ses habiletés langagières lorsqu'on lui fournit différents niveaux d'appui. On cherche donc à établir la nature et le niveau d'appui requis pour modifier les habiletés langagières de l'apprenant. Cette procédure emploie aussi des mesures préalables et consécutives à l'intervention effectuée. Il est recommandé d'effectuer ces procédures auprès d'au moins deux autres enfants du même âge ayant des expériences linguistiques comparables et qui ne sont pas soupçonnés de difficultés langagières (Langdon, 2008). Cette précaution permet d'avoir une idée du développement langagier typique en contexte de bilinguisme et propre au milieu social de l'enfant.

Les pratiques exemplaires présentées jusqu'à maintenant consistent à évaluer les enfants bilingues dans chacune de leurs langues de façon séparée. Pourtant, ces enfants grandissent dans un environnement où les adultes offrent des modèles linguistiques qui exploitent régulièrement l'alternance des codes (*code switching*) (Poplack, 1980). L'alternance des codes consiste à utiliser deux langues à l'intérieur d'une même phrase ou encore à juxtaposer des phrases des deux langues dans un même discours (Cook, 2001). Contrairement à la croyance populaire, l'alternance des codes n'est pas une démonstration d'une méconnaissance des langues ; elle est utilisée pour exprimer des fonctions de communication précises comme l'affirmation identitaire des bilingues entre eux (Kramsch et Whiteside, 2007) ou la précision du sens d'une idée (Zentella, 1997). Cette alternance entre les langues ne serait pas aléatoire ; elle serait régie par des règles qui lui sont propres (Poplack, 1980). Constamment exposés à ces modèles linguistiques, les jeunes enfants adoptent aussi l'alternance des codes (Comeau, Genesee et Lapaquette, 2003). Il s'agit d'un comportement linguistique typique, et non d'un indice de difficultés langagières (Paradis et Nicoladis, 2007). L'approche de *translanguaging*, c'est-à-dire l'utilisation libre, souple et perméable des répertoires linguistiques de la personne bilingue (García, 2009), mise sur la valeur ajoutée de l'alternance des codes pour les enfants bilingues. Selon les tenants de cette approche, les compétences langagières de l'individu bilingue seraient davantage mises en valeur dans des contextes où l'alternance des codes est acceptée et même valorisée (Otheguy, García et Reid, 2015). Néanmoins, à l'heure actuelle, la recherche portant sur l'apport du *translanguaging* lors de l'évaluation des compétences langagières des enfants bilingues en orthophonie n'en est qu'à ses premiers pas. Davantage de données probantes doivent être cumulées avant de recommander cette pratique.

Si l'on considère l'ensemble des recommandations qui découlent des données scientifiques et pratiques exemplaires qui ont été présentées, la place que prennent les tests normalisés pour l'évaluation orthophonique des enfants bilingues n'est pas aussi importante que les cliniciens le croient. On note aussi que le diagnostic repose davantage sur une approche socioculturelle qui permet au clinicien d'interpréter les performances langagières en tenant compte des données d'exposition linguistique et culturelle de l'enfant (De Lamo White et Jin, 2011).

### Pratiques exemplaires en audiologie

Le principal motif de consultation en audiologie concerne les difficultés à comprendre la parole dans le bruit (Wilson et McArdle, 2005). Non seulement la plupart des personnes atteintes d'une perte auditive périphérique présentent des difficultés de reconnaissance de la parole en présence de bruit, mais ces difficultés sont aussi notées chez certaines personnes ayant une acuité auditive normale, comme les enfants qui présentent des difficultés d'apprentissage (Bradlow, Kraus et Hayes, 2003 ; Warrier *et al.*, 2004), un trouble de traitement auditif (Muchnik *et al.*, 2004 ; Sanches et Carvallos, 2006) ou une dyslexie (Ahissar, Lubin, Putter-Katz et Banai, 2006 ; Chandrasekaran *et al.*, 2009).

Les adultes et les enfants bilingues ne sont pas à l'abri de ces difficultés d'écoute non plus. En effet, plusieurs études rapportent des performances plus faibles de reconnaissance de la parole dans le bruit chez les personnes bilingues comparativement aux pairs unilingues, en particulier lorsque la tâche d'écoute est réalisée dans la langue seconde (Cooke, Garcia Lecumberri et Barker, 2008 ; Garcia Lecumberri et Cooke, 2006 ; Shi, 2011 ; von Hapsburg, Champlin et Shetty, 2004).

L'audiologiste doit être à même de cibler la nature des incapacités sous-jacentes aux difficultés d'écoute dans le bruit. Pour certains, les faibles performances de reconnaissance de la parole dans le bruit peuvent être attribuables à une dysfonction sur le plan du traitement auditif, alors que pour d'autres, elles pourraient être reliées à des incapacités cognitives comme l'attention, ou à des problèmes sur le plan des habiletés linguistiques. Il est important d'identifier des incapacités à l'origine des difficultés de perception de la parole dans le bruit afin d'élaborer un plan de traitement efficace. Or, le processus d'évaluation des difficultés d'écoute de la parole dans le bruit chez les personnes bilingues n'est pas simple, compte tenu des difficultés d'écoute inhérentes aux habiletés langagières. En effet, l'audiologiste ne peut pas procéder de la même manière avec elles qu'auprès de la clientèle unilingue, soit utiliser des épreuves composées de stimuli verbaux correspondant à la langue parlée de la personne. Par exemple, il n'est pas toujours facile d'établir quelle est la première langue apprise ou celle qui est parlée avec le plus d'aisance. Dans le cas où la langue la mieux maîtrisée peut être identifiée, les données ne sont pas unanimes quant à l'effet du bilinguisme sur les habiletés d'écoute de la parole dans le bruit dans cette langue.

L'âge d'acquisition de la langue seconde entre autres serait une variable déterminante des habiletés de reconnaissance de la parole chez les personnes bilingues (Shi, 2014). L'étude de Weiss et Dempsey (2008) montre que les participants qui ont appris leur deuxième langue avant l'âge de sept ans ont de meilleures habiletés de reconnaissance de phrases dans cette langue en présence de bruit que ceux qui l'ont fait après l'âge de onze ans. En revanche, les résultats obtenus aux épreuves administrées dans la première langue apprise montrent que la reconnaissance de phrases dans le bruit est moins bonne en fonction du nombre d'années d'utilisation de la langue seconde. Les résultats de von Hapsburg et Bahng (2009) montrent aussi que les habiletés de reconnaissance de la parole dans la première langue apprise, dans le bruit, semblent se détériorer au fur et à mesure que les compétences dans la langue seconde s'améliorent. L'administration d'épreuves composées de stimuli verbaux correspondant à la première langue parlée ne permet donc pas de dresser un portrait précis des habiletés d'écoute dans le bruit des personnes bilingues.

Dans le cas des enfants, en plus des effets du bilinguisme sur les habiletés de perception de la parole dans le bruit, l'audiologiste doit tenir compte de l'effet du développement sur ces habiletés (Fallon, Trehub et Schneider, 2000). En fait, les enfants expérimentent généralement plus de difficultés que les adultes à percevoir la parole en présence de bruit (Johnson, 2000 ; Lagacé, 2010 ; Picard et Bradley, 2001), et ce, même les enfants unilingues. Ainsi, compte tenu du caractère dynamique inhérent au développement de leurs habiletés d'écoute et du niveau de bilinguisme propre à chacun, les habiletés de reconnaissance de la parole dans le bruit chez les enfants bilingues sont variables, et ce, pour les deux langues parlées. La nécessité d'évaluer les habiletés de reconnaissance de la parole dans le bruit, dans les deux langues parlées de l'enfant, est une option à considérer (Shi, 2014).

Il existe peu de données concernant les habiletés d'écoute de la parole dans le bruit chez les enfants bilingues. Tout comme pour les adultes, la plupart des études ont examiné les effets du bilinguisme sur la perception de la parole dans le bruit, dans la langue seconde, et les résultats montrent essentiellement les mêmes tendances. Par exemple, Crandell et Smaldino (1996) ont comparé les performances à la reconnaissance de phrases présentées dans le bruit à des enfants bilingues avec celles d'enfants unilingues. Les stimuli employés étaient dans la langue seconde des participants, et le taux de reconnaissance des phrases était plus faible chez les enfants bilingues comparativement aux participants unilingues. Bovo et Callegari (2009) ont montré une différence, bien que non significative sur le plan statistique, entre les résultats obtenus auprès d'enfants bilingues (italien langue seconde) et d'enfants unilingues (italien) à une tâche de reconnaissance de mots en présence de bruit. Le niveau du bruit compétitif devait être plus faible pour les enfants bilingues que pour les enfants unilingues afin d'obtenir les mêmes performances (Bovo et Callegari, 2009).

Peu d'études ont examiné les effets du bilinguisme sur la perception de la parole dans le bruit dans la première langue apprise. Les résultats d'une étude visant l'élaboration de données normatives pour le *Test de Mots dans le Bruit* (TMB) (Lagacé, 2010), soit une épreuve de reconnaissance de monosyllabes en présence de bruit, montrent que les performances mesurées auprès d'enfants francophones qui parlent plus d'une langue à la maison sont plus faibles que celles obtenues auprès d'enfants qui parlent le français seulement (Lagacé *et al.*, 2013). Par contre, Filippi et ses collaborateurs (2015) ont montré que les enfants bilingues qui ont appris leur langue seconde (l'anglais) dès la naissance, ou durant leur première année de vie, obtiennent un taux de reconnaissance du mot-clé de phrases (en anglais) plus élevé que celui obtenu par des enfants unilingues, lorsque ces phrases sont présentées en même temps qu'un bruit compétitif composé d'un discours continu dans une langue étrangère. Les auteurs évoquent la possibilité que l'exposition à une deuxième langue dès la naissance favorise le développement des habiletés de traitement de l'information sonore. L'absence de consensus quant aux résultats de ces études suggère que l'utilisation de tests normalisés auprès d'enfants bilingues est peu efficace pour l'évaluation des habiletés d'écoute de la parole dans le bruit.

Afin de dresser un portrait précis des habiletés d'écoute de la parole dans le bruit chez les enfants bilingues, Shi (2014) suggère l'administration d'épreuves dans les langues parlées de l'enfant. L'évaluation des habiletés d'écoute dans chacune des langues parlées permet entre autres de déterminer les besoins de la personne en fonction de la langue utilisée. Or, bien qu'il existe plusieurs épreuves de perception de la parole dans le bruit pour la population anglophone, peu d'outils sont disponibles et adaptés pour la population franco-canadienne. Trois épreuves ont été répertoriées, soit :

1) l'adaptation francophone du test *Synthetic sentences identification and ipsilateral competitive message* (SSI-ICM) (Speaks et Jerger, 1965) élaboré par Lynch et Normandin (1983) ;

2) l'adaptation franco-canadienne du *Hearing In Noise Test* (HINT ; Nilsson, Soli et Sullivan, [1994] élaboré par Vaillancourt *et al.*, 2008 [version pour enfants] et Vaillancourt *et al.*, 2005 [version pour adultes]) ;
3) une épreuve de reconnaissance de monosyllabes dans le bruit, soit le *Test de Mots dans le Bruit* (TMB ; Lagacé, 2010 ; Lagacé *et al.*, 2013).

Suivant les recommandations de Shi (2014), l'audiologiste devrait considérer une épreuve qui est disponible dans les langues parlées par l'enfant. Le test HINT est un exemple, puisqu'il existe une version franco-canadienne et une version anglaise. Une comparaison du seuil de reconnaissance des phrases dans une même condition d'écoute par exemple pourrait permettre de comparer les habiletés d'écoute en fonction de la langue. L'audiologiste doit cependant garder en tête que le degré de difficulté d'écoute n'est peut-être pas équivalent pour les deux versions du test. Par exemple, Stuart, Zhang et Swink (2010) ont entre autres vérifié l'effet du bilinguisme sur les résultats obtenus à deux versions du test HINT auprès de participants bilingues, qui parlaient le mandarin et l'anglais. Dans la condition de bruit continu, tel qu'il était attendu, les participants unilingues anglophones ont obtenu de meilleurs seuils que les participants bilingues pour la version anglaise du test. Or, en comparant les seuils obtenus pour la version mandarine du HINT les participants bilingues ont obtenu de meilleurs seuils dans la condition de bruit continu que les participants unilingues anglophones avec la version anglaise du test (Stuart, Zhang et Swink, 2010). Les caractéristiques acoustiques du mandarin seraient peut-être la cause de ce résultat selon les auteurs. Le mandarin est une langue dite « tonale », alors que l'anglais est une langue accentuelle. Comme la perception des tonalités du mandarin ne serait pas altérée par la présence de bruit compétitif (Kong et Zeng, 2006), la reconnaissance de la parole dans le bruit dans cette langue, serait plus facile comparativement à ce qui se passe pour la langue anglaise. Bien que la différence entre les caractéristiques syntaxiques et acoustiques du français et de l'anglais ne soit pas aussi grande que celle qu'il y a entre le mandarin et l'anglais, il convient d'interpréter avec précaution les différences de seuils observées entre les deux versions du test.

Compte tenu du nombre limité d'outils adéquats, d'aucuns pourraient penser qu'il est approprié d'élaborer un plan de traitement basé sur la prémisse que les personnes bilingues ont des difficultés d'écoute de la parole dans le bruit. Cette façon de faire va à l'encontre des bonnes pratiques. Étant donné la capacité prédictive des variables langagières telles que l'âge d'acquisition, la durée d'exposition à la langue, les contextes d'utilisation et d'autres données sur les habiletés d'écoute dans le bruit, Shi (2014) suggère l'utilisation de questionnaires pour recueillir des données sur ces aspects. Les réponses au questionnaire, qui peuvent être fournies par l'enfant ou le parent le cas échéant, permettent de mieux comprendre les résultats obtenus aux tests cliniques. Un des questionnaires qui portent spécifiquement sur les habiletés langagières des personnes bilingues, soit le *Language Experience and Proficiency Questionnaire* (LEAP-Q ; Marian, Blumenfeld et Kaushanskaya, 2007) comprend des éléments sur les variables principales du langage, notamment l'âge d'acquisition et les habiletés en lecture, de même que des éléments sur les antécédents culturels et l'éducation qui sont aussi connus pour influer sur les habiletés langagières des personnes bilingues. Le LEAP-Q est disponible et validé dans plusieurs langues, dont l'anglais et le français.

Une autre façon d'évaluer les habiletés de reconnaissance de la parole des personnes bilingues, d'après les recommandations actuelles de l'American Speech-Language and Hearing Association (2015), serait l'utilisation de questionnaires sur le comportement auditif. Selon ces lignes directrices, une attention particulière doit être portée à l'utilisation de questionnaires créés dans la langue première de la personne. Si aucun questionnaire n'est disponible dans cette langue, une version traduite peut être envisagée si l'adaptation a été scientifiquement validée. Bien qu'il existe quelques questionnaires anglophones qui permettent d'évaluer les difficultés d'écoute chez les enfants (p. ex. Anderson, 1989 ; Barry et Moore, 2014 ; Fisher, 1976 ; Meister *et al.*, 2004 ; Smoski *et al.*, 1992, etc.), seules des adaptations maison de ces outils sont disponibles en français.

L'ensemble des données scientifiques obtenues à ce jour suggère que les performances des personnes bilingues à la reconnaissance de la parole dans le bruit ne sont pas comparables à celles des personnes unilingues et que cette habileté auditive n'est pas statique ; elle change en fonction du nombre d'années de bilinguisme et de l'exposition. Selon cette information l'importance des tests normalisés pour l'évaluation audiologique des personnes francophones bilingues diffère de celle qui leur a été accordée par les cliniciens. L'interprétation des résultats obtenus à des épreuves qui ont été normalisées auprès de populations unilingues doit être faite avec précaution. Une bonne façon d'évaluer les habiletés de reconnaissance de la parole dans le bruit chez les enfants bilingues consiste à administrer des épreuves dans les langues parlées de l'enfant, tout en interprétant les résultats obtenus avec précaution et en tenant compte des variables langagières. L'utilisation de questionnaires sur le comportement auditif se révèle aussi une méthode d'évaluation des habiletés d'écoute dans le bruit à envisager.

### État actuel des pratiques d'évaluation en orthophonie et en audiologie auprès des personnes bilingues

Selon Jordaan (2008), qui a mené une enquête internationale parmi des orthophonistes travaillant auprès de personnes bilingues, la pratique actuelle ne reflète pas encore les pratiques exemplaires soutenues par les écrits scientifiques. Aux États-Unis et en Australie, de nombreuses enquêtes se sont intéressées plus spécifiquement à l'évaluation des enfants bilingues (Ceasar et Kohler, 2007 ; Guiberson et Atkins, 2012 ; Hammer, Detwiler, Detwiler, Blood et Qualls, 2004 ; Kritikos. 2003 ; Roseberry-McKibbin, Brice et O'Hanlon, 2005 ; Verdon, McLoed et McDonald, 2014 ; Williams et McLoed, 2012). Les résultats révèlent en gros que les orthophonistes utilisent surtout des tests standardisés et normalisés en anglais lors de leurs évaluations, mais qu'ils soutiennent la nécessité d'élaborer des outils d'évaluation standardisés et normalisés pour les enfants bilingues. De plus, leur sentiment d'auto-efficacité à évaluer les enfants bilingues serait relié à leur maîtrise des langues de leurs clients. Il est important de souligner que ces études ont été effectuées dans un contexte de bilinguisme différent de celui des francophones canadiens en situation minoritaire. En effet, la langue maternelle des clients de ces études n'avait pas un statut de langue officielle dans le pays étudié, et l'éducation dans cette langue était rarement possible. Il peut donc être périlleux de transposer ces résultats dans le contexte des orthophonistes qui travaillent auprès d'enfants francophones en situation linguistique minoritaire.

Un sondage similaire à ceux qui ont été effectués aux États-Unis et en Australie a été réalisé au Canada par D'Souza, Kay-Raining

Bird et Deacon (2012). Les résultats montrent que les orthophonistes bilingues ou multilingues évaluent plus de clients locuteurs de diverses langues que de clients unilingues. Les cinq moyens qu'ils utilisent le plus pour évaluer ces clients sont : les observations naturelles, les échantillons de langage, l'évaluation dynamique, les tests standardisés an anglais et les tests standardisés adaptés pour un client en particulier. La barrière la plus fréquemment rapportée par les orthophonistes lors de ces évaluations était : l'absence d'instruments d'évaluation fiables dans la langue du client, ne pas avoir accès à un orthophoniste parlant la langue du client, ne pas parler la langue du client, le manque de connaissance des normes développementales dans la langue du client et le manque de connaissance de la culture du client.

Finalement, une étude menée en Irlande par O'Toole et Hickey (2012) sur la pratique d'évaluation des troubles du langage chez les enfants s'est déroulée dans un contexte très similaire à celui des francophones en situation minoritaire, soit celui des clients bilingues irlandais-anglais dans un pays majoritairement anglophone, mais où l'irlandais a aussi un statut de langue officielle et où l'éducation en irlandais est possible. Les participants à cette étude ont entre autres rapporté qu'ils utilisaient des tests standardisés, mais aussi surtout des procédures informelles. Cependant, les données recueillies par ces procédures demeurent difficiles à interpréter à cause du manque de normes développementales en contexte de bilinguisme.

En résumé, que ce soit au Canada ou ailleurs, les orthophonistes continuent à utiliser les tests normalisés dans la langue en situation majoritaire et, parfois, dans la langue en situation minoritaire auprès des clients bilingues. Ils évaluent la plupart du temps leurs clients dans une seule langue, celle qu'ils maîtrisent ils-mêmes. Aussi, le manque d'outils normalisés pour la clientèle multilingue est l'obstacle à l'évaluation le plus souvent rapporté. Les orthophonistes ont néanmoins recours à des procédures complémentaires comme l'observation informelle, l'échantillon de langage spontané ou la collecte de données culturelles et linguistiques auprès de la famille, mais le manque de données normatives rend difficile l'interprétation des données recueillies.

La situation n'est pas différente en audiologie. Même si les audiologistes connaissent la nécessité d'utiliser des épreuves qui sont plus sensibles aux caractéristiques linguistiques de leurs clients, plusieurs préfèrent utiliser les tests vocaux disponibles dans leur propre langue puisqu'ils sont plus à l'aise de les utiliser (Ramkissoon et Khan, 2003). Comme on ne retrouve pas d'audiologistes qui maîtrisent le français dans toutes les régions où se trouvent les francophones en situation minoritaire, les épreuves administrées ne sont pas toujours celles qui devraient être employées. Tout comme en orthophonie, les audiologistes continuent d'utiliser des tests normalisés dans la langue en situation majoritaire et, parfois, dans la langue en situation minoritaire auprès des clients bilingues s'ils sont disponibles. Il est souvent tenu pour acquis que les performances mesurées aux épreuves de reconnaissance de la parole ne devraient pas être influencées par le bilinguisme de la personne si ses compétences langagières sont jugées bonnes.

Tel qu'en témoignent les exemples de commentaires recueillis parmi les orthophonistes et audiologistes qui travaillent auprès de populations francophones en situation linguistique minoritaire (voir annexe), il semble que l'effet du bilinguisme sur le développement des habiletés langagières et auditives ne soit pas leur préoccupation principale, et ce, malgré le taux élevé de bilinguisme dans cette population. Suivant les études sur le sujet (Guiberson et Atkins, 2012 ; Roseberry-McKibbin, Brice et O'Hallon, 2005), la formation universitaire initiale des orthophonistes et des audiologistes contribuerait à cette situation. De plus, même lorsque la formation initiale est adéquate, le problème d'accès à des ressources essentielles, comme des tests cliniques adaptés à la clientèle bilingue, empêche les cliniciens d'adopter les pratiques exemplaires recommandées. De même, le temps que nécessite l'évaluation des enfants bilingues est beaucoup plus long que celui requis pour l'évaluation des enfants unilingues, surtout considérant les recommandations à l'effet d'effectuer une évaluation dans chacune des langues parlées lorsque l'on compte utiliser des tests normalisés. Malheureusement, la pression mise sur les cliniciens, autant dans le secteur public en éducation et en santé que dans le secteur privé, pour offrir plus de services en moins de temps (Lubinski et Hudson, 2013 ; OSLA, 2015) n'offre pas les conditions idéales pour ce type d'évaluation.

## Conclusion et recommandations

Contrairement aux revendications des orthophonistes et des audiologistes quant à la priorité qui devrait être accordée à l'élaboration et à la normalisation d'outils d'évaluation pour mieux servir la population francophone canadienne en situation minoritaire, les pratiques exemplaires indiquent que l'on doit aussi considérer d'autres méthodes qui requièrent des ressources différentes, d'autant plus que la normalisation des tests pour les personnes bilingues est une tâche impossible étant donné l'hétérogénéité de ces dernières. Pour réduire l'écart entre la pratique actuelle et les pratiques exemplaires en matière d'évaluation des personnes bilingues en orthophonie et en audiologie, voici quelques solutions envisageables :

- Modifier les programmes de formation universitaire pour que la plupart des cours et des stages intègrent le développement des connaissances et compétences liées à l'évaluation en contexte de multilinguisme, ce qui passe nécessairement par la formation des professeurs, des chargés de cours et des superviseurs de stages.
- Favoriser la diversité linguistique et culturelle des futurs étudiants des programmes d'orthophonie et d'audiologie en fixant des quotas selon la représentativité linguistique de la population.
- Mettre sur pied des programmes de formation continue obligatoire à ce sujet pour les orthophonistes et audiologistes déjà sur le marché du travail.
- Donner accès aux ressources nécessaires pour adopter les pratiques exemplaires : du temps supplémentaire pour évaluer les clients dans les deux langues, l'accès à des professionnels locuteurs des langues évaluées ou à des interprètes, ainsi que des données linguistiques et développementales dans d'autres langues.
- Implanter des programmes de sensibilisation des parents francophones en situation minoritaire à l'importance de l'évaluation dans les deux langues et de leur collaboration à l'évaluation de leur enfant.

Alors qu'ils devraient plutôt considérer l'évaluation des enfants francophones en situation linguistique minoritaire dans un contexte de bilinguisme, les audiologistes et les orthophonistes revendiquent l'élaboration de tests normalisés pour mieux servir cette population. Or, il apparaît que le problème réel réside dans le manque de connaissance à la fois de la réalité bilingue des francophones en situation minoritaire et des pratiques exemplaires en matière d'évaluation de la communication dans ce contexte de bilinguisme. Le présent chapitre constitue un outil d'information permettant de rétablir les faits entourant l'évaluation orthophonique et audiologique des jeunes francophones hors Québec afin de recentrer le discours sur l'évaluation bilingue et non sur la nécessité des tests normalisés.

## Notes

1. Cette réflexion portant sur les meilleures pratiques en orthophonie et en audiologie a commencé lors des entrevues menées dans le cadre d'un projet de recherche financé par le Consortium national de formation en santé. Ce projet visait à mieux comprendre la réalité des professionnels de la santé et du service social qui travaillent auprès de populations francophones en situation linguistique minoritaire.

## Références

Ahissar, M., Lubin, Y., Putter-Katz, H. et Banai, K. (2006). Dyslexia and the failure to form a perceptual anchor. *Nature Neuroscience, 9*, 1558-1564.

American Speech-Language and Hearing Association. (2004). *Knowledge and skills needed by speech language pathologists and audiologists to provide culturally and linguistically appropriate services.* Repéré le 18 juin 2015 à http://www.asha.org/policy/KS2004-00215/

American Speech-Language-Hearing Association (ASHA) (2005). *(Central) Auditory processing disorders [Technical report].* Repéré le 18 juin 2015 à http://www.asha.org/members/deskref-journals/deskref/default.

American Speech-Language-Hearing Association (2009). *Summary counts by ethnicity and race.* Repéré à http://www.asha.org/uploadedFiles/2009 MemberCounts.pdf. Consulté le 18 juin 2015.

American Speech-Language and Hearing Association. (2011). *Cultural competence in professional service delivery [Position statement].* Repéré à http://www.asha.org/policy/PS2011-00325.htm. Consulté le 18 juin 2015.

American Speech-Language-Hearing Association (2015). *Bilingual service delivery.* Repéré à http://www.asha.org/Practice-Portal/Professional-Issues/Bilingual-Service-Delivery. Consulté le 18 juin 2014.

Anderson, K. (1989). *SIFTER : Screening instrument for targeting educational risk in children identified by hearing screening or who have known hearing loss.* Tampa, FL : The Educational Audiology Association.

Barry, J. G. et Moore, D. R. (2014). *Evaluation of children's listening and processing skills (ECLiPS).* Londres, Royaume-Uni : MRC-T.

Bedore, L. M. et Peña, E. D. (2008). Assessment of bilingual children for identification of language impairment : Current findings and implications for practice. *International Journal of Bilingual Education and Bilingualism, 11* (1), 1-29. doi :10.2167/beb392.0

Bovo, R. et Callegari, E. (2009). Effects of classroom noise on the speech perception of bilingual children learning in their second language : Preliminary results. *Audiological Medicine, 7* (4), 226-232. doi : 10.3109/16513860903189499

Bradlow, A. R., Kraus, N. et Hayes, E. (2003). Speaking clearly for children with learning disabilities. Sentence perception in noise. *Journal of Speech, Language, and Hearing Research, 46* (1), 80-97. doi :10.1044/1092-4388(2003/007)

Caesar, L. G. et Kohler, P. D. (2007). The state of school-based bilingual assessment : Actual practice versus recommended guidelines. *Language, Speech, and Hearing Services in Schools, 38* (3), 190-200. doi :10.1044/0161-1461(2007/020)

Chandrasekaran, B., Hornickel, J. M., Skoe, E., Nicol, T. et Kraus, N. (2009). Context-dependent encoding in the human auditory brainstem relates to hearing speech in noise : Implications for developmental dyslexia. *Neuron, 64* (3), 311-319. doi :10.1016/j.neuron.2009.10.006

College of Audiologists and Speech-Language Pathologists of Ontario. (2000). *Service delivery to culturally and linguistically diverse population [Position statement]*. Repéré à http://www.caslpo.com/sites/default/uploads/files/PS_EN_Service_Delivery_to_Culturally_and_Linguistically_Diverse_Populations.pdf. Consulté le 18 juin 2015.

Comeau, L., Genesee, F. et Lapaquette, L. (2003). The modeling hypothesis and child bilingual codemixing. *International Journal of Bilingualism, 7* (2), 113-126. doi : 10.1177/13670069030070020101

Conboy, B. T. et Thal, D. J. (2006). Ties between the lexicon and grammar : Cross-sectional and longitudinal studies of bilingual toddlers. *Child Development, 77* (3), 712-735. doi : 10.1111/j.1467-8624.2006.00899.x

Cook, V. (2001). Using the first language in the classroom. *Canadian Modern Language Review, 57* (3), 402-423. doi : http://dx.doi.org/10.3138/cmlr.57.3.402

Cooke, M., Garcia Lecumberri, M. L. et Barker, J. (2008). The foreign language cocktail party problem : Energetic and informational masking effects in non-native speech perception. *Journal of the Acoustical Society of America, 123* (1), 414-427. doi : 10.1121/1.2804952

Corbeil, J. et Lafrenière, S. (2010). *Portrait des minorités de langue officielle au Canada : les francophones de l'Ontario* (produit n° 89-642-X). Ottawa, ON. Repéré le 18 juin 2015 à http://www.statcan.gc.ca/pub/89-642-x/89-642-x2010001-fra.pdf.

Crago, M. et Westernoff, F. (1997). Exposé de position de l'ACOA sur l'orthophonie et l'audiologie dans un contexte multiculturel et multilingue. *Revue d'orthophonie et d'audiologie, 21* (3), 225–226. Repéré le 18 juin 2015 à http://cjslpa.ca/files/1997_JSLPA_Vol_21/No_03_145228/Crago_Westernoff_JSLPA_1997.pdf.

Crandell, C. C. et Smaldino, J. J. (1996). Speech perception in noise by children for whom English is a second language. *American Journal of Audiology, 5* (3), 47-51. doi :10.1044/1059-0889.0503.47

D'Souza, C., Bird, E. K. et Deacon, H. (2012). Survey of Canadian speech-language pathology service delivery to linguistically diverse clients. *Canadian Journal of Speech-Language Pathology and Audiology, 36* (1), 18-39. Repéré le 18 juin 2015 à http://cjslpa.ca/files/2012_CJSLPA_Vol_36/No_01_187/D_Souza_KayRaining_Bird_Deacon_CJSLPA_2012.pdf.

De Lamo White, C. et Jin, L. (2011). Evaluation of speech and language assessment approaches with bilingual children. *International Journal of Language & Communication Disorders, 46* (6), 613-627. doi : 10.1111/j.1460-6984.2011.00049.x

Döpke, S. (2000). Generation of and retraction from cross-linguistically motivated structures in bilingual first language acquisition. *Bilingualism : Language and Cognition, 3* (03), 209-226. Repéré le 18 juin 2015 à http://journals.cambridge.org/abstract_S1366728900000341.

Drolet, M., Savard, J., Benoît J., Arcand I., Savard, S., Lagacé J., Lauzon S. et Dubouloz, C.-J. (2014). Health services for linguistic minorities in a bilingual setting : Challenges for bilingual professionals, *Qualitative Health Research. 24* (3), 295-305. doi : 10.1177/1049732314523503

Fallon, M., Trehub, S. E. et Schneider, B. A. (2000). Children's perception of speech in multitalker babble. *Journal of the Acoustical Society of America, 108* (6), 3023-3029. doi : 10.1121/1.1323233

Filippi, R., R., Morris, J., Richardson, F. M., Bright, P., Thomas, M. S. C., Karmiloff-Smith, A. et Marian, V. (2015). Bilingual children show an advantage in controlling verbal interference during spoken language comprehension. *Bilingualism : Language and Cognition, 18* (3), 490-501. doi : 10.1017/S1366728914000686

Fisher, L. (1976). *Fisher's Auditory Problems Checklist*. Bemidji, MN : Life Products

García, O. (2009). *Bilingual Education in the 21st Century : A Global Perspective*. Malden, MA : Wiley-Blackwell.

Garcia, L. J. et Desrochers, A. (1997). L'évaluation des troubles du langage et de la parole chez l'adulte francophone. *Revue d'orthophonie et d'audiologie, 21* (4), 271-293. Repéré le 18 juin 2015 à http://cjslpa.ca/files/1997_JSLPA_Vol_21/No_04_229312 /Garcia_Desrochers_ JSLPA_1997.pdf. Consulté le 18 juin, 2015.

Garcia, L., Paradis, J., Sénéchal, I. et Laroche, C. (2006). Utilisation et satisfaction à l'égard des outils* en français évaluant les troubles de la communication. *Revue d'orthophonie et d'audiologie, 30*(4), 239–249. Repéré à http://cjslpa.ca/detail.php?ID=937&lang=francais. Consulté le 18 juin 2015.

Garcia Lecumberri, M. L. et Cooke, M. (2006). Effect of masker type on native and non-native consonant perception in noise. *Journal of the Acoustical Society of America, 119* (4), 2445-2554. doi : 10.1121/1.2180210

Gathercole, V. C. M. (2007). Miami and North Wales, so far and yet so near : Constructivist account of morpho-syntactic development in bilingual children. *The International Journal of Bilingual Education and Bilingualism, 10* (3), 224-247. doi : 10.2167/beb442.0

Gaul Bouchard, M.-E., Fitzpatrick, E. M. et Olds, J. (2009). Analyse psychométrique d'outils d'évaluation utilisés auprès des enfants francophones. *Revue d'orthophonie et d'audiologie, 33* (3), 129-139. Repéré le 18 juin 2015 à http://cjslpa.ca/files/2009_CJSLPA_Vol_33/No_03_113-160/Bouchard_Fitzpatrick_Olds_CJSLPA_2009.pdf.

Gildersleeve-Neumann, C. E., Kester, E. S., Davis, B. L. et Peña, E. D. (2008). English speech sound development in preschool-aged children from bilingual English-Spanish environments. *Language, Speech, and Hearing Services in Schools, 39* (3), 314-328. doi : 10.1044/0161-1461(2008/030)

Grosjean, F. (1989). Neurolinguists, beware ! The bilingual is not two monolinguals in one person. *Brain and Language, 36* (1), 3-15. doi : 10.1016/0093-934X(89)90048-5

Guiberson, M. et Atkins, J. (2012). Speech-language pathologists' preparation, practices, and perspectives on serving culturally and linguistically diverse children. *Communication Disorders Quarterly, 33* (3), 169-180. doi : 10.1177/1525740110384132

Hammer, C. S., Detwiler, J. S., Detwiler, J., Blood, G. W. et Qualls, C. D. (2004). Speech-language pathologists' training and confidence in serving Spanish-English bilingual children. *Journal of Communication Disorders, 37* (2), 91-108. doi : 10.1016/j.jcomdis.2003.07.002

Johnson, C. (2000). Children's phoneme identification in reverberation et noise. *Journal of Speech, Language and Hearing Research, 43* (1), 144-156. doi : 10.1044/jslhr.4301.144

Jordaan, H. (2008). Clinical intervention for bilingual children : An international survey. *Folia Phoniatrica et Logopaedica, 60*, 97-105.

Kohnert, K. (2010). Bilingual children with primary language impairment : Issues, evidence and implications for clinical actions. *Journal of Communication Disorders, 43* (6), 456-473. doi : 10.1016/j.jcomdis.2010.02.002

Kohnert, K. (2013). *Language disorders in bilingual children and adults.* San Diego, CA : Plural Publishing.

Kong, Y. Y. et Zeng, F. G. (2006). Temporal and spectral cues in Mandarin tone recognition. *Journal of Acoustical Society of America, 120* (5), 2830-2840. doi : 10.1121/1.2346009

Kramsch, C. et Whiteside, A. (2007). Three fundamental concepts in SLA and their relevance in multilingual contexts. *Modern Language Journal, 91* (s1), 905-920. doi :10.1111/j.1540-4781.2007.00677.x

Kritikos, E. P. (2003). Speech-language pathologists' beliefs about language assessment of bilingual/bicultural individuals. *American Journal of Speech-Language Pathology, 12* (1), 73-91. http://doi.org/10.1044/1058-0360(2003/054)

Lagacé, J. (2010) Développement du Test de Mots dans le Bruit : mesure de l'équivalence des listes et données préliminaires sur l'effet d'âge, *Acoustique canadienne, 38* (2), 19-30. Repéré le 15 juin 2015 à http://jcaa.caa-aca.ca/index.php/jcaa/article/view/2219/1966.

Lagacé, J., LeBlanc, L., Boisvert, V., Arseneau, M. J. et Breau-Godwin, S. (2013). Mise à jour sur le développement du Test de Mots dans le Bruit, *Acoustique Canadienne, 41* (2), 65-72. Repéré le 15 juin 2015 à http://jcaa.caa-aca.ca/index.php/jcaa/article/view/2620/2350.

Lagacé, J., Leblanc, L., Noël, A., Boudreau, M. et Bourdages Gauvin, E. *Development of normative data for a Canadian French words in noise test and the effect of bilinguism on the performance.* 12th Congress of The European Federation of Audiology Societies, Istanbul, Turquie, 2015, 27-30 mai, 2015.

Langdon, H. W. (2008). *Assessment & intervention for communication disorders in culturally & linguistically diverse populations.* Clifton, NY : Thomson Delmar Learning.

Lefebvre, P., Desmeules, P., Boucher, M.-L., McKennedy, G., Leblanc, M., St-Laurent, G., Pollabauer, E. et Roy, S. (en préparation). Performance des enfants franco-ontariens de la région d'Ottawa à des épreuves d'évaluation du langage.

Lepage, J.-F., Bouchard-Coulombe, C. et Chavez, B. (2011). *Portrait des minorités de langue officielle au Canada : les francophones du Nouveau-Brunswick (Produit no. 89-642-X).* Ottawa, ON. Repéré le 18 juin 2015 à http://www.statcan.gc.ca/pub/89-642-x/89-642-x2011005-fra.pdf.

Lubinski, R. et Hudson, M.W. (2013). *Professional issues in speech-language pathology and audiology* (4e édition). Clifton, NY : Delmar Cengage Learning.

Lynch, A. et Normandin, N. (1983). Adaptation en français du test Synthetic Sentence Identification (document inédit). Université de Montréal, Canada.

McLoed, A. A. N. (en préparation). Questionnaire pour les enfants bilingues.

Macleod, A. A. N. (2015). La pratique orthophonique avec les enfants bilingues (document d'accompagnement). Formation continue de l'Ordre des orthophonistes et audiologistes du Québec, Montréal, Canada.

Marian, V., Blumenfeld, H. K., et Kaushanskaya, M. (2007). The Language Experience and Proficiency Questionnaire (LEAP-Q) : Assessing profiles in bilingual and multilinguals. *Journal of Speech, Language, and Hearing Research, 50* (4), 940-967. doi :10.1044/1092-4388(2007/067). (Les différentes versions du questionnaire sont disponibles au http://www.bilingualism.northwestern.edu/leapq/co)

Mayer-Crittenden, C. E. *Compétences linguistiques et cognitives des enfants bilingues en situation linguistique minoritaire* (thèse doctorale non publiée). Université Laurentienne de Sudbury, 2013. Repéré le 18 juin 2015 à https ://zone.biblio.laurentian.ca/dspace/handle/10219/2015.

Mayer-Crittenden, C., Thordardottir, E., Robillard, M., Minor-Corriveau, M. et Bélanger, R. (2014). Données langagières franco-ontariennes : effets du contexte minoritaire et du bilinguisme Franco-ontarian Speech Data : The Effects of a Minority Context and Bilingualism. *Revue canadienne d'orthophonie et d'audiologie, 38* (3). Repéré à http://cjslpa.ca/files/2014_CJSLPA_Vol_38/No_03/CJSLPA_Fall_2014_Vol_38_No_3_Paper_3_Mayer-Crittenden_et_al.pdf

McLeod, S., Harrison, L. J. et McCormack, J. (2012). The intelligibility in context scale : Validity and reliability of a subjective rating measure. *Journal of Speech, Language, and Hearing Research, 55* (2), 648-656. doi : 10.1044/1092-4388(2011/10-0130)

Meister, H., von Wedel, H., Walger, M. (2004). Psychometric evaluation of children with suspected auditory processing disorders (APDs) using a parent-answered survey. *International Journal of Audiology, 43* (8), 431-437. doi : 10.1080/14992020400050054

Muchnik, C., Roth, D. A.-E., Othman-Jebara, R., Putter-Katz, H., Shabtai, E. L. et Hildesheimer, M. (2004). Reduced medial olivocochlear bundle system function in children with auditory processing disorders. *Audiology & Neurotology, 9* (2), 107-114. doi : 10.1159/000076001

Multilingual Affairs Committee of the International Association of Logopedics and Phoniatrics. (2006). Recommendations for working with bilingual children. *Folia Phoniatrica et Logopaedica, 58* (6), 458-464. doi : 10.1159/000096570

Nilsson, M., Soli, S. D. et Sullivan, J. A. (1994). Development of the Hearing In Noise Test for the measurement of speech reception thresholds in quiet and in noise. *Journal of the Acoustical Society of America, 95* (2), 1085-1099. doi : 10.1121/1.408469

Ontario Speech-Language Pathologists and Audiologists (OSLA). (2015). *Maximizing Speech-Language Pathologists' Capacity in Ontario's Health Care System.* Toronto, Canada. Repéré le 9 janvier 2017 à https ://www.osla.on.ca/uploads/SLP%20Scope%20of%20Practice%20 Submission2oJune %202015.pdf.

Otheguy, R., García, O. et Reid, W. (2015). Clarifying translanguaging and deconstructing named languages : A perspective from linguistics. *Applied Linguistics Review*, 6 (3), 281-307. doi : 10.1515/applirev-2015-0014

O'Toole, C. et Hickey, T. M. (2012). Diagnosing language impairment in bilinguals : Professional experience and perception. *Child Language Teaching and Therapy*, 29 (1), 91-109. doi : 10.1177/0265659012459859

Orthophonie et Audiologie Canada. (2015a). *Fiche de renseignements. La profession d'audiologie*. Repéré le 18 juin 2015 à http://oac-sac.ca/sites/default/files/resources/Audiologists_FRENCH_ Who we are info sheet.pdf.

Orthophonie et Audiologie Canada. (2015b). *Fiche de renseignements. La profession d'orthophonie*. Repéré 18 juin 2015 à http://oac-sac.ca/sites/default/files/resources/SLPs_FRENCH_Who we are info sheet.pdf.

Paradis, J. (2011). Individual differences in child English second language acquisition : Comparing child-internal and child-external factors. *Linguistic Approaches to Bilingualism*, 1 (3), 213-237. doi : 10.1075/lab.1.3.01par

Paradis, J., Emmerzael, K. et Sorenson Duncan, T. (2010). Assessment of English language learners : Using parent report on first language development. *Journal of Communication Disorders*, 43 (6), 474-497. doi : 10.1016/j.jcomdis.2010.01.002

Paradis, J. et Nicoladis, E. (2007). The influence of dominance and sociolinguistic context on bilingual preschoolers' language choice. *International Journal of Bilingual Education and Bilingualism*, 10 (3), 277-297. doi : 10.2167/beb444.0

Picard, M. et Bradley, J. S. (2001). Revisiting speech interference in classrooms. *Audiology*, 40 (5), 221-244. doi :10.3109/00206090109073117.

Poplack, S. (1980). Sometimes i'll start a sentence in spanish y termino en espanol : toward a typology of code-switching. *Linguistics*, 18 (7-8), 581-618.

Ramkissoon, I. et Khan, F. (2003). Serving multilingual clients with hearing loss : How linguistic diversity affects audiologic management. *The ASHA Leader*, 8 (3), 1-27. doi :10.1044/leader.FTR1.08032003.1

Roseberry-Mckibbin, C., Brice, A. et O' Hanlon, L. (2005). Serving English language learners in public school settings : A national survey. *Language, Speech & Hearing Services in Schools*, 36 (1), 48-61. doi :10.1044/0161-1461(2005/005)

Royal College of Speech and Language. (2007). *Good practice for speech and language therapists working with clients from linguistic minority communities*. Londres, Royaume-Uni. Repéré le 18 juin 2015 à http://www.rcslt.org/members/publications/publications2/linguistic_minorities.

Sanches, S. G., et Carvallo, R. M. (2006). Contralateral suppression of transient evoked otoacoustic emissions in children with auditory processing disorder. *Audiology and Neuro-otology, 11* (6), 366-372. doi : 10.1159/000095898

Shi, L.-F. (2011). How "proficient" is proficient ? Subjective proficiency measure as a predictor of bilingual listeners' recognition of English words. *American Journal of Audiology, 20* (1), 19-32. doi : 10.1044/1059-0889(2011/10-0013)

Shi, L.-F. (2014). Speech audiometry and Spanish-English Bilinguals : Challenges in clinical practice. *American Journal of Audiology, 23* (3), 243-259. doi : 10.1044/2014_AJA-14-0022

Smoski, W. J., Brunt, M. A. et Tannahill, J. C. (1992). Listening characteristics of children with central auditory processing disorders. *Language, Speech and Hearing Services in School, 23* (2), 145-152. doi :10.1044/0161-1461.2302.145

Speaks, C. et Jerger, J. (1965). Method for Measurement of Speech Identification. *Journal of Speech Language and Hearing Research, 8* (2), 185. doi :10.1044/jshr.0802.185

Speech Pathology Association of Australia. (2009). *Working in a culturally and linguistically diverse society [Position statement]*. Melbourne, Australia. Repéré le 18 juin 2015 à http://www.speechpathologyaustralia.org.au/library/position_statements/Working in a Culturally and Linguistically Diverse Society.pdf.

Statistique Canada. (2012). *Le français et la francophonie au Canada* (produit n° 98-314-X2011003). Ottawa, Canada. Repéré le 18 juin 2015 à http://www12.statcan.gc.ca/census-recensement/2011/as-sa/98-314-x/98-314-x2011003_1-fra.pdf.

Stuart, A., Zhang, J. et Swink, S. (2010). Reception thresholds for sentence in quiet and noise for unilingual English and bilingual Mandarin-English listeners. *Journal of the American Academy of Audiology, 21* (4), 239-248. doi : 10.3766/jaaa.21.4.3

Thordardottir, E. T. (2005). Early lexical and syntactic development in Quebec French and English : implications for cross-linguistic and bilingual assessment. *International Journal of Language & Communication Disorders, 40* (3), 243-278. doi : 10.1080/13682820410001729655

Vaillancourt, V., Laroche, C., Giguère, C. et Soli, S.D. (2008). Establishment of age-specific normative data for the Canadian French version of the Hearing in Noise Test for Children, *Ear & Hearing, 29*, 453-466. doi : 10.1080/14992020500060875

Vaillancourt, V., Laroche, C., Mayer, C., Basque, C., Nali, M., Eriks-Brophy, A., Soli, S. D. et Giguère, C. (2005). Adaptation of the HINT (Nearing in Noise Test) for adult Canadian Francophone populations. *International Journal of Audiology*, 44 (6), 358-369. doi : 10.1080/14992020500060875

Valdés, G. et Figueroa, R. A. (1994). The measurement of bilingualism. Dans G. Valdés et R. A. Figueroa (Dir.), *Bilingualism and testing : A special case of bias. Second language learning.* (p. 49-69). Norwood, NJ : Ablex.

Verdon, S., McLeod, S. et McDonald, S. (2014). A geographical analysis of speech-language pathology services to support multilingual children. *International Journal of Speech-Language Pathology*, 16 (3), 304-316. doi : 10.3109/17549507.2013.868036

von Hapsburg, D., Champlin, C. A. et Shetty, S. R. (2004). Reception thresholds for sentences in bilingual (Spanish/English) and unilingual (English) listeners. *Journal of the American Academy of Audiology*, 15 (1), 88-98. doi : 10.3766/jaaa.15.1.9

von Hapsburg, D., et Bahng, J. (2009). Effects of noise on bilingual listeners' first language (L1) speech perception. *Perspective on hearing and hearing disorders : Research and Diagnostics.* 13 (1), 31-26. doi :10.1044/hhd13.1.21

von Hapsburg, D., et Peña, E. D. (2002). Understanding bilingualism and its impact on speech audiometry. *Journal of Speech, Language, and Hearing Research*, 45 (1), 202-213. doi : 10.1044/1092-4388(2002/015)

Warrier, C. M., Johnson, K. L., Hayes, E. A., Nicol, T. et Kraus, N. (2004). Learning Impaired Children Exhibit Timing Deficits and Training-Related Improvements in Auditory Cortical Responses to Speech in Noise. *Experimental Brain Research*, 157 (4), 431-441. doi : 10.1007/s00221-004-1857-6

Weiss, D. et Dempsey, J.J. (2008). Performance of bilingual speakers on the English and Spanish versions of the Hearing in Noise Test (HINT). *Journal of the American Academy of Audiology*, 19(1), 5-17. doi : 10.3766/jaaa.19.1.2

Westman, M., Korkman, M. et Byring, R. (2008). Language profiles of monolingual and bilingual Finnish preschool children at risk for language impairment. *International Journal of Language and Communication Disorders*, 43 (6), 699-671. doi : 10.1080/13682820701839200

Wilson, R. H. et McArdle, R. (2005). Speech signals used to evaluate the functional status of the auditory system. *Journal of Rehabilitative Research and Development*, 42 (4), 79-94. doi : 10.1682/JRRD.2005.06.0096

Yip, V. et Matthews, S. (2000). Syntactic transfer in a Cantonese-English bilingual child. *Bilingualism : Language and Cognition*, 3 (3), 193-208. doi : 0.1017/S136672890000033X

Zentella, A. C. (1997). *Growing Up Bilingual*. Maiden, MA : Blackwell.

## Annexe

| Thèmes | Exemples de citation |
|---|---|
| Nombre limité d'outils adaptés en français | ... Mais en français, il y a presque rien... |
| | ... Nous autres, à l'hôpital xx, on n'a pas d'outils en français, donc ce qui arrive pour les évaluations fonctionnelles, c'est soit qu'un outil, on l'adapte, donc on fait un genre de traduction maison, mais on peut pas... les résultats ne sont pas... (fiables). |
| | ... Il y a peu d'outils francophones, français... pas que c'est gênant, mais c'est difficile pour les clients francophones de demander et d'accéder à des soins francophones, des services francophones, français, pis c'est difficile pour eux de l'exprimer pis le dire... |
| Activités académiques pour l'adaptation d'outils | ... Mais il y a des tests, il y a des épreuves qui ont besoin d'être faites avec des mots, comme par exemple répéter une phrase... Donc ça, évidemment, on est quand même assez chanceux, parce que là, à l'université xx, ils peuvent, t'sais, faire des projets de recherche pis établir des normes, pis tout ça. |
| | ... Elle a fait des adaptations d'outils d'évaluation, pis ça a été mis, là, dans nos revues scientifiques, pis on a pu accéder à ces outils-là. |
| Temps supplémentaire requis pour travailler à l'adaptation des outils | ... pis photocopiées pis tout croches, pis plein de fautes, pis on est... on n'a pas le temps de les arranger. On n'a pas le temps... je suis gênée, quand j'ai mes étudiantes qui viennent à la clinique, là, je suis vraiment gênée, mais je leur dis : « Écoutez, ça fait xx ans que j'essaye de le mettre au propre, là, pis je suis trop occupée. » |
| | ... Moi, ce que je trouve de plus difficile, c'est que peu importe ce qu'on a, on a de beaux programmes en anglais, c'est souvent pas disponible en français, pis ça demande beaucoup d'adaptation, beaucoup de modifications, beaucoup de travail de la part des orthophonistes francophones... |
| Allure différente des outils adaptés en français | ... Pis l'ÉVIP français, il fait pitié à comparer de l'ÉVIP anglais, le test de vocabulaire anglophone. C'est le même test, mais les images sont beaucoup plus belles en anglais, elles sont toutes en couleur, tout ça, pis en français, c'est en noir et blanc. |

CONCLUSION

# Des connaissances nouvelles pour des services en français de qualité et sécuritaires à l'intention des communautés francophones en situation minoritaire

Pier Bouchard, *Université de Moncton*,
Jacinthe Savard, Sébastien Savard, *Université d'Ottawa*,
Sylvain Vézina, *Université de Moncton*, et
Marie Drolet, *Université d'Ottawa*

**Mise en contexte**

Le cadre théorique en filigrane de cet ouvrage, soit le modèle de l'analyse stratégique, sera repris dans cette conclusion et contribuera à améliorer notre compréhension du rôle de l'acteur et du système dans l'actualisation des principes de l'offre active de services sociaux et de santé dans la langue au choix de l'usager. L'analyse stratégique (chapitre 1) permet de mieux saisir les connaissances nouvelles résultant des analyses et des diverses perspectives proposées dans cet ouvrage. Ce modèle se révèle utile pour rendre compte de la complexité du pouvoir et des règles qui caractérisent et encadrent les relations entre les acteurs. Il nous permet d'analyser les enjeux et les défis associés à l'offre active de services en français au sein des établissements et, plus globalement, des systèmes d'action organisés.

Selon cette approche, le chercheur tente de découvrir les objectifs et les stratégies des acteurs en présence pour mieux saisir la dynamique de leurs rapports et la cohérence du système d'action. Dans cette conclusion, nous retiendrons principalement quatre concepts-clés de l'analyse stratégique – enjeux, acteurs, système et stratégies[1] – qui permettront d'agencer les propositions et constats contenus dans ce livre. Cette mise en perspective nous permettra d'approfondir notre sujet, soit l'accessibilité et l'offre active de services sociaux et de santé en français en contexte minoritaire (voir tableau ci-après).

**Les enjeux**

Chacun des chapitres du présent ouvrage aborde un ou plusieurs enjeux liés à la santé et au bien-être des communautés de langue officielle en situation minoritaire (CLOSM) et en particulier des communautés francophones en situation minoritaire (CFSM). L'enjeu central qui préoccupe les auteurs est celui de l'accès à des services sociaux et de santé en français. Plus particulièrement, il importe que ces services soient de qualité comparable à celle des services offerts à la majorité. Non seulement cet accès est-il jugé essentiel en raison du lien établi entre la langue, la qualité et la sécurité des services, mais il contribue également à la vitalité de ces mêmes communautés, car il leur offre une occasion d'affirmer leurs droits linguistiques.

Selon plusieurs, l'accès aux services passe nécessairement par l'adoption de pratiques d'offre active dans la langue officielle de la minorité, second enjeu abordé dans le présent ouvrage. Ce que les CFSM espèrent obtenir ici est de se voir reconnus linguistiquement et culturellement dans un système de santé et de services sociaux où l'on informe le public, dès le premier contact, de la possibilité d'obtenir les services dans la langue officielle de son choix, et ce, sans que la personne ait à le demander. Derrière l'offre active, il y a une volonté de mettre un frein à l'assimilation des CFSM et de prendre en considération la vulnérabilité des personnes et des communautés souvent isolées.

L'enjeu de la reconnaissance, par la majorité, des besoins des CFSM a aussi été décrit. À cet effet, le groupe majoritaire a encore tendance soit 1) à ne pas percevoir les besoins des francophones en situation minoritaire, puisque ces derniers sont généralement considérés comme bilingues, soit 2) à inclure les francophones dans l'ensemble des communautés culturelles à l'égard desquelles on démontre une certaine sensibilité culturelle. Cette approche ne tient donc pas compte de la situation particulière du français comme langue officielle au Canada.

**Tableau 1. L'analyse stratégique et le cadre général de la réflexion**

| Enjeux de l'accessibilité et de l'offre active des services en français en contexte linguistique minoritaire |
|---|
| Enjeux de communication, qualité et sécurité des services, droits linguistiques, enjeux organisationnels, bilinguisme, pénurie de professionnels francophones ou francophiles, etc. |

| Acteurs | Système |
|---|---|
| Attentes et objectifs des acteurs, attitudes, opinions, intérêts, actions, pistes de solution.<br><br>Acteurs clés : CLOSM, SSF, CNFS, CHSSN, Santé Canada, ministères, institutions de formation, établissements, gestionnaires, professionnels, personnes et/ou proches aidants, organismes communautaires, etc. | Structure symbolique, structure politique et réglementaire, structure organisationnelle et trajectoire de services.<br><br>Charte, lois sur les langues officielles, feuille de route, politiques publiques, responsabilités, processus et pratiques d'offre active, etc. |

| Dynamique et jeux des acteurs |
|---|
| Rationalité des comportements, atouts des acteurs, zones d'incertitude, influence, stratégies et jeu des acteurs, dépendance et interdépendance, relations de pouvoir, conflits et système d'action. |

| Stratégies des acteurs en faveur de l'offre active |
|---|
| Levier juridique et politique<br>Formation et engagement des futurs professionnels envers l'offre active<br>Culture organisationnelle favorable à l'offre active<br>Leadership des acteurs sociaux et de la communauté<br>Attraction et de rétention des intervenants bilingues<br>Mobilisation, collaboration et réseautage |

À l'enjeu de la qualité des services s'ajoute celui plus spécifique de la sécurité des usagers. L'existence d'un lien étroit entre la qualité de la communication et la sécurité étant bien établie, l'enjeu consiste à lever ou du moins à limiter les barrières linguistiques qui menacent la sécurité des usagers des services sociaux et de santé touchant la qualité de la communication et la relation de confiance entre la personne et le professionnel. Dans les CFSM, la littératie s'impose comme un enjeu de communication important (chapitre 5). En faisant la promotion de l'offre active, les CFSM espèrent précisément garantir la qualité et la sécurité des services (chapitres 4 et 5). Au Canada, la communication dans les langues officielles représente un enjeu incontournable, notamment en matière de qualité et de sécurité des services.

Un autre enjeu soulevé est le manque d'outils adaptés pour bien évaluer les besoins de ces communautés et y répondre (chapitre 8). Lagacé et Lefebvre (chapitre 13) proposent des exemples d'éléments à prendre en compte pour une évaluation orthophonique et/ou audiologique adaptée aux enfants francophones vivant en situation linguistique minoritaire et s'étant développés au sein d'un environnement bilingue.

Cela nous conduit aux enjeux relatifs aux ressources mises à la disposition des établissements de santé et de services sociaux, ainsi que des CFSM. Au titre de l'accès aux ressources financières et humaines, l'enjeu lié au personnel bilingue francophone ou francophile préoccupe plusieurs chercheurs de cet ouvrage. À l'évidence, le déficit ou souvent la mauvaise utilisation du personnel bilingue et la possibilité de sa surutilisation ou de son épuisement professionnel posent problème. On met en relief les multiples difficultés que doit surmonter le personnel bilingue et leur effet sur les enjeux associés au recrutement comme à la rétention du personnel (chapitres 8 et 9). Un soutien organisationnel pourrait certes aider à surmonter ces difficultés (chapitres 7 et 12), mais, comme l'indique Vézina (chapitre 10), il convient de demeurer prudent, car paradoxalement, l'accent mis sur le bilinguisme peut nuire à la mise en place de pratiques d'offre active en raison notamment de la résistance du personnel unilingue.

Nous relèverons enfin l'enjeu de la sensibilisation et de l'outillage des professionnels en devenir et des professionnels en poste. L'objectif étant ici de mieux les préparer à intervenir en milieu linguistique minoritaire en offrant activement des services en français dans des contextes souvent dominés par la majorité (chapitres 2 et 11). Il est alors question de définir et de mettre de l'avant des stratégies en ce sens. Les acteurs sont ici au centre d'une démarche de co-construction de la notion d'offre active et tout spécialement d'amélioration d'un système de santé et de services sociaux respectueux de la langue officielle de la minorité.

## Le jeu des acteurs

Dans cette section, nous aimerions faire ressortir le jeu des acteurs qui cherchent, chacun à leur façon, à défendre leurs intérêts particuliers dans ce système complexe. Pour bien faire comprendre la complexité du système que nous étudions, soit tout ce qui entoure la dispensation de services sociaux et de santé aux CFSM, nous allons débuter par la présentation des principaux acteurs interpellés par cette dynamique, des intérêts qu'ils défendent, des ressources/atouts qu'ils possèdent pour favoriser l'atteinte de leurs objectifs, de même que des contraintes avec lesquelles ils doivent composer. Après avoir exposé les caractéristiques des acteurs impliqués, nous allons tenter de décrire le fonctionnement du système d'action qui s'est développé autour des interactions et interdépendances liant entre eux ces différents acteurs.

## Les acteurs en présence

Les *communautés francophones en situation minoritaire* (CFSM) représentent nécessairement l'acteur central de ce système. Leurs objectifs sont de recevoir des services sociaux et de santé de qualité et sécuritaires lorsque leurs membres éprouvent des problèmes et des difficultés liés à leur santé et à leur bien-être. Pour défendre leurs intérêts, les CFSM possèdent des caractéristiques, ressources ou atouts qui jouent en leur faveur. D'abord, l'usage d'une des deux langues officielles du Canada est protégé autant par la Constitution, en vertu de la Charte des droits et libertés que par différentes lois et politiques provinciales (chapitre 3). Les gouvernements fédéral, provinciaux et territoriaux ne peuvent faire abstraction de leurs droits et de leurs besoins, protégés par des lois importantes du Canada (chapitres 4 et 7). Les CFSM ont également démontré une capacité de mobilisation et de revendication leur permettant de mettre en place des actions énergiques et visibles, lorsque nécessaire, comme nous l'avons vu dans le célèbre épisode de la mobilisation entourant la décision de fermer l'Hôpital Montfort à Ottawa en 1997, décision qu'elles ont pu faire infirmer. Par contre, les CFSM doivent également composer avec des contraintes importantes. La première est leur faible nombre et leur relatif éparpillement sur un très grand territoire. Comme elles sont souvent en situation très minoritaire, il est plus difficile de faire reconnaître leurs besoins comme une priorité dans le territoire où elles vivent. Le cas du Nouveau-Brunswick est ici singulier, car les francophones y représentent le tiers de la population, ce qui confère à la communauté francophone un pouvoir d'influence significatif.

Les usagers des CFSM sont très souvent atteints d'une certaine forme de complexe lié au statut de minorité, faisant en sorte qu'ils ne jugent pas toujours à propos de faire valoir leurs droits (chapitres 2 et 6). On accepte le fait de vivre dans une province majoritairement anglophone et incidemment de ne pas pouvoir obtenir des services dans sa langue. De plus, dans une situation de grande vulnérabilité, comme c'est le cas lorsqu'on éprouve des problèmes de santé ou des difficultés psychosociales, plusieurs usagers francophones n'osent pas demander les services dans leur langue, de peur de susciter des réactions négatives pouvant se refléter dans la qualité des services reçus ou de devoir subir des délais importants avant l'obtention du service. Ce comportement rationnel du point de vue de l'usager en situation minoritaire aura pour effet pervers d'être interprété par les acteurs de la majorité et le milieu comme l'expression d'une absence de besoin véritable de services dans la langue de la minorité justifiant par conséquent le statu quo.

Le *gouvernement fédéral et les gouvernements provinciaux/territoriaux* ont la responsabilité de financer et d'encadrer la distribution et l'organisation des services sociaux et de santé à la population. Ils ont également le pouvoir législatif et réglementaire leur permettant de dicter les règles du jeu, autant pour ce qui entoure l'offre de services que pour ce qui concerne le respect des droits des communautés linguistiques. Les gouvernements sont élus et, à ce titre, ils ont la légitimité nécessaire pour intervenir dans la vie des citoyens. Cependant, ce pouvoir reste fragile et cet atout se révèle aussi une contrainte, car la population peut décider, à chaque élection, de congédier ceux qui les représentent aux commandes de l'État.

Les gouvernements sont donc soucieux de prendre des décisions qui vont régler ou atténuer les problèmes vécus par les citoyens et améliorer leurs conditions de vie, tout en s'assurant que les solutions envisagées seront bien comprises et acceptées par les commettants. Les ressources qu'ils peuvent percevoir pour financer les actions de l'État sont également limitées, l'augmentation des taxes et impôts étant plutôt impopulaire chez la population et les entreprises, alors que les besoins auxquels ils doivent répondre sont illimités et en constante progression. Ils doivent donc faire des choix dans la façon d'utiliser les fonds publics, ce qui inévitablement fait des mécontents, souvent des personnes au pouvoir d'influence moindre.

Les *gestionnaires des établissements de santé et de services sociaux* ont la responsabilité d'offrir les services adéquats à la population avec un budget limité, des contraintes législatives et des conventions collectives complexes et rigides. Lorsqu'un groupe, comme les francophones, demande la mise en place de mécanismes particuliers pour répondre à leurs besoins spécifiques, ces gestionnaires doivent évaluer si le besoin manifesté est suffisamment prioritaire pour qu'on y investisse les fonds nécessaires dont ils sont imputables, ce qui signifiera souvent des coupes et le retrait de fonds ailleurs dans l'organisation. Par ailleurs, selon leur position hiérarchique, ils ont une certaine marge de manœuvre pour agir en ce sens, un pouvoir décisionnel limité mais réel, ou un droit de gestion sur l'allocation des ressources et l'élaboration de politiques organisationnelles.

Les gestionnaires doivent aussi s'assurer, lorsqu'ils se trouvent dans un établissement désigné bilingue ou lorsque le nombre de francophones le justifie, de pouvoir offrir un minimum de services en français afin de ne pas se faire accuser de mettre des personnes en danger et s'exposer à des poursuites. Ils veulent donc recruter des intervenants bilingues parce qu'ils en ont besoin, mais ils appréhendent les défis que la désignation de postes bilingues peut représenter en ce qui a trait à l'organisation du travail, à la mobilisation accrue de ressources et, comme l'a constaté Vézina (chapitre 10), à l'apparition de tensions à l'interne entre les intervenants bilingues et unilingues anglophones. De plus, les multiples niveaux de gestion et leur interdépendance ajoutent à la complexité de ces rapports, car les gestionnaires des différents services sont en constante concurrence pour l'obtention de ressources par ailleurs limitées, voire rationnées.

Comme le soutien organisationnel est essentiel pour que les professionnels d'un établissement posent des gestes d'offre active (chapitre 12), il y a ici une zone d'incertitude critique lorsqu'on cherche à favoriser l'augmentation de comportements individuels s'y conformant.

Les *intervenants bilingues* peuvent ou doivent offrir les services en français à la population francophone qui se présente dans leur établissement, et ce, en fonction du caractère officiel ou non des services en français dans leur province ou leur établissement. Ils ont l'avantage de parler la langue minoritaire, ce qui leur assure le contrôle d'une certaine zone d'incertitude. Comme le mentionnent Drolet *et al.* (chapitre 6), ils peuvent créer une forme d'alliance avec la clientèle francophone afin de mettre de la pression sur les organisations pour améliorer l'offre de services. Ils voudraient souvent contribuer à l'augmentation des services en français dans leur organisation et même pouvoir travailler dans leur langue maternelle. Lorsque l'établissement est désigné bilingue, ils peuvent accéder plus facilement à des postes permanents et à des promotions, car ils sont recherchés du fait qu'ils possèdent une compétence rare et demandée (chapitre 9). Leur statut privilégié peut susciter l'envie et la grogne. Il peut également arriver que leur employeur refuse de les laisser partir pour un autre poste non désigné bilingue, tellement ils sont précieux dans leur poste actuel. Les intervenants bilingues font parfois face à une surcharge de travail, lorsqu'ils sont sollicités pour agir à titre d'interprètes pour leurs collègues unilingues (chapitres 2 et 8), ce qui peut les amener à ne pas s'afficher comme parlant français dans les organisations où cette compétence n'est pas valorisée ou reconnue.

Les *intervenants unilingues* sont les plus nombreux à occuper des postes au sein du système, et ce, jusqu'au rang de gestionnaires. Certains d'entre eux s'opposent à l'offre active de services en français. Ils préfèrent que ces services ne prennent pas une place trop importante dans l'organisation, car ils craignent que leur incapacité à s'exprimer en français nuise à leur carrière. Ils vont réagir négativement et parfois vivement à toute augmentation de la visibilité du français dans les milieux de travail. Certains n'aiment pas que les francophones se parlent en français entre eux et que l'offre active devienne une politique organisationnelle officielle. Ils ont l'avantage du nombre et de travailler dans un milieu où le fonctionnement se fait essentiellement dans leur langue première, celle de la majorité, privilège qui leur semble tout à fait naturel.

## La dynamique des acteurs au sein des CFSM

Les membres des CFSM veulent recevoir des services dans leur langue, car cet accès peut avoir un effet important sur leur santé, leur bien-être et leurs conditions de vie. Lorsqu'ils sont suffisamment nombreux, les francophones peuvent créer des organisations communautaires appelées à jouer un rôle dans la défense de leurs droits. Ces groupes peuvent faire pression sur les décideurs publics pour que des ressources soient allouées afin de répondre à leurs besoins, car leurs droits sont protégés par la Charte des droits et libertés et par certaines autres lois comme la Loi sur les services en français en Ontario ou la Loi sur les langues officielles au Nouveau-Brunswick (chapitres 3 et 7).

Cependant, dans plusieurs provinces, les francophones demeurent minoritaires, souvent même très minoritaires, ce qui limite leur pouvoir de pression, car ils ne constituent généralement pas une base électorale très importante. Les gouvernements devront avoir une certaine écoute pour bien saisir leurs revendications, car les francophones peuvent se tourner vers les tribunaux pour les obliger à adopter des mesures qui prennent mieux en compte leurs intérêts. Les gouvernements vont ainsi mettre en place des politiques et des mesures telles que la désignation d'organismes bilingues, en Ontario, ou la création d'une régie régionale francophone, au Nouveau-Brunswick. Il peut toutefois s'avérer périlleux d'octroyer des ressources pour la mise en place de services à l'intention des francophones. En effet, cela peut créer un mécontentement chez une partie de la population majoritaire, qui n'apprécie guère qu'une communauté moins importante en nombre monopolise de telles ressources, puisqu'elle estime que la grande majorité des francophones s'exprime en anglais sans trop de difficulté.

Dans certaines régions où la concentration de francophones est suffisamment importante et où ils peuvent s'organiser pour agir comme un groupe de pression, les gouvernements seront plus enclins à octroyer des ressources à des établissements de services sociaux et de santé pour qu'ils mettent en place des mesures d'offre active et des services en français. Comme les établissements sont confrontés à un manque de ressources pour répondre à leur mission, ils accepteront, voire dans certains cas, réclameront et tireront profit de ces ressources.

Cependant, avec ces ressources, vient l'obligation de recruter des employés bilingues et de leur offrir des postes désignés bilingues.

Ce qui est souvent un grand défi, particulièrement dans les communautés rurales ou éloignées où la pénurie de ressources professionnelles est souvent une réalité qui touche même les professionnels anglophones (chapitre 9). Parfois, la difficulté à trouver des intervenants bilingues incite les gestionnaires à embaucher des personnes unilingues avec la condition qu'elles apprennent le français une fois en poste. Cette stratégie déçoit souvent puisqu'il est connu que certains employés abandonnent leur ambition d'apprendre le français en cours de route et qu'en définitive peu de mesures sont mises en place pour s'assurer que soit respectée cette condition d'embauche. Les gestionnaires ne veulent pas mettre trop d'énergie à exercer ces contrôles, car les résultats risqueraient de les confronter à des réalités avec lesquelles ils peuvent difficilement composer, soit l'obligation de les congédier et de recruter d'autres employés bilingues, ce qu'ils ne parviennent pas à faire en nombre suffisant. De plus, ces congédiements risqueraient d'alimenter du ressentiment parmi les professionnels unilingues anglophones, qui ont l'impression que l'attribution de ces postes bilingues répond davantage à une pression politique qu'à un véritable besoin dans la population.

En effet, ils sont portés à croire qu'il y a suffisamment de collègues pouvant offrir des services en français sans que l'organisation soit obligée de créer des postes bilingues réservés, puisque peu de francophones demandent des services en français. Plusieurs croient aussi que cela ne pose pas de problèmes de donner des services en anglais à des francophones du fait que plusieurs d'entre eux communiquent sans trop de difficulté en anglais. On ne tient alors pas compte de l'importance d'offrir des services en français à l'usager francophone pour s'assurer de la qualité et, tout particulièrement, de la sécurité des services.

Par ailleurs, les gestionnaires, comme les professionnels, sont confrontés à leur responsabilité d'assurer cette qualité et cette sécurité des services par une communication adéquate. Ils sont également tenus d'adopter un comportement éthique en s'assurant, entre autres, du consentement éclairé de l'usager et de la protection de la confidentialité. La diffusion de témoignages faisant état de manquements à l'éthique professionnelle ou de situations compromettant la sécurité des usagers en raison d'un défaut d'offre de services dans la langue de la minorité linguistique peut donc représenter une zone d'incertitude importante à exploiter pour avoir une influence sur les décisions et permettre un ajustement du système au profit de l'offre active.

## Le système et les leviers d'action

Afin de décrire le système des services sociaux et de santé et les leviers d'action dont disposent les acteurs de ce système, nous nous sommes d'abord inspirés de Champagne, Contandriopoulos, Picot-Touché, Béland et Nguyen (2005), qui décrivent le système de services de santé comme un système organisé d'actions où diverses structures (physique, organisationnelle, symbolique) délimitent un espace social dans lequel quatre grands groupes d'acteurs (professionnels, gestionnaires, monde marchand et monde politique) interagissent pour réaliser un ou des projets collectifs concourant à l'atteinte des finalités du système. De plus, à l'instar du *Chronic Care Model* (CCM) élaboré par Wagner et ses collègues en 1996 et de sa variation connue sous le nom de *Expanded Chronic Care Model* (ECCM) (McCurdy, MacKay, Badley, Veinot et Cott, 2008) [2], nous reconnaissons que la personne en quête de services ou ses proches aidants, ainsi que la communauté dont ils sont issus, constituent tous des acteurs actifs dans ce système. Enfin, pour assurer une continuité de services en français dans la trajectoire de l'usager au sein du système, il faut considérer l'intégration des services et les mécanismes de coordination existants entre différents fournisseurs de services (Couturier, Gagnon, Belzile et Salles, 2013 ; Tremblay, Angus et Hubert, 2012). Ainsi, nous aimerions proposer notre propre cadre d'analyse de ce système, élaboré par le GReFoPS (Savard *et al.*, 2017), et inspiré des modèles précédents afin d'en dégager les leviers d'action qui s'offrent aux membres des communautés francophones en situation minoritaire et qui permettront d'agir en faveur de l'accès à des services en français et de l'offre active de tels services.

Au centre de ce modèle représenté graphiquement à la figure 1, on aperçoit une trajectoire de services qui est constituée de la rencontre entre un ou des professionnels de la santé et des services sociaux et une personne recherchant un soin ou un service. Cette personne est souvent soutenue par un ou des proches aidants, qui peuvent ou non participer à cette rencontre. Ces deux principaux groupes d'acteurs évoluent dans un espace social influencé par plusieurs types de structures que nous avons regroupés ainsi :

- Une structure symbolique, constituée des valeurs, croyances, représentations de la société, entre autres sur le plan de sa définition de la santé et des services sociaux, mais aussi de sa définition de l'équité, etc.

386 ENJEUX ET STRATÉGIE DE FORMATION

Figure 1. Cadre d'analyse des leviers d'action pour l'accès et l'intégration des services sociaux et de santé pour les communautés francophones en situation minoritaire

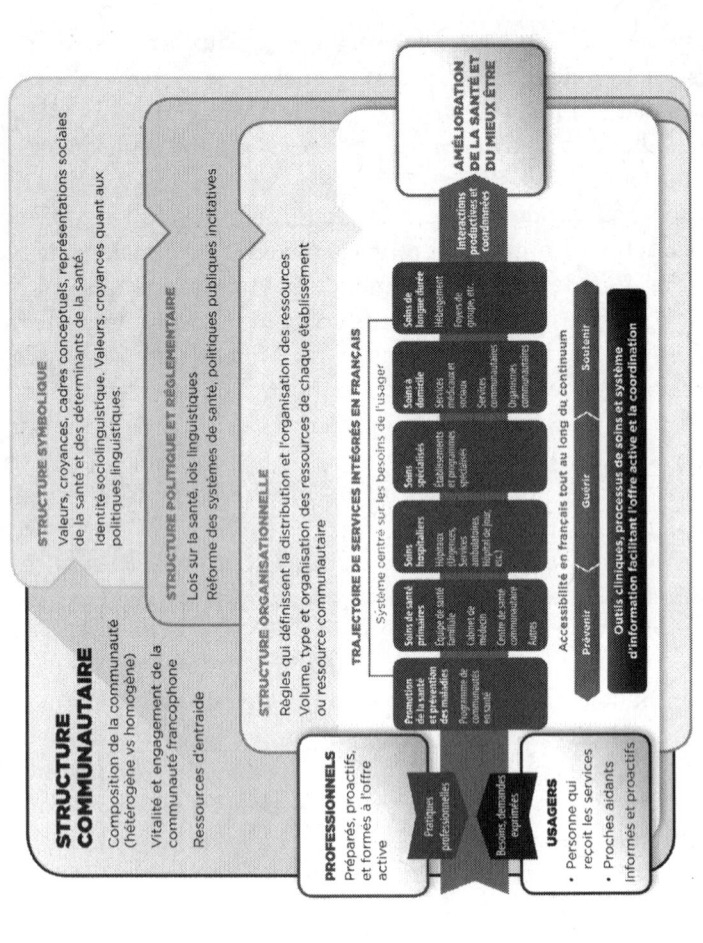

Source : Savard J. et coll. (2017). www.grefops.ca/cadre_analyse_fr.html. Inspiré de : Barr et coll. 2003 ; Champagne et coll. 2005 ; Couturier et coll. 2013 ; Tremblay et coll. 2012

- Une structure politique et réglementaire, constituée des lois, règlements et directives ministérielles qui encadrent le système de santé et de services sociaux dans chacune des provinces. Les nombreuses réformes du système de santé souhaitées par la structure politique se traduisent généralement par des modifications à ces lois, règlements et directives, qui à leur tour influeront sur les structures organisationnelles.
- Des structures organisationnelles, constituées de règles qui définissent la distribution et l'organisation des ressources, de même que le volume et le type de ressources dans chaque organisme offrant des services.

On notera ici que les soins et services prennent place au sein d'une communauté. Ainsi, en plus des organismes formels de services sociaux et de santé, la communauté peut mettre en place divers services structurés par leurs propres règles organisationnelles, comme des organismes d'économie sociale, des groupes d'entraide, etc.

Un examen plus approfondi de chacune de ces structures nous permettra de mieux comprendre comment fonctionne le système de services de santé et de services sociaux et quel est l'espace de jeu des acteurs dans ce système.

## La structure symbolique

L'importance que la société accorde à la santé et à la justice sociale, ses représentations de la santé et de ses déterminants, sa conception de la régulation, ses idées sur les responsabilités et le rôle des acteurs sont tous des éléments symboliques qui influent sur les politiques de santé et l'organisation des systèmes de santé et de services sociaux. Ces éléments symboliques influent aussi sur la façon dont chacun des acteurs du système perçoit son propre rôle au sein de ce système.

Par exemple, avec la diminution des maladies infectieuses et de courte durée et l'augmentation des maladies chroniques, on assiste à un changement de perception laissant un plus grand rôle à chaque personne quant aux orientations souhaitées pour sa propre santé, ses choix et ses conditions de vie. Ces changements dans les valeurs collectives amènent le système de santé et de services sociaux à se transformer pour favoriser une plus grande collaboration entre la personne, ses proches aidants et les intervenants des services sociaux et de santé (Bodenheimer *et al.*, 2002). Au 21$^e$ siècle, les soins centrés sur la personne ou le patient, la satisfaction des usagers et l'accès aux soins pour les personnes vulnérables et la sécurité des patients sont des valeurs importantes dans notre système de santé et de services sociaux. On observe aussi divers efforts pour offrir des soins adaptés culturellement[3].

De plus, le gouvernement du Canada reconnaît la dualité linguistique comme élément fondamental de l'identité canadienne et il soutient un grand nombre d'initiatives pour aider les communautés de langue officielle en situation minoritaire, comme en fait foi la *Feuille de route pour les langues officielles 2013-2018*. L'importance accordée à cette valeur peut toutefois varier grandement au sein de la population canadienne, tant francophone qu'anglophone.

Une plus grande valorisation de la langue de la minorité et le développement identitaire des acteurs francophones peuvent certes être souhaités. Cela pourrait stimuler la demande de services de la part des membres des CFSM et favoriser une plus grande conscientisation à l'égard des besoins de cette communauté chez les acteurs de la majorité. Chez les intervenants francophones, cette plus grande affirmation identitaire pourrait favoriser les gestes d'offre active. Cependant, ne miser que sur la valeur du bilinguisme et de l'affirmation des francophones limitera la zone d'influence en faveur de services en français, puisque le bilinguisme est parfois source de tension comme le souligne Vézina (chapitre 10).

## La structure politique et réglementaire

Cette structure est constituée de lois, règlements et directives ministérielles qui encadrent le système de santé et de services sociaux à l'échelle nationale et dans chacune des provinces. Il peut s'agir de lois ou de politiques encadrant spécifiquement les services sociaux et de santé comme la Loi canadienne sur la santé, des lois ou politiques des diverses provinces en matière de services de santé et de services sociaux, ou encore des lois ayant une portée plus générale qui colorent les actions dans plusieurs domaines, comme la Loi sur les langues officielles du Canada de même que les lois ou politiques des diverses provinces en matière de langues officielles. Divers auteurs de ce livre ont décrit comment le contexte juridique a pu influer sur le développement de services sociaux et de santé en français dans les CFSM. Ces lois et politiques varient d'une province à l'autre et offrent un encadrement juridique plus ou moins contraignant pour la planification des services en français, comme l'obligation d'offrir des services à français ou la simple obligation de consulter les communautés francophones sans obligation de résultat quant aux services à offrir en français.

Les changements dans les politiques entourant les services de santé, comme ceux proposés dans les réformes visant à mettre les patients au centre des soins et services, donc la personne recevant les services et ses proches aidants, interviennent également sur la structure politique et réglementaire.

## La structure organisationnelle

La structure organisationnelle, qui porte sur la quantité, le volume et la distribution des ressources humaines, physiques et financières affectées aux services sociaux et de santé, est certes influencée par la structure politique et réglementaire. Toutefois, à l'intérieur de ces politiques, règlements et directives, il existe divers espaces permettant aux gestionnaires d'organiser les ressources qui leur sont attribuées et dont ils ont la gestion, comme il a été expliqué précédemment. Les liens formels qu'ils mettent en place pour faciliter la coordination des services offerts par les différentes ressources font aussi partie de la structure organisationnelle.

La distribution de ces ressources s'opère entre les divers territoires géographiques, entre les services publics, privés ou communautaires, entre les services de 1$^{re}$, 2$^e$ ou 3$^e$ ligne, entre les différentes clientèles. Lorsque la variable linguistique n'est pas considérée au moment de prendre ces décisions concernant la répartition des ressources, il peut arriver que ces décisions influent négativement sur l'accès aux services en français.

Dans plusieurs chapitres (chapitres 7, 9 et 10), les auteurs démontrent clairement que la culture organisationnelle et le leadership peuvent jouer un rôle essentiel dans la mise en place de services en français. Il ressort également de cela que la distribution des ressources entre les services publics, privés ou communautaires peut influer sur l'accès aux services en français puisque, même dans les provinces qui ont des réglementations sur les services en français, la plupart du temps, les services privés ne sont pas assujettis à ces règles. Un autre exemple serait la distribution des ressources vers des services très spécialisés, spécialement dans le domaine de la santé. Ces décisions peuvent mener à une trop grande dispersion des rares ressources francophones ou bilingues entre diverses organisations ayant chacune un mandat spécifique en termes de problèmes sociaux et de santé sur lesquels intervenir. En contrepartie, une organisation ayant un mandat plus large et une sensibilité à la dimension linguistique aurait pu comporter, dans l'ensemble, suffisamment de personnel bilingue et mieux le distribuer pour offrir et coordonner des services en français sur une base plus régulière.

Le manque d'intervenants francophones ou bilingues et en particulier d'intervenants bien préparés aux défis de l'offre active est encore un enjeu bien présent dans certaines CFSM. À cet égard, le Consortium national de formation en santé (CNFS) est une ressource importante pour les établissements d'enseignement qui forment ces professionnels (chapitres 2 et 11). Cependant, augmenter le nombre de professionnels capables de s'exprimer en français demeure insuffisant si ces ressources sont mal utilisées (chapitres 5 et 9). Pour une planification optimale des ressources humaines, il sera absolument nécessaire de connaître ces intervenants, de les attirer, de reconnaître et de soutenir leur travail, et ce, afin de les déployer de façon efficiente de manière à assurer un accès équitable aux services en français.

### Les ressources de la communauté

L'amélioration de la santé de la population ne relève pas seulement du système de services de santé, mais d'un ensemble d'actions multisectorielles incluant, entre autres, la création de milieux de vie favorables, le renforcement de l'action communautaire et l'élaboration de politiques publiques favorables à la santé et au bien-être (Barr et al., 2003). De manière plus informelle, les relations de voisinage qui favorisent le soutien social entre les membres de la communauté peuvent avoir une influence positive sur leur santé. À un niveau plus formel, l'action communautaire peut s'organiser autour de divers groupes d'action capables d'exprimer aux autorités compétentes les besoins observés dans la communauté et de revendiquer l'octroi de ressources publiques pour une problématique donnée, ou même, de s'organiser pour pallier un manque de services en créant des entreprises d'économie sociale ou des groupes d'entraide ou de soutien pour des personnes présentant une problématique similaire, etc. Dans ce contexte, la vitalité linguistique[4] de la communauté francophone peut avoir un rôle important à jouer dans l'accès à des services en français.

## La trajectoire de services

L'interaction productive dans la trajectoire de soins et services passe par une collaboration entre la personne en quête de services, ses proches aidants et les intervenants des services sociaux et de santé, ainsi qu'une coordination des services pour promouvoir l'accès à des services en français tout au long du continuum. Cette interaction sera positive lorsque :

- d'une part, l'intervenant sera proactif, ouvert au réseautage et à une approche à multiples volets et stratégies, capable d'offrir activement des services en français en le faisant lui-même ou en aiguillant la personne vers une ressource appropriée. De plus, les outils cliniques, les processus de soins et les systèmes d'information à sa disposition facilitent l'offre active et la coordination des services en français. Il convient toutefois de rappeler que la relation entre un professionnel et la personne se passe souvent dans un espace privé qui ne sera pas observé. Cela implique la nécessité de bien intervenir par la formation pour que le professionnel ait intégré la valeur de l'offre active. Certains sont d'avis que l'on ne pourrait l'imposer par la coercition ;
- d'autre part, la personne et ses proches aidants seront mieux informés et outillés dans la gestion de la condition de santé chronique, mais aussi mieux informés de l'importance de la communication pour la qualité et la sécurité des soins et services. Ils seront alors proactifs, en participant aux décisions les concernant, capables de mettre en place les recommandations nécessaires à l'amélioration de leur condition de santé et de leurs conditions de vie, mais aussi capables d'affirmer leur besoin que certaines interactions aient lieu dans leur langue.

Par ailleurs, ces deux groupes de personnes n'opèrent pas en vase clos. Les personnes soutenues par une communauté forte auront davantage tendance à faire connaître leurs besoins (Forgues et Landry, 2014). Les intervenants soutenus par leur organisation auront plus de facilité à mettre en place l'offre active de services en français (chapitre 12). De plus, dans le contexte de l'augmentation des maladies chroniques, la probabilité qu'une personne ait besoin de l'intervention de plusieurs professionnels, situés dans plus d'une organisation des réseaux institutionnels et communautaires, est très grande. Afin que la trajectoire de soins et services soit suivie sans rupture, il faut des mécanismes de collaboration et de coordination entre plusieurs fournisseurs de services, incluant des mécanismes de référence qui tiennent compte de la variable linguistique. À cet égard, l'offre active tout au long du continuum de soins et de services en français ne peut pas relever d'une seule personne. La structure politique et réglementaire de même que la structure organisationnelle doivent nettement faciliter cette coordination des services en français.

### Les stratégies en faveur de l'offre active

Dans cet ouvrage, les auteurs insistent sur l'importance de déployer diverses stratégies afin de progresser en matière d'offre active de services en français. Ainsi, dans la présente section, nous souhaitons articuler les principales propositions contenues dans l'ouvrage autour des six stratégies suivantes : levier juridique et politique, formation et engagement des futurs professionnels, culture organisationnelle axée sur l'offre active, leadership des acteurs sociaux et de la communauté, mesures d'attraction et de rétention des intervenants et enfin mobilisation et collaboration des acteurs (voir figure 2).

### Levier juridique et politique

Par le passé, les représentants des CFSM ont principalement eu recours au levier juridique pour défendre leurs intérêts. D'ailleurs, les progrès réalisés dans une province, par exemple à la suite de la lutte menée pour sauvegarder l'Hôpital Montfort en Ontario, ont encouragé les communautés des autres provinces à faire valoir, elles aussi, leurs droits linguistiques. La mobilisation des acteurs autour de leurs droits s'est traduite par des avancées concrètes pour les CFSM et devrait les encourager à continuer de militer pour la création d'un droit à la santé[5] pleinement reconnu sur le plan national et par les provinces et auquel pourraient se greffer les droits linguistiques en matière de services sociosanitaires. Les ressources juridiques (Charte canadienne des droits et libertés, lois, politiques, etc.) représentent donc un levier essentiel pour les CFSM lorsque vient le temps de définir leurs stratégies.

Plus précisément, les acteurs ont imaginé et mis de l'avant divers moyens pour améliorer les services en français (plan de développement des services, poste de commissaire aux langues officielles, représentation au sein du conseil d'administration des établissements, reddition

Des connaissances nouvelles pour des services en français de qualité et sécuritaires 393

**Figure 2. Les 6 stratégies en faveur de l'offre active**

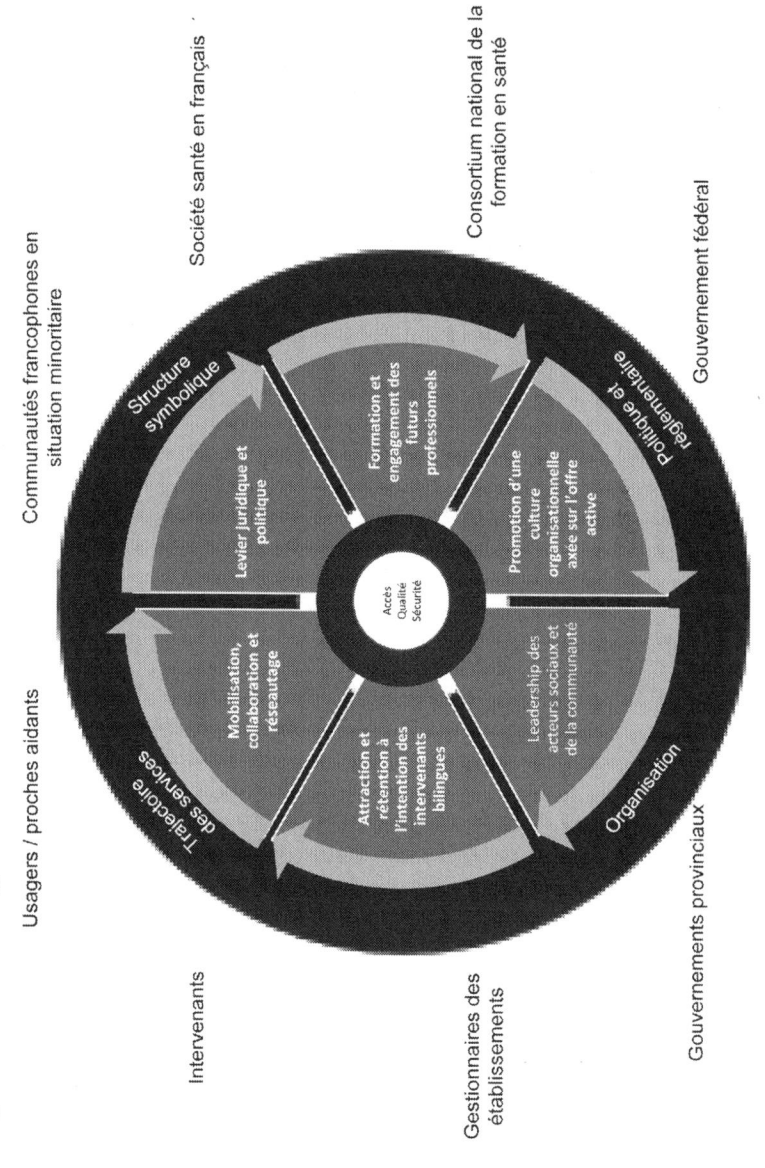

Usagers / proches aidants

Communautés francophones en situation minoritaire

Société santé en français

Consortium national de la formation en santé

Gouvernement fédéral

Politique et réglementaire

Promotion d'une culture organisationnelle axée sur l'offre active

Formation et engagement des futurs professionnels

Structure symbolique

Levier juridique et politique

Mobilisation, collaboration et réseautage

Attraction et rétention à l'intention des intervenants bilingues

Leadership des acteurs sociaux et de la communauté

Accès
Qualité
Sécurité

Organisation

Trajectoire des services

Intervenants

Gestionnaires des établissements

Gouvernements provinciaux

de comptes, etc.). Comme le souligne Foucher (chapitre 3), malgré ces progrès, il y a encore considérablement de chemin à parcourir pour s'assurer que le citoyen francophone en contexte minoritaire pourra « naître, vivre, être soigné et mourir » dans sa langue officielle.

Cela dit, l'existence d'un contexte juridique favorable ne suffit pas. Il doit être accompagné d'une volonté politique et d'un engagement réel si l'on veut garantir, dans les faits, le respect des droits linguistiques et de l'offre active de services dans la langue de la minorité. Au chapitre 7, Forgues démontre que la question de l'application des droits linguistiques demeure un processus complexe qui fait intervenir un ensemble de facteurs : sociaux, économiques, culturels et politiques. Ainsi, l'efficacité des organismes francophones en milieu minoritaire passe par leur capacité à mobiliser et à créer des rapports de force, d'influence et de pouvoir.

De même, nous avons constaté que l'offre active n'est pas un principe neutre et ne peut se réduire à une technique de gestion. Comme l'ont démontré Cardinal *et al.* (chapitre 4), dans le secteur de la justice, l'offre active comporte une dimension politique du fait qu'elle suscite un débat continu entre les acteurs communautaires et gouvernementaux. Elle est à la fois un principe de gestion, de justice et de développement. L'offre active doit prendre appui sur des politiques et des directives, une planification des services et la reddition de comptes. Bref, ces constats tendent à confirmer les propos de Crozier et Friedberg à l'effet que les règles du jeu conditionnent les stratégies des acteurs qui sont à leur tour conditionnées par celles-ci (1977, p. 212).

## Stratégie de formation et d'engagement des futurs professionnels

Bouchard *et al.* (chapitre 2) ont démontré comment l'analyse stratégique a été une source d'inspiration tout au long du projet d'outillage. En effet, les auteurs ont présenté, à la lumière de ce modèle, la stratégie de formation des futurs professionnels déployée depuis 2008 par le CNFS, afin d'y intégrer les valeurs et les principes de l'offre active. L'objectif poursuivi, à long terme, était de s'assurer que les futurs professionnels exercent un leadership dans leur milieu de travail éventuel en agissant comme des artisans de l'amélioration de la qualité des services en français dans toutes les régions du pays. En d'autres mots, la stratégie adoptée se résume ainsi : l'amélioration des services en français doit nécessairement passer par la mobilisation et l'engagement des futurs professionnels. Au point de départ, le projet d'outillage visait à documenter les enjeux, défis et pistes de solution à privilégier pour assurer l'adoption de pratiques d'offre active de services en français en contexte linguistique minoritaire. En cours de route, ce projet a mené à l'élaboration d'un profil de compétences (connaissances, savoir-faire, savoir-être) susceptibles de préparer les étudiants à relever les défis liés à l'organisation et à la prestation de services sociaux et de santé en français. Parmi les stratégies et pistes de solution relevées, mentionnons les suivantes : engagement et mobilisation, construction identitaire, développement d'outils pédagogiques, etc.

Cette recherche-action aura aussi permis d'identifier certaines zones d'incertitude, notamment celles détenues par les gestionnaires qui ont le pouvoir d'introduire une culture axée sur l'offre active en s'assurant que la planification des horaires prenne en compte les besoins linguistiques et que le travail et la surcharge assumés par le personnel bilingue soit reconnu, par exemple, en offrant une prime au bilinguisme. Il en ressort que le nouveau professionnel formé à l'offre active doit pouvoir compter sur un soutien organisationnel pour faire progresser ce dossier.

De nouvelles initiatives, telles l'élaboration d'un cadre de référence et la conception d'une boîte à outils en ligne pour alimenter les formations sur l'offre active, ont été menées par le CNFS. Cette information et cette expertise deviennent une source de pouvoir devant permettre aux futurs professionnels francophones, francophiles et bilingues de mieux défendre les intérêts des CFSM et ainsi d'accroître leur influence au sein du système d'action. Ces initiatives ont également été inspirées par les travaux de Crozier, en ce sens qu'il était question d'être davantage à l'écoute des citoyens[6]. Bref, cette réflexion aura servi à mieux saisir les fondements de la stratégie de formation privilégiée par le Secrétariat national du CNFS, laquelle visait à amener la perspective des divers acteurs du système d'action dans la salle de classe (par exemple, les témoignages de patients ou de personnes qui ont bénéficié de services), ce qui a été facilité par la création de la boîte à outils sur l'offre active (http://www.offreactive.com/).

Signalons également que les acteurs ont tenté de parfaire leurs stratégies en cours de route, ayant pris davantage conscience, peut-être sans la nommer ainsi, de la structure symbolique dans laquelle ils évoluent. L'analyse de leur discours a permis, en effet, d'observer qu'au cours des dernières années plusieurs acteurs ont mis l'accent sur la qualité des services et la sécurité des usagers plutôt que sur les droits linguistiques. Il semble qu'ils cherchent à tirer parti des réformes récentes du réseau de la santé et des services sociaux axées sur les personnes, car il est question de mettre les préoccupations des usagers au centre du système. À ce titre, il est intéressant de souligner que, lors d'un forum tenu récemment sur la qualité et la sécurité des services de santé au Nouveau-Brunswick (Bouchard, 2015), des gestionnaires ont tenu à mentionner les efforts qu'ils ont déployés, au cours des dernières années, pour introduire une culture axée sur les patients. Cette approche les a conduits à faire la promotion de pratiques d'offre active et de mieux répondre aux besoins des francophones en contexte minoritaire.

Dubouloz *et al.* (chapitre 11) se sont intéressés aux besoins de formation des professeurs qui sont appelés à jouer un rôle clé auprès des futurs professionnels. Il convient donc d'intervenir également en amont de la formation donnée aux étudiants afin de s'assurer de bien préparer les professeurs à intervenir efficacement dans leurs milieux de travail respectifs. Les auteures proposent un cadre conceptuel éducationnel de l'offre active. Elles se sont inspirées de perspectives théoriques permettant de mieux définir les trois savoirs (savoir, savoir-faire, savoir-être) indissociables de la compétence professionnelle. Selon cette perspective, c'est en structurant la formation des professeurs/formateurs des programmes concernés autour de ces trois savoirs et en s'assurant que ces derniers maîtrisent bien les contenus de l'offre active qu'il sera possible de diffuser, par la suite, ces savoirs aux étudiants. Il en résultera un savoir-agir qui permettra au professionnel de mettre en pratique l'offre active, d'exercer un leadership et de jouer plus activement un rôle d'agent de changement dans son milieu de travail.

Il est intéressant de signaler en outre les travaux de Savard *et al.* (chapitre 12), qui dans une perspective d'évaluation des activités de formation, se sont penchés sur les comportements d'offre active. Ces auteures présentent des indicateurs de comportement associés à une offre active de services sociaux et de santé en français en contexte linguistique minoritaire et discutent de l'élaboration d'outils de mesure de l'offre active. Puis, en comparant les résultats obtenus par des étudiants et des professionnels lors d'une mesure des comportements d'offre active avec les résultats obtenus à d'autres questionnaires, elles ont contribué à la réflexion sur les déterminants de cette offre active de services en français en contexte minoritaire.

Les auteures observent notamment que les intervenants ont adopté des comportements favorables à l'offre active qui semblent dépendre en très grande partie de facteurs environnementaux (dispositifs législatifs et culture organisationnelle), mais aussi de facteurs personnels comme l'affirmation identitaire et la compétence en français. Une meilleure connaissance de ces facteurs devrait mener à la conception de stratégies de sensibilisation et d'éducation mieux adaptées aux besoins des divers publics cibles (législateurs, gestionnaires, intervenants). Dans une étape ultérieure, il sera possible de poursuivre le raffinement des questionnaires servant à définir les facteurs favorables aux comportements d'offre active. Il est question de concevoir un outil qui permettra d'orienter les apprenants vers des formations ou des activités de sensibilisation ciblées et mieux adaptées à leur profil particulier.

Bref, plusieurs auteurs de l'ouvrage abondent dans le même sens, à savoir que, pour concevoir un système mieux adapté linguistiquement et culturellement, il y a lieu d'intervenir d'abord sur l'acteur, soit les futurs diplômés des professions de la santé et des services sociaux, en cherchant à mieux les outiller en cours de formation. Cette stratégie de formation doit reposer sur l'élaboration de nouveaux contenus de cours. Il y a lieu, effectivement, de développer de nouvelles connaissances et une expertise chez les futurs professionnels et les futurs gestionnaires qui sont appelés à jouer un rôle d'ambassadeurs de l'offre active sur le terrain. Si le pouvoir réside dans le savoir, comme le suggère le modèle de l'analyse stratégique, on peut penser que, dans un avenir rapproché, les futurs diplômés joueront un rôle déterminant en faveur de l'offre active de services en français en contexte minoritaire. De fait, comme l'ont démontré Crozier et Friedberg avec le cas bien connu du Monopole industriel, le fait de détenir une expertise, c'est-à-dire une compétence difficilement remplaçable au sein de l'organisation, peut procurer beaucoup de pouvoir. En outre, l'expert est « le seul qui dispose du savoir-faire, des connaissances, de l'expérience du contexte qui lui permettent de résoudre certains problèmes cruciaux pour l'organisation[7]. »

## Promotion d'une culture organisationnelle axée sur l'offre active

L'analyse de la structure symbolique nous a montré que la valeur du bilinguisme fondé sur les deux langues officielles n'est pas partagée également dans la population canadienne. Pour mener à des progrès significatifs, il est stratégique de miser sur des valeurs partagées par la majorité pour y puiser des pistes d'action qui aideront les CFSM. Parmi ces valeurs se trouvent la protection des personnes vulnérables, les services culturellement adaptés et la sécurité des patients ; la qualité des soins et services ; la collaboration entre la personne, ses proches aidants et les intervenants ; enfin, la capacité qu'ont les personnes d'agir sur leurs conditions de vie.

C'est ce que propose Vézina (chapitre 10), lorsqu'il aborde l'offre active sous l'angle de la culture organisationnelle, elle-même considérée comme un construit, au même titre que les règles du jeu organisationnelles. L'auteur estime que la culture centrée sur le bilinguisme devrait être abandonnée au profit d'une culture axée davantage sur l'offre active. Cette culture pourrait être favorable aux CFSM dans la mesure où elle s'appuierait d'abord sur la sécurité et la qualité des services dans les deux langues officielles. Dans ce contexte, le bilinguisme devient un outil parmi d'autres. Cet auteur estime que le soutien, voire l'engagement et la collaboration des personnes unilingues anglophones, en seraient ainsi facilités. De plus, l'adoption des valeurs associées à l'offre active, notamment celles de la sécurité, inciterait les gestionnaires à prendre les mesures nécessaires pour organiser les services en fonction de l'offre active et encourager leur personnel à agir en ce sens.

Ainsi, un important levier d'action pour les CFSM pourrait être de sensibiliser les acteurs de la majorité au fait qu'une barrière linguistique représente un obstacle majeur pour la santé et le bien-être de l'usager. Une telle barrière peut entraîner une erreur médicale ou une passivité de l'usager dans le cadre d'une intervention à caractère psychosocial. Cette sensibilisation peut se faire à l'aide d'un message commun et répété sur la qualité et la sécurité, en utilisant le vocabulaire des gouvernements (engagement de la population, pratique centrée sur le patient, patient au cœur du système, etc.). Un service linguistiquement adapté se traduit par une plus grande satisfaction à l'égard des services reçus (Tremblay et Prata, 2012, p. 38).

Les travaux de Savard *et al.* (chapitre 12) ont permis de démontrer que le soutien organisationnel influe sur les comportements d'offre active. Ces travaux montrent bien l'importance de sensibiliser davantage les gestionnaires et directeurs d'établissements aux nouvelles pratiques d'offre active afin qu'ils puissent transformer la culture organisationnelle en conséquence. D'ailleurs, plusieurs auteurs de l'ouvrage soutiennent que l'engagement de la haute direction et de ses gestionnaires est un élément clé à prendre en considération pour progresser en matière de prestation de services en français. En ce sens, Savard *et al.* (chapitre 12) fournissent un outil d'auto-évaluation que les acteurs peuvent utiliser pour améliorer leurs pratiques.

Lorsque cette nouvelle culture organisationnelle touchera un plus grand nombre d'acteurs, il sera possible d'atteindre non seulement les organisations de services, mais aussi les organisations régionales et provinciales qui assurent la distribution des ressources et celles qui influent sur la structure politique et réglementaire. Ainsi, peut-être que les CFSM peuvent miser sur les nouvelles tendances de gestion comme la réforme centrée sur les besoins des patients. Si le fait de placer le patient (la personne et ses proches aidants) au centre des soins et services implique des réorganisations politiques et administratives, n'est-ce pas le temps de proposer que ces réformes incluent une reconnaissance des besoins linguistiques des personnes, la mise en place de mécanismes permettant de répondre à ces besoins de façon novatrice et, surtout, l'élimination des barrières systémiques qui nuisent à l'accès et à la coordination des services dans sa langue sur un continuum ? Par exemple, on pourrait revoir certaines obligations de consultation, à l'intérieur du territoire géographique où se situe sa résidence, lorsque ce territoire n'offre pas le service en français et que le territoire voisin l'offre. En milieu urbain, ce territoire voisin n'est parfois qu'à quelques rues de sa résidence.

## Stratégie de leadership des acteurs sociaux et de la communauté

Dans un souci d'améliorer les services, Drolet *et al.* (chapitre 6) préconisent le développement d'un leadership à deux niveaux. D'une part, un leadership des acteurs sociaux et de la communauté afin de stimuler la demande de services en français et, d'autre part, un leadership sur le plan de l'organisation des services afin de mettre en place des pratiques d'offre active de services en français tout au long du continuum de soins et services.

Il est intéressant de signaler qu'un changement semble s'opérer actuellement au sein des organisations sur le plan de l'interaction entre les deux partenaires (intervenant et personne recevant les services). D'un paradigme des soins urgents ou de courte durée caractérisé par une relation « intervenant-expert et client-passif », on semble se diriger vers un paradigme axé sur la collaboration entre la personne concernée, ses proches aidants et les intervenants des services sociaux et de santé. Dans ce nouveau contexte, l'intervenant se met au service de la personne et de ses proches aidants qui sont au centre du système, notamment, en facilitant le processus d'offre active. Une fois que ces intervenants seront mieux formés, outillés et proactifs, il sera encore plus facile d'envisager des changements de comportement relativement à l'offre active et à l'amélioration des conditions de vie des personnes qui les consultent.

La personne en quête de services est aussi un acteur important dans cette relation. En ce sens, une personne, ou une dyade personne-proche aidant, mieux informée de l'importance des services dans sa langue pourra aussi influer sur cette dynamique en confirmant son besoin à l'intervenant. La vitalité de la CFSM pourrait faciliter l'expression de ce besoin. En effet, la personne en contexte minoritaire osera s'affirmer davantage si le contexte le lui permet et si elle a confiance en la possibilité d'amélioration de la situation (Giles, Bourhis et Taylor, dans Forgues et Landry, 2014, p. 98).

Autrement dit, ces nouveaux modes d'intervention visent à accroître l'efficacité des soins et services et se fondent sur un mode égalitaire et dynamique de relations entre l'intervenant et la personne ou le proche aidant. Ainsi, les travaux de ces auteures donnent à penser que l'on assiste actuellement à une transformation importante du système d'action.

En ce qui a trait aux stratégies à privilégier, elles soulèvent l'importance de concentrer les efforts sur les quatre dimensions présentées dans le *Cadre ontarien de l'amélioration des soins de santé*: un leadership solide, un alignement des ressources et des incitatifs pour soutenir les changements, un engagement continu envers l'amélioration de la qualité et une plus grande responsabilité des acteurs.

## Stratégie de recrutement et de rétention du personnel à l'intention des intervenants en santé et services sociaux bilingues en situation minoritaire

Les auteurs du chapitre 9 (Savard *et al.*) soutiennent que la difficulté à recruter des professionnels est une des principales barrières à l'accès aux services en français. Leur étude aura permis d'approfondir des éléments importants qui caractérisent les conditions de pratique des professionnels de la santé et des services sociaux bilingues travaillant auprès des CFSM et d'étudier, auprès de ces professionnels, les facteurs favorisant leur recrutement et leur rétention dans un milieu de travail bilingue. En complément des études décrites par de Moissac *et al.*, (chapitre 8), l'objectif était d'en arriver à mieux saisir les attentes et la perspective des professionnels bilingues travaillant dans deux contextes linguistiques minoritaires.

En raison de la prédominance de l'anglais, la réalité du travail en milieu bilingue pose certains défis. Ainsi, le bilinguisme peut être difficile à mettre en pratique. Les auteurs en arrivent à formuler des recommandations relatives aux stratégies que devraient adopter les principaux groupes d'acteurs appelés à jouer un rôle pour améliorer le recrutement et la rétention du personnel bilingue dans les établissements bilingues évoluant en milieu francophone minoritaire. Voici l'essentiel de ces recommandations à l'intention des principaux acteurs ou groupes d'acteurs :

- Concernant les *employés bilingues*, la formation d'un réseau informel de collègues francophones et francophiles pourrait favoriser l'usage du français. Un tel réseau pourrait contribuer au sentiment d'appartenance à la francophonie en situation minoritaire et au capital social des francophones et francophiles.
- *L'employeur* doit être proactif en s'assurant que les services seront véritablement disponibles en français. L'employeur doit donc poser des gestes concrets : (1) l'embauche d'un plus grand nombre de professionnels, de superviseurs et de gestionnaires bilingues ; (2) la formation linguistique offerte dans les deux langues officielles et un suivi assuré, ainsi que l'offre de formation continue dans les deux langues officielles pour les professionnels en milieu de travail ; (3) l'adoption de mesures pour favoriser un sentiment d'appartenance à la francophonie chez les employés et la sensibilisation à la diversité culturelle ; (4) une reconnaissance ou des incitatifs pour les employés qui participent à l'offre de services bilingues (p. ex. prime au bilinguisme dans les services).
- Les *instances gouvernementales* doivent assurer un financement adéquat pour soutenir l'offre de services sociaux et de santé en français.

- De leur côté, les *organismes de représentation* provinciaux et nationaux tels que la Société Santé en français (SSF) et ses homologues provinciaux et le CNFS doivent continuer de revendiquer les droits des francophones et entreprendre des démarches auprès des instances gouvernementales pour s'assurer de la présence de dispositifs législatifs et de politiques concernant les services en langue française dans toutes les provinces canadiennes. Ces organismes pourraient également proposer l'instauration d'une politique incitative pour la désignation bilingue des postes, ainsi que l'élaboration de règles de fonctionnement dans les services désignés qui favorisent la pratique du bilinguisme et la mise en place d'autres incitatifs tels une prime au bilinguisme, etc. En d'autres termes, les stratégies d'organismes comme la SSF et le CNFS consisteront à repérer les règles du jeu dont ils pourront tirer avantage afin d'accroître l'influence des CFSM.

Ainsi, sur le plan organisationnel, les stratégies de recrutement à l'intention des professionnels de la santé et des services sociaux bilingues devraient viser les valeurs, les besoins et les attentes des professionnels qui souhaitent servir une clientèle francophone en contexte linguistique minoritaire. De plus, les auteurs affirment que la capacité de recruter du personnel bilingue pour, éventuellement, offrir aux CFSM des services dans leur langue doit reposer sur l'engagement de l'ensemble de la communauté francophone, minoritaire ou non.

Sur le plan des structures politiques et réglementaires, certaines personnes devraient avoir la responsabilité de se questionner sur les meilleures façons de distribuer les ressources de santé et de services sociaux pour faciliter, aux personnes pouvant bénéficier de services en français, l'accès à des ressources bilingues. Si cette nécessité de prendre en compte les besoins linguistiques de la population est reconnue par les structures régionales ou provinciales, il serait possible, au moyen d'ententes ou d'autres mécanismes de coordination, d'effectuer les adaptations nécessaires dans la distribution des ressources. Par exemple, même en présence de directives provinciales instaurant des mécanismes de triage géographique, des gestionnaires régionaux pourraient décider de mettre en place des procédures d'exception et de collaboration entre deux organisations fonctionnant sur des territoires voisins, dans le but de favoriser l'accès à des services en français.

De plus, pour effectuer une planification des ressources humaines en fonction des besoins des CFSM, il faut prévoir des mécanismes comme la conception d'un répertoire des intervenants bilingues à l'intérieur d'une organisation, d'une région ou même d'une province.

## Stratégie de mobilisation, de collaboration et de réseautage

Comme le soutient Forgues (chapitre 7), dans les années à venir, les organismes francophones (CNFS, SSF et ses réseaux affiliés) devront relever certains défis comme celui de concevoir des stratégies pour faire progresser les services en français en situation minoritaire dans un contexte juridique et politique qui diffère selon la région et le type de concentration des francophones concernés. Il y aurait lieu de déployer des stratégies de mobilisation des acteurs et des mesures de coordination des efforts pour accroître leur capacité d'influence sur le système de manière à ce que les enjeux considérés comme essentiels soient traités en prenant compte des intérêts des CFSM. En complément, Savard *et al.* (chapitre 9) estiment que la formation d'un réseau informel entre collègues francophones et francophiles pourrait stimuler l'usage du français au sein des établissements ainsi qu'à l'extérieur et, conséquemment, contribuer au sentiment d'appartenance à la francophonie en situation minoritaire et au capital social des francophones et francophiles.

Sur le plan de la recherche, il serait indiqué de recourir à l'interdisciplinarité et à l'approche collaborative. De fait, au cours des dernières années, un nombre grandissant de chercheurs de divers secteurs d'activité font appel à ces nouvelles approches[8]. Étant donné les nombreux enjeux soulevés par l'offre active, on peut penser que ces modèles permettraient de mieux saisir le sujet, dans toute sa complexité. La formation d'alliances entre les acteurs devrait permettre de se repositionner pour avoir un plus grand effet sur le système d'action concret[9].

## Synthèse des recommandations en faveur de l'offre active de services sociaux et de santé en français

Au terme de cet ouvrage, et nous inspirant des différentes stratégies ci-dessus, nous formulons six recommandations en vue d'accélérer le changement vers une offre active de services en français :

> **Recommandations en faveur de l'offre active de services sociaux et de santé en français en contexte minoritaire**
> 1. Faire valoir les arguments juridiques et recourir au levier politique.
> 2. Poursuivre les efforts consacrés à l'élaboration de formations sur l'offre active afin de stimuler l'engagement des futurs professionnels et des divers acteurs de l'univers de la santé et des services sociaux.
> 3. Faire la promotion d'une culture organisationnelle axée sur l'offre active.
> 4. Renforcer le leadership des acteurs sociaux et de la communauté.
> 5. Concevoir une stratégie d'attraction et de rétention du personnel à l'intention des intervenants bilingues, partout où il y a des CFSM.
> 6. Mobiliser les organismes de représentation des CFSM et faire appel à une approche de collaboration et de réseautage.

Pour terminer, nous constatons que les gouvernements ont tendance, de plus en plus, à mettre l'accent sur la performance des systèmes et l'imputabilité. Dans ce contexte, il convient de s'inspirer des meilleures pratiques d'offre active dans l'univers de la santé et des services sociaux. D'ailleurs, à ce titre, il est intéressant de signaler un rapprochement récent entre des chercheurs canadiens et leurs homologues du pays de Galles[10]. Ces rencontres ont permis de comparer les stratégies mises de l'avant dans ces deux pays et de discuter de leur efficacité. Il s'agit là d'une occasion à saisir pour mieux comprendre les enjeux liés à l'offre active et échanger sur les pratiques innovatrices à mettre de l'avant afin de mieux répondre aux besoins des communautés minoritaires concernées.

## Notes

1. Rappelons brièvement le sens donné à ces quatre principaux concepts de l'analyse stratégique présentés au premier chapitre. **Enjeux** : ce que chacun souhaite gagner ou encore risque de perdre en mobilisant ses ressources dans une relation de pouvoir (Crozier et Friedberg, 1977, p. 68) ; **acteurs** : individus et groupes qui défendent des intérêts donnés et tentent d'influer sur le système d'action. (Crozier et Friedberg, 1977, p. 397) ; **système** : structure symbolique, structure politique et réglementaire et structure organisationnelle (Champagne et al., 2005) ; **stratégies** : actions que l'acteur déploie afin de saisir des occasions dans le but d'améliorer sa situation. Il cherche alors à renforcer sa capacité à agir. Le comportement de l'acteur a toujours un sens, il est rationnel par rapport à ces occasions à saisir et au comportement des autres acteurs (Crozier et Friedberg, 1977, p. 47-48).
2. Une description un peu plus détaillée de ces modèles est présentée au chapitre 6 (Drolet et al.).
3. Pour approfondir ces notions, nous invitons le lecteur à consulter les travaux sur les soins centrés sur la personne ou le patient (AMC et AIIC, 2011 ; Lévesque et al., 2013), la satisfaction des usagers (Fondation canadienne pour l'amélioration des services de santé, 2012), l'accès aux soins pour les personnes vulnérables et la sécurité des patients (Institut canadien pour la sécurité des patients, 2016 ; Organisation mondiale de la Santé, 2009) et les soins adaptés culturellement (AIIC, 2010 ; Campinha-Bacote, 2002 ; Office of Minority Health, 2001).
4. Voir à cet effet les travaux de Johnson et Doucet, 2006.
5. À ce sujet, voir le Pacte international relatif aux droits économiques, sociaux et culturels dans lequel on aborde la question du droit à la santé physique et mentale. Voir aussi Saint-Gal (2016).
6. À ce sujet, voir : Crozier, 1987 ; Pavé, 1994.
7. Crozier et Friedberg, 1977, p. 72.
8. À ce sujet, voir Farrah, 2015, p. 10.
9. Pour approfondir cette question, voir les travaux de Vincent Lemieux, sur les politiques publiques et les alliances d'acteurs (Lemieux et al. 2003, p.119-144).
10. À ce sujet, voir : van Kemenade et Forest (2015).

## Références

Association des infirmières et infirmiers du Canada. (2010). *Énoncé de position. Encourager la compétence culturelle dans les soins infirmiers : position de l'AIIC*. Repéré à https://www.cna-aiic.ca/~/media/cna/page-content/pdf-fr/ps114_cultural_competence_2010_f.pdf?la=fr

Association médicale canadienne et Association des infirmières et infirmiers du Canada. (2011). *Principes devant guider la transformation des soins de santé au Canada*. Repéré à https ://www.cma.ca/Assets/assets-library/document/fr/advocacy/HCT-Principles-f.pdf#search=soins %20 centr %C3 %A9s %20sur %20le %20patient

Barr, V. J., Robinson, S., Marin-Link, B., Underhill, L., Dotts, A., Ravensdale, D. et Salivaras, S. (2003). The expanded chronic care model : An integration of concepts and strategies from population health promotion and the chronic care model. *Healthcare Quarterly, 7* (1), 73-82. doi :10.12927/hcq.2003.16763

Bodenheimer, T., Wagner, E. H. et Grumbach, K. (2002). Improving primary care for patients with chronic illness : The chronic care model, part 2. *Jama, 288* (15), 1909-1914. doi :10.1001/jama.288.15.1909

Bouchard, P. (dir.). (2015). *Forum de discussion sur la Qualité, la sécurité et les langues officielles dans l'univers de la santé*. Initiative organisée en partenariat : Département d'administration publique de l'Université de Moncton, Société santé et mieux-être en français du Nouveau-Brunswick, Consortium national de formation en santé – Secrétariat national et volet Université de Moncton.

Campinha-Bacote, J. (2002). The process of cultural competence in the delivery of healthcare services : A model of care. *Journal of Transcultural Nursing, 13* (3), 181-184.

Canada. Patrimoine canadien. (2013). *Éducation, immigration, communautés : feuille de route pour les langues officielles du Canada 2013-2018*. Ottawa, Canada, gouvernement du Canada. Repéré à http://pch.gc.ca/DAMAssetPub/DAM-secLo-olSec/STAGING/texte-text/roadmap 2013-2018_1364313629232_fra.pdf ?WT.contentAuthority=11.0

Champagne, F., Contandriopoulos, A., Picot-Touché, J., Béland, F. et Nguyen, H. (2005). *Un cadre d'évaluation globale de la performance des systèmes de services de santé : Le modèle EGIPSS*. Montréal, QC : Groupe de recherche interdisciplinaire en santé de l'Université de Montréal.

Couturier, Y., Gagnon, D., Belzile, L. et Salles, M. (2013). *La coordination en gérontologie*. Montréal, QC : Presses de l'Université de Montréal. Repéré à http://www.pum.umontreal.ca/catalogue/la-coordination-en-gerontologie/couverture

Crozier, M. (1987). *État modeste, État moderne : stratégie pour un autre changement*. Paris : Fayard.

Crozier, M. et Friedberg, E. (1977). *L'acteur et le système*. Paris, France : Seuil.

Farrah, J. (2015). Se positionner pour avoir le plus grand impact : l'interdisciplinarité et les collaborations. Bulletin. *La recherche en environnement à l'Université de Moncton, 124*, p. 10. Repéré à http://www.umoncton.ca/publications_docs/bulletin/124/files/assets/basic-html/page10.html

Fondation canadienne pour l'amélioration des services de santé. (2012). *À bas les mythes - Mythe : une grande satisfaction des patients signifie des soins de grande qualité*. Repéré à http://www.fcass-cfhi.ca/sf-docs/default-source/mythbusters/Myth-Patient-Satisfaction-F.pdf?sfvrsn=0

Forgues, É. et Landry, R. (2014). *L'accès aux services de santé en français et leur utilisation en contexte francophone minoritaire*. Rapport final préparé pour la Société santé en français. Repéré à http://www.icrml.ca/fr/recherches-et-publications/publications-de-l-icrml/item/8709-acces-aux-services-de-sante-en-francais-et-leur-utilisation-en-contexte-francophone-minoritaire

Gaudron, P. (2007). *Quelle analyse stratégique les directeurs d'Hôpitaux en France doivent-ils réaliser face aux modifications des règles économiques et financières de leur secteur ?* Cahier de recherche n° 07-01-07. Repéré à http://neumann.hec.ca/chairemsi/pdfcahiers rech/07_01_07.pdf

Giles, H., Bourhis, R. Y. et Taylor, D. M. (1977). Toward a Theory of Ethnic Group Relations. Dans H. Giles (dir.), *Language, Ethnicity and Intergroup Relations*, Londres, Royaume-Uni, Academic Press, p. 307-348.

Institut canadien pour la sécurité des patients. (s. d.). *À propos de l'ICSP*. Repéré à http://www.patientsafetyinstitute.ca/fr/about/Pages/default.aspx

Johnson, M. L. et Doucet, P. (2006). *Une vue plus claire : évaluer la vitalité des communautés de langue officielle en situation minoritaire*. Ottawa, Canada : Commissariat aux langues officielles du Canada.

LeBlanc, P. (2008). *Rapport de l'évaluation sommative du projet de formation et de recherche du Consortium national de formation en santé*. Conseillers en gestion PRAXIS.

Lemieux, V., Bergeron, P., Bégin, C. et Bélanger, G. (2003). *Le système de santé au Québec. Organisations, acteurs et enjeux*. Les Presses de l'Université Laval.

Levesque, J.-F., Harris, M. F., Russell, G. (2013). Patient-centred access to health care : Conceptualising access at the interface of health systems and populations. *International Journal for Equity in Health, 12* (1), 18-18. Repéré à http://www.equityhealthj.com/content/12/1/18

McCurdy, B., MacKay, C., Badley, E., Veinot, P. et Cott, C. (2008). *A Proposed Evaluation Framework for Chronic Disease Prevention and Management Initiatives in Ontario*. Toronto, Canada : Arthritis Community Research & Evaluation (ACREU).

Ministère de la Santé et des Soins de longue durée de l'Ontario (2012). *Entités de planification des services de santé en français*. Repéré à http://www.health.gov.on.ca/french/publicf/programf/flhsf/health_planning_entitiesf.html

Office of Minority Health. (2001). *National Standards for Culturally and Linguistically Appropriate Services in Health Care, Final Report*. Washington, D.C. Repéré à http://minorityhealth.hhs.gov/assets/pdf/checked/finalreport.pdf

Organisation mondiale de la Santé. (2009). *Sécurité des patients*. Repéré à http://www.who.int/patientsafety/fr

Pavé, F. (1994). *Colloque de Cerisy. L'analyse stratégique : sa genèse, ses applications et ses problèmes actuels : autour de Michel Crozier*. Paris, France : Seuil.

Saint-Gal, A. (2016). *Application du pacte international relatif aux droits économiques, sociaux et culturels*. Paris, France. Repéré à http://aadh.fr/wp-content/uploads/2016/02/ACTES-formation-au-PIDESC.pdf

Savard, J., Savard, S., Drolet, M., de Moissac, D., Kubina, L.A., van Kemenade, S., Benoit, J. et Couturier, Y. (2017). *Cadre d'analyse des leviers d'action pour l'accès et l'intégration des services sociaux et de santé pour les francophones en situation minoritaire*. Ottawa, ON. Repéré à http://www.grefops.ca/ressources-et-outils.html

Tremblay, S., Angus, D. et Hubert, B. (2012). *Étude exploratoire en matière de services de santé intégrés pour les communautés francophones* (Rapport présenté au Réseau des services de santé en français de l'Est de l'Ontario.). Ottawa, ON : PGF Consultants Inc. Repéré le 13 novembre 2016 à http://www.rssfe.on.ca/files/uploads/rssfefiles/etude9nov12.pdf

Tremblay, S. et Prata, G. (2012). *Pour des services de santé linguistiquement et culturellement adaptés : l'accessibilité linguistique est un déterminant de la qualité et de la sécurité des services de santé*. Repéré à http://santefrancais.ca/wp content/uploads/Normes-portrait-canadien-FR.pdf

van Kemenade, S. et Forest, M. (2015). *Revue de la littérature : Enjeux des services sociaux et de santé en contexte bilingue ou multilingue national*, ACUFC-CNFS. Repéré à https://cnfs.net/wp-content/uploads/2015/06/revue-litt--rature-sant--et-bilinguisme-FINAL.pdf

Wagner, E. H., Austin, B. T. et Korff, M. V. (1996). Organizing care for patients with chronic illness. *The Milbank Quarterly, 74* (4), 511-544.

# À propos des auteur(e)s

**Isabelle Arcand** détient un doctorat en éducation (PhD) et était assistante de recherche pour le Groupe de recherche sur la formation professionnelle en santé et en service social en contexte francophone minoritaire (GReFoPS) au moment de la réalisation de l'étude présentée dans cet ouvrage. Elle travaille présentement au Service d'appui au succès scolaire de l'Université d'Ottawa (SASS). Ses intérêts de recherche et champs d'expertise portent, entre autres, sur le développement positif des jeunes en contexte francophone minoritaire, la rétention scolaire et l'accompagnement des étudiants en difficulté.

**Halimatou Ba**, PhD, est professeure agrégée à l'École de service social de l'Université de Saint-Boniface à Winnipeg. Ses intérêts de recherche portent sur la participation sociale et collective des femmes, l'intégration sociale des immigrants francophones et la santé des aînés francophones en contexte minoritaire.

**Boniface Bahi** est professeur associé à l'University of Alberta, au Campus Saint-Jean. Il détient un doctorat en anthropologie médicale et des études de post-grade en bioéthique de l'Université de Montréal. Diplômé à tous les cycles de la sociologie et à la maîtrise de santé publique (Université Nationale de Côte d'Ivoire) et auteur, il axe ses recherches sur les enjeux sanitaires et migratoires de la Francophonie hors Québec depuis 2007. Les phénomènes des jeunes en milieu urbain le préoccupent tout de même. Il a été chargé d'enseignement en anthropologie à l'Université de Montréal (2002-2006).

**Josée Benoît** est associée principale de recherche au GReFoPS de l'Université d'Ottawa. Au cours de ses études doctorales, elle s'est intéressée au rôle de la musique dans le développement identitaire des jeunes francophones en contexte minoritaire. Avec le GReFoPS, elle a acquis une solide connaissance de la francophonie en situation minoritaire dans les champs de la santé et des services sociaux.

**Kate Bigney** détient un doctorat (PhD) interdisciplinaire et se spécialise dans l'engagement communautaire dans l'élaboration des politiques. Au moment de la réalisation de l'étude présentée dans cet ouvrage, elle était en stage postdoctoral à l'Université d'Ottawa (GReFoPS) et à l'Institut du savoir Montfort. Elle est actuellement analyste politique à Agriculture et Agroalimentaire Canada. Sa recherche porte sur les discours politiques entourant la mise en œuvre de l'offre active des services sociaux et de santé en français pour les populations en situation minoritaire.

**Louise Bouchard**, PhD, est professeure titulaire à l'École d'études sociologiques et anthropologiques et au Programme de doctorat en santé des populations de l'Université d'Ottawa. Chercheuse interdisciplinaire en santé, elle a axé son programme de recherche sur les inégalités sociales de santé, la santé, les ressources humaines et les services de santé en langue officielle minoritaire. Elle est coauteure avec Martin Desmeules du livre *Minorités de langue officielle du Canada : Égales devant la santé ?* (PUQ, 2011).

**Pier Bouchard**, PhD, est professeure titulaire et enseigne dans les programmes de maîtrise en administration publique et de maîtrise en gestion des services de santé de l'Université de Moncton. Elle est chercheure au Groupe de recherche et d'innovation sur l'organisation des services de santé (GRIOSS). Ses domaines d'expertise sont la gestion des ressources humaines, la gouvernance et les politiques publiques. Ses récents travaux de recherche ont porté sur les enjeux de l'accessibilité et de l'offre active de services en français en contexte minoritaire.

**Linda Cardinal**, PhD, est professeure titulaire à l'École d'études politiques et titulaire de la Chaire de recherche sur la francophonie et les politiques publiques à l'Université d'Ottawa. Parmi ses plus récents travaux, elle a codirigé *Le Québec et l'Irlande. Culture, histoire et identité* (Septentrion, 2014), *Gouvernance et innovation au sein des francophonies néobrunswickoise et ontarienne* (PUL, 2015) et *State Traditions and Language Regimes* (MQUP, 2015). En 2013, elle a été élue à la Société royale du Canada. En 2014, elle a été nommée Chevalière dans l'Ordre des Palmes académiques de la République française et, en 2016, membre de l'Ordre du Canada.

**Lynn Casimiro**, PhD, est vice-présidente à l'enseignement et à la réussite scolaire au collège La Cité et chercheuse à l'Institut du savoir Montfort à Ottawa, en Ontario. Ses intérêts de recherche portent principalement sur la collaboration interprofessionnelle dans le domaine de la santé et l'offre active des services sociaux et de santé en Ontario.

**Manon Cormier** est agente de recherche au sein GRIOSS du Département d'administration publique de l'Université de Moncton. Elle y collabore à divers travaux de recherche, particulièrement aux dossiers de l'offre active. Elle a collaboré étroitement à la réalisation de la Boîte à outils pour l'offre active mise en ligne par le Consortium national de formation en santé (CNFS) en 2013 ainsi qu'à la préparation d'une formation en ligne sur l'offre active. Elle participe aux efforts d'intégration des notions d'offre active dans la formation des futurs professionnels de la santé et auprès des professionnels déjà en poste dans les milieux de la santé et des services sociaux.

**Danielle de Moissac**, PhD, est professeure titulaire à la Faculté des sciences de l'Université de Saint-Boniface. Ses intérêts de recherche portent sur la santé des francophones vivant en situation minoritaire au Manitoba et sur leur accès aux services sociaux et de santé en français.

**Martin Desmeules**, MA Histoire (UQAM, 2009) / DESS Pédagogie (UQAM, 2012) et candidat au doctorat en histoire (UQAM, 2015), est professionnel de recherche en histoire depuis 2009 et en sciences de la santé depuis 2010. Ses activités de recherche ont porté sur l'histoire des régulations sociales, la santé des minorités linguistiques canadiennes, les méthodologies de recherche en sciences sociales et l'histoire de la santé mentale.

**Marie Drolet** détient un doctorat (PhD) en service social. Elle est professeure titulaire à l'École de service social, Faculté des sciences sociales, de l'Université d'Ottawa et membre fondatrice du GReFoPS. Très impliquée dans la communauté franco-ontarienne, son expertise porte sur l'accès à des services sociaux et de santé en français en contexte linguistique minoritaire, les enjeux sociaux de la santé, ainsi que la pratique sociale auprès des enfants, des adolescents, des aînés et leur famille.

**Claire-Jehanne Dubouloz**, PhD, est professeure titulaire à l'École des sciences de la réadaptation de la Faculté des sciences de la santé de l'Université d'Ottawa et membre fondatrice du GReFoPS. À partir de ses recherches sur le changement des clients suivis en ergothérapie, elle propose un modèle de transformation des perspectives de sens qui est en phase de validation. Elle dirige aussi des recherches sur l'offre active en santé et propose des formations aux différents acteurs engagés dans la formation professionnelle dans le même domaine. En 2013, elle a reçu le Prix du discours commémoratif Muriel Driver de l'Association canadienne des ergothérapeutes pour sa contribution à la profession, à la formation et au développement de la recherche dans le domaine.

**Éric Forgues**, PhD, est sociologue de formation. Depuis 2012, il est directeur général de l'Institut canadien de recherche sur les minorités linguistiques (ICRML). De 2003 à 2012, il y a été directeur adjoint et chercheur. Ses travaux portent notamment sur le développement des communautés en contexte minoritaire, plus particulièrement sous l'angle de la gouvernance, de l'organisation communautaire et de l'organisation des services destinés aux francophones.

**Pierre Foucher** est professeur titulaire à la Faculté de droit de l'Université d'Ottawa, tant du côté common law que droit civil. En 2015-2016, il est le directeur du Centre de recherche en civilisation canadienne-française (CRCCF) de l'Université d'Ottawa. Son expertise porte sur les droits linguistiques des minorités francophones au Canada. En 2016, il a reçu l'Ordre de la Pléiade décerné par la section de l'Ontario de l'Assemblée parlementaire de la Francophonie et en 2017, l'Ordre des francophones d'Amérique décerné par le Conseil supérieur de la langue française du Québec

**Florette Giasson** est professeure, directrice de l'École de service social de l'Université de Saint-Boniface et coordonnatrice des stages à cette école. Ses intérêts de recherche portent sur la santé des francophones en situation minoritaire.

**Paulette Guitard**, PhD, est professeure agrégée à l'École des sciences de la réadaptation de la Faculté des sciences de la santé de l'Université d'Ottawa où elle enseigne au programme d'ergothérapie. Ses intérêts de recherche et expertise portent sur les services en français, l'attitude ludique chez les adultes, le rôle de l'ergothérapeute en rééducation sexuelle, les aides techniques et l'environnement.

**Lucy-Ann Kubina** détient une maîtrise en sciences de la santé et est associée de recherche au GReFoPS. Depuis 2004, elle a développé une solide expertise en recherche qualitative en contribuant à plusieurs projets de recherche sur la participation à des occupations significatives après un accident vasculaire cérébral (AVC) et sur les services sociaux et de santé pour les francophones en contexte minoritaire.

**Marie-Josée Laforge** est agente de recherche au sein du GRIOSS du Département d'administration publique de l'Université de Moncton.

Depuis 2014, elle a contribué à la réalisation de recherche et de projets sur l'offre active en appui aux professeurs-chercheurs ainsi qu'à la livraison de formations auprès de futurs professionnels de la santé.

**Josée Lagacé** est audiologiste et détient un doctorat en sciences cliniques. Elle est professeure agrégée à l'École des sciences de la réadaptation de l'Université d'Ottawa et membre du GReFoPS. Ses intérêts de recherche portent sur les difficultés de perception de la parole, en particulier chez les enfants francophones ou bilingues qui présentent des difficultés d'apprentissage scolaire.

**Pascal Lefebvre**, PhD, est orthophoniste et professeur agrégé à la Faculté de la santé de l'Université Laurentienne à Sudbury, Ontario. Ses intérêts de recherche portent sur la parole, le langage et la littératie chez les enfants et l'application des connaissances dans ces domaines auprès des intervenants en santé et en éducation.

**Jacques Michaud**, PhD, est chercheur indépendant, éducateur et travailleur communautaire depuis plusieurs décennies. Ses travaux de recherche comprennent plus particulièrement les services de langue française offerts aux minorités francophones du Canada. Il a œuvré avec l'Institut canadien de recherche sur les minorités linguistiques (ICRML) et l'Institut franco-ontarien (IFO) de l'Université Laurentienne, entre autres, à faire avancer les connaissances dans les domaines de l'éducation, du développement communautaire, de la santé et du bien-être des personnes âgées en situation linguistique minoritaire.

**Martin Normand** détient un PhD en science politique de l'Université de Montréal. Sa thèse porte sur la mobilisation linguistique en Ontario, au Nouveau-Brunswick et au pays de Galles. Il est présentement stagiaire postdoctoral à l'Institut du savoir Montfort dans le cadre d'une bourse conjointe avec le CNFS, volet Université d'Ottawa. M. Normand est aussi membre du Centre de recherche sur les politiques et le développement social de l'Université de Montréal et chercheur associé à la Chaire de recherche sur la francophonie et les politiques publiques de l'Université d'Ottawa.

**Nathalie Plante** est coordonnatrice et analyste principale de la Chaire de recherche sur la francophonie et les politiques publiques de l'Université d'Ottawa depuis 2004. Elle est aussi responsable de la mobilisation des connaissances à l'Alliance de recherche Les savoirs de la gouvernance communautaire depuis 2010.

**Jacinthe Savard** est ergothérapeute et détient un doctorat en santé publique. Elle est professeure agrégée à l'École des sciences de la réadaptation de l'Université d'Ottawa et membre du GReFoPS. Son expertise porte sur l'organisation des services de santé aux aînés, sur l'offre active et la formation de professionnels à la pratique fondée sur la collaboration interprofessionnelle.

**Sébastien Savard**, PhD, est professeur agrégé à l'École de service social de l'Université d'Ottawa. Il s'intéresse à la pratique de l'organisation communautaire en travail social et à la gestion des services sociaux. Ses recherches actuelles portent sur le partenariat entre les organismes communautaires et les établissements publics, le développement des communautés fragilisées et l'offre active de services sociaux et de santé aux francophones en situation minoritaire en Ontario. Il est membre du GReFoPS.

**Solange van Kemenade** détient un doctorat en sociologie. Elle a travaillé dans le passé comme analyste principale de la recherche au sein de l'Agence de la santé publique du Canada et de Santé Canada. Depuis 2013, elle travaille dans le domaine de la santé des populations en situation linguistique minoritaire. Elle est associée de recherche au GReFoPS de l'Université d'Ottawa, et chargée de cours à l'Université du Québec en Outaouais et à l'Université de Montréal.

**Sylvain Vézina** est professeur titulaire au Département d'administration publique de l'Université de Moncton. Il s'intéresse à la théorie des organisations, aux politiques publiques et à la gestion des services de santé. Ses plus récentes recherches, à titre de membre du GRIOSS, portent sur l'accès, pour les communautés francophones en situation minoritaire, à des services de santé de qualité et sécuritaires et sur la notion d'offre active en particulier.

**Faiçal Zellama** est professeur agrégé d'économie et de gestion et directeur de l'École d'administration des affaires à l'Université de Saint-Boniface. Il s'intéresse aux politiques économiques, aux politiques publiques et aux programmes sociaux de même qu'aux pratiques organisationnelles en matière de gestion des ressources humaines.

# Collection *Santé et société*

sous la direction de Sanni Yaya

La santé occupe une place centrale dans les débats sociaux, et la collection *Santé et société* se veut un espace de dialogue où différents champs de compétences (sociologie, psychologie, sciences politiques, biologie, nutrition, médecine, sciences infirmières et de l'activité physique, sciences de la réadaptation, etc.) offrent un nouvel éclairage sur les questions de santé, tant d'un point de vue individuel que dans une perspective plus globale de santé des populations. Les terrains principaux de *Santé et société* sont l'hôpital, la médecine, les politiques sociales, les institutions médico-sanitaires et les systèmes de santé.

**Ont paru dans la même collection :**

Mamadou Barry et Hachimi Sanni Yaya, *Financement de la santé et efficacité de l'aide internationale*, 2015.

Manal Guirguis-Younger, Stephen W. Hwang et Ryan McNeil, (eds.), *Homelessness & Health in Canada*, 2014.

Marie-Claude Thifault, (dir.), *L'incontournable caste des femmes. Histoire des services de santé au Québec et au Canada*, 2012.

Achevé d'imprimer en octobre 2017
chez Rapido, Canada.